LA MEDICINA DE
Mamá

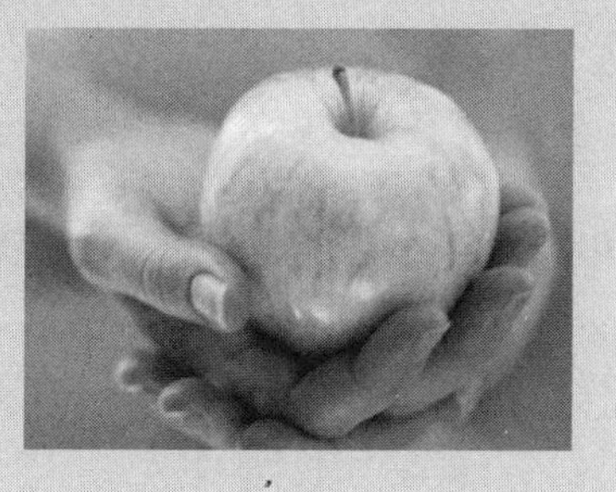

TODO LO QUE LAS MADRES

NECESITAN SABER PARA

CUIDAR A SU FAMILIA ENTERA

CONTRA 109 ENFERMEDADES

POR LAS EDITORAS DE 

Fotografía de la portada por G & M David de Lossy/The Image Bank,
Arthur Tilley/FPG International LLC, y Amy Neunsinger/Stone
Ilustraciones por Michael Gellatly en los páginas 585, 586, 587, 588, 589, 608, 617, 618, 620; Judy Newhouse en los páginas 591, 592, 593; Melanie Powell en los páginas 445, 446, 447, 448

Library of Congress Cataloging-in-Publication Data

La medicina de mamá : todo lo que las madres necesitan saber para cuidar a su familia entera contra 109 enfermedades / por las editoras de Prevention en Español.
    p.   cm.
Includes index.
ISBN 1–57954–353–7 hardcover
ISBN 1–57954–509–2 paperback
1. Family—Health and hygiene. 2. Children—Health and hygiene.
3. Medicine, Popular. 4. Self-care, Health. I. Prevention (Emmaus, Pa.). Spanish.
RA777.7 .M43   2001
616.02'4—dc21   2001019058

2 4 6 8 10 9 7 5 3 1 tapa dura
2 4 6 8 10 9 7 5 3 1 rústica

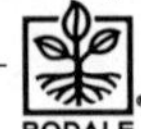

REDACCIÓN DE *LA MEDICINA DE MAMÁ*

EDICIÓN: Abel Delgado

ESCRITORES: Betsy Bates Freed, Laura Catalano, Matthew Hoffman y Jana Murphy

DISEÑO DE LA TAPA E INTERIOR: Lynn N. Gano

INVESTIGACIÓN EDITORIAL: Jennifer Goldsmith Cerra, Joanne D. Policelli, Paula Rasich y Teresa Yeykal

TRADUCCIÓN: Claudia Reynaud Cesario

CORRECCIÓN DE ESTILO: Angelika Scherp

GERENTE DE PRODUCCIÓN EDITORIAL: Marilyn Hauptly

CREACIÓN DEL ÍNDICE DE TÉRMINOS: Francine Cronshaw

TIPOGRAFÍA: Linda J. Smith

COORDINACIÓN DE PRODUCCIÓN: Brenda Miller, Jodi Schaffer y Patrick Smith

Prevention en Español

DIRECTORA: Tania Rodríguez

EDITORA EJECUTIVA: Tammerly Booth

VICEPRESIDENTA Y DIRECTORA DE MERCADOTECNIA: Karen Arbegast

DIRECTORA DE PRODUCCIÓN EDITORIAL: Helen Clogston

COORDINADORA DE IMPRESIÓN: Eileen Bauder

COORDINADORA DE INVESTIGACIÓN: Ann Gossy Yermish

DIRECTORA DE ARTE: Darlene Schneck

COORDINADOR DE PRODUCCIÓN: Robert V. Anderson Jr.

COORDINADORES DE PROCESAMIENTO DIGITAL: Leslie M. Keefe, Thomas P. Aczel

PERSONAL ADMINISTRATIVO: Julie Kehs Minnix, Catherine E. Strouse

Aviso

Este libro sólo debe utilizarse como volumen de referencia, no como manual de medicina. La información que se ofrece en el mismo tiene el objetivo de ayudarle a tomar decisiones con conocimiento de causa con respecto a su salud. No pretende sustituir ningún tratamiento que su médico le haya indicado. Si sospecha que usted o algún familiar suyo tiene algún problema de salud, la exhortamos a buscar la ayuda de un médico competente.

Índice

PRIMERA PARTE
Los fundamentos de la medicina de mamá

Aquí aprenderá qué artículos necesita para atender a sus "pacientes". Y como muchos de los remedios recomendados en este libro son herbarios, incluimos una guía básica sobre la medicina herbaria y cómo emplearla para mejor cuidar a su familia.

SEGUNDA PARTE
La medicina de mamá para niños y adolescentes

Los niños y adolescentes son los "pacientes" principales de la mayoría de las madres. En esta sección vamos más allá de los problemas sencillos, como sacar astillas (que seguramente ya sabe hacer), para abarcar diversos males —tanto físicos como emocionales— que requieren tratamientos más complicados.

Cómo colaborar con su hijo para conmutar esta condena cutánea

Tácticas para sus "teleadictos"

Recursos para que su hijo respire tranquilo

Defensas para acabar con el abuso

Sugerencias para sonrisas soberbias

TERCERA PARTE
LA MEDICINA DE MAMÁ PARA EL HOMBRE

Algunas mujeres afirman que los "hijos" más complicados y difíciles de atender son sus maridos. En esta parte, nuestros expertos no sólo le presentan remedios para que pueda atender mejor al hombre de la casa cuando se enferme, sino también tácticas de apoyo para enseñarle a cuidarse mejor él mismo. . . sin complicaciones.

CUARTA PARTE

La medicina de mamá para personas mayores

Cuando usted era niña, sus padres la cuidaron con el amor y la sabiduría que a su vez habían heredado de sus padres. Ahora le toca a usted hacerse cargo de ellos. Aquí aprenderá a enfrentar y a vencer los problemas más comunes que afectan a las personas de mayor edad.

Échele una ojeada a estas opciones que se oponen a la oscuridad

QUINTA PARTE
LA MEDICINA DE MAMÁ PARA MAMÁ MISMA

Hasta los mejores doctores (y doctoras) tienen que cuidarse a sí mismos. Si no, no les sirven de nada a sus pacientes. Lo mismo sucede en su caso. En esta parte nuestros expertos le dirán cómo combatir las enfermedades que más afectan a la mujer, para que siempre disfrute de la mejor salud posible.

Soluciones sanguíneas

Aproveche este arsenal antiinfeccioso

Cómo cuidarse a sí misma mientras los cuida a ellos

Auxilios para alegrarse

Calmantes para su coco

Un surtido de soluciones

Auxilios para "arrancar"

Medidas para echar a andar sus motores

Alivio para el ardor

Consejos para concebir

Cómo tener una transición tranquila

Múltiples maneras de minimizar este mal

APÉNDICE
PRIMEROS AUXILIOS

PRIMEROS AUXILIOS PARA ADULTOS 605

Cuando es un adulto el que se encuentra en una situación peligrosa las acciones que deben tomarse varían un poco, por lo que incluimos estas indicaciones específicas para que usted se prepare.

Dado que los latinos de distintos países emplean diversos nombres para los alimentos, las hierbas y otras cosas, incluimos este glosario para facilitar la comprensión de los términos que usamos en este libro.

Los remedios naturales son clave para ejercer la medicina de mamá pero necesita saber dónde conseguirlos. Aquí le damos una lista de tiendas para facilitarle este asunto.

Aquí encontrará un listado de varias organizaciones que podrán proporcionarle más información acerca de los problemas de salud que tratamos en este libro.

Introducción

La medicina de mamá:
más allá de los cardenales y las curitas

El término "la medicina de mamá" evoca imágenes muy claras en nuestras mentes, como la de la compresa que se aplicaba tiernamente a nuestra frente cuando teníamos fiebre, la de la curita (*Band-Aid*) y el besito que nos sanaban los raspones en las rodillas o la del té de manzanilla que nos aliviaba el estómago descompuesto. Claro, papá nos cuidaba también. Sin embargo, al parecer su mayor responsabilidad —por lo menos en lo que a nuestra salud se refería— era evitar que no sometiéramos a nuestro hermanito a una operación quirúrgica o que no saltáramos de la azotea con un paraguas de paracaídas.

La verdad es que cuando teníamos una astilla en el dedo o nos picaba una abeja o nos afectaba cualquier otro tipo de dolor —y hasta cuando nos iba mal en la escuela—, no íbamos con él. Íbamos con mamá. ¿Por qué? Porque sabíamos que de alguna manera ella mejoraría la situación. Y hoy es a usted a quien los niños —y no sólo los niños— acuden cuando sienten un dolor.

Piense por un momento en la espalda de su marido, por ejemplo, o en la presión alta de su mamá. Por supuesto que el médico los examina y les receta algún tratamiento. Sin embargo, ¿quién es la que vigila a su esposo para que no se vuelva a lastimar la espalda moviendo muebles pesados porque aún se cree un Hércules? ¿Y quién se encarga de que su mamá tome su medicina y evite los alimentos altos en grasa? Usted, por supuesto.

Por lo tanto, es obvio que la medicina de mamá implica mucho más que atender a un chamaco con un cardenal (moretón, magulladura). En realidad se trata de asegurar que la familia entera esté saludable. . . y no sólo desde el punto de vista físico. Muchos de los problemas que enfrentamos a diario no se solucionan con un remedio casero o un besito.

Por ejemplo, ¿cómo protegemos a nuestros hijos de las drogas o las pandillas? ¿Cómo les hablamos a los adolescentes del sexo y las citas, para que actúen de manera responsable? O bien —quizá no sea tan grave como los problemas anteriores pero no deja de ser algo que enfrentamos con frecuencia—, ¿cómo le hacemos para despegar a nuestros maridos del sofá y lograr que participen en actividades familiares como ir al parque, al cine o al museo?

En este libro aprenderá a hacer todo esto y más. Durante años entrevistamos a muchísimos expertos en problemas de la salud —desde médicos, científicos y nutriólogos hasta psicólogos, herbolarios y naturópatas— para obtener soluciones a los problemas que más afectan a las familias. Ellos seleccionaron una amplia gama de males y nos dieron soluciones de todo tipo, desde cápsulas herbarias y recetas vitamínicas hasta tácticas psicológicas o métodos para mejorar la comunicación familiar. Ahora bien, el hecho de que consultamos a estos expertos no quiere decir que usted ahora tenga en sus manos un libro de Medicina bien técnico que la tendrá rascándose la cabeza en cada página que hojee. Al contrario. *La medicina de mamá* es fácil de entender porque ya la tradujimos al "madriano"; o sea, al idioma universal de la madre que necesita tratar el acné de su adolescente, la gota de su marido o bien mejorar la memoria de su papá. Y usted misma por supuesto no se queda atrás: dedicamos toda una sección del libro a los problemas de salud más comunes en la mujer. Después de todo, si usted está enferma no podrá ejercitar la medicina de mamá muy bien que digamos, ¿verdad?

Al igual que su lenguaje, la estructura del libro también es sencilla. La Primera Parte le explica qué necesita tener en casa para cuidar a sus "pacientes". Además, le da una orientación básica acerca de cómo utilizar la medicina herbaria, ya que muchos de los mejores remedios en este libro son sencillos preparados herbarios. Luego "dividimos" a su familia y en sus secciones respectivas tratamos los problemas que afectan a niños y adolescentes, hombres, personas mayores y, finalmente, mujeres. Al último agregamos un apéndice con información acerca de cómo darles primeros auxilios a niños y adultos, ya que una nunca sabe cuándo se va a presentar una emergencia. También ofrecemos algunos recursos de la salud a los que usted podrá escribir para pedir más información gratuita acerca de los temas que tratamos aquí.

Así que no se preocupe si su marido necesita bajar de peso, si sus hijos están sacando malas notas (calificaciones) o si el dolor de la artritis le ha hecho la vida imposible a su mamá. Con los consejos de este libro y el amor que tiene por su familia contará con la combinación perfecta —la medicina de mamá— para vencer todos estos problemas y asegurar que su familia siempre tenga una salud de hierro.

—Las editoras de *Prevention en Español*

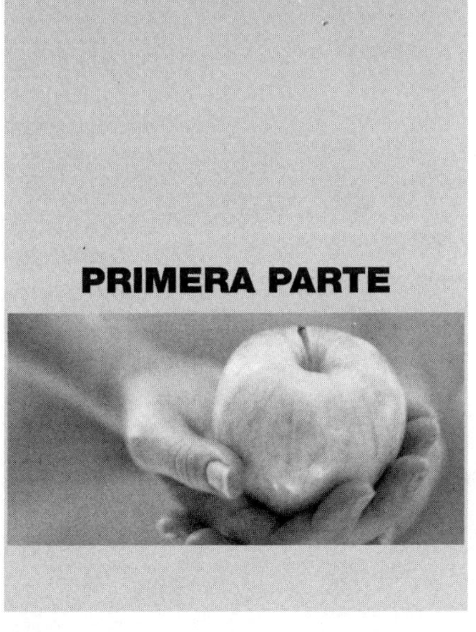

Los fundamentos de la medicina de mamá

El equipo para ejercitarla

Lo que necesita para "tratar" a sus pacientes

Antes de empezar a ejercer la medicina de mamá con los consejos específicos que encontrará en este libro, necesita abastecerse del equipo básico correcto. Por supuesto que no se trata de un estetoscopio, un bisturí o una máquina para radiografías, como los tendría un médico, porque después de todo este libro no equivale a un título en Medicina. Sólo le harán falta algunos artículos domésticos comunes —más otros no tan comunes— para armar el mejor botiquín posible. En este capítulo nuestros expertos médicos le indicarán cuáles son las cosas básicas que debe tener en casa para mantener la salud de sus seres queridos y atenderlos si presentan algún problema menor.

Medicamentos

La mayoría de los siguientes productos se recomiendan una y otra vez a lo largo de este libro. Vale la pena que siempre los tenga en su botiquín.

Antiácido. Para aliviar la acidez (agruras, acedía). Una buena opción es la marca *Mylanta*, que contiene una combinación de magnesio y aluminio.

Antihistamínico. Para tratar las alergias y los mareos por movimiento. Un ejemplo sería la marca *Benadryl*.

Baño coloidal de avena. Para aliviar la picazón (comezón) causada por quemaduras solares y sarpullidos. Un ejemplo sería la marca *Aveeno Bath Treatment*.

Calmantes. Para el dolor de cabeza y otros dolores menores. En vista de que cada calmante da mejores resultados con un tipo distinto de afecciones, siempre debe tener a la mano tres tipos de analgésico diferentes: acetaminofén, aspirina e ibuprofén. Por ejemplo, usted deberá administrar acetaminofén en lugar de aspirina o ibuprofén si su "paciente" *adulto* tiene una úlcera, un dolor de oídos o un dolor relacionado con un cardenal (moretón, magulladura) o una herida abierta. También debe evitar la aspirina si su ser querido tiene fiebre o sufre de gota. Pero si su familiar presenta un dolor en el pecho que quizá se deba a un infarto, masticar una aspirina puede ayudar a salvarle la vida.

Para saber qué calmantes les puede dar a los niños, pregúntele a su pediatra o lea las instrucciones que se incluyen en los capítulos específicos sobre los males que los afectan.

Crema de hidrocortisona. Para la picazón y la inflamación causadas por sarpullidos o contacto con hiedra venenosa, o bien la irritación provocada por navajas de afeitar (rasurar). Varias marcas genéricas se consiguen fácilmente.

Descongestionante. Para aliviar la congestión producida por alergias, una infección de los senos nasales o un resfriado (catarro). Nuestros expertos recomiendan las marcas que contienen pseudoefedrina, como *Sudafed*.

Hisopos (escobillas, cotonetes, *cotton swabs*) y bolitas de algodón. Para la aplicación tópica de medicinas. Varias marcas genéricas se consiguen fácilmente.

Jabón antibacteriano. Para evitar que se infecten las quemaduras y las heridas abiertas; para tratar las excoriaciones, la tiña inguinal y los forúnculos y para prevenir el mal olor corporal. Un ejemplo sería *Lever 2000*.

Loción de calamina. Para la picazón causada por contacto con hiedra venenosa o quemaduras solares. Varias marcas genéricas se consiguen fácilmente.

Medicina para la tos. Para la tos productiva (que expulsa flemas) utilice una marca que contenga guaifenesina (*guaifenesin*), como la marca *Robitussin*. Para la tos no productiva (la tos seca que no deja dormir por la noche), emplee una marca que contenga dextrometorfano (*dextro-methorphan*), como *Robutussin DM*.

Pepto-Bismol. Para el dolor estomacal, la diarrea o las náuseas. El principio activo de este líquido rosado, el bismuto (*bismuth*), también se encuentra en otros productos genéricos.

Productos con alfa-hidroxiácidos. Utilice un humectante con alfa-hidroxiácidos (*alpha-hydroxy acids*) para aliviar la piel reseca y prevenir el acné. La crema de alfa-hidroxiácidos sirve para prevenir las cicatrices, hacer menos visibles las arrugas y ayudar a eliminar la papada. Un ejemplo sería la marca *Alpha Hydrox*.

Rocío nasal. Para la nariz tapada, emplee uno que contenga oximetazolina (*oxymetazoline*), como la marca *Afrin*.

Suplemento de fibra. Sólo debe usarse ocasionalmente, cuando el consumo de alimentos ricos en fibra no baste para aliviar el estreñimiento. La marca *Metamucil*, que contiene fibra de *psyllium*, es una buena opción. Un suplemento de fibra tomado con los alimentos también ayuda a evitar el comer en exceso.

Talco para bebé. Para aliviar la picazón rectal y prevenir diversos problemas de la piel, como ampollas, forúnculos y excoriaciones. Varias marcas genéricas se consiguen fácilmente.

Termómetro. Para tomar la temperatura y determinar si hay fiebre.

Vaselina. Para tratar los labios partidos y prevenir cicatrices, excoriaciones, llagas por fricción causadas por el asiento de la bicicleta y padrastros. Varias marcas genéricas se consiguen fácilmente.

Vendas elásticas. Para tratar el dolor de rodillas, las torceduras, la tendinitis y la bursitis. Un ejemplo sería la venda *Ace*.

Botiquín de primeros auxilios

También debe tener siempre a la mano un botiquín de primeros auxilios bien surtido para poder hacer frente a cualquier emergencia. Para comenzar, le daremos una lista de los artículos básicos que necesita.

Agua oxigenada (peróxido de hidrógeno). Para limpiar una herida abierta o como enjuague bucal para desinfectar las encías irritadas.

Alcohol para friegas. Para esterilizar las pinzas antes de usarlas.

Bolsas de hielo reutilizables de activación instantánea. Para ponerle hielo a una lesión. En inglés se llaman *reusable instant-activating ice bags* y se encuentran en las farmacias.

Careta (*face mask*). Para efectuar la resucitación cardiopulmonar o dar respiración de boca a boca.

Gasa estéril. Para vendar heridas abiertas, quemaduras y ampollas.

Guantes desechables de látex. Para protegerse del contagio de enfermedades como la hepatitis y el VIH a la hora de dar primeros auxilios a alguien.

Jarabe de ipecacuana y carbón activado (*activated charcoal*). Para dar tratamiento después de la ingestión de ciertos venenos.

Pinzas. Para remover el polvo y las basurillas de una herida abierta, algún ácaro (garrapata) que se haya adherido a la piel o una astilla.

Solución salina para lentes de contacto. Para humedecer la gasa estéril que se usa para vendar una fractura expuesta o para envolver un miembro que se haya desprendido del cuerpo, de modo que se pueda llevar al hospital y posiblemente volver a unir al cuerpo.

Ungüento antibiótico. Para evitar que las ampollas, quemaduras, cortadas y otras heridas abiertas se infecten. Un ejemplo sería la marca *Polysporin*.

Vendas de mariposa (*butterfly bandages*). Para mantener cerrada una herida.

Vitaminas y minerales

Los suplementos multivitamínicos son como una póliza de seguros para los adultos, según señala Cathy Kapica, R.D., Ph.D., profesora de Nutrición en la Universidad Finch de Ciencias de la Salud en Chicago, Illinois. "Pero no lo exentan a uno de tener una alimentación bien equilibrada", agrega.

Precaución: Asegúrese de que el multivitamínico que escoja para su esposo no contenga hierro adicional, advierte el Dr. David Meyers, profesor de Medicina Interna en la Universidad de Kansas en Kansas City. La mayoría de los hombres ya consumen un exceso de hierro a través de los alimentos, y en los hombres se ha encontrado una relación entre el consumo excesivo de hierro y un mayor riesgo de desarrollar enfermedades cardíacas y cáncer.

Para cada uno de los siguientes nutrientes indicamos las Cantidades Diarias Recomendadas para todos los adultos, de acuerdo con el Consejo para los Alimentos y la Nutrición. Estas indicaciones corresponden a la cantidad mínima de cada nutriente que la persona común mayor de

18 años necesita ingerir diariamente para mantenerse saludable al nivel más básico. A lo largo de este libro nuestros expertos recomiendan consumir más de la Cantidad Diaria Recomendada de muchos de estos nutrientes a fin de promover el proceso de curación, combatir la fatiga y evitar enfermedades como las cardíacas.

Ahora bien, cabe señalar que todas estas recomendaciones son exclusivamente para adultos. Los niños cuentan con necesidades vitamínicas diferentes según su edad. Por lo tanto, en este libro no hacemos recomendaciones generales para los niños en cuanto al consumo de vitaminas y minerales. Lo mejor es que consulte a su pediatra para enterarse de las necesidades específicas de sus hijos. Y tome en cuenta siempre que además de administrarles un suplemento multivitamínico a sus seres queridos también es buena idea asegurarse de que su familia coma alimentos que sean buenas fuentes de estas vitaminas y minerales, para así ayudarles a obtener las cantidades óptimas recomendadas por nuestros expertos.

Vitamina C. Incrementa la resistencia a las infecciones y ayuda a formar el colágeno, que refuerza las paredes de los vasos sanguíneos y forma el tejido de cicatrización. Cantidad Diaria Recomendada: 60 miligramos. Fuentes alimenticias: naranjas (chinas), jugo de arándano agrio, cantaloup (melón chino), brócoli, pimientos (ajíes, pimientos morrones) rojos y verdes, toronja (pomelo) roja, kiwi.

Vitamina E. Combate las enfermedades del corazón y ciertos tipos de cáncer. Cantidad Diaria Recomendada: 30 unidades internacionales. Fuentes alimenticias: aceites vegetales y derivados de frutos secos, semillas de girasol, cereales integrales, germen de trigo, espinacas.

Calcio. Forma huesos y dientes fuertes. Cantidad Diaria Recomendada: 1,000 miligramos antes de los 65 años y 1,500 miligramos después de esta edad. Fuentes alimenticias: leche, yogur y queso.

Cinc. Fortalece el sistema inmunitario y ayuda en la producción de espermas y a sanar heridas. Esencial para el funcionamiento del cerebro. Cantidad Diaria Recomendada: 15 miligramos. Fuentes alimenticias: carnes rojas, carne de aves, huevo y ostiones.

Magnesio. Interviene en el metabolismo y las funciones nerviosas. Cantidad Diaria Recomendada: 400 miligramos. Fuentes alimenticias: carnes, también de aves, productos lácteos, cereales y verduras de hojas de color verde oscuro.

Hierbas

Las siguientes son algunas de las hierbas que nuestros expertos recomiendan a lo largo del libro.

Áloe vera (sábila, atimorreal, acíbar). Para quemaduras, incluyendo las solares, y para aliviar la picazón rectal. Un cataplasma (emplasto) de áloe vera sirve para sacar una astilla a la superficie de la piel. El jugo de áloe vera también ayuda a aliviar el estreñimiento.

Árnica. Para torceduras y músculos adoloridos, así como para acelerar la curación de cardenales (moretones, magulladuras) —como los ojos morados— y de otras lesiones debidas a traumatismos.

Caléndula. También conocida como maravilla, esta hierba —que en inglés también se llama *calendula*— ayuda a aliviar la irritación causada por navajas de afeitar (rasurar) y es eficaz en el tratamiento de las ampollas, las úlceras de la boca (aftas) y las excoriaciones.

Corazoncillo (hipérico, campasuchil, yerbaniz, *St. John's wort*). Para la depresión moderada, el trastorno afectivo estacional y la fatiga relacionada con una depresión leve.

Equinacia. También conocida como equiseto (en inglés, *echinacea*), la equinacia fortalece el sistema inmunitario y ayuda a combatir los resfriados (catarros), el dolor de oído, la gripe, la neumonía y quizá incluso la enfermedad de Lyme.

Espino (marzoleto, *hawthorn*). Esta hierba ha comprobado su capacidad para mejorar la salud cardiovascular.

***Ginkgo* (biznaga).** Mejora la irrigación sanguínea del cerebro, ayuda a mantener la agudeza mental y levanta el ánimo. Puede ayudar a aliviar la impotencia, la depresión, el dolor de espalda y la distracción.

Ginseng. Puede aumentar la energía y la libido, así como ayudar a aliviar el estrés, el agotamiento y la impotencia.

Hidraste (sello dorado, acónito americano, *goldenseal*). Para ayudar a combatir las infecciones de los oídos, la neumonía y la tos que acompaña un resfriado (catarro). También ayuda a aliviar el dolor y a acelerar la curación de úlceras en la boca (aftas) y afecciones de las encías.

Jengibre (*ginger*). Posee propiedades antiinflamatorias que les sirven a las personas con artritis, bursitis o tendinitis. También puede ayudar a aliviar la flatulencia, la diarrea, las náuseas, los mareos por movimiento, las alergias, el mal aliento y el hipo.

Kava kava. Para aliviar los calambres musculares y los músculos adoloridos.

Manzanilla. Para ayudar a aliviar el malestar estomacal y la flatulencia.

Palmera enana (palmita de juncia, *saw palmetto*). Para la micción frecuente o la incontinencia urinaria causada por una próstata agrandada.

Raíz de mahonia (*Oregon grape root*). Esta hierba a menudo acompaña a la equinacia como remedio contra las infecciones respiratorias. También es buena para problemas intestinales como la diarrea o el malestar estomacal.

Valeriana. Esta hierba —un auxiliar para el sueño y remedio contra la ansiedad— es un sedante seguro que puede tomarse en forma de tintura (vea la página 14 para una definición de esta) o cápsulas.

Alimentos

Si usted guarda los alimentos correctos en su cocina también estará ayudando a mantener la salud de su familia. A continuación mencionamos algunos alimentos que nuestros expertos recomiendan tener siempre en el refrigerador y la despensa (alacena, gabinete).

Aceite de oliva. Para mantener la salud del corazón, utilícelo regularmente para cocinar.

Aceite de semilla de lino (linaza, *flaxseed oil*). Para ayudar a aliviar el estreñimiento, la piel reseca, el eczema y los sarpullidos. También está disponible en forma de semillas o suplementos.

Ajo. Puede ayudar a combatir los resfriados (catarros) y las gripes así como el pie de atleta, además de aliviar la tos persistente y la diarrea y de ayudar a bajar los niveles de colesterol, disminuyendo así la probabilidad de que se formen peligrosos coágulos de sangre. Por supuesto el ajo fresco es el mejor, pero si le preocupa que su olor vaya a repeler no sólo a los vampiros sino también a sus seres queridos y amigos, no se preocupe, pues existe otra opción. El ajo también se consigue fácilmente en forma de cápsulas inodoras.

Bebidas para deportistas. Para evitar los calambres musculares, recuperar los líquidos perdidos después de un episodio de diarrea o evitar los síntomas causados por la enfermedad inflamatoria del intestino. Una marca que puede probar es *Gatorade*.

Caldo de pollo. Para destapar una nariz tapada y retardar la producción de flemas en el cuerpo. El caldo de pollo hecho en casa es el mejor, pero el condensado de lata también funciona.

Caramelos. Para el dolor de garganta o el hipo.

Germen de trigo. Para ayudar a restaurar el nivel de la coenzima Q_{10} en el corazón de las personas con angina y para aliviar las piernas nerviosas que despiertan a las personas a medianoche.

Goma de mascar (chicle). Para ayudar a aliviar el mal aliento, la boca seca, la acidez (agruras, acedía) e incluso el dolor de oídos durante un viaje en avión.

Jugo de naranja (china). Para ayudar a contrarrestar el antojo de fumar un cigarrillo, prevenir la formación de cálculos renales y ayudar a ablandar las heces en las personas que tienen una diverticulosis del colon.

Leche. Para aliviar y prevenir los calambres musculares, evitar la formación de cálculos renales y aliviar las quemaduras solares. Sólo asegúrese de que sus familiares estén tomando leche semidescremada al 1 por ciento (*low-fat milk*) o descremada (*skim milk*), para que no se les tapen las arterias ni aumenten unos kilitos de peso.

Limón. Para aliviar las picaduras de avispa o deshacerse del mal olor corporal. También es un ingrediente de remedios caseros comunes para aliviar la tos, el dolor de garganta, el mal aliento y el hipo.

Miel. Para ayudar a aliviar el estreñimiento, la acidez (agruras, acedía), el dolor de garganta, el mal aliento e incluso la resaca (cruda).

Pescado. Los ácidos grasos omega-3 que se encuentran en pescados como el salmón, la caballa (escombro, macarela, *mackerel*), el atún, el arenque y las sardinas pueden ayudar a aliviar la depresión, los sarpullidos y el eczema; disminuir el dolor y la rigidez causados por la artritis reumatoide y prevenir e incluso revertir las enfermedades cardíacas.

Pimienta de Cayena. Para ayudar a aliviar la congestión, una tos persistente, el dolor de garganta y el mal aliento. Cocinar regularmente con pimienta de Cayena puede ayudar a bajar el colesterol.

Plátanos amarillos (guineos, bananas). Para ayudar a aliviar la diarrea y los calambres musculares. Incluir plátanos amarillos —una magnífica fuente de potasio— en la alimentación diaria también ayuda a aliviar el dolor de la ciática e incluso a bajar la presión arterial alta (hipertensión).

Rábano picante (raíz fuerte, *horseradish*). Para aliviar la congestión.

Vinagre. El vinagre blanco se usa como remedio para aliviar las picaduras de avispa, como gotas para ayudar a secar la humedad y terminar con la picazón en el oído y como remojo para eliminar el mal olor de pies. El vinagre de manzana se usa como auxiliar digestivo para aliviar la acidez (agruras, acedía) y como enjuague para ayudar a combatir la caspa y el cabello reseco.

Yogur. Para una inyección de energía que evite el desplome de media tarde. Para las personas que son intolerantes a la lactosa, comer yogur también es una buena forma de obtener calcio. Por lo general toleran el yogur porque la lactosa ya ha sido digerida por las bacterias vivas que se encuentran en la mayoría de los yogures.

Otras cositas que pueden ser útiles

Los siguientes artículos no caben en ninguna de las categorías anteriores, pero los expertos los recomiendan en diversas partes de este libro para problemas que sus familiares probablemente tendrán que enfrentar. Por lo tanto, agréguelos a su botiquín.

Agenda. Llevar un mejor registro de las citas y programar las tareas semanales puede ayudar a romper con malos hábitos como el descuido, la impuntualidad crónica y la distracción. También puede ayudar cuando se está tratando de quitarse un vicio. Si el deseo sexual anda bajo se puede fijar una fecha para hacer el amor. Quizás usted y su esposo encuentren que esto realmente sirva para levantarles la libido. . . y se trata de una cita a la que con toda probabilidad llegarán puntualitos.

Cojín eléctrico. Para acelerar la curación de los cardenales (moretones, magulladuras) y para aliviar el dolor de espalda o cuello, el dolor de la artritis, la acidez (agruras, acedía) o el dolor de oído.

Humidificador. Para mantener la piel y las vías nasales humedecidas, sobre todo durante los meses de invierno. Ayudará a aliviar la boca y piel resecas, el eczema, la bronquitis, la laringitis y el sangrado nasal.

Material artístico. Para enfrentar y resolver problemas emocionales y psicológicos como pesadillas, la crisis de los 40 y sentimientos de envidia. Lo único que usted o su ser querido necesitan para probar la terapia artística es un bloc de hojas blancas y unos cuantos lápices o plumones de colores.

(*Nota:* Si no reconoce algún término en este capítulo, vea el glosario en la página 623).

La medicina herbaria y la medicina de mamá

Cómo aprovechar este gran auxilio casero para cuidar a su familia

Quizá usted se esté preguntando por qué nos tomamos la molestia de abordar el tema de las hierbas con más detalle en este capítulo, cuando en el anterior ya explicamos cuáles son las hierbas básicas que debe haber en su botiquín casero. Decidimos hacerlo así porque las hierbas son una parte muy importante de la medicina de mamá, por lo menos en este libro. Además de las sugerencias médicas convencionales, muchos de los expertos a quienes entrevistamos nos dieron remedios herbarios para resolver los problemas de salud de su familia. Recomiendan las hierbas porque en términos generales son muy seguras, eficaces y fáciles de conseguir. En algunos casos representan una buena opción para evitar los fármacos vendidos con receta y los efectos secundarios que a veces los acompañan.

Sin embargo, el hecho de que no se trate de fármacos vendidos con receta no significa que necesariamente sean inofensivas. Las hierbas pueden interactuar con los fármacos y también entre sí. Asimismo, tomar hierbas no es tan fácil como tragarse una pastillita. Hay que hacer preparativos especiales o comprarlas en cierta presentación. Ahora bien, la curación herbaria es una parte tradicional de la cultura latinoamericana y muchas abuelas y madres les enseñan estos remedios a sus hijas. Sin embargo, no lo hacen todas y no podemos dar por hecho que usted sea una experta. Por lo tanto, en este capítulo haremos un breve resumen general de la curación con hierbas, para que usted aproveche al máximo los consejos sobre remedios herbarios que incluimos en este libro.

Las presentaciones más comunes de remedios herbarios

Tés. Son dos los tés que la medicina herbaria utiliza con mayor frecuencia, la infusión y la decocción. Para preparar un té con las partes "tiernas" de una planta (sus hojas o flores) se vierte agua hirviendo sobre la hierba y se deja reposar —es decir, en infusión— por un período definido, que por lo general varía entre 5 y 20 minutos. Este tipo de té se conoce como infusión.

Ahora bien, las partes más duras de la planta (la raíz, el rizoma o la corteza) no sueltan sus propiedades curativas con la misma facilidad y no es posible preparar un té con ellas cubriéndolas simplemente con un poco de agua hirviendo. En cambio, estas partes sirven para preparar otro tipo de té, la decocción, que algunos latinos conocen como "cocimiento". Para hacer una decocción, normalmente se agrega la hierba al agua antes de ponerla a hervir y se deja que la mezcla hierva a fuego lento (en lugar de simplemente reposar en infusión) de 10 a 30 minutos.

Eso es todo. Cuele los posos (asientos) y tómese su té. Desde luego existen muchas variaciones sobre este tema, pero se irán explicando conforme se mencione cada remedio en el libro.

Tinturas. Resulta que el alcohol es el gran vehículo provisto por la naturaleza para extraer las propiedades curativas de las hierbas. Por lo tanto, una de las mejores formas de tomar una medicina herbaria es como extracto líquido a base de alcohol, lo cual se llama tintura (*tincture*). La tecnología moderna ha mejorado el proceso bastante, pero las tinturas en esencia son el resultado de remojar una hierba en alcohol por varias semanas. Están ampliamente disponibles, son fáciles de tomar, se recomiendan con frecuencia y se venden en unos frasquitos de vidrio oscuro tapados con goteros.

El alcohol es un extractor tan eficaz que las tinturas suelen ser más potentes que los tés. Casi todas las propiedades de la planta se conservan en el líquido, incluyendo su sabor. Además, se absorben con rapidez, lo cual significa que sus componentes curativos llegan al torrente sanguíneo más rápidamente que si uno se tomara una pastilla, por decir algo.

También existen tinturas que no contienen alcohol preparadas a base

  Los fundamentos de la medicina de mamá

de glicerina, las cuales a menudo se conocen como glicéritos (*glycerites*). La dosis a tomar de una tintura con frecuencia se indica en gotas, goteros, cucharaditas o mililitros. La mayoría de las tinturas vienen en frascos con un gotero que permite medir las gotas y a veces los mililitros. Para asegurarse de tomar la dosis correcta al medir una tintura en cucharaditas, utilice una cucharita medidora estándar para líquidos (*standard liquid measuring spoon*) y no una cucharita cafetera de su cajón de cubiertos. Las farmacias venden cucharas medidoras y jeringas de dosificación graduadas tanto en cucharaditas como en mililitros. Lo más probable es que las encuentre cerca de la sección de medicamentos pediátricos.

Si usted prefiere preparar sus propias tinturas, también lo puede hacer. Estas son las instrucciones básicas: pique la hierba finamente y póngala en una solución al 40 por ciento de alguna bebida alcohólica incolora (el vodka funciona muy bien) dentro de un frasco de vidrio bien tapado. Use una parte de la hierba por cinco partes de líquido, lo cual equivale aproximadamente a una cantidad suficiente de vodka para cubrir la hierba más otro ¼ de pulgada (6 mm) de líquido adicional. Guarde el frasco en un lugar oscuro por seis semanas, agitándolo una o dos veces al día. Luego cuele la mezcla, exprima la hierba para sacarle la mayor cantidad posible de líquido, ¡y listo! Ya tiene su tintura.

Seguramente ya estará pensando que la preparación de una tintura debe implicar muchos más detalles. Y de hecho es así. Por una parte, cada hierba requiere alcohol de diferente potencia, así que el vodka no siempre es la mejor opción. Los requerimientos específicos de cada hierba se encuentran en los compendios herbarios, o bien puede tomar uno de los cursos impartidos por muchas tiendas de hierbas o herbolarios. Le ayudará a adquirir mayor confianza que alguien le enseñe cómo preparar una tintura al menos una vez. Luego ya podrá basarse en libros para hacerlas por su propia cuenta.

Cápsulas y tabletas. Una de las formas más cómodas de tomarse una dosis de hierbas es a través de cápsulas o tabletas. Todas sabemos cómo tragar una pastilla, es fácil determinar cuánto estamos tomando (sólo hay que leer la etiqueta del producto) y actualmente las cápsulas de hierbas se consiguen con la misma facilidad que las vitaminas. Las cápsulas o tabletas nos permiten evitar tanto las hierbas, que a veces saben o huelen a rayos, como el alcohol que se encuentra en la mayoría de las tinturas y que puede causarles problemas a algunas personas.

Una cápsula común sencillamente se llena con el polvo seco de una hierba molida. Sin embargo, no es precisamente la forma más eficaz de tomar hierbas, ya que el proceso de molienda expone una mayor parte de la hierba al aire y hace que se oxide rápidamente. Para cuando usted la compre, es muy probable que la hierba ya haya perdido la mayor parte de su poder curativo.

Sin embargo, la tecnología ha puesto su granito de arena para producir una mejor cápsula herbaria. Un proceso como la deshidratación por congelamiento permite obtener un extracto herbario seco que da una cápsula más potente y estable. Este tipo de extracto se conoce como extractos deshidratados por congelamiento (*freeze-dried extracts*). La principal desventaja de estas cápsulas es que al cuerpo se le dificulta más absorber las propiedades curativas de la hierba que cuando se toma en forma de té o tintura.

Aceites esenciales. El aceite esencial se destila de una hierba a través de un complicado proceso de evaporación y condensación, mediante el cual se produce un líquido extremadamente concentrado. Estos aceites se usan particularmente en dos tipos de medicina natural, la aromatoterapia y la hidroterapia. Según lo indica su nombre, la aromatoterapia recurre al sentido del olfato para aliviar y promover la curación. Por su parte, la hidroterapia usa el agua para curar. Algunos remedios recomendados en este libro combinan las hierbas con la hidroterapia y la aromatoterapia. Por ejemplo, uno de nuestros expertos tal vez le recomiende inhalar el vapor de una mezcla de aceite con agua hirviendo. Este tratamiento puede servirnos mucho si tenemos un resfriado (catarro), por ejemplo.

Extracto sólido. El extracto sólido, un pegajoso jarabe, es uno de los remedios favoritos de los naturópatas. Es una fuente concentrada de un remedio herbario.

Ungüento. A menudo es mejor aplicar las hierbas al exterior del cuerpo que desde adentro. Un ejemplo puntual es cuando se trata de aliviar el dolor muscular. Un ungüento herbario —que generalmente se prepara con aceite de oliva o cera de abeja (o bien una combinación de ambos) para darle una buena consistencia y lograr que penetre la piel fácilmente— es una buena forma de hacerlo. Los ungüentos también nos permiten aprovechar las hierbas que son peligrosas si se ingieren, como el árnica. Lo mismo puede decirse de otros productos herbarios tópicos (aquellos que se aplican sobre la piel), como las pomadas, los bálsamos, las cremas y las lociones.

Cataplasma (emplasto). Una cataplasma no es más que cierta cantidad de hierbas trituradas o molidas hasta formar una masa suave y semilíquida, pulposa, que generalmente se aplica a heridas, picaduras o llagas y se mantiene en su lugar con una venda o un trapo.

Compresa. Este concepto sencillo también funciona. Una compresa consiste en un trapo o almohadilla que presionamos contra nuestra piel, nada más y nada menos. Como se trata de un remedio herbario, lo más probable es que deba remojar la tela en algún té o tintura diluida con agua y luego colocarla cerca del origen de la inflamación o el dolor muscular. Si está caliente a veces se le dice fomento.

Cómo comprar las hierbas

A menos que esté dispuesta a dedicar la mitad de su vida a cultivar hierbas en su jardín y la otra mitad al estudio de la botánica para cosechar hierbas silvestres con seguridad, comprará la mayor parte de sus hierbas.

Gracias al renacimiento herbario y al mercado que por ello se ha creado, usted encontrará casi cualquier hierba, desde la alfalfa hasta la zarzaparrilla, sin problema alguno. Si vive cerca de una ciudad, usar remedios herbarios simplemente requiere un viajecito a cualquier tienda de productos naturales bien surtida, a veces hasta una farmacia o un supermercado grande. Si vive en una región que no cuenta con un surtido tan bueno, las empresas de ventas por correo le enviarán las hierbas a su domicilio en un dos por tres, como podrá confirmarlo echándole un vistazo a la Internet o a cualquier revista de salud.

Sin embargo, este mismo renacimiento herbario también ha hecho más complicado el asunto de comprar hierbas. Debido al creciente interés en la medicina herbaria han proliferado tanto vendedores de hierbas de alta calidad como los que son más bien marginales. O sea, para no ser tan amables: muchos andan vendiendo cualquier cantidad de basura.

¿Cómo evitamos comprar basura? Ejerciendo mucha cautela, más que nada. Si usted necesita comprar unas aspirinas, lo más probable es que no lo piense dos veces para entrar a cualquier lugar que esté abierto, coger el primer frasco que diga "aspirina" en la etiqueta y confiar en que la Dirección de Alimentación y Fármacos (o *FDA* por sus siglas en inglés) haya determinado que esa aspirina es completamente apta para el consumo humano. Por desgracia no es posible confiarse de esta manera en el mercado herbario, dado que es totalmente abierto y muy poco reglamentado.

A continuación le daremos unas cuantas sugerencias para ayudarla a realizar la mejor compra posible.

Que sean de confianza. Una regla básica es siempre comprar productos de un proveedor de hierbas de confianza. Confirme la reputación de una tienda o de una empresa de ventas por correo de la misma forma en que lo haría con la reputación de quien fuera: haciendo preguntas, hablando con sus amistades, informándose y usando su sentido común. No existe un método establecido para juzgar, pero deberá estar segura de poder confiar en ese proveedor.

Interrogue al dueño. Hable con el dueño de la tienda de productos naturales y hágale muchas preguntas. ¿De dónde obtiene sus hierbas? ¿Cómo asegura que sean de buena calidad? ¿Cómo lleva el registro del tiempo que tienen las hierbas en existencia? El dueño de una buena tienda sabrá responderle. Insista en obtener respuestas antes de comprar nada. Si un dependiente no cuenta con esta información o no quiere proporcionársela, usted tendrá buena razón para sospechar.

Compre lo que necesite, no lo que le vendan. El comercio herbario tiende a inventar muchas combinaciones herbarias más bien pensadas para vender que para curar. No necesariamente significa que sean malas, pero pueden distraerla de su remedio herbario específico. Aférrese y compre exactamente lo que necesite.

Cómo comprar hierbas a granel

Fundamentalmente existen dos formas de comprar hierbas. Una es dejar que los proveedores se encarguen de preparar y envasar las tinturas, cápsulas, aceites, ungüentos y demás medicinas herbarias. En este caso usted sólo tiene que verificar la calidad del producto, llevárselo a casa y sanar. Otra es comprar la planta a granel. Puede comprarla fresca o seca, entera o en partes —hojas, raíz, corteza, flores o fruto—, intacta o picada. Como sea que decida comprarla, se la llevará a casa para convertirla usted misma en medicina.

Lo más seguro es que vaya a hacer ambos tipos de compras. Los productos en cuya fabricación interviene más tecnología, como las cápsulas de extractos y los aceites esenciales, no son algo que pueda preparar al instante en su garaje (cochera). Pero también necesitará comprar hierbas a granel para algunos tés, así como para ciertas cataplasmas (emplastos), baños, compresas y similares. Incluso tiene la opción de extraer sus propias tinturas.

A veces las hierbas a granel vienen empaquetadas para que usted las compre en cantidades exactas previamente pesadas, como 1 onza (28 g), 4 onzas (112 g) o incluso 1 libra (454 g), y en algún tipo de bolsa sellada, la cual es absolutamente indispensable si va a comprar por correo. Sin embargo, con frecuencia usted cogerá la cantidad que necesite, como si estuviera comprando café en grano en la tienda de la esquina. Las tiendas de hierbas cuentan con grandes recipientes con hojas, raíces, flores o lo que sea de las hierbas que venden. Sólo tome las onzas (o gramos) que quiera y póngalas en una bolsa para llevárselas a casa.

Estas compras de autoservicio son económicas, pues usted sólo adquiere lo que necesita (quizá la cantidad justa para administrar uno de los remedios recomendados en este libro) y no tiene que pagar los costos del envase. Además, es bastante divertido.

Pero recalcamos que también en este caso tendrá que poner atención a lo que compre, pues de otro modo puede terminar adquiriendo una pila de hojas completamente desprovistas de propiedades medicinales. A continuación le damos unas cuantas sugerencias para que usted se asegure de que no le den gato por liebre.

Entérese de la edad. Una vez que una hierba se ha desenterrado, sus flores y hojas empiezan a deteriorarse, sobre todo si se pican finamente. Un pedazo grande de raíz seca o corteza puede almacenarse por uno o dos años, pero si se ha picado y cernido o si se trata de hojas o flores la hierba servirá cuando mucho por seis meses. La vida útil de todas las hierbas se acaba. Pregúntele al dueño o al gerente de la tienda hace cuánto se cosechó la hierba. Averigüe no sólo cuánto tiempo lleva ahí metida en la tienda, sino también el tiempo que estuvo en el almacén o en las manos del intermediario antes de llegar ahí.

Evalúe los estantes. El aire y la luz son enemigos del poder curativo de las hierbas. Si una tienda protege sus hierbas adecuadamente de estos dos elementos es más probable que esté vendiendo hierbas de buena calidad. Asegúrese de que las hierbas se guarden en recipientes herméticos oscuros o en lugares oscuros. "Si están en esos grandes

(continúa en la página 22)

Cómo encontrar a un profesional que sepa de medicina herbaria

En ocasiones los remedios caseros no serán suficientes y no tendrá más opción que recurrir a un profesional, a alguien que cuente con muchos conocimientos acerca de los remedios herbarios y que no sólo le ayude a convertirse en una mejor herbolaria casera sino también a sanar. Los profesionales de la medicina que saben de hierbas pueden elaborar remedios herbarios diseñados de acuerdo a sus necesidades específicas, además de preparar fórmulas complejas para tratar los problemas que también lo sean.

El profesional que busca puede ser un herbolario, un naturópata (o *N.D.* por sus siglas en inglés), un doctor en medicina (o *M.D.* por sus siglas en inglés) o un osteópata (o *D.O.* por sus siglas en inglés) que use hierbas, o bien algún otro profesional de la curación, como un quiropráctico, un acupunturista con licencia (o *L.Ac.* por sus siglas en inglés) o un profesional de la medicina china tradicional. Por muchas opciones que existan y pese al auge que ha tenido la medicina herbaria, no es tan fácil encontrar a alguien calificado para ejercerla. Ahora le ofreceremos algunas sugerencias para ayudarla en su búsqueda.

Pregúntele a su doctor. A veces las cosas se encuentran donde menos las espera una. "Lo primero que debe intentar es preguntarle a su médico si está dispuesto a trabajar con la medicina herbaria —afirma el Dr. Robert Rountree, un médico holístico del Centro de Salud Helios en Boulder, Colorado—. Quizá se lleve una sorpresa". Aunque su doctor no use hierbas, quizá le pueda recomendar a alguien que sí las aplique.

Entre en acción. "Pregúnteles a las personas que trabajan en la tienda de productos naturales de su localidad si conocen a algún doctor que mande a sus pacientes a comprar ahí —sugiere

el Dr. Rountree—. Es una forma excelente de informarse". No olvide preguntarles también a los otros clientes.

Póngase en contacto con el gremio. La mayoría de los herbolarios no tienen licencia para ejercer la medicina, pero los com-
petentes cuentan con una buena preparación en materia de
curación herbaria. La mejor forma de encontrar a un herbolario calificado es poniéndose en contacto con la American Herbalists Guild
(Asociación Estadounidense de Herbolarios o *AHG* por sus siglas
en inglés) para averiguar si alguno de sus miembros profesionales
trabaja en el área donde usted vive. "Esta asociación lleva un registro de todos sus miembros profesionales, herbolarios que han
pasado por un extenso proceso de revisión por parte de colegas",
indica Chanchal Cabrera, una herbolaria de Vancouver, Canadá,
que es miembro profesional de la AHG. La dirección de la American
Herbalists Guild es P.O. Box 70, Roosevelt, UT 84066. Esta organización también publica una lista de sus miembros profesionales
en su sitio *web*.

Consulte a un naturópata. Los naturópatas que cuentan con
un título de una reconocida universidad de medicina natural, como
la Universidad Bastyr de Kenmore, Washington, a menudo son
médicos altamente calificados que ejercen varias disciplinas dentro
de la medicina natural, entre ellas la herbaria. Su principal organización profesional, la Asociación Estadounidense de Naturópatas,
puede ponerla en contacto con un herbolario profesional que viva
cerca de usted. Escriba a la American Association of Naturopathic
Physicians, 601 Valley Street, Suite 105, Seattle, WA 98109, o
busque su sitio *web* y su base de datos de médicos en la Internet.

Hurgue en lo holístico. Muchos doctores en medicina que
utilizan hierbas en su consulta se consideran médicos holísticos
y pueden estar afiliados a la Asociación Médica Holística de los
Estados Unidos. Su directorio cuesta cinco dólares y le servirá
para encontrar a un doctor en medicina holística que utilice hierbas cerca de donde usted vive. Para mayor información escriba
a la American Holistic Medical Association, 4101 Lake Boone
Trail, Suite 201, Raleigh, NC 27607.

recipientes de plástico transparente con tapas que se levantan, no están protegidas", afirma Chanchal Cabrera, una herbolaria de Vancouver, Canadá.

Cale el color. Un indicio de la edad de la hierba es la intensidad de su color. Busque hierbas de color subido.

Use su olfato. Una hierba que huele a rancio probablemente ya perdió su poder curativo, así que hágale la prueba del olfato antes de comprarla. Verifique que realmente huela a hierba fresca.

Abríguelas bien. Las hierbas son tan sensibles a la luz y el oxígeno después de compradas como en la tienda, así que debe seguir las mismas reglas de almacenamiento en casa que exigió a la tienda donde las compró. Guarde sus hierbas en un recipiente de vidrio bien tapado y póngalo en algún lugar que no esté expuesto a la luz.

La estandarización herbaria

Cuando compre hierbas en forma de cápsulas o tinturas, la estandarización le ayudará a saber si el producto contiene cierto porcentaje estándar de su componente curativo más importante. Un extracto estandarizado ha pasado por pruebas para asegurar que contenga una cantidad suficiente del principio activo de la hierba como para ser curativo.

Por ejemplo, se venden muchas cápsulas de equinacia (equiseto, *echinacea*), la popular hierba que potencia el sistema inmunitario. Si la etiqueta indica que las cápsulas contienen un extracto que consiste cuando menos en un 15 por ciento de los principios activos de la hierba (equinacásidos o *echinacasides*), usted puede estar bastante segura de que el producto estandarizado producirá el efecto deseado. De lo contrario es posible que termine tomando una sustancia ineficaz.

Los extractos estandarizados no convencen a todo el mundo. Algunos profesionales de la medicina natural opinan que la estandarización se contrapone a un dogma ampliamente aceptado en la medicina herbaria, según el cual *todos* los compuestos químicos de una planta trabajan en conjunto para curar. No obstante, medir una cantidad fija de un componente para determinar la potencia en conjunto de la planta es lo más cercano a un sistema de protección al consumidor que existe en la medicina herbaria.

También depende de lo grave que sea la enfermedad. Entre más delicado e importante sea el problema, más le interesará buscar fórmulas estandarizadas. Pero si el asunto no es para tanto, o sea, si lo que quiere es prevenir más que tratar, entonces lo más importante no es asegurar una mayor potencia mediante la estandarización sino tomar la hierba diariamente.

El arte de usar las hierbas en casa

Este libro ofrece muchos remedios herbarios específicos para tratar afecciones determinadas, con instrucciones claras acerca de cómo prepararlos. Sin embargo, la medicina herbaria implica más que tan sólo seguir instrucciones. Tiene su ciencia, pero también cierto aspecto artístico. Además de las pautas generales existen otros elementos que usted aporta al juego como individuo. Por eso las hierbas les gustan a tantas personas.

Las cosas que usted vaya aprendiendo acerca de las hierbas mientras practique sus habilidades de herbolaria casera expanderán sus posibilidades curativas. Entre más se involucre personalmente con las hierbas, más sana podrá estar. . . y su familia también. Téngalo presente al leer estas últimas sugerencias y podrá aprovechar sus remedios herbarios caseros al máximo.

Divida las dosis. Cuando se debe tomar tres tazas de té al día o una cucharadita de tintura tres veces al día, esto casi siempre significa que el remedio debe tomarse por la mañana, la tarde y la noche, no en una dosis triple a la hora del desayuno. De acuerdo con los expertos, las hierbas se absorben mejor si las dosis se reparten a lo largo del día.

La mayoría se toman entre comidas. La mayoría de las hierbas deben tomarse entre comidas, para que no compitan con los alimentos a la hora de ser absorbidas por el cuerpo. Desde luego usted encontrará muchísimas excepciones a esta regla. Sin embargo, tomárselas así también tiene otra ventaja. Si las hierbas se toman cuando menos 15 minutos antes de la comida pueden ayudar a la digestión, porque preparan el sistema digestivo para la llegada de los alimentos.

Refrigérelas. Las cápsulas o cualquier otro tipo de hierba en polvo deben guardarse en el refrigerador para prolongar su vida útil un poco.

No dependa de ellas exclusivamente. Recuerde siempre que los remedios herbarios son sólo una parte del proceso de curación natural. "Además de tomar hierbas, hay que tomar vitaminas, hacer cambios en la alimentación y manejar el estrés —señala Susan B. Kowalsky, N.D., una naturópata de Norwich, Vermont—. La medicina natural no es cosa de tragarse otro tipo de pastilla. Se trata de cambiar el estilo de vida".

(*Nota:* Si no reconoce algún término en este capítulo, vea el glosario en la página 623).

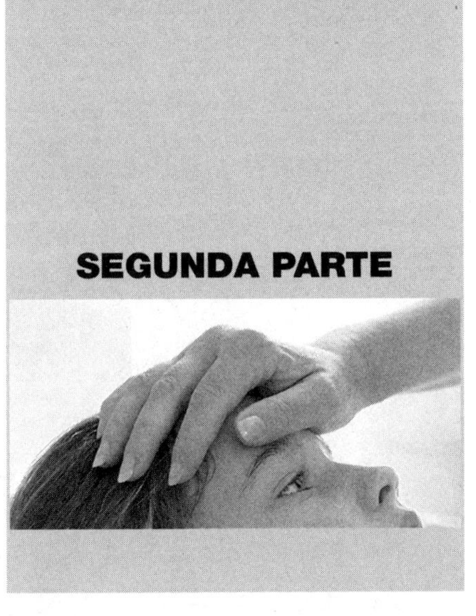

La medicina de mamá para niños y adolescentes

Acné

Cómo colaborar con su hijo para conmutar esta condena cutánea

Si usted tuvo acné, sabe que es un reto dificilísimo pasar por la adolescencia con la cara llena de espinillas y granos (barros). Y el único reto más difícil aún debe ser el de ver a los propios hijos sufriendo lo mismo. Entre los adolescentes, este problema parece tan inevitable como la rebeldía o su vestuario aparentemente diseñado con el único fin de irritar a los padres. Es una de las fases más duras por las que los jóvenes atraviesan.

Los adolescentes se fijan muchísimo en su apariencia física. Un caso leve de acné basta para que su seguridad en sí mismos se tambalee a un grado perjudicial para ellos, según indica el Dr. Guy Webster, Ph.D., vicepresidente del departamento de Dermatología de la Universidad de Medicina Jefferson en Filadelfia, Pensilvania. "He leído que el acné incluso afecta el éxito que se alcance en el futuro y que el nivel de desempleo es mayor entre las personas que sufrieron casos graves de acné en su adolescencia", afirma el Dr. Webster.

Afortunadamente, en la mayoría de los casos el acné se puede controlar o incluso eliminar con una combinación de remedios caseros y unos cuantos medicamentos sencillos que se venden sin receta, según señala la Dra. Debra Jaliman, dermatóloga e instructora clínica de Dermatología en la Escuela de Medicina Mount Sinai en la ciudad de Nueva York.

Originado por hormonas

El acné casi siempre se debe a la acción de unas hormonas llamadas andrógenos que estimulan el crecimiento de las glándulas sebáceas en la piel, encargadas de producir grasa. De los 11 a los 14 años de edad, los niveles de andrógenos aumentan muchísimo. Los varones son los que más andrógenos producen, pero también les pasa a las niñas.

Las grasas producidas por las glándulas sebáceas son esenciales para tener una piel elástica y saludable. Sin embargo, durante la adolescencia estas glándulas trabajan en exceso. La piel superficial no se desprende normalmente y sus células muertas tapan los poros. Esto impide que la grasa salga y el oxígeno entre. De tal forma se genera el ambiente perfecto para que se reproduzca la bacteria que causa el acné, la *P. acnes*.

"Todas las personas tienen grandes cantidades de grasa y también de estas bacterias —dice el Dr. Webster—. No obstante, en algunas estos organismos hacen que reaccione el sistema inmunitario". Esto es lo que causa la inflamación y las protuberancias conocidas como granos.

Las espinillas, que los médicos conocen como comedones, también se deben a una acumulación de grasa en la piel. Sin embargo, a diferencia de los granos no las acompaña una inflamación o infección. El tratamiento que se usa es el mismo tanto para los granos como para las espinillas.

La higiene en realidad no entra en juego en lo que se refiere al acné, y es importante que los padres entiendan este hecho, según agrega el Dr. Webster. Las grasas de la piel sí intervienen en el proceso, pero toda la acción tiene lugar *debajo* de la superficie de la piel. También es poco probable que el azúcar o los alimentos grasosos sean factores importantes. "Muchos padres se esfuerzan mucho para que sus hijos se sientan culpables de lo que comen, pero lo más probable es que su alimentación no tenga nada que ver con el acné", señala el experto.

Que comience a combatirlo cuidándose el cutis

En la mayoría de las personas, el acné empieza a desaparecer una vez que el impacto hormonal de la adolescencia pierde fuerza. Mientras tanto, los jóvenes por lo común pueden eliminar las erupciones con tan sólo mantener sus poros limpios y libres de bacterias. Y la medicina de mamá cuenta con varios tratamientos caseros que quizá quiera probar.

Que se lave con toallitas. Lo más importante es alentar a su adolescente a lavarse la cara varias veces al día, no sólo con agua y jabón sino con una toallita para la cara. De hecho, en lugar de que use jabón la Dra. Jaliman recomienda el *Cetaphil Oil-Free Cleanser* (que viene en forma líquida o en barra) o el *Neutrogena Extra-Gentle Cleanser*. La toallita para la cara ayuda a eliminar las células muertas de la piel y las grasas que tapan los poros, en un proceso conocido como exfoliación.

Insístale en que use una toallita limpia cada vez. Ya sabemos que será una lata tener que echar una carga más a la lavadora, pero es imprescindible que su adolescente utilice una toallita limpia cada vez que se lave la cara. De otro modo sólo volverá a depositar en su piel las bacterias que haya eliminado de su cara la vez anterior que se la lavó, según explica la Dra. Jaliman.

Cómprele unas almohadillas de algodón. Para que su hijo o hija no tenga que usar docenas de toallitas para la cara cada semana (y usted no se las tenga que lavar), puede comprarle unas almohadillas de algodón para la limpieza facial (*cotton facial cleanser pads*), que se venden en tubos circulares. Estas almohadillas tienen una superficie ligeramente abrasiva que es perfecta para el acné. "Se coloca un poco de limpiador facial sobre la almohadilla y se lava la cara con movimientos circulares —indica la Dra. Jaliman—. Esto elimina gran parte de las células muertas de la piel así como de las bacterias en su superficie".

Que se asegure de lavarse toditita la cara. Los adolescentes todo lo quieren fácil. Por lo tanto es muy probable que se restrieguen los granos que ya les salieron y ni siquiera se toquen el resto de la cara. De acuerdo con la Dra. Jaliman, además de irritarles la piel esto permite que las bacterias que causan el acné permanezcan en esta. Usted tiene que asegurarse de que su hijo se lave toda la cara, desde el nacimiento del pelo hasta el cuello.

Consígale una crema granular de limpieza. Estas cremas de limpieza para el cutis son especiales. En inglés se llaman "*skin scrubs*" porque contienen unas diminutas partículas que raspan y "restriegan" la superficie de la piel muy levemente. (A esta acción se le debe su nombre en inglés, ya que "*scrub*" significa "restregar" o "fregar"). Las cremas granulares de limpieza no deben usarse con demasiada frecuencia, pero pueden ser importantes para destapar los poros y dejar salir la grasa. "Más o menos una vez a la semana fíjese en que su hijo se haga una exfoliación más profunda con una crema granular de limpieza", sugiere la Dra. Jaliman. Es fácil exagerar en el uso de estas cremas, advierte la dermatóloga. Si su hijo o hija la usa con demasiada frecuencia o se talla muy fuerte, la piel se le irritará e inflamará más. "No es buena idea que su piel se debilite demasiado", señala la experta. Dígale que la use de la misma forma que cualquier jabón, o sea, para darle una limpieza profunda a su cara, no para frotarse hasta quedar en carne viva. Busque las cremas granulares de limpieza en una tienda de productos de belleza o una farmacia; se

Camuflaje instantáneo

La peor pesadilla de un adolescente —aparte de que lo castiguen quitándole el carro por un mes— es que le salga un maldito grano (barro) justo antes de una cita importante. Ahora bien, los doctores no suelen recomendar que el maquillaje se use para ocultar los granos. Sin embargo, a veces es la única forma de evitar que un gran acontecimiento se convierta en un grandísimo desastre emocional.

Afortunadamente los expertos en maquillaje se saben un par de trucos sencillos para que los granos desaparezcan. . . o al menos no salten tanto a la vista.

"Una cosa que se puede hacer es aplicar un poco de *Visine* al grano, el mismo producto que se usa para los ojos rojos —sugiere Betsy West, instructora de Cosmetología y Estética en el Centro Educativo de Cosmetología Jean Madeline en Filadelfia, Pensilvania—. Este producto contrae los vasos sanguíneos de la piel y hace que el enrojecimiento disminuya un poco".

Un método de efectos más duraderos es el maquillaje corrector. Se unta un poco sobre el grano, se deja reposar un minuto y luego se le dan unos ligeros golpecitos (sin frotarlo) de modo que se difumine en la piel. Esta técnica les funciona tanto a los muchachos como a las muchachas. El maquillaje corrector se vende en docenas de colores. Su hijo o hija tendrá que probarlo en la tienda para asegurarse de comprar uno que iguale el color de su piel.

"Es un camuflaje muy bueno —dice West—. No hará que el grano desaparezca por completo, pero a cierta distancia logrará que pase prácticamente inadvertido".

ofrece bajo dos nombres diferentes en inglés: "*skin scrub*" o "*granular cleanser*".

Que se mejore con las medicinas vendidas sin receta. Las repisas de las farmacias están repletas de remedios antiacné y algunos son extremadamente eficaces. Busque productos que contengan las siguientes sustancias:

- Peróxido de benzoilo (*benzoyl peroxide*): Este compuesto antibacteriano se encuentra en muchos geles, cremas y almohadillas contra el acné. "Es un fármaco maravilloso —opina el Dr. Webster—. Muchas personas mejorarían aunque sólo usaran este medicamento".

  Los productos que contienen peróxido de benzoilo se ofrecen con distintas potencias. La fórmula que contiene un 5 por ciento de este principio activo por lo general es lo bastante fuerte para la mayoría de las personas. "No debe usarse sólo en ciertas partes de la cara —explica el Dr. Webster—. Se tiene que aplicar a cualquier lugar de la cara donde tienda a salir acné".

- Ácido salicílico (*salicylic acid*): Los productos que contienen este remedio a menudo lo combinan con el peróxido de benzoilo. Según la Dra. Jaliman, el ácido salicílico ayuda a eliminar las células muertas de la superficie de la piel, además de mantener abiertos los poros.

- Ácido glicólico (*glycolic acid*): Esta sustancia pertenece a una familia de compuestos llamados alfa-hidroxiácidos. El ácido glicólico limpia la superficie de la piel de células muertas, lo cual ayuda a que se eliminen las grasas que se encuentran debajo de la misma, según la Dra. Jaliman.

Chequee sus champúes y cosméticos. Muchos de los productos que las adolescentes usan, como la base, el rubor y otros tipos de maquillaje, contienen componentes con base de aceite que tapan los poros, según advierte la Dra. Jaliman. Indíquele a su hija que sólo use productos que digan "no comedogénicos" (*non-comedogenic*) en la etiqueta, aconseja la experta. E independientemente de que su retoño sea hombre o mujer, los acondicionadores y la espuma moldeadora (*mousse*) para el cabello que le compre también deben incluir esta leyenda en la etiqueta. Los aceites que muchos de estos productos contienen pueden provocar acné en el cuero cabelludo o bajo el nacimiento del pelo.

¡Abajo las manos! Es difícil que un adolescente se resista a la tentación de tocar o exprimir sus granos, pero es esencial que los deje en paz. De otro modo sólo intensificará la inflamación y esparcirá las bacterias a otras partes de su cara, según explica la Dra. Jaliman.

Auxilios médicos

Aparte de sus devastadores efectos emocionales, el acné no genera problemas a largo plazo. Sin embargo, en algunos casos hay tal número de granos o estos se encuentran tan inflamados que empiezan a dejar cicatrices. Entonces es cuando el tratamiento casero simplemente no basta. "Si su hijo no mejora en un lapso de aproximadamente cuatro semanas de tratamientos caseros, debe llevarlo con el médico", recomienda el Dr. Webster.

Los tratamientos médicos para el acné se han vuelto extremadamente eficaces, agrega el Dr. Webster. "Yo siempre dudo en usar la palabra 'cura', pero el hecho es que muchos casos de acné se pueden curar con el tratamiento adecuado".

Los siguientes tratamientos médicos para el acné figuran entre los más comunes.

Retinoides (*retinoids*). Estos compuestos derivados de la vitamina A se encuentran en cremas vendidas con receta que han sido diseñadas para descomponer los depósitos de grasa que tapan los poros. Por lo general se aplican a la piel por varias semanas. Son muy eficaces para controlar erupciones y casos de acné "activo".

"Los retinoides son extremadamente seguros, pero también un poco irritantes —dice el Dr. Webster—. La mayoría de las personas se sienten mejor si usan una crema humectante al mismo tiempo. Además, los retinoides muchas veces se combinan con tetraciclina (*tetracycline*) oral para controlar las bacterias. Esta combinación funciona mucho más rápido que los retinoides por sí solos".

Isotretinoína (*isotretinoin*). Este medicamento oral que pertenece a la marca *Accutane* es muy eficaz para controlar el acné. De hecho, en algunos casos elimina el problema casi por completo por un año o más. No obstante, a pesar de sus beneficios muchos doctores se muestran renuentes a recetarlo porque puede causar defectos congénitos. "Hay que tener mucho cuidado cuando se esté usando este medicamento —advierte el Dr. Webster—. Las adolescentes que toman *Accutane* deben extremar sus precauciones para evitar un embarazo. Sin embargo, las personas que toman *Accutane* invariablemente mejoran de forma dramática".

(*Nota:* Si no reconoce algún término en este capítulo, vea el glosario en la página 623).

Adicción a la televisión

Tácticas para sus "teleadictos"

La familia de José, un niño de seis años, planeaba un viaje muy especial, en cámper, por todo el país. Cuando José supo que no habría posibilidad de ver la tele durante tres semanas, no lo pudo creer. "¿Y *qué* voy a hacer?", protestó.

Siempre que Mónica, una niña de 10 años, entra a su dormitorio (recámara), enciende el televisor. Lo hace de manera tan automática como encender la luz. Ya sea que esté haciendo su tarea (deberes), jugando con amigos o hablando por teléfono, su televisor siempre está encendido.

Tanto José como Mónica son adictos a la televisión. De cierta forma dependen de las imágenes que aparecen en pantalla de la misma manera que muchos adultos del cigarrillo o del alcohol. Y las consecuencias pueden ser graves.

Muchos estudios han demostrado que los niños que ven mucha televisión son más gordos y tienen menos condición física y niveles más altos de colesterol que quienes la ven menos. Algunos expertos opinan que un exceso de televisión puede llevar a una mayor aceptación de la violencia, además de fomentar un comportamiento agresivo.

A usted que anda preocupada por el hecho de que su hijo o hija pasa demasiado tiempo frente al televisor queremos decirle que hay muchas cosas que como mamá puede hacer para quitarle el vicio. A continuación hemos reunido varios consejos que le podrán servir.

Tómele el tiempo. "Anote cuánto tiempo su hijo ve la televisión diariamente", sugiere Nicholas A. Roes, presidente de la Asociación Educativa de los Estados Unidos. Quizá se sorprenda al ver la cantidad de horas que pasa frente a la tele en una semana. Y aunque no sea así, tendrá una mejor idea del tamaño del problema que enfrenta y esto le ayudará a decidir qué hacer al respecto, según señala Roes.

Prepárele otros pasatiempos. "No se acostumbre a usar el televisor como niñera, por muy ocupada que esté", dice Marie Winn, autora de un libro sobre el problema. En cambio, invente algunos pasatiempos *activos* para su hijo, que lo mantengan ocupado cuando usted no pueda estar con él.

Déle una amplia selección de materiales para dibujar, por ejemplo, o cómprele unos instrumentos musicales sencillos con los que pueda entretenerse solo. Si usted le lee a su hijo o hija y también tiene la costumbre de leer mucho usted misma, lo estará alentando a entretenerse también con los libros, además de la televisión.

Programe los programas de la semana. "Revise la programación con su hijo cada fin de semana y seleccione los programas de la semana siguiente que le parezca bien que el niño vea —recomienda la Dra. Carole Lieberman, profesora de Psiquiatría en la Universidad de California en Los Ángeles—. Elija programas educativos y no violentos que apoyen el tipo de valores que usted quiere para su hijo".

Si el programa forma parte de una serie, la experta sugiere que usted vea cuando menos un episodio con su hijo para asegurarse de que efectivamente se trate del tipo de programa que usted desea que vea. Y de acuerdo con la Dra. Lieberman es *muy* importante que apague el televisor en cuanto termine el programa seleccionado, *antes* de que su hijo se enganche con el siguiente.

Descansen un día. "Designen un día a la semana como 'Día Sin Televisión' —sugiere Winn—. Algunas familias lo hacen en sábado o domingo, como parte de su práctica religiosa". Explíquele a su pequeño que todos —incluso papá y mamá— tendrán que encontrar actividades más creativas ese día.

Haga tiempo para la tarea. Pruebe la regla de "no habrá tele por la

  La medicina de mamá para niños y adolescentes

Cómo convertir al enemigo en aliado

S i se le usa inteligentemente, la televisión puede convertirse en una fuerza educativa positiva en la vida de su hijo o hija, de acuerdo con Nicholas A. Roes, presidente de la Asociación Educativa de los Estados Unidos. Este autor de un libro sobre el tema le tiene varias sugerencias.

- Si su pequeño disfruta los programas de concurso, conviértalos en una actividad familiar. Elija algunos temas que se manejan con frecuencia en estos programas y póngase a revisar un almanaque o la enciclopedia junto con su hijo o hija, como preparación para la semana siguiente. A la hora de ver el programa, deje que su hijo responda las preguntas y lleve su propio conteo.

- Para alentar su juicio crítico, pídale a su hijo o hija una reseña de los programas de televisión que ve, de la misma forma en que en la escuela se le piden reseñas de libros. De acuerdo con la edad de su pequeño, la reseña puede incluir comentarios sobre el argumento, la secuencia, el desarrollo de los personajes, los lugares comunes, la escenografía, la música y los efectos especiales.

- Si en un programa que estén viendo se recurre a la violencia, hable con su hijo o hija acerca de los medios no violentos que los personajes hubieran podido utilizar para resolver sus problemas.

- Sugiérale a su hijo o hija que mande cartas a los productores, los anunciantes y las cadenas de televisión para comunicarles su opinión sobre los programas que ve.

noche cuando hay escuela". De hecho es la más fácil de hacer cumplir, según opina Winn. Pero es importante que primero hablen acerca de esta regla en una junta familiar, para que su hijo o hija entienda por qué usted le da tanta importancia.

"Los niños no necesariamente ven la televisión todo el fin de semana para recuperar lo que perdieron las noches de entre semana", indica Winn. Es más, como no tienen la costumbre de verla en la semana es más probable que se dediquen a otras actividades en su tiempo libre una vez que el sábado llegue.

Suspéndala por una semana. De vez en cuando puede presentarle a su hijo o hija el reto de mantener apagada la televisión por toda una semana, sugiere Winn, quien ha encabezado campañas para apagar la televisión en los Estados Unidos. "Entonces se dará cuenta de cuánto su familia depende de la televisión". Lo que descubra posiblemente le dará mucho qué pensar, pero tal vez también le ayude a definir los límites en el futuro, según señala la experta.

Lo más probable es que su pequeño sufra cierto síndrome de abstinencia. Quizá le ruegue que "sólo" le permita ver su programa favorito. Pero manténgase firme.

"Asegúrese de presentar el asunto como experimento científico o aventura, nunca como castigo —advierte Winn—. Como estímulo adicional, piense en alguna recompensa para el fin de semana. Quizá decida hacer un viaje especial con toda la familia o bien comprar un juego nuevo u otra cosa para jugar".

Valore la video. "Al incrementar el uso de los videocasetes obtendrá un mayor control sobre lo que sus hijos ven y cuándo lo ven", afirma la Dra. Lieberman. Además, si surge algún aspecto problemático o confuso en el programa que están viendo, puede presionar el botón de pausa y comentarlo con su hijo o hija.

"También puede adelantar el casete si hay comerciales ofensivos", agrega la psiquiatra. O bien puede elegir ver algunos de estos comerciales con su pequeño, detener la cinta y enseñarle a desconfiar más de la publicidad. "Quizá quiera hablar de cómo el anuncio sugiere que el niño será el más popular de la cuadra si obtiene tal juguete —sugiere la Dra. Lieberman—. Puede señalarle lo poco realista que esta idea es".

Que se acueste a la hora. Fije una hora para que su hijo o hija vaya a acostarse. Esta hora no debe variar de acuerdo con el programa de televisión que estén viendo, según aconseja la Dra. Bobbi Vogel, una psicoterapeuta y consejera familiar de Woodland Hills, California. Y no le ponga una tele personal en el dormitorio, a menos que desee perder totalmente el control de lo que ve y cuándo lo ve.

Que ocupe otras opciones. No deje que su hijo o hija tenga la televisión prendida como ruido de fondo, recomienda la Dra. Vogel. "Es demasiado estimulante visualmente", explica la psicoterapeuta. En cualquier momento se pondrá a verla en lugar de escucharla solamente. Si le gusta escuchar algo mientras dibuja o se dedica a otras actividades, puede poner un disco o la radio.

(*Nota:* Si no reconoce algún término en este capítulo, vea el glosario en la página 623).

Asma

Recursos para que su hijo respire tranquilo

Los casos de asma infantil van en aumento, en especial entre los niños latinos. De acuerdo con la Fundación Estadounidense contra el Asma y las Alergias, el índice de asma es dos veces mayor entre los niños latinos que entre los niños blancos norteamericanos, y casi dos veces mayor que entre los niños afroamericanos. El dato evidentemente resulta preocupante para cualquier mamá latina. Lo bueno para usted y sus hijos es que también ha habido mucha investigación sobre el mal, por lo que actualmente muchos médicos saben reconocer el asma en cuanto aparecen sus primeros síntomas, y ayudar mejor a los niños que lo padecen.

No siempre es fácil para los padres reconocer que un niño tiene asma. "Cerca de la mitad de los asmáticos no respiran con dificultad —indica el Dr. Ted Kniker, profesor de Pediatría y Medicina Interna en la Universidad de Texas en San Antonio—. La tos es el síntoma más común,

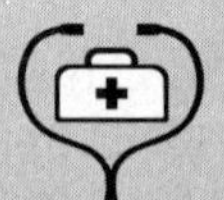

CUÁNDO CONSULTAR AL MÉDICO

El asma es una afección crónica que usted por lo general podrá manejar de manera eficaz en casa con la ayuda del pediatra de su hijo o hija. Sin embargo, de todas formas pueden ocurrir ataques tan agudos que pongan en peligro su vida.

Desafortunadamente no hay ningún indicio preciso que establezca cuándo se requiere ayuda médica, según afirma el Dr. Thomas Irons, profesor de Pediatría en la Facultad de Medicina de la Universidad del Este de Carolina en Carolina del Norte. "No obstante, hay algunos síntomas específicos que indicarían que su hijo se encuentra en peligro y requiere la atención inmediata de su médico personal o de una sala de urgencias".

Debe buscar ayuda médica si su hijo o hija:

- Lucha por respirar. Tal vez se le vean muy abiertas las ventanas de la nariz o bien tenga la piel hundida entre las costillas o alrededor de la clavícula.

- El esfuerzo de respirar le impide hablar.

- Está muy erguido y se inclina al frente en el esfuerzo por obtener aire.

- Resopla cada vez que respira.

- Permanece sentado muy quietecito, concentrado en recuperar el aliento (se niega a levantarse a caminar).

- Rechaza la comida o la bebida

- No muestra ninguna mejoría 15 minutos después de haber tomado su medicamento.

El asma es una enfermedad que puede amenazar la vida. Por lo tanto, si tiene cualquier duda consulte a su médico de inmediato, recomienda el Dr. Irons.

sobre todo la tos nocturna. También es posible que su hijo se queje de una sensación de opresión en el pecho así como de una sensación de cansancio en general, particularmente después de haber hecho ejercicio".

¿Qué sucede durante un ataque de asma? El flujo del aire hacia los pulmones se reduce a medida que las vías respiratorias se inflaman y se hinchan. Contracciones musculares y un espeso moco impiden la respiración. El asma puede tener muchas causas: la presencia de polen, una infección respiratoria de origen viral, la contaminación, el polvo, el pelo de algún animal, el moho e incluso el ejercicio.

Si usted cree que su hijo tiene asma, llévelo al médico lo antes posible. Si el doctor en efecto le diagnostica esta enfermedad, tal vez le recete un fármaco para prevenir la inflamación de las vías respiratorias así como un broncodilatador, un medicamento que se toma durante los ataques para ayudar a despejar las vías respiratorias. Ambos medicamentos se administran por medio de un equipo especial, los inhaladores (*inhaler*) y los atomizadores (*nebulizer*). También es posible que el médico prescriba el uso regular de un espirómetro (*peak flow meter*), un tubo cóncavo provisto de una escala numerada que mide la cantidad de aire que pasa a las vías respiratorias.

A continuación los expertos le dirán cómo la medicina de mamá puede ayudar a su hijo o hija a manejar el asma.

Repita la rutina. Las lecturas diarias del espirómetro le indican qué tan bien está respirando su pequeño. Póngale el espirómetro a la misma hora todos los días, por ejemplo al despertar. Una lectura inferior a la normal significa que menos aire está entrando por sus vías respiratorias. En este caso debe consultar a su médico para averiguar si le puede dar más medicamento a su hijo para prevenir un ataque fuerte, según explica el Dr. Thomas Irons, profesor de Pediatría en la Facultad de Medicina de la Universidad del Este de Carolina en Carolina del Norte.

Que sepa soplar. Para que el espirómetro produzca una lectura exacta, su hijo o hija tiene que inhalar profundamente, cerrar los labios alrededor de la boquilla y soplar lo más fuerte y rápido posible. Quizá necesite practicar un poco primero. Para ayudarle a desarrollar la técnica correcta, meta un hisopo (escobilla, cotonete) en un extremo de una pajita (popote), sugiere Nancy Sander, presidenta y fundadora de la Red de Madres de Niños Asmáticos con sede en Fairfax, Virginia.

"Hágalo como un juego. Indíquele a su hijo que aspire profundamente, coloque el otro extremo de la pajita en su boca y sople lo más fuerte y rápido que pueda. El propósito es que el hisopo salga disparado de la pajita hasta el otro lado del cuarto. Este ejercicio le dará a su hijo una idea de la cantidad de esfuerzo que requiere para usar el espirómetro", explica Sander.

Descríbalo en un diario. "Mantenga un registro de los síntomas y qué los provocó, de las lecturas diarias del espirómetro y de los medicamentos", sugiere el Dr. Gary Rachelefsky, profesor de Pediatría en la Universidad de California en Los Ángeles. Esta información le ayudará a su hijo a evitar las cosas que provocan los síntomas, además de servirle al médico para ajustar el tratamiento del niño según sea necesario.

Conozca los medicamentos que su hijo usa. "Esto incluye sus beneficios y efectos secundarios", indica Sander. Pídale al farmacéutico que incluya esta información con todos los medicamentos que adquiera, y aclare con él o con su médico cualquier duda adicional que tenga. Apunte esta información también, para que no haya confusiones después.

Informe a los involucrados. Todas las personas que tratan con un niño asmático, desde usted y su marido —evidentemente— hasta los empleados de la guardería o el personal de la escuela a la que el pequeño asiste, necesitan tener muy presente la gravedad de la afección y conocer los detalles de su tratamiento, señala el Dr. Kniker. Deben quedar de acuerdo en cuanto al lugar donde guardarán el medicamento de su hijo durante las horas de clase y los pasos que deberán tomar si los síntomas aparecen.

Póngalo a practicar. Si su hijo o hija ya es un poco más grande, su médico tal vez le recomiende un inhalador con medidor de dosis (*metered-dose inhaler*) para el medicamento contra el asma, pero se trata de aparatos difíciles de usar que requieren práctica. "Usarlos bien toma un poco de coordinación y sincronización —indica el Dr. Kniker—. Los niños son capaces de usarlos de forma adecuada desde los siete años, pero la mayoría no lo hace realmente bien hasta los 10 ó 12". Lo que pasa con los inhaladores es que hay que apuntarlos perfectamente hacia la garganta, apretarlos e inhalar al mismo tiempo. Con frecuencia los niños no lo hacen bien y terminan con el medicamento en la boca o la lengua. Debido al desagradable sabor del medicamento así como a la dificultad de usar estos inhaladores, muchos niños no los quieren utilizar.

Afortunadamente existe una opción. A muchos niños les resulta más cómodo usar el inhalador con la ayuda de un espaciador (*spacer*). Este aparato consiste en un tubito conectado al inhalador que se encarga de recoger la nube de medicamento que sale del mismo. Es decir, en lugar de que el medicamento pase directamente del inhalador a la boca del niño, primero se junta en el espaciador, lo cual le da más tiempo al niño para inhalar. Si su hijo o hija apenas está empezando a utilizar el inhalador, obsérvelo con atención para asegurarse de que siga las instrucciones del médico. Después confirme de vez en cuando que continúe aplicando el procedimiento correcto. Para comprarle un inhalador con espaciador, consulte a su médico.

Que la venza con visualizaciones. Algunos niños aspiran el medicamento de sus inhaladores con demasiada rapidez o no lo hacen con la suficiente profundidad, por lo que la mayor parte de la medicina termina en su boca y garganta. Ayúdele a su hijo o hija a usar el inhalador correctamente explicándole qué es lo que el medicamento hace y enseñándole a visualizar hasta dónde debe llegar, señala Sander. "Explíquele a su hijo que tiene mal los pulmones y que el medicamento debe llegar hasta donde se encuentra el problema, muy adentro de estos. Luego enséñele a inhalar despacio, pronunciando mentalmente una frase o una rima sencilla a la vez que inhala. Después debe aguantar la respiración lo más que pueda, para que la medicina llegue lo más profundo posible". Este ejercicio le ayudará a su hijo o hija a prolongar sus inhalaciones.

Arme un ambiente "antialergias". Cerca del 90 por ciento de los niños menores de 16 años que han tenido asma también sufren alergias, de acuerdo con el Instituto Nacional de Alergias y Afecciones Infecciosas de Bethesda, Maryland. "Si a su hijo asmático se le ha diagnosticado una alergia a los gatos, los ácaros del polvo o cualquier otra cosa, usted tendrá que 'inmunizar' su casa contra las alergias", indica el Dr. Kniker. Forre el colchón, la base de la cama (*box spring*) y las almohadas de su hijo con fundas de plástico, por ejemplo. Tal vez también sea buena idea sacar la alfombra de su cuarto. Lo ideal sería deshacerse de las mascotas que le estén provocando alergia al pequeño. Si esto no es posible, bañe la mascota con regularidad para reducir la cantidad de alérgeno en el ambiente y no permita que el animal entre al dormitorio (recámara) de su hijo o hija. (*Nota:* Para mayor información acerca de cómo eliminar las causas de las alergias, vea "Fiebre de heno y alergias" en la página 97).

Ahuyente el humo. El humo del tabaco, las chimeneas y las estufas de leña puede desencadenar un ataque de asma, de acuerdo con el Dr.

Kniker. Cuando hay un niño asmático en casa, nadie debe fumar. Y si tiene una estufa de leña, sería mejor instalar otro sistema de calefacción.

Recomiéndele esta respiración. Enséñele a su hijo o hija a hacer el siguiente ejercicio de respiración dos veces al día: que inhale y exhale 10 veces muy lentamente. Este ejercicio puede ayudarle a aprender a utilizar el inhalador con medidor de dosis. Además, una respiración profunda y lenta puede ayudarle a calmarse durante un ataque de asma, según indica el Dr. Irons. Lo que marca la diferencia es la *forma* de respirar. Ayúdele a su hijo o hija a practicar la respiración diafragmática, es decir, que mantenga inmóvil el pecho y sólo mueva el abdomen al respirar profundamente.

Indíquele a su pequeño que se recueste en el piso y colóquele un libro sobre el abdomen, sugiere el Dr. Irons. Dígale que el libro debe subir y bajar con cada respiración. "Que frunza los labios e inhale lo más profundamente posible. Después muéstrele cómo apretar los labios y dejar salir el aire muy lentamente".

Haga ejercicios de respiración divertidos. Dos formas de desarrollar la fuerza pulmonar y ejercitar las vías respiratorias son tocando un instrumento musical o inflando globos, según Sander. En ambos casos, fíjese en que su hijo o hija esté respirando desde el diafragma o el abdomen en lugar de inflar el pecho.

Almacene uno más. En caso de emergencia querrá tener el medicamento a la mano, señala Sander. "Tenga siempre un inhalador más de los que cree que le harán falta. Fije el adicional con cinta adhesiva a la cara interior de la puerta de una alacena en su cocina". Sin embargo, los inhaladores no deben guardarse cerca de la estufa ni en la guantera del coche durante el verano, porque las válvulas del bote pueden romperse con el calor y dejar escapar pequeñas cantidades de medicamento. Además, el calor extremo puede hacer que el inhalador explote. El medicamento se conserva por casi dos años, por lo que debe revisar las fechas de caducidad, según indica Sander.

Prevenga los problemas. "Si el asma de su hijo es inducida por el ejercicio, podrá prevenir un ataque con simplemente tomar una dosis del medicamento prescrito con el inhalador unos cuantos minutos antes de que comience la actividad deportiva o el ejercicio", sugiere el Dr. Kniker.

Para determinar la dosis correcta previa al ejercicio tendrá que realizar algunas pruebas, pero siempre en colaboración con su médico. "La mayoría de los niños requieren aspirar dos veces del inhalador para tener la protección adecuada —afirma el Dr. Kniker—. Algunas veces deben repetir la dosis después de una hora, más o menos. El clima también puede afectar la cantidad requerida. Un clima cálido afecta menos a los asmáticos que un día frío".

Cálmese en las crisis. Cuando su hijo o hija sufra un ataque, mantenga la calma y háblele con voz tranquila. "Un ataque de asma es muy duro para los padres —indica el Dr. Irons—, pero el ver que usted está tranquila ayudará a tranquilizar al niño". Si su pequeño se altera, tose o llora, usted sólo empeorará sus resuellos si se pone nerviosa o se deja llevar por el pánico.

Hable con su hijo. Durante el ataque de asma hable con su hijo tranquilamente, recomienda Sander. "Dígale: 'Estoy aquí y voy a ayudarte. Primero utilizaremos tu inhalador. Vamos a usarlo juntos. Ahora ya tienes la medicina dentro de ti y muy pronto te sentirás mejor. Así que vamos a relajarnos mientras la medicina hace su trabajo. ¿Verdad que nos tomamos unas vacaciones chéveres (padres) el verano pasado?'". Hablar sobre las cosas divertidas que han hecho como familia le ayudará al niño a alejar el pánico que está sintiendo mientras supere el ataque, explica la experta. Si el episodio asmático de su hijo o hija no responde al medicamento que el doctor le recetó, busque atención médica de inmediato.

Apacígüelo con una cinta. "Un niño que empieza a asustarse durante una crisis asmática con frecuencia se calmará con su cinta favorita, ya sea de video o de audio —dice el Dr. Rachelefsky—. Si se concentra en la música o el programa se distraerá del ataque". Otra opción sería que usted le ayudara leyéndole su libro favorito en voz alta.

(*Nota:* Si no reconoce algún término en este capítulo, vea el glosario en la página 623).

Bravucones

Defensas para acabar con el abuso

Jay Carter, Psy.D., recuerda lo que solía sentir cuando los bravucones (abusadores) lo molestaban. Hacia el final de la primaria entró a una escuela nueva. Un día se encontró a un grupo de chicos de su escuela en el parque. Estaban jugando a la pelota. Cuando quiso participar en el juego, no lo dejaron y comenzaron a molestarlo. Ya en la escuela, siguieron molestándolo y burlándose de él cada vez que tenían oportunidad. El Dr. Carter aprendió a ponerles el alto adoptando una postura que demostraba su seguridad en sí mismo. Actualmente es un psicólogo con consulta privada en West Reading, Pensilvania.

Si a su hijo o hija le pasa como al Dr. Carter y se convierte en víctima de un bravucón, dista mucho de ser el único con este problema, pues hay muchos que lo comparten. "La intimidación por parte de bravucones es uno de los problemas más perdurables y menos atendidos en las escuelas de los Estados Unidos", afirma Ronald Stephens, Ed.D., director ejecutivo del Centro Nacional para la Seguridad Escolar en Westlake Village, California. De hecho, según el Dr. Stephens uno de cada siete niños es un bravucón o la víctima de alguno. Esta situación llega a afectar a niños de todas las edades, desde el nivel preescolar hasta la secundaria (preparatoria). Si bien la mayoría de las personas piensan en un adolescente cuando se imaginan a un bravucón, este tipo de intimidación en realidad se da con mayor frecuencia entre el tercer y sexto grados, de acuerdo con el Dr. Stephens. No obstante, el problema a menudo adquiere dimensiones mayores entre los adolescentes, porque los jóvenes que aún no han aprendido a controlar su tendencia a la agresión física pueden volverse más violentos a esta edad.

Aun en los casos en los que la violencia física no representa una amenaza, la intimidación por parte de un bravucón puede causar un impacto grave en la autoestima de su víctima, en opinión de la Dra. Carol

Watkins, una psiquiatra con consulta privada en Baltimore, Maryland. Existen diversas formas de intimidación que su hijo o hija tal vez tenga que enfrentar, como por ejemplo que se burlen de él, que lo molesten, que le pongan apodos desagradables, que le hagan comentarios raciales peyorativos o incluso que rehuyan el trato con él. Aquí le daremos algunas sugerencias para que usted le ayude a lidiar con ambos tipos de intimidación, la psicológica y la física.

Los pasos entre "molestar" e "intimidar"

Los niños siempre se están molestando entre sí. Eso es bastante normal. No obstante, si alguno molesta a su hijo o hija con la intención deliberada de herir sus sentimientos lo está intimidando, según indica el Dr. Carter. Si su chamaco no es muy sensible a este tipo de "bromas", quizá no se sienta intimidado y tal vez no haga falta que usted intervenga. Sí deberá intervenir con consejos, por el contrario, si este tipo de comportamiento empieza a afectar a su pequeño, sobre todo si usted tiene la impresión de que su autoestima se está viendo perjudicada. Es posible que su hijo o hija se convierta en el blanco de los ataques verbales de un compañero de escuela por su apariencia o su forma de actuar. Quizá lo excluyan de un grupo por no cumplir con los estándares de este. O bien lo pongan en ridículo porque no es bueno para los deportes. Según el Dr. Carter, por muy leve que sea la agresión puede tratarse de una forma de intimidación, a la que algunos chicos no se mostrarán sensibles. Sin embargo, si su hijo empieza a sentirse mal usted tendrá que darle consejos acerca de cómo manejar a los bravucones. En algunos casos tal vez se vea obligada a intervenir llamando a la escuela o a los padres del bravucón. No obstante, es mejor que su hijo aprenda a lidiar eficazmente con los bravucones por su propia cuenta, porque esto le dará una sensación de poder. Las siguientes recomendaciones le servirán para que usted lo aconseje.

Reconozca las señales. "A menudo los padres no saben que están molestando a sus hijos", indica el Dr. Stephens. Los niños no siempre les mencionan los incidentes de intimidación a sus padres o maestros ni tampoco a los administradores u oficiales de la ley. Por lo tanto, antes de que usted pueda ayudar a su hijo o hija necesita estar alerta para detectar las señales de una posible intimidación. Quizá repentinamente no quiera ir a la escuela o empiece a sacar malas notas (calificaciones). Si llega con un hambre espantosa todos los días, tal vez los bravucones le estén quitando el almuerzo. Gran parte de los actos de intimidación ocurren en los baños (servicios), de modo que si su hijo pequeño a veces se hace en los calzones cuando está en la escuela, es posible que tenga miedo de ir al baño. Una madre comenzó a sospechar cuando encontró la huella de un zapato en la parte de atrás de la camisa de su hijo. Si usted piensa que tal vez estén intimidando a su chamaco, el Dr. Stephens sugiere hacerle unas cuantas preguntas, como: "¿Hay chicos en tu escuela que te hacen sentir mal?" o "¿Hay chicos en tu escuela que les ponen apodos desagradables a otros para molestarlos?". Adviértale a su hijo que no es bueno guardar secretos.

Enséñele a no ser el blanco. Los bravucones suelen elegir como blanco a niños solitarios y casi nunca se meten con grupos. Por lo tanto, uno de los mejores consejos que le puede dar a su hijo o hija es que evite estar solo. Dígale que encuentre a alguien con quien sentarse en el camión (guagua, autobús) o que busque con quién caminar a la escuela y jugar a la hora del recreo. Si su hijo pequeño es tímido y le cuesta trabajo socializar, quizá usted tenga que ayudarle a hacer amigos poniéndose en contacto con otras madres que vivan cerca para que sus hijos se junten a jugar, según sugiere Muriel Savikas, Ph.D., una psicóloga infantil con consulta privada en Manhattan Beach, California. Si se trata de un adolescente podría beneficiarse con los programas en que otros compañeros de su edad le ofrecen consejos. Este tipo de servicio está disponible en muchos sectores escolares y ayuda a los jóvenes a resolver sus conflictos y a adquirir habilidades sociales. El Dr. Carter a veces les recomienda a los adolescentes tomar un curso que les enseñe técnicas de comunicación, como por ejemplo el curso Dale Carnegie de *How to Win Friends and Influence People* (*Cómo ganar amigos e influir sobre las personas*). Para averiguar si ofrecen este curso en la zona donde vive, escriba a: Dale Carnegie Training, 1475 Franklin Avenue, Garden City, NY 11530. El único inconveniente es que no tienen representantes que hablen español. También puede navegar al sitio de Internet www.dalecarnegie.com. (Para mayor información acerca de cómo ayudar a su hijo a mejorar su entorno social, vea el capítulo "Soledad" en la página 162).

Dígale que piense de manera positiva. Si su hijo o hija se queja ocasionalmente de intimidaciones leves, aconséjele que piense en cosas positivas sobre sí mismo mientras lo estén molestando. Al recordarse a sí mismo algo que ha hecho bien, como el gol que metió en el partido de

LA MEDICINA DE MAMÁ PARA NIÑOS Y ADOLESCENTES

fútbol o la buena nota que sacó en un examen, su seguridad en sí mismo se mantendrá elevada y su autoestima no se verá afectada, según la Dra. Watkins.

Que no baje la mirada. Si alguien está molestando a su pequeño en el camión o el patio de recreo, sugiérale que conserve la calma y que mantenga contacto visual con el bravucón. "Que vea al bravucón a los ojos y no le muestre que se siente intimidado o nervioso; que lo vea por lo que es", recomienda el Dr. Carter. También puede expresar los hechos ahí mismo y decir —con un tono de voz que demuestre su seguridad en sí mismo— algo como lo siguiente: "Sólo estás tratando de hacer que me moleste". A la mayoría de los bravucones no les gusta que los confronten, así que esta actitud podría evitar otro incidente en el futuro.

Sugiérale que permanezca impávido. "Los bravucones se meten con las personas si creen que pueden sacarles una reacción", advierte la Dra. Watkins. Un niño pequeño que se pone a llorar o un adolescente que se molesta por las burlas en realidad les está dando alas a los bravucones para que sigan fastidiándolo. Dígale a su hijo o hija que actúe como si no lo molestara lo que el bravucón está haciendo. Una de las mejores formas de manejar una intimidación leve es con una broma, según opina la Dra. Watkins. Su chamaco podrá pararle el alto al bravucón que lo está molestando si es capaz de reírse de un comentario hecho con la intención de lastimarlo y luego de cambiar de tema. Por ejemplo, si a su hijo lo molestan por la forma en que se viste, puede hacer un comentario chistoso o soltar una pequeña carcajada y luego buscar a una persona o grupo con quienes simpatice y ponerse a hablar de otra cosa con ellos, como por ejemplo de algo que vio en la tele la noche anterior o de alguna canción popular. "Cuando la atención se desvía de esta forma, ninguna de las dos partes queda en ridículo", explica la Dra. Watkins.

Ayúdele a aceptar sus diferencias. En el caso de un niño con sobrepeso o que se distingue de los demás por alguna otra característica, ¿será buena idea sugerirle que elimine la diferencia, perdiendo peso, por ejemplo, o cambiando su forma de vestir? Probablemente sea mejor tratar de resolver sus problemas de autoestima, comenta la Dra. Watkins. "Una actitud firme que demuestre seguridad en sí mismo y una forma de ser amistosa ayudan más que la apariencia personal", afirma. Usted podrá fomentar la seguridad de su hijo o hija en sí mismo alentándolo a utilizar sus talentos en un entorno social. Si sobresale en cuestiones académicas, por ejemplo, podría ayudar a estudiar a alguno de sus compañeros. Si le gusta el aeromodelismo podría enseñarle a su tropa de Boy Scouts cómo vuelan los aviones que ha armado.

También es buena idea preguntarle a su hijo cuál opina que sea el problema. Si en realidad no piensa que sea su apariencia, no se sentirá motivado a cambiarla, según señala la Dra. Savikas. Si está convencido, por el contrario, de que su apariencia lo está poniendo a la merced de los bravucones, ayúdelo a hacer lo que él crea necesario para lograr un cambio.

Qué hacer cuando se trata de intimidación física

La intimidación que se expresa por medio de empujones, golpes, pellizcos, puñetazos u otros actos de agresión física en realidad es muy común entre los niños muy pequeños, porque aún no saben comunicarse verbalmente. No obstante, cuando se trata de adolescentes las cosas se pueden poner graves si un bravucón (abusador) se vuelve tan violento que su hijo o hija corre peligro de sufrir daños físicos. Los expertos recomiendan que usted hable de la siguiente forma con su hijo cuando hay un bravucón peligroso en su escuela o barrio (colonia).

No debe contestar el golpe a menos que sea necesario. Si usted se entera de que uno de los compañeros de su hijo lo está provocando, por lo general no es buena idea decirle que regrese el golpe. "Les recomendamos a los jóvenes que no contesten, porque por lo general lo único que se logra es que el problema se haga más grande", afirma el Dr. Stephens. Las peleas a puñetazos pueden salirse de control entre adolescentes, advierte el experto, y convertirse en enfrentamientos con pistolas. Por lo tanto, lo mejor que usted puede hacer es decirle a su hijo que se muestre firme sin llegar a la agresión. En caso de que la agresión física llegue a representar un peligro serio, quizá sea buena idea que le aconseje hablar de ello con un maestro o el director de la escuela. Deberá hacerlo de forma confidencial para que evite hacerse fama de soplón (chota, chivato).

Sin embargo, los expertos concuerdan en que a veces los niños se ven obligados a pelear simplemente para defenderse. Por lo tanto, quizá no sea aconsejable recomendarle que no se pelee nunca. Debe ser el "último recurso" que se aplique sólo si no hay forma de sustraerse a la situación.

Si alguien realmente trata de lastimar a su hijo de gravedad y no puede escapar, tendrá que pelear sólo para defenderse. Y si un bravucón o una pandilla de chicos trata de llevárselo a un lugar solitario, debe pelear y tratar de escapar.

Inscríbalo en una clase de artes marciales. Una buena clase de artes marciales que le enseñe a su hijo a defenderse puede beneficiarlo de dos maneras. En primer lugar, le permitirá defenderse de los bravucones. En segundo lugar, puede darle un aire de seguridad que le evitará convertirse en el blanco de intimidaciones. "Si uno puede responder a la velocidad de un rayo, bloqueando un golpe y luego dando un giro, por ejemplo, apantallará a cualquiera", indica la Dra. Watkins. La psiquiatra recomienda buscar una disciplina como el arte marcial japonés conocido como *aikido*, en el que se enseña respeto y seguridad en sí mismo y también se pone énfasis en el autocontrol, para que su hijo nunca vaya a utilizar sus habilidades de forma inapropiada. Y recuerde: las clases de defensa personal no sólo benefician a los varones. Las niñas también pueden llegar a necesitarlas para defenderse de insinuaciones sexuales no deseadas.

Recomiéndele que corra. Dígale a su hijo o hija que debe tratar de escapar si un bravucón o una pandilla amenaza su integridad física seriamente; es decir, si lo amedrenta con armas, lo lleva a un lugar aislado o si tiene la impresión de estar corriendo un grave peligro. "Correr y gritar a todo pulmón puede ser de gran ayuda", afirma la Dra. Watkins. Esto puede ser muy importante sobre todo si lo ataca un grupo.

Que evite el peligro. "Trate de enseñarle a su hijo a evitar las situaciones donde existe la probabilidad de que corra peligro de sufrir daños físicos", sugiere la Dra. Watkins. Ponga énfasis en que evite los lugares aislados, tanto dentro como fuera de la escuela. Si su hijo o hija se va caminando a la escuela y alguien lo amenaza físicamente en el camino, quizá quiera acompañarlo o pedirle a otro adulto que lo acompañe.

Que identifique los pisos francos. En el oficio del espionaje los pisos francos son los lugares donde los espías se esconden, pero no son los únicos que tal vez necesiten contar con un sitio así. También los alumnos que se van caminando a la escuela deben conocer las casas que queden por el camino en las que puedan refugiarse cuando se encuentren en peligro, indica la Dra. Watkins. Algunas escuelas implantan "programas de pisos francos" (*safe house programs*). Si la escuela de su hijo o hija no maneja uno de estos programas, familiarícese con las personas que vivan por el camino que toma a la escuela y plantéeles la idea a las familias en quienes usted sienta que puede confiar. Dígale a su hijo que pare en una de estas casas siempre que tenga miedo de que un bravucón le vaya a hacer algo.

Que no le pida piedad. No es buena idea recomendarle a su hijo o hija que le pida compasión a un bravucón, según advierte el Dr. Carter. Si su hijo le dice: "Deja de molestarme" o "Por favor ya déjame en paz", lo más probable es que no sirva de nada. "Los bravucones son capaces de respetar, pero no de sentir compasión", explica el Dr. Carter. Su hijo se podrá ganar el respeto del bravucón comportándose con seguridad o reaccionando con sentido del humor.

Llame a la policía. El asalto físico está prohibido por ley, pero puede ser un tanto difícil saber en qué momento involucrar a la policía cuando se trata de un caso de intimidación entre adolescentes. "Yo lo sopesaría primero —afirma el Dr. Carter—. Si un chico comete un acto de evidente carácter antisocial, no vacilaría en llamar a la policía". Un acto antisocial es uno en que un joven lastime a otro deliberadamente y en que la gravedad del acto despierte la preocupación de que pueda haber amenazas futuras. Averigüe si el bravucón tiene antecedentes de violencia. Podrá informarse con otros padres de familia del vecindario o la escuela. Si el bravucón es un niño pequeño, quizá lo único que haga falta sea hablarles por teléfono a sus padres o al director de la escuela. Por otra parte, si usted sabe de un adolescente que en repetidas ocasiones ha lastimado físicamente a otros chicos, incluyendo a su propio hijo, quizá se justifique la intervención legal. Si usted presenta cargos contra el bravucón y lo encuentran culpable, es probable que lo pongan en libertad condicional. Si sigue comportándose de forma violenta lo enviarán a un centro de detención para menores.

Cuándo pedir ayuda

Cuando la intimidación implica ataques físicos, racismo o ataques verbales persistentes y emocionalmente dañinos, usted tendrá que colaborar con la escuela, la comunidad y otros padres de familia para ponerle un alto. A continuación le damos algunas sugerencias.

Protéjalo de los prejuiciados. Si su hijo o hija es víctima de constantes difamaciones raciales, si lo molestan por el grupo étnico al que pertenece o bien por sus creencias religiosas, quizá necesite buscar algo de apoyo. Póngase en contacto con la escuela y hable con los maestros acerca de la posibilidad de realizar programas en que se hable de cuestiones de diversidad cultural. Pídale a un miembro de alguna organización comunitaria latina de su localidad que vaya a la escuela y les dé una charla a los alumnos. O haga equipo con otros latinos para formar un grupo de conscientización positiva y desarrollar actividades constructivas que se noten tanto en la escuela como en la comunidad. De esta forma usted se asegurará de que su hijo o hija valore su cultura, según señala la Dra. Watkins.

Recurra al líder de algún grupo de jóvenes. Si tanto su hijo o hija como el bravucón asisten a la misma iglesia, pídale al coordinador del grupo de jóvenes de su parroquia que actúe de mediador. "Involucrar al grupo cultural o religioso puede ser un recurso valioso en estas situaciones", dice la Dra. Watkins.

Llame a los padres. Si ya se ha vuelto rutina que su hijo o hija sea molestado por otro niño, quizá quiera comunicarse con los padres del bravucón. Esta táctica se recomienda particularmente en los casos en que usted ya los conozca y tenga la impresión de que le darán su apoyo. Explíqueles claramente las inquietudes que tiene con respecto a su hijo y pregúnteles si pudiera haber alguna forma de trabajar juntos para resolver el problema, sugiere la Dra. Watkins.

Recabe pruebas. En cuanto usted se dé cuenta de un incidente de intimidación en el que estuvo involucrado su hijo o hija, trate de obtener la mayor cantidad de información posible, aconseja el Dr. Stephens. Anote la fecha, la hora y el lugar en que ocurrió. Precise con exactitud qué pasó y averigüe si hubo testigos. Es particularmente importante reunir información si el hecho intimidatorio tuvo lugar en la escuela, ya que los detalles le ayudarán al director de la institución a manejar el problema.

Llame a la escuela. Déles la mayor cantidad posible de información a los maestros y administradores de la escuela y exíjales que tomen cartas en el asunto. Un consejero (*guidance counselor*), el director o un maestro deberá hablar con el bravucón sobre su conducta y describirle cuáles serán las consecuencias si sigue comportándose de esa manera.

Si el problema ya creció mucho, es posible que el sector escolar tenga que echar a andar programas sobre la resolución de conflictos. Siempre déle seguimiento a su queja para asegurarse de que el asunto se esté atendiendo.

En los casos en que un bravucón haya recurrido a la agresión o la violencia físicas, exíjale al director de la escuela que tome el asunto muy en serio, incluyendo la posibilidad de mandar al agresor a otra escuela.

(*Nota:* Si no reconoce algún término en este capítulo, vea el glosario en la página 623).

Caries

Sugerencias para sonrisas soberbias

"**M**ira, mamá, ¡no tengo caries!", grita el niño de la carita angelical en el comercial de la televisión. . . y eso es precisamente lo que todas las madres quisieran escuchar.

Afortunadamente no se trata de un engaño publicitario. En efecto es posible lograr que el dentista no le encuentre una sola caries a su hijo o hija, según explica el Dr. Luke Matranga, un dentista de Omaha, Nebraska.

Desde luego no hay nada que sustituya una buena atención dental. De hecho muchos dentistas recomiendan que se les visite cada seis meses después de los dos años de edad. No obstante, además de la atención del dentista, si usted les fomenta varios hábitos muy buenos a sus hijos podrá hacer mucho para ayudarles a prevenir la caries. A continuación le explicaremos cuáles son estos hábitos y cómo desarrollarlos en su hogar, para que los dientes de sus hijos siempre se mantengan en excelentes condiciones.

Consejos para cuidarlos

Domine el dúo de la descomposición. Puede dejar que su hijo o hija se duerma con el biberón (mamadera, tetero, mamila), pero cuide que sea de agua nada más, no de leche ni de jugo, advierte el Dr. Matranga. Si su bebé se queda dormido con leche o jugo en la boca, las azúcares en estas bebidas se combinarán con la placa, una capa que cubre los dientes y fomenta el desarrollo de las bacterias. Este dúo de la descomposición puede cariar los dientes. De hecho, según el Dr. Matranga la mayoría de los casos de extensa caries dental en los niños se deben al llamado "síndrome del biberón".

Acostúmbrelo al aseo. Los buenos hábitos dentales comienzan a una edad temprana, desde antes de que salgan los dientes. "Debe acostumbrar a su bebé al cuidado de la boca limpiándole las encías con un toallita suave y húmeda después de cada comida", sugiere el Dr. William Kuttler, un dentista de Dubuque, Iowa, quien ha tratado a niños desde hace más de 20 años.

Supervise el cepillado. Comience a cepillarle los dientes a su bebé en cuanto aparezcan. Utilice un cepillo suave para bebés con puntas redondeadas y *sin* pasta dental, recomienda el Dr. Jed Best, dentista pediátrico y profesor de Odontología Pediátrica en la Universidad de Columbia de la ciudad de Nueva York. Siga ayudando a su hijo o hija a cepillarse los dientes hasta que pueda hacerlo solo, aconseja el Dr. Best. Lo más probable es que entre los cuatro y los seis años ya pueda lavarse los dientes adecuadamente.

"Una excelente regla general es que si su hijo es lo bastante diestro como para amarrarse los cordones (agujetas) de los zapatos, probablemente también lo sea para lavarse los dientes —indica el Dr. Best—. Hasta entonces deje que lo haga lo mejor posible y después cepille las partes que haya pasado por alto".

Que seleccione su cepillo. Cuando su pequeño esté lo suficientemente grande como para cepillarse los dientes solo, lo disfrutará más si cuenta con un cepillo que le guste, como los que vienen adornados con la figura de algún personaje de las caricaturas (muñequitos), por ejemplo. "Mientras sea un cepillo dental apropiado para un niño, de cabeza pequeña y suave y cerdas de nilón con las puntas redondeadas, su hijo puede elegir el que sea", afirma el Dr. Matranga.

Proporciónele pasta. Cuando su hijo ya tenga seis o siete dientes deberá empezar a usar una pasta dental. "Escoja una con flúor pero sin 'control de sarro' (*tartar-control toothpaste*)", recomienda Cynthia Fong, una profesora clínica en la Universidad de Odontología General de Nueva Jersey en Newark. De acuerdo con Fong, algunos productos para controlar el sarro pueden ser abrasivos, y la gran mayoría de los niños no tienen problemas de sarro. Asegúrese de que su hijo sepa cuál es su tubo de pasta. Se sentirá mucho más importante si tiene su propia pasta.

Que se cepille dos veces al día. Muchas personas, tanto niños como adultos, se cepillan los dientes mecánicamente y sin cuidado. Toma tiempo eliminar la placa bacteriana y los residuos de comida de los dientes. Hacerlo una vez al día no basta. "Su hijo debe cepillarse los dientes por dos o tres minutos cuando menos dos veces al día", señala el Dr. Best. Uno de estos cepillados debe ser justo antes de ir a la cama, para que las partículas de comida y el sarro no permanezcan entre sus dientes durante toda la noche.

Cómo evitar que su hijo desarolle fobia al dentista

Lo más probable es que usted ya conozca la fobia al dentista, esa horrible sensación que nos hace querer echarnos a correr en cuanto pisamos la consulta del dentista, aunque estemos allí para una revisión normal.

Si no desea que su hijo o hija desarrolle este miedo irracional al dentista, empiece pronto. En primer lugar, no permita que el pequeño se dé cuenta de que usted cree que le pueda tener miedo al dentista, ni tampoco de que usted se siente incómoda al ir con el dentista. Los niños son expertos en advertir los sentimientos. "No haga mucho escándalo por la visita al dentista —recomienda el Dr. Philip Weinstein, profesor en las Facultades de

Incluya el hilo. En cuanto su hijo o hija ya tenga sus premolares es tiempo de que use el hilo dental diariamente. Usted tendrá que encargarse de esta tarea por algún tiempo, probablemente hasta que su pequeño tenga siete u ocho años, según dice el Dr. Best. "Requiere mayor destreza manual que el cepillado", explica.

Para limpiar los dientes de su hijo con hilo dental, la forma más sencilla es que usted se siente a sus espaldas, estando él de pie o arrodillado y con la cabeza recostada en su regazo. "Esto lo coloca en una posición similar a la de la silla del dentista", indica Fong. Así le resultará más fácil alcanzar los dientes del niño y ver lo que está haciendo.

Sugiera otro sitio. No es necesario estar en el baño para usar el hilo dental. Si su hijo o hija se impacienta mientras le limpia los dientes, cambie de lugar. "Muchos niños repelarán menos si los lleva a un lugar que les guste —afirma el Dr. Matranga—. Así que colóquese frente al televisor, acomode la cabeza de su niño sobre su regazo y pásele el hilo dental".

Odontología y Psicología de la Universidad de Washington en Seattle—. Actúe como si fuera tan normal como ir de compras".

También asegúrese de llevar a su hijo o hija con el dentista *antes* de que surja un problema dental, sugiere el Dr. Weinstein. De esa forma, la primera visita será una experiencia nueva y emocionante para el pequeño, no aterradora y —posiblemente— dolorosa. La primera visita debe realizarse entre el primero y el segundo cumpleaños.

Muchos dentistas se especializan en tratar a niños. Un dentista pediátrico puede tener mucha más experiencia en este sentido que el dentista al que usted visita. Un dentista considerado le explicará a su hijo o hija lo que está haciendo y por qué, lo cual le brindará al pequeño cierto control sobre el procedimiento. "Sugerirá, por ejemplo, que el niño levante la mano si algo le molesta durante el tratamiento —dice el Dr. Weinstein—. Puede darle un espejo para ver lo que está pasando y pedir que le 'ayude'". Todo esto sirve para reconfortar al niño y de hecho le ayuda a disfrutar la experiencia.

Electrifique su equipo. A algunos niños el cuidado diario de sus dientes resulta más atractivo cuando lo acompaña el zumbido de un aparato eléctrico. Además, tiene la ventaja de reducir el tiempo que se requiere para esta tarea. "Ya sea eléctrico u operado por baterías, estos cepillos dentales realizan un trabajo excelente de lavado de dientes en cerca de la mitad del tiempo que el cepillo manual", opina el Dr. Matranga. Los irrigadores orales que disparan un chorrito de agua contra los dientes ayudan a sacar las partículas atoradas entre ellos, pero no vaya a suponer que la irrigación oral pueda sustituir el cepillado y el hilo dental, advierte el dentista.

Puntos para prevenir las caries

Que mida sus meriendas. Hay una razón por la que muchos dentistas recomiendan limitar las meriendas (botanas, refrigerios, tentempiés) entre comidas. Cada vez que su hijo o hija come, está cubriendo sus dientes con partículas de comida y azúcares que pueden causar caries. "Entre más entren los dientes en contacto con alimentos, más oportunidades hay de desarrollar caries", explica el Dr. Matranga. No obstante, si su hijo se cepilla los dientes después de cada merienda el daño se reduce.

Maneje mejores meriendas. Algunas meriendas son peores para los dientes que otras, señala el Dr. Kuttler. De acuerdo con los dentistas, las *mejores* opciones son el queso, las palomitas (rositas) de maíz (cotufo) hechas a presión y las verduras crudas. También la fruta fresca es aceptable, según el Dr. Kuttler, pero no es la mejor opción, ya que contiene azúcares naturales. Los dulces, las meriendas altas en carbohidratos como las galletitas y los pasteles (bizcochos, tortas, *cakes*) así como las frutas secas no convienen para nada, porque cubren los dientes con un residuo pegajoso que facilita las caries. "El más malo de la película es el refresco (soda), debido a su contenido de ácido y azúcar", indica el Dr. Kuttler. De acuerdo con el dentista el jugo también puede ser dañino.

Esto no quiere decir que usted deba negarle estos alimentos y bebidas a su hijo o hija, pero sólo las debe de disfrutar si se cepilla los dientes de inmediato, recomienda el Dr. Kuttler.

Protéjalos con pajitas. Si su hijo bebe refrescos o jugos, el daño potencial a los dientes se reduce al mínimo si utiliza una pajita (popote). La pajita dirige la bebida más allá de los dientes, evitando que se "bañen" en

Supervise la rutina de limpieza dental

Supongamos que ya le compró a su hijo o hija una pasta dental con flúor y un cepillo dental de colores llamativos. Le enseñó a usar el cepillo y el hilo dental y todas las noches revisa que el cepillo esté mojado.

Misión cumplida, ¿no?

No. Su hijo o hija puede cepillarse los dientes y usar el hilo dental diariamente y aun así no dejar limpios sus dientes. Para examinarlos use las "tabletas testigo" (*disclosing tablets*) que podrá conseguir con su dentista, sugiere el Dr. John Brown, un dentista de Claremont, California.

Haga que su pequeño mastique una tableta después de haberse cepillado los dientes. Si el trabajo de cepillado no fue el adecuado y todavía queda placa bacteriana, las zonas correspondientes se teñirán temporalmente de rojo. Así sabrá que usted (o su hijo) necesitan cepillar esos dientes con mayor cuidado.

También debe controlar cuánta pasta deposita su hijo sobre el cepillo, según afirma Cynthia Fong, una profesora clínica en la Universidad de Odontología General de Nueva Jersey en Newark. Basta con una cantidad del tamaño de un chícharo (guisante, alverja), advierte la experta.

"Si utiliza muy poca pasta, su hijo no obtendrá la suficiente protección anticaries. Y si utiliza demasiada el niño tragará una buena dosis de pasta", explica Fong. También sugiere que conserve la pasta dental fuera del alcance de los niños, para evitarles la tentación de comérsela. No es muy frecuente, pero a veces el consumo de un exceso de flúor, por tragar o comer pasta dental, puede manchar los dientes.

azúcares. "La pajita reduce el tiempo que la bebida permanece en contacto con los dientes —afirma el Dr. Kuttler—. Así se produce menos daño".

Que se enjuague con agua. Una vez que su hijo haya comido, mándelo a enjuagarse la boca con agua. "Así se remueve una parte de las partículas de comida sueltas así como del azúcar", dice Fong, aunque también señala que sería mejor que se cepillara. Sin embargo, si no hay un cepillo a la mano, enjuagar con agua es mejor que nada.

Que mastique chicle sin azúcar. El chicle (goma de mascar) sin azúcar es otra opción anticaries. Masticarlo por 20 minutos puede ayudar a limpiar los dientes, en opinión del Dr. John Brown, un dentista de Claremont, California. "El chicle estimula el flujo de saliva, la cual ayuda a retirar de los dientes los residuos y sustancias que forman la placa bacteriana", explica el Dr. Brown.

Enséñele con el ejemplo. Si su hijo o hija observa que usted se cepilla los dientes, usa hilo dental y come meriendas saludables para sus dientes, es más probable que haga lo mismo. "El buen cuidado dental es una conducta aprendida —dice el Dr. Kuttler—. Si los padres estiman en mucho su propia salud dental, es mucho más probable que sus hijos quieran hacer lo mismo".

(*Nota:* Si no reconoce algún término en este capítulo, vea el glosario en la página 623).

Citas

Cómo educarlo y cuidarlo cuando empieza a salir

Durante sus años de preadolescente, su hija pensaba que los niños tenían piojos y su hijo trataba a las niñas como si fueran microbios. Ahora usted puede ver muy claramente que todo eso quedó en el pasado. . . para siempre. Sus adolescentitos pasan horas enteras hablando por teléfono con miembros del sexo opuesto e incluso se reúnen con grupos de ellos en el centro comercial. Usted sabe que pronto empezarán a tener citas. Es obvio que están listos para hacerlo. La pregunta del millón es si usted está lista.

Si la idea de permitirle a su hijo o hija adolescente tener una cita la pone nerviosa, pierda cuidado: no es la única madre que se siente así. Los primeros años de citas suelen ser difíciles tanto para los padres como para los adolescentes, según indica el Dr. Thomas Olkowski, un psicólogo clínico con consulta privada en Denver, Colorado. "La mayoría de los padres se dan cuenta de que es un paso normal que sus hijos tienen que dar, pero también es señal de que sus hijos están creciendo y convirtiéndose en individuos", dice.

La edad a la cual los chicos empiezan a salir puede variar muchísimo entre un individuo y otro e incluso entre una comunidad y otra, afirma el Dr. Olkowski. Por ejemplo, los adolescentes criados en un ambiente urbano probablemente empiecen a salir a una edad más temprana que quienes crecieron en un área rural. Y recuerde que cada uno de sus hijos se desarrollará a su propio paso. Por lo tanto, si su hijo aún no ha tenido una cita a los 17 años de edad, no lo presione, a menos que tenga la impresión de que lleva una vida de aislamiento social. Por la misma razón, los expertos parecen estar de acuerdo en que no se les prohíba a los hijos tener citas antes de cierta edad. Si su hija de 14 años ya muestra interés por los muchachos, quizá no sería realista de su parte esperar que se niegue a tener citas hasta cumplir 16 años, indica el Dr. Olkowski. Pero esto no significa que usted deba darle rienda suelta para que salga con quien se le antoje. "Haga los arreglos necesarios para que pueda tener citas de la forma apropiada", recomienda Muriel Savikas, Ph.D., una psicóloga infantil con consulta privada en Manhattan Beach, California. Los adolescentes jóvenes no deben salir solos. Lo mejor es ayudar a su hijo o hija a organizar salidas en grupo que le permitan tener una cita en un entorno seguro.

A pesar de las inquietudes que usted sienta con respecto a que su hijo o hija comience a salir, recuerde que en realidad se trata de una oportunidad para que aprenda habilidades sociales y desarrolle relaciones nuevas, al igual que sucede con otros muchos de los pasatiempos que lo ocupan, según señala la Dra. Savikas. El papel que a usted le corresponde es el de guiar, alentar y apoyar a su adolescente en su incursión al tenebroso mundo de las relaciones entre niños y niñas. Y los expertos tienen muchos consejos que ofrecerle para ayudarle en este proceso.

Establezca unas cuantas reglas básicas. "Usted debe enseñarle a su hijo a tomar decisiones responsables conforme vaya creciendo", dice el Dr. Olkowski. Para lograrlo tendrá que hablar con él de los valores que usted tenga y hacerle saber de qué modo espera que él respete esos valores. Es buena idea empezar a trasmitir esta información lo más pronto posible. "Si los padres desde siempre les han enseñado valores a sus hijos, es más probable que estos los respeten conforme vayan creciendo", señala el Dr. Olkowski. Sus principios probablemente sean distintos de los de otras familias, pero deberá imponerse en cuestiones como tomar alcohol y manejar, asistir a fiestas sin chaperón y no cumplir con la hora que hayan fijado para la llegada.

Pero tampoco vaya a convertirse en una dictadora. Si le impone demasiadas restricciones a su adolescente correrá el riesgo de provocar resentimiento y rebeldía, advierte la Dra. Savikas. Siéntese a hablar con su adolescente. Averigüe cómo se siente con respecto a una regla y sea flexible, en la medida de lo posible. Por ejemplo, traten de acordar una hora de llegada que sea aceptable para ambos.

Aliente las actividades de grupo. No se niegue si su adolescente le pide llevarlo a él, su novia y otros amigos a la pista de patinaje. Hacerla de chofer o de chaperona es una buena forma de apoyar y alentar a su hijo a cumplir con uno de los rituales más significativos de la adolescencia: las citas en grupo. Los adolescentes más jóvenes por lo general aún no están listos para tener una cita a solas con su pareja, explica la Dra. Savikas. Se sentirán más seguros y cómodos en sus citas si pueden aprender a manejar la situación en compañía de un grupo de amigos. Sólo cuando logren sacar las cosas adelante dentro de un grupo estarán listos para salir solos.

Invite a su amor a la casa. ¿Qué tan importante es que usted conozca a la persona con quien sale su hijo o hija? Muy importante, de acuerdo con los expertos. Por una parte se ha demostrado que hay menos probabilidades de que una niña se embarace si sus padres conocen al novio, según indica la Dra. Maura Quinlin, profesora de Obstetricia y Ginecología en la Universidad Emory de Atlanta, Georgia. Es muy posible que esto se deba a que al involucrarse los padres de cierto modo están aprobando la relación, lo cual aumenta la probabilidad de que la joven pareja utilice un método de control natal si llegan a tener relaciones sexuales. Por otra parte, conocer a las amistades de su hijo resulta esencial para tener una relación sana y abierta con él.

Háblele del sexo. Si usted quiere que su adolescente reciba información de buena calidad sobre el sexo tendrá que proporcionársela usted misma, asegura Debra W. Haffner, presidenta y directora general del Consejo Estadounidense para la Educación y la Información Sexual ubicado en la ciudad de Nueva York. Hable con sus hijos sobre las expectativas que usted tiene y déles buena información acerca de los riesgos para la salud y los métodos anticonceptivos. ¿Y cuál es la mejor manera de hacerlo? No se limite a una sola "gran discusión" sobre el tema, sugiere Haffner. Todos los días busque oportunidades para hablar sobre el sexo: cuando aparezca una situación íntima en un programa de televisión, por ejemplo, cuando estén viendo un reportaje sobre el SIDA en el noticiario o cuando encuentre un artículo sobre métodos anticonceptivos en alguna revista. Este tipo de situaciones pueden servirle de pretexto para hablar sobre la sexualidad. (Para mayor información acerca de cómo hablarles a sus hijos sobre el sexo, vea el capítulo "Sexo" en la página 145).

Déle algo en qué pensar. ¿Y qué debe hacer si conoce al novio de su hija y le parece una mala influencia para ella? ¿Prohibirle que lo siga viendo? Inadvertidamente podría empujarla más hacia la relación. "Según creo, lo mejor que puede hacer es conseguir que su hija se convenza por su propia cuenta de que salir con esa persona no es muy buena idea", señala la Dra. Savikas. Hágale preguntas como: "¿qué crees que tu mejor amiga te aconsejaría?", o: "¿cuáles son las mejores cualidades de esta persona?". A final de cuentas, lo que usted quiere es desarrollar en ella la capacidad para tomar sus propias decisiones con sabiduría. Con todo sí hay ocasiones en que puede ser apropiado prohibirle una relación. (Para mayor información sobre este tema, vea "Cuando salir se vuelve peligroso" en la página 62).

Trate igual a todos sus hijos. En algunas familias, las hijas enfrentan todo tipo de restricciones mientras que a sus hermanos se les permite ir adonde sea, hacer lo que quieran y salir con la novia hasta la hora que les parezca. Si usted aplica este tipo de reglas dispares en su familia es muy posible que se esté buscando un problema, según dice Nedda de Castro, una trabajadora social de la ciudad de Nueva York que se especializa en los embarazos en adolescentes y en padres adolescentes. Será más probable que sus hijas rompan las reglas que usted les quiera imponer y habrá un mayor peligro de que todos sus hijos se metan en problemas.

Prepárese para las fiestas. Un día su hijo adolescente le avisa que él y su novia han sido invitados a una fiesta. Su mente se llena de preguntas: ¿Dónde va a ser la fiesta? ¿Quién la organiza? ¿Quién va a ir y quién estará de chaperón? La mejor manera de aclarar todas estas dudas es descolgando el teléfono para llamar a la familia en cuestión. ¿Pero qué debe hacer si no conoce a los padres? "Conózcalos —aconseja la Dra. Savikas—. Invítelos a tomar un cafecito". Luego podrá conversar con ellos acerca de lo que los adolescentes harán durante la fiesta y podrá asegurarse de que habrá chaperones.

Si su adolescente quiere organizar una fiesta, usted tendrá que hacer lo posible para no cruzar la finísima raya entre respetar el espacio de su hijo y echarle un ojo a este y a todos sus invitados. Quédese en otra parte de la casa, recomienda la Dra. Savikas, pero si de repente se hace el silencio vaya a ver qué está pasando.

Cuando salir se vuelve peligroso

Por lo general las citas son una experiencia positiva para su hijo o hija adolescente. Sin embargo, por desgracia algunas situaciones implican ciertos riesgos. Algunos de los posibles peligros que sus hijos podrían enfrentar son una violación durante la cita (*date rape*), el acecho, la violación de menores (*statutory rape*) y el acecho por Internet. Usted puede tomar varias medidas para protegerlos.

Advierta a su hija. Un estudio de más de 1,000 mujeres universitarias encontró que más de la mitad habían experimentando alguna forma de sexo no deseado. Al 43 por ciento de las mismas les sucedió con la persona con la que estaban saliendo. "Los padres deben reiterar el hecho de que existen hombres sin valores bien definidos que se aprovecharán de ellas", afirma el Dr. Olkowski. Adviértale a su hija que tenga cuidado con las drogas que algunos hombres llegan a utilizar para violar a su pareja durante una cita, como el flunitrazepam (*Rohypnol* o *Roofies*), una droga ilegal que se puede mezclar furtivamente con la bebida de alguien. Esta sustancia desorienta a la víctima y disminuye su capacidad de resistirse a un ataque, incluso de recordarlo.

Enséñele respeto. Hoy en día las presiones sexuales provienen de diversas fuerzas en el mundo de los adolescentes, según explica la Dra. Carol Watkins, una psiquiatra con consulta privada en Baltimore,

Maryland. Algunas canciones populares alaban la sumisión sexual femenina, por ejemplo. No deje que este tipo de ideas hagan presa de su hijo. Enséñele desde una edad temprana a respetar a las mujeres por quienes son. Y enséñele a su hija a respetar la integridad de su cuerpo, para que no se sienta obligada a someterse a presiones sexuales. Rodee tanto a su hijo como a su hija de ejemplos a seguir que puedan reforzar sus mensajes sobre el respeto, como los coordinadores de grupos de jóvenes.

Desaliente a las parejas peligrosas. Si su hija quiere salir con alguien que toma drogas o es mucho mayor que ella, quizá tenga que ponerse en contacto con la policía, opina David York, uno de los fundadores del programa Toughlove International para adolescentes con problemas, ubicado en Doylestown, Pensilvania. Pero debe tener presente que si el novio de su hija está tomando drogas, lo más probable es que ella también las esté tomando. Dé por hecho que este es el caso y pida ayuda a un centro para jóvenes drogadictos de su localidad. (Para mayor información sobre las drogas y los adolescentes, vea el capítulo "Drogas" en la página 75).

Cuando un hombre de mayor edad muestra interés por su hija, ella puede correr el riesgo de sufrir algo que se conoce como violación de menores (*statutory rape*). Comuníquese con la oficina del procurador general de su localidad y averigüe cuáles son los recursos legales con los que cuenta en su estado, recomienda York. Recuerde que la policía no arrestará a nadie hasta que no se haya cometido un crimen, señala Trudy Delgado, la oficial de asistencia a víctimas del distrito Nº 35 del Departamento de Policía de Filadelfia, Pensilvania. Lo que la policía sí puede hacer es enviar a un oficial de relaciones comunitarias a hablar con el tipo para explicarle en términos simples y llanos qué consecuencias tendría para él sostener relaciones sexuales con una menor de edad.

Cuidado con las "cibercitas". Es posible que la película *You've Got Mail* (Tienes un e-mail) haya pintado de color de rosa el concepto de relacionarse con otra persona a través de la Internet, pero la verdad es que puede ser muy arriesgado. Su adolescente podría correr peligro al acordar una reunión secreta con su nuevo "ciberamigo" o al proporcionar demasiada información sobre su domicilio. El Departamento Federal de Investigaciones de los Estados Unidos (o *FBI* por sus siglas en inglés)

(continúa en la página 66)

Embarazo en adolescentes

Con un evidente gesto de terror y unas manos que no dejan de temblar, su hija adolescente murmura dos palabras y hace que su mundo entero se derrumbe: estoy embarazada. El embarazo en adolescentes, una de las consecuencias más graves de las citas entre adolescentes, por desgracia es una realidad en la vida de muchas familias en los Estados Unidos. Pero si le llegara a pasar a usted lo más probable es que se sentiría tan sola, enojada y confundida como su hija.

Para ayudar a desenmarañar esa oleada de sentimientos, usted y su adolescente deben buscar el consejo de alguien que les ayude a superar la crisis del embarazo, según recomienda Geeta Swamidass, directora ejecutiva de la Clínica Médica Living Well en Orange, California. "No es el fin del mundo, pero definitivamente se trata de algo traumático. Llamen a algún lugar donde puedan hablar", indica.

En un hospital u organización comunitaria le ayudarán a encontrar programas locales especializados en aconsejar a adolescentes embarazadas. Dichos centros también pueden ofrecerles información sobre la posibilidad del aborto, la adopción y la opción de quedarse con el bebé.

Independientemente de quién sea la joven embarazada —su hija o la novia de su hijo—, probablemente necesitará que usted la oriente para escoger la opción adecuada. A continuación describiremos brevemente las posibilidades que deberán sopesar, así como otros factores que necesitarán tener en cuenta antes de tomar una decisión.

Aborto

Su hija debe saber que: Las leyes en materia de aborto pueden ser bastante complicadas y varían según el estado en el que su hija viva. El sistema político de cada estado regula asuntos como el consentimiento de los padres, los períodos de espera requeridos y el período del embarazo durante el cual se puede practicar un aborto. (Para obtener más información acerca de las leyes de su estado con respecto a este tema, comuníquese con la oficina local de la organización Planned Parenthood). El procedimiento es seguro y más sencillo cuando se realiza durante las primeras 12 semanas de embarazo. Entre más esperen, más difícil resultará manejar el asunto a nivel emocional, de acuerdo con Nedda de Castro, una trabajadora social de la ciudad de Nueva York que se especializa en los embarazos en adolescentes y en padres adolescentes.

Su hijo debe saber que: No debe presionar a su novia para que se practique un aborto. Desde el punto de vista legal, la decisión corresponde exclusivamente a la madre. Además, las mujeres que abortan a causa de presiones externas tienden a desplomarse emocionalmente en algún momento, según advierte la Dra. Maura Quinlin, profesora de Obstetricia y Ginecología en la Universidad Emory de Atlanta, Georgia.

Adopción

Ambos deben saber que: Si bien la adopción es la alternativa menos común, sobre todo entre los adolescentes radicados en áreas urbanas, vale la pena considerarla como opción. "Existe la idea anticuada de que el bebé se da en adopción y ahí se acabó el cuento", comenta de Castro. Sin embargo, hoy en día las agencias de adopción les permiten a los adolescentes escoger a los futuros padres del bebé. Además, como padres biológicos pueden optar por una adopción abierta, la cual les permitirá permanecer en contacto con la familia adoptiva.

(continúa)

Embarazo en adolescentes
(continuación)

Quedarse con el bebé

Su hija debe saber que: Sin importar qué tan joven sea, por ley se le considerará como la tutora del bebé. Esto significa que ella, no usted, será responsable de satisfacer las necesidades del bebé en cuanto a cuidados generales y atención médica. Para asegurarse de que el bebé salga sano deberá contar con buenos cuidados prenatales, de preferencia a través de una clínica especializada en adolescentes. Deberá tener una alimentación equilibrada y abstenerse de fumar y de ingerir alcohol así como de tomar drogas, por súpuesto. Si bien es cierto que muchas niñas que se quedan con su bebé no terminan la escuela preparatoria (secundaria), cuando la meta de terminar sus estudios es una prioridad para ellas a menudo encuentran la forma de lograrlo, afirma de Castro.

Su hijo debe saber que: Aunque no desee al bebé e incluso termine con su novia, en muchos estados estará obligado por ley a mantener al pequeño. Quizá también tenga el derecho de compartir la custodia. El monto que deberá pagar se determinará de acuerdo con los lineamientos de cada estado. Pueden variar, pero por lo general se basan en las necesidades del niño y la capacidad del padre para pagar. Los mandatos de pago de pensión alimenticia (*child support orders*) por lo común se dictan en un tribunal o a través de una audiencia administrativa.

recomienda lo siguiente para disminuir el riesgo de que su hijo se convierta en una víctima de criminales cibernéticos.

- Hable con su hijo acerca de los delincuentes sexuales y los peligros que existen en línea.

- Instale la computadora en un cuarto común donde todos los miembros de la familia puedan ver la pantalla.

- Aproveche los controles que les permiten a los padres de familia limitar el acceso de sus hijos a los sitios de Internet y vigile su uso de los foros de discusión (*chat rooms*).

- Asegúrese de tener acceso a las cuentas en línea de su hijo y revise sus mensajes de correo electrónico al azar.

- Adviértale a su hijo o hija que nunca debe reunirse con una persona que haya conocido en línea, subir una fotografía suya a la Internet ni dar a desconocidos información que lo identifique.

Cuidado con los acechadores. En una encuesta realizada en 1998 a 8,000 hombres y 8,000 mujeres radicados en los Estados Unidos, se encontró que una de cada 12 mujeres y uno de cada 45 hombres habían sufrido algún tipo de acecho en su vida. Si un exnovio sigue a su hija adolescente, la molesta por teléfono, realiza actos de vandalismo en su propiedad o la amenaza con otras acciones, usted tendrá que protegerla. Dígale a su hija que lo primero que debe hacer si alguien la está siguiendo es descolgar el teléfono y llamar a la policía, sugiere Delgado. "Presente una denuncia policíaca y la policía tomará las medidas necesarias", explica. La policía probablemente le recomendará apuntar todos los incidentes en un diario para que le puedan servir de prueba en el futuro, y también que trate de conseguir una orden de restricción (*restraining order*) contra el acechador. La forma en que dicha orden se haga cumplir depende de las leyes del estado donde viva, pero posiblemente le prohíba establecer cualquier tipo de contacto con la víctima. Su hija tendrá que tomar algunas precauciones de seguridad hasta que deje de acecharla, como andar siempre con teléfono celular, cambiar de rutina a diario y nunca salir sola.

(*Nota:* Si no reconoce algún término en este capítulo, vea el glosario en la página 623).

Dolor de estómago

Balsamitos para su barriguita

Son las seis de la mañana y desde la litera (cucheta) se escucha una vocecita con tono de disculpa: "Mami, me duele el estómago". Y usted empieza a dudar: ¿de verdad le dolerá o sólo está inventando una excusa para no ir a la escuela?

Si su hijo o hija tiene menos de 12 años, lo más seguro es que sí le duela, según afirma la Dra. Catherine Dundon, una pediatra de Goodlettsville, Tennessee, madre de dos hijos. "Los niños menores de 12 años no tienen la capacidad de fingir que están enfermos", señala. Si dicen que les duele, usted puede dar por hecho que es cierto.

En los niños, el dolor de estómago muchas veces es producto de indigestión, estreñimiento o alteración nerviosa, según la Dra. Dundon. Si los síntomas son fuertes, usted deberá ponerse en contacto con el médico lo más pronto posible. De no ser así, hay muchas cosas que la medicina de mamá brinda para ayudarla a cuidar la barriguita de su pequeño. Nuestros expertos recomiendan lo siguiente.

Cálmeselo con calor. Muchos niños sienten que el calor les proporciona un gran alivio cuando les duele la panza, según indica el Dr. Bruce Taubman, profesor de Pediatría en la Universidad de Pensilvania en Filadelfia. Para que su bebé se sienta mejor, colóquese una bolsa de agua caliente sobre las piernas y después ponga al pequeño boca abajo sobre la bolsa. Los niños mayores pueden usar un cojín eléctrico, pero es importante que se mantenga en la temperatura más baja y que sólo lo usen en presencia de un adulto. (Un niño no debe acostarse sobre el cojín eléctrico, sino ponerse boca arriba con el cojín sobre el abdomen, explica el Dr. Taubman).

Deje que descanse. "También es buena idea que el intestino descanse", opina el Dr. Taubman. No le dé ningún alimento sólido a su hijo por 24 horas. "Déle muchos líquidos al niño, como refresco (soda)

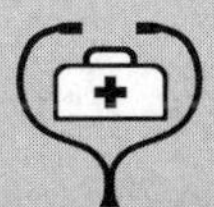

CUÁNDO CONSULTAR AL MÉDICO

"Muchos padres temen que sea apendicitis cada vez que su hijo se queja de dolor de estómago —afirma el Dr. Bruce Taubman, profesor de Pediatría en la Universidad de Pensilvania en Filadelfia—. Sin embargo, un niño con apendicitis no andaría por ahí diciendo: 'Me duele el estómago'. Estaría sufriendo un dolor fuertísimo".

"Un niño que no pueda levantarse o que se esté retorciendo del dolor debe ser atendido de inmediato por un médico —advierte el Dr. Don Shifrin, un pediatra de Bellevue, Washington—. Y también el niño que —además del dolor— tenga fiebre con náuseas o vómito no relacionado con la comida. Un niño que presente dolor, grandes molestias o vómito después de caerse o de recibir un golpe en el abdomen también debe ser examinado". Si su hijo o hija tiene estos síntomas, haga una cita con su médico de inmediato. Si el pediatra no está disponible, lleve al pequeño a la sala de urgencias lo antes posible.

sin gas, agua, la bebida deportiva *Gatorade* y caldo de pollo", recomienda el pediatra. Todo lo demás manténgalo en la despensa (alacena, gabinete).

Domine el dolor. "El acetaminofén pediátrico (*Children's Tylenol*) reducirá el dolor de su hijo", promete el Dr. Taubman. Revise las indicaciones del envase para ver cuál es la dosis correcta de acuerdo con el peso y la edad de su hijo o hija. Si es menor de dos años, consulte a su médico.

Cuidado con la codeína. Una cosa que *no* debe hacer en un caso de dolor de estómago es administrarle a su hijo o hija algún medicamento basado en la codeína que haya sobrado de una enfermedad anterior, según advierte el Dr. Don Shifrin, un pediatra de Bellevue, Washington.

Terapia manual para una pancita adolorida

Un masaje puede brindarle alivio a un niño si su dolor de estómago es más bien moderado, no fuerte, y con mayor razón si la causa es un exceso de gases intestinales, estreñimiento o retortijones (cólicos). Así lo afirma Ann Linguiti Pron, una enfermera de Willow Grove, Pensilvania.

Aunque se trate de un bebé, explíquele que le va a dar un masaje para que se sienta mejor su barriguita, sugiere Pron. A continuación empiece a darle un masaje suave en el sentido de las manecillas del reloj, con movimientos circulares que imiten el paso de los alimentos y los gases por el sistema digestivo, indica la enfermera. Si lo hace correctamente, agrega, es posible que no sólo logre aliviarle el dolor sino también ayude a que la *causa* del dolor avance hacia la salida.

Usted puede ayudar a aliviarle el dolor de varias formas.

- **Dígale a su hijo o hija que se acueste boca arriba.** Frote una cantidad de aceite vegetal o aceite para masajes equivalente a una moneda de 25 centavos entre las palmas de sus manos hasta entibiarlo. Con la mano engrasada masajéele el abdomen con un movimiento circular en el sentido de las manecillas del reloj, que abarque desde justo debajo de la caja torácica hasta la

Tal vez alivie el dolor de forma temporal, pero también puede ocultar el avance de alguna enfermedad grave como la apendicitis, una obstrucción o una infección.

Que se tome su tiempo. "A medida que nuestras vidas se aceleran, una de las cosas que no les estamos dando a nuestros hijos es el tiempo que necesitan en el baño", afirma la Dra. Dundon. De hecho la forma en

ingle y vuelva a sublr por el abdomen, indica Pron. Repita este movimiento circular por varios minutos y luego continúe con el siguiente masaje.

- Dejando al niño boca arriba, coloque una mano en posición horizontal justo debajo de su caja torácica y deslícela hacia abajo hasta la ingle, como si tuviera el abdomen lleno de arena y se la quisiera sacudir. Cambie de mano de forma rítmica para masajearle el vientre con movimientos constantes, como si se lo estuviera barriendo. Repita este movimiento varias veces y luego vuelva al suave movimiento circular.

- Si su hijo o hija no ha comido en por lo menos una hora, también puede levantarle las piernas mientras le "barre" el abdomen, según afirma Pron. Sosténgale los pies con una mano y levántelos a un ángulo de casi 90 grados mientras continúa "barriendo" con la otra mano. No cuesta trabajo levantarle los pies a un bebé o niño pequeño. Si ya es más grande, pídale que se acueste y que doble las piernas con los pies en el suelo.

- Para ayudar a aliviar a un bebé con gases intestinales o retortijones, ayúdele a doblar las rodillas en lugar de levantarle las piernas, sugiere Pron. Levántele una pierna, dóblele la rodilla con cuidado hacia el abdomen y bájela rápidamente. Haga lo mismo con la otra pierna. Después, doble y baje sus dos piernas al mismo tiempo. Repita este ejercicio y luego vuelva a masajearle la pancita a su hijo o hija.

que presionamos a nuestros hijos, tanto en la casa como en la escuela, puede resultar en estreñimiento grave, comenta la pediatra.

"En la consulta atiendo por lo menos a un niño a la semana que se ha aguantado por tanto tiempo y con tanta frecuencia que su intestino se ha dilatado y ha perdido gran parte de su capacidad para pasar el excremento", señala la Dra. Dundon. Por lo tanto, el excremento se aloja firmemente en el intestino —lo cual se llama una impactación— y el líquido de más arriba se filtra alrededor de este obstáculo y ensucia la ropa del pequeño. "Es posible que un niño con una impactación sufra dolor de estómago frecuentemente después de comer", advierte la experta.

Para prevenir tanto el problema como el dolor, déle a su hijo de cinco a diez minutos de tiempo *ininterrumpido* en el baño por la mañana, sugiere la Dra. Dundon. "En la mayoría de las casas reina un caos total por la mañana, pero conviértalo en parte de la rutina cotidiana, como limpiarse los dientes", recomienda la pediatra. Deje que su hijo o hija se siente en el inodoro (excusado) y lea un libro o escuche un cuento. No permita que nadie más entre y no lo presione. Déle la oportunidad y deje que la naturaleza siga su curso.

Elimine el estrés. "Si su hijo no está vomitando ni padece estreñimiento, es posible que el dolor de estómago se deba al estrés —afirma la Dra. Dundon—. El dolor por estrés es algo que a los adultos nos suele dar en la cabeza y a los niños en el estómago". Un cambio de casa o la muerte de algún familiar son dos posibles causas de estrés.

¿Y qué puede usted hacer para ayudarle a su hijo o hija? "Lo que un niño con dolor de estómago por estrés necesita es amor", opina Ann Linguiti Pron, una enfermera de Willow Grove, Pensilvania. Muchas veces una buena dosis de mimos, abrazos y besos basta para aliviar un estómago tenso y quitar el dolor, indica.

Trate el tema escolar. "Si un niño sigue quejándose de dolor de estómago durante toda la semana, es posible que tenga algún problema en la escuela que no haya podido expresar con palabras —dice Pron—. Necesita hablar, con usted y quizá también con un maestro o su consejero escolar (*guidance counselor*)".

Así que deje lo que esté haciendo o llegue un poco tarde al trabajo, si es necesario, pero siéntese a hablar con su hijo. Tal vez el problema sea tan sencillo como un bravucón (abusador) en la parada del autobús (guagua, camión), un maestro enojón o el hecho de que le hayan asignado un pupitre al lado de alguien del sexo opuesto (¡qué horror!).

Cualquiera de estas situaciones puede hacer que su hijo quiera evitar la escuela, dice la Dra. Dundon. "No obstante, aunque la 'escuelafobia' sea la culpable, si un niño dice que le duele la barriga, es cierto. Y no necesita que usted le diga que no es así. Sólo le estaría agregando otro dolor".

En cambio, aconseja la Dra. Dundon, cuando su hijo o hija se queje de dolor de estómago antes de ir a la escuela, ofrézcale abrazos y halagos tiernos cuando por fin se ponga en movimiento. Una vez que haya salido para la escuela, comuníquese con su maestra. Si ella está enterada de que sufre dolor de estómago de forma recurrente antes de salir para la escuela, quizá pueda reducirle el estrés evitando llamarlo en clase, cambiando a Juanito El Bravucón al otro lado del salón u ofreciéndole mayor apoyo y reconocimiento del que normalmente le brindaría entre todas sus ocupaciones.

Opciones herbarias

En las otras secciones de este libro, las cuales ofrecen consejos para tratar problemas de la salud que pueden afectar a los adultos de la familia, usted notará que las recomendaciones generales de salud incluyen recetas herbarias. En esta sección no lo hemos hecho así, porque queremos darle unas indicaciones especiales acerca de la administración de remedios herbarios a niños antes de presentar cualquier consejo al respecto.

Primero que nada, si bien algunos herbolarios opinan que los niños también pueden tomar hierbas medicinales, nosotras le aconsejamos que *no* le dé *ninguna* a su hijo o hija sin antes consultar a su pediatra. Los remedios que ofrecemos en esta sección están pensados para niños de por lo menos ocho años de edad. Si su hijo o hija ya no es un bebé pero aún no llega a esta edad, usted debe consultar a su pediatra antes de darle *cualquiera* de los siguientes remedios. La verdad es que se han realizado muy pocas investigaciones sobre el efecto de las hierbas medicinales en la salud de los niños. Por lo tanto usted tiene que ser muy cautelosa al utilizar estos remedios. Siempre aclare sus dudas con el pediatra y suspenda el uso de cualquier remedio herbario si nota una reacción negativa en su pequeño.

Una vez dicho esto, le ofrecemos las siguientes opciones herbarias de curación.

Genere salud con jengibre. El jengibre (*ginger*) es una hierba potente cuando se trata de aliviar el dolor de estómago, opina el Dr. Robert Jay Rowen, un médico holístico del Centro de Medicina Complementaria en Anchorage, Alaska. Compre el té en cualquier tienda de productos naturales o supermercado bien surtido, déjelo en infusión por unos 10 minutos y déselo a su hijo o hija para que se lo tome a sorbos lentos.

También puede preparar el té con jengibre fresco. Pique finamente o ralle una cucharadita de la raíz y póngala en una taza. Llene la taza con agua hirviendo, cúbrala con un plato y deje la mezcla en infusión por 10 minutos. Deje que el té se enfríe un poco y déselo a su hijo para que se lo tome a sorbos lentos.

Que se mejore con la menta. La menta (hierbabuena, *mint*) es excelente para aliviar el estómago, según señala James S. Sensenig, N.D., profesor de la Facultad de Medicina Naturopática en la Universidad de Bridgeport en Connecticut. "La menta tiene un efecto muy relajante sobre los intestinos, porque elimina los espasmos musculares en el tracto digestivo", explica.

Compre un auténtico té de menta en su tienda de productos naturales o supermercado. Revise la etiqueta para asegurarse de que contenga menta de verdad y no sólo sabor a menta. Agregue una taza de agua hirviendo a una cucharadita de hojas secas y deje la mezcla en infusión por unos cinco minutos. Cuele la hierba y déle por lo menos media taza de este té a su hijo o hija, sugiere Kathi Keville, una herbolaria de Nevada City, California. Las bolsas comerciales de té de menta o incluso los dulces de menta también funcionan, agrega la experta.

(*Nota:* Si no reconoce algún término en este capítulo, vea el glosario en la página 623).

Drogas

Cómo ayudarlo a ahuyentar la adicción

¿Usted se llega a preguntar a veces si sus hijos han tenido tentación de drogarse o de tomar alcohol? Parecen buenos chicos, pero no puede vigilarlos todo el tiempo. Si usted está preocupada por sus hijos y por cómo manejen estas sustancias, tiene mucha razón. El abuso de drogas es el mayor problema de salud entre los adolescentes de la comunidad hispana.

Más de la mitad de los jóvenes hispanos entrevistados en relación con una encuesta que el gobierno realizó hace poco percibían el riesgo de caer en el abuso de tales sustancias. Este abuso —trátese de alcohol, drogas o cigarrillos— no sólo es peligroso por los efectos directos que tiene sobre la salud, sino también por ir acompañado de otras conductas que figuran entre las principales causas de muerte entre los jóvenes: accidentes automovilísticos, otros tipos de accidentes, homicidios y suicidios.

El riesgo de ingerir drogas aumenta conforme los adolescentes crecen. Alrededor del 3 por ciento de los adolescentes de 12 a 13 años de edad se han drogado alguna vez, pero el índice sube a casi el 20 por ciento para el grupo de los adolescentes de 16 a 17 años. Usted ayudará a proteger a su adolescente si se informa sobre los factores de riesgo relacionados con el abuso de sustancias, si aprende a identificar las posibles señales de que su hijo o hija está tomando drogas y si lleva a cabo un plan para ayudar a su adolescente a resistirse a ingerir estas sustancias.

"La mejor manera de educar a sus hijos con respecto a las drogas y el alcohol es que usted misma se eduque —opina Luisa del C. Pollard, presidenta de la Iniciativa Hispano-Latina de la Administración de Servicios de Salud Mental y Abuso de Sustancias (o *SAMHSA* por sus siglas en inglés) en Rockville, Maryland—. Entre más sepa, más tranquila se sentirá y mejor podrá decirle a su hijo cómo resistirse a las drogas y el alcohol".

Para ayudarla a informarse repasaremos los principales tipos de droga que amenazan a sus hijos. Luego le daremos unas cuantas pautas básicas para evitar que sus hijos las prueben. Por último nuestros expertos le ofrecerán consejos acerca de lo que deberá hacer si su hijo o hija ya está tomando drogas.

Las amenazas

El tabaco. Si bien parece inofensivo, los adolescentes que se exponen a esta sustancia adictiva corren un mayor riesgo de presentar diversos comportamientos peligrosos. En un estudio realizado por el gobierno se encontró que —en comparación con los adolescentes que no fuman— la probabilidad de que los adolescentes que fuman cigarrillos tomen drogas aumenta 10 veces, y más de 15 veces la de que abusen del alcohol.

El alcohol. Esta es la sustancia de la que más comúnmente abusan los adolescentes, incluyendo a los jóvenes latinos. Alrededor de dos de cada 10 latinos entre los 12 y los 17 años beben alcohol, y alrededor de uno de cada 10 reporta hacerlo en exceso.

La mariguana. Si bien la mariguana alivia la tensión y hace que el consumidor entre en un estado de ensoñación, también puede ser un primer paso hacia las pesadillas que tanto usted como su hijo tal vez tengan que vivir en el futuro. ¿Por qué? Antes que nada la mariguana se conoce como "droga de entrada", es decir, a menudo representa el primer paso hacia el consumo de drogas más "fuertes" como la cocaína y la heroína, las cuales causan adicción física y pueden llegar a producirle la muerte a su hijo. Además, diversos estudios de investigación han demostrado que los adolescentes que empiezan a fumar mariguana desde muy jóvenes con frecuencia desarrollan problemas de conducta a medida que crecen: presentan una mayor probabilidad de dejar de estudiar, de abusar del alcohol y de tener múltiples encuentros sexuales sin condón, por lo cual corren el riesgo de contraer SIDA y otras enfermedades de trasmisión sexual (o *STD* por sus siglas en inglés). Los adolescentes que fuman mariguana también presentan un mayor riesgo de desarrollar depresiones y tener pensamientos suicidas. Como si fuera poco, el abuso prolongado de la mariguana puede causar enfermedades pulmonares o cáncer de pulmón.

La cocaína. Este terrible polvito blanco estimula el cerebro y produce sensaciones placenteras que hacen al consumidor sentirse más seguro de sí mismo y con mayor energía. Se puede tomar de muchas formas: por vía intravenosa (por inyección en la vena), inhalada por la nariz o fumada. "*Crack*" es el nombre usual de la cocaína que se fuma; además de ser barata, intoxica al usuario de inmediato y con gran intensidad. De hecho el consumidor desarrolla una adicción al *crack* casi con la misma rapidez con que se intoxica. Algunos de los efectos a corto plazo de la cocaína son pupilas dilatadas, un mayor estado de alerta y menor apetito. A largo plazo su consumo puede producir adicción, paranoia, alucinaciones, derrames cerebrales y ataques al corazón. Los usuarios que se inyectan cocaína por vía intravenosa también corren el riesgo de contraer SIDA por compartir agujas infectadas.

Los inhalantes. Estas sustancias se encuentran en productos domésticos comunes, como los limpiadores, el líquido corrector para máquinas de escribir, los plumones con punta de fieltro, los aerosoles, las pinturas y las lacas. Para tomar un inhalante, los adolescentes rocían la sustancia (haciando uso, por lo general, de un lata de aerosol) dentro de una bolsa de plástico o de papel o bien sobre un trapo. Enseguida empiezan a inhalar el aire de la bolsa de plástico o papel o huelen el trapo. El efecto de intoxicación de los inhalantes se debe a que privan al cuerpo de oxígeno (causando sofocación) o hacen que el corazón lata de forma rápida y errática. El abuso de inhalantes puede dañar el sistema nervioso, ocasionar pérdida de memoria, lesionar al hígado y los riñones, provocar fallas en la percepción y la coordinación muscular y a menudo también producir la muerte. Cuando la sustancia se inhala con la ayuda de una bolsa de papel o de plástico para aumentar la concentración de los vapores, también se corre un riesgo mucho mayor de sofocarse.

Las drogas de antro. Estas sustancias, que en inglés se conocen como *club drugs*, por lo común se encuentran en las discotecas (antros), en fiestas que duran toda la noche o en "*raves*" (bailes donde se toca música *techno*). Existe una amplia variedad de este tipo de drogas y su consumo puede tener efectos graves para la salud e incluso provocar la muerte.

Las siguientes drogas de antro figuran entre las más populares que usted debe de conocer.

- El éxtasis (en inglés, *ecstasy*), cuyo nombre químico es metilendioximetanfetamina (o *MDMA* por sus siglas en inglés), tiene propiedades similares a la anfetamina, un estimulante, y a la mezcalina, un alucinógeno. Generalmente se toma por vía oral en forma de tabletas o cápsulas y es extremadamente peligrosa en dosis elevadas. Puede conducir a ataques del corazón, derrames cerebrales y convulsiones.

- El gammahidroxibutirato, también conocido como *Grievous Bodily Harm*, *GBH* o éxtasis líquido (en inglés, *Liquid Ecstasy*), se toma en forma de un líquido transparente, un polvo blanco, tabletas o cápsulas. En dosis bajas produce un efecto relajante, pero cuando la dosis se eleva puede hacer que la persona entre en estado de coma o incluso fallezca.

- La ketamina, también conocida como *Special K* o vitamina K, es un anestésico inyectable que se usa con seres humanos y animales. En forma líquida o como polvo blanco, se fuma junto con mariguana o productos de tabaco. En algunas ciudades los consumidores se la inyectan por vía intramuscular. Una dosis elevada puede causar problemas respiratorios que a veces resultan mortales.

- *Roofies*, *Rophies* y *Roche* son los nombres comunes que en inglés se le dan al flunitrazepam (*Rohypnol*), un sedante cuyo consumo no ha sido aprobado en los Estados Unidos pero que sí se usa en Europa. Esta droga insípida e inodora se disuelve fácilmente en las bebidas carbonatadas. Uno de sus efectos es la amnesia anterógrada, o sea que el consumidor posiblemente no recuerde lo que ocurrió mientras se encontraba bajo el efecto de la droga. Debido a esta propiedad la droga llega a mezclarse con la bebida de mujeres confiadas a fin de violarlas mientras estén drogadas.

Bueno, ¿pero qué puedo hacer yo?

Quizá usted ya se esté haciendo esta pregunta y por fortuna la respuesta es: mucho. Diversos estudios han demostrado que en opinión de los jóvenes son sus padres —y no sus amigos, maestros o los mensajes que aparecen en los medios de comunicación— quienes más influyen en su decisión de no consumir drogas. Una charla con ambos padres es más eficaz, pero las madres solteras no deben perder la esperanza, ya que muchos adolescentes encuentran más fácil hablar sobre el tema de las drogas con su madre que con su padre y es más probable que recurran a usted

   La medicina de mamá para niños y adolescentes

cuando necesiten un consejo. Además, existen muchas estrategias de la medicina de mamá que usted puede emplear para que sus hijos se mantengan alejados de las drogas.

Edúquelos. Utilice la información aterradora sobre las drogas que le proporcionamos en este capítulo para hacer hincapié en lo realmente peligrosas que son. Sin embargo, a menudo no basta con eso, según afirma Carmen Colón, una asesora del programa Outreach para el Abuso de las Drogas y el Alcoholismo entre la Minoría Hispana Urbana en Cleveland, Ohio. La mayoría de los adolescentes se sienten completamente invencibles, por lo que incluso las estadísticas más aterradoras les pueden entrar por un oído y salir por el otro. No obstante, en muchos casos *sí* le tienen un miedo tremendo a quedar en ridículo o a perder su popularidad entre sus amigos. Trate de llegarles por este lado, destacando algunas de las cosas menos atractivas que el consumo de drogas provoca: dígales, por ejemplo, que por fumar les van a salir arrugas y se les van a poner amarillos los dientes; que las personas que toman inhalantes pueden sufrir daños cerebrales permanentes y que las borracheras a menudo terminan en la posición poco atractiva del que va a vomitar.

Conozca la edad de la "iniciación". Si bien la experiencia de cada niño es distinta, el mundo social de nuestros hijos los expone a enormes cambios entre los 12 y los 13 años de edad. Están saliendo de la escuela primaria para pasar a la secundaria (escuela media) y se topan con las drogas que invariablemente se ofrecen ahí. De acuerdo con las estadísticas, el número de adolescentes que afirman poder comprar mariguana si quisieran aumenta a más del triple entre los 12 y los 13 años de edad. Un chico de 13 años presenta una probabilidad casi tres veces mayor de conocer a un adolescente que toma ácido, cocaína o heroína que uno de 12 años.

Convénzase de que su hijo va a estar expuesto. Nunca dé por hecho que en la escuela de su hijo no hay drogas. El hecho es que las hay en la mayoría de las escuelas. Según el Centro Nacional para las Adicciones y el Abuso de Sustancias (o *CASA* por sus siglas en inglés) de la Universidad Columbia en la ciudad de Nueva York, el 11 por ciento de los directores de escuela afirman que en sus instituciones hay drogas. No obstante, cuando se les hizo la misma pregunta a los alumnos el 66 por ciento dio una respuesta afirmativa. En vista de que todas las probabilidades indican que sí habrá drogas en la escuela de su hijo o hija, es mejor

Las señales que indican que su hijo podría estar usando drogas

A veces es un gran reto tratar de determinar si un hijo o hija está tomando drogas o sólo pasa por una etapa difícil de su adolescencia. Según el Centro Nacional para las Adicciones y el Abuso de Sustancias (o *CASA* por sus siglas en inglés) de la Universidad Columbia en la ciudad de Nueva York, existen algunas señales que pueden indicarle si su hijo se metió con las drogas. Entre mayor sea el número de estas señales que observe, de acuerdo con Alyse Booth de CASA, más probabilidad hay de que su hijo tenga un problema de drogas.

- Malas notas (calificaciones) o un deficiente desempeño escolar

- Separación, aislamiento, depresión o fatiga

que dé por hecho su exposición a esta oferta y que comience a trabajar con ellos para ayudarlos a tomar la decisión correcta.

Que sus reglas sean tan claras como el agua. "El viejo adagio de que los hijos quieren límites es muy, pero muy cierto —señala Susie Carleton, R.N., una coordinadora del Centro para la Transferencia de Tecnologías en Adicciones del departamento de Psiquiatría de la Universidad de California en San Diego—. Si sus hijos perciben que los límites que usted les impone son ambivalentes, los pondrán a prueba hasta encontrar un límite más firme o descubrir que en realidad no existe una regla para esa situación en particular". Establezca reglas muy específicas y también defina las consecuencias a las que deberán atenerse si no las cumplen, recomienda Carleton. Una vez que haya hecho esto, asegúrese de que realmente tengan que atenerse a las consecuencias cada vez que rompan una regla.

- Comportamiento agresivo o rebelde

- Ausentismo injustificado de la escuela

- Influencia excesiva de sus compañeros o de un nuevo grupo de amistades

- Hostilidad y falta de disposición a cooperar

- Deterioro en las relaciones familiares

- Pérdida de interés en su apariencia e higiene personal

- Pérdida de interés en sus pasatiempos (*hobbies*) y los deportes

- Cambios en sus hábitos de sueño y alimenticios

- Presencia de drogas o de artículos para consumir drogas

- Cambios físicos como: ojos rojos, goteo nasal, frecuente dolor de garganta, pérdida acelerada de peso o cardenales (moretones, magulladuras) causados por caídas

Un tema que a menudo se vuelve muy delicado en el caso de los jóvenes a quienes se les sorprende consumiendo drogas es la intimidad de su cuarto o sus pertenencias. "No recomiendo invadir la intimidad de su hijo a la ligera —dice Carleton—, pero puede dejar claro que, si bien su hijo cuenta con su propio cuarto donde tiene derecho a disfrutar de su intimidad, ese cuarto forma parte de la casa de usted y está a su disposición si usted considera que existe un motivo importante".

Pase tiempo a solas con su hijo. Diversos estudios de investigación han encontrado que la mejor forma de llegarle a un adolescente que está consumiendo drogas es trabajar con él cara a cara, de uno a uno. Programe tiempo para hacer algo a solas con su hijo o hija que esté en peligro y también aproveche cualquier oportunidad espontánea para pasar tiempo con él. No se dedique a sermonear ni a hablar de drogas, recomienda Carleton, sino trate de concentrarse en fortalecer su relación con alguna actividad o un rato de convivencia que les permita a ambos relajarse y disfrutar. Después de todo, indica Carleton, no debe subestimar la influencia que usted tiene en las decisiones de su hijo. "Si bien sus compañeros y amistades tienen una influencia muy fuerte en las decisiones a corto plazo que su hijo tome, todos los estudios de investigación indican que los padres son quienes más influyen en las decisiones de sus hijos. Por lo tanto, aunque tenga la impresión de que su hijo no está haciendo caso de sus ideas y consejos, siga hablando, pase tiempo con él y ofrézcale sus ideas y consejos de cualquier forma".

Que la cena familiar se convierta en tradición. Parece demasiado sencillo, pero el hecho es que es menos probable que los chicos que cenan con sus padres seis o siete noches a la semana se involucren con drogas que aquellos que no lo hacen. En un estudio realizado por CASA, se encontró que el 93 por ciento de los adolescentes que cenaban con su familia con dicha frecuencia no habían fumado un cigarrillo en el mes anterior a la encuesta. El porcentaje disminuía en los adolescentes que cenaban con su familia con menor frecuencia. Lo mismo se refiere a las bebidas alcohólicas: más de la mitad de los jóvenes que cenaban con sus padres seis o siete veces a la semana no habían asistido a fiestas donde se sirvieran bebidas alcohólicas en los últimos seis meses.

Recen juntos. Otra estadística sorprendente con respecto a los adolescentes que se involucran con drogas es que el 56 por ciento de aquellos que asisten a misa cuatro o más veces al mes en compañía de sus padres afirman que nunca probarían una droga ilícita. Por el contrario, sólo el 15 por ciento de los adolescentes que van a misa menos de una vez al mes opinan lo mismo.

Fomente actividades que respeten el cuerpo. "Cuando realizamos una encuesta entre chicos atléticos dedicados a actividades que representan un reto físico para ellos, muchos nunca considerarían fumar un cigarrillo o tomar una droga ilícita —señala Alyse Booth, vicepresidenta y directora de mercadotecnia del programa CASA—. Han desarrollado un respeto demasiado profundo por su cuerpo como para estar dispuestos a dañarlo con drogas".

Que estén supervisados después de clases. Los chicos que afirman andar con sus amigos sin hacer nada en particular después de salir de clases corren un mayor riesgo de involucrarse con drogas que aquellos que cuentan con actividades y atención a esta hora. "Se trata de una hora a la que todavía hay luz del día y muchos padres no piensan en las posibilidades que existen para que sus hijos se metan en problemas —dice Booth—. Sin embargo, los chicos que no están realizando alguna actividad a estas horas corren un gran riesgo de meterse en problemas, no sólo en lo que respecta al abuso de sustancias sino también en lo que se refiere a la violencia y la actividad sexual".

Enséñeles a no dejarse manipular. Según CASA, una de las campañas publicitarias recientes de mayor eficacia fue una serie de comerciales que mostraron la forma en que las grandes empresas tabacaleras manipulan a los adolescentes con fines lucrativos. Los adolescentes e incluso los niños más pequeños saben lo que se siente ser manipulado y la mayoría odian que se les use, explica Booth. La experta recomienda discutir con sus hijos las campañas bien diseñadas y fríamente calculadas de las empresas tabacaleras y los distribuidores de alcohol que indirectamente se dirigen a los jóvenes, además de hablar del grupo de personas que representan a los manipuladores por excelencia: los vendedores de drogas. Si su adolescente empieza a sentirse como un consumidor de quien se han aprovechado, es posible que vea las drogas desde una perspectiva completamente diferente.

Haga equipo con otros padres de familia. Juntarse con los padres de los amigos de su hijo o hija adolescente puede ser uno de los mejores recursos del que disponen los padres de familia, afirma Carleton. "Si los padres de los chicos que pasan tiempo juntos se reúnen, pueden sumar sus recursos para siempre saber dónde andan sus hijos adolescentes y qué están haciendo, así como para idear actividades supervisadas que les resulten atractivas a sus hijos o eventos en los que estos puedan participar", explica Carleton. Entre más pequeños sean sus hijos cuando usted empiece a poner en práctica esta técnica, mejor, agrega.

Refuerce el buen comportamiento. En las batallas que a menudo se dan con los chicos que están tomando drogas o que se encuentran en peligro de empezar a tomarlas, es fácil caer en la trampa de concentrarse exclusivamente en su mal comportamiento, los castigos y las restricciones, advierte Booth. No obstante, la mayoría de los chicos realmente responden mejor si estas reglas y consecuencias se compensan con el contrapeso de las recompensas y los refuerzos cuando hacen las cosas bien. Carleton recomienda utilizar en lo posible recompensas personales, no monetarias. "Elogie a su hijo, dígale lo orgullosa que está de él o prepárele su platillo favorito. Haga lo que sea para que se sienta bien por haber cumplido con sus reglas, tomado la decisión correcta y ser un miembro participativo de la familia".

Qué hacer si su hijo toma drogas

Es posible que esta sea una de las situaciones más difíciles que una madre pueda llegar a enfrentar. Se han escrito libros enteros sobre el tema, así que obviamente no podremos cubrir todo lo que usted necesita saber. Lo que sí podemos ofrecerle son algunos buenos puntos de partida para que gane la guerra contra las drogas en su familia.

Reconozca el problema desde el inicio. Quizá le suene muy obvio, pero el primer paso para ayudar a un hijo que tiene un problema de drogas es admitir que tal problema existe, según señala Pollard. "A menudo los padres no quieren hablar del problema de drogadicción de su hijo porque se sienten avergonzados, piensan que 'ya se le pasará' o no saben a quién pedirle ayuda", afirma la experta. Una vez que lo haya admitido tendrá que intervenir; y entre más pronto lo haga, mejor, de acuerdo con Florence Morehead, directora del programa de rehabilitación para adolescentes que toman drogas y alcohol llamado Monterey Bay Teen Challenge, con sede en Watsonville, California. "Su hijo necesita saber que usted está consciente de lo que está ocurriendo en su vida y en qué medida ya no está dispuesta a tolerarlo", explica.

Busque ayuda más temprano que tarde. Cuando su hijo tiene un problema de drogas que afecta el bienestar de la familia es mejor buscar ayuda desde el principio que esperar a que el problema se haga más grande, recomienda Carleton. "Cuando un hijo se niega a aceptar las reglas de la familia o muestra señales de abuso de drogas, usted debe buscar ayuda de inmediato", dice Morehead, por su parte. Pídale al consejero (*guidance counselor*) de la escuela de su hijo, al pediatra o al sacerdote de la familia que le indique cómo encontrar a un profesional calificado.

No le niegue su apoyo. Hágale saber a su hijo que lo que usted no tolerará es su comportamiento, pero a él como persona sí. "Demuéstrele que cuenta con su apoyo y que lo ama —sugiere Morehead—. Sin embargo, también dígale que no está dispuesta a quedarse ahí sentada viendo cómo tira todo su potencial a la basura y que por lo tanto tomará cualquier medida necesaria para ayudarlo a dejar de drogarse".

Limite su acceso. "El hecho es que los chicos que toman drogas, sobre todo si lo hacen repetidamente, han abusado de la confianza que se les brindó —afirma Morehead—. No le dé la oportunidad de quedarse solo, sin atención, ni en una situación en la que probablemente tome una decisión poco inteligente". Si es necesario, pídales a sus amistades o familiares que le ayuden a no perder de vista a su hijo.

(*Nota:* Si no reconoce algún término en este capítulo, vea el glosario en la página 623).

Estreñimiento

La ruta hacia la "regularidad"

Cristina, de cuatro años de edad, con frecuencia pasa tres o cuatro días sin hacer de vientre. Esta situación tiene preocupada a su mamá, quien teme que su hijita esté estreñida. No obstante, cuando Cristina finalmente hace del baño no tiene ningún problema. La niña no se queja, a pesar de la preocupación de su mamá. ¿Entonces qué, está estreñida o no?

"Algunos padres piensan que algo anda mal si un pequeño no hace de vientre una vez al día —dice el Dr. Kevin Ferentz, profesor de Medicina Familiar en la Universidad de Maryland en Baltimore—. Sin embargo, la regularidad es un asunto muy variable y personal. Aunque una niña sólo haga de vientre dos veces a la semana, mientras no experimente ninguna molestia y su excremento sea relativamente suave está haciendo con regularidad. No está estreñida".

En la mayoría de los niños que realmente están estreñidos se debe a su alimentación, señala el Dr. Ferentz. El tracto digestivo está diseñado para funcionar mejor con una alimentación alta en fibra, es decir, que

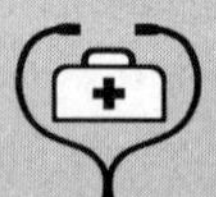

CUÁNDO CONSULTAR AL MÉDICO

El estreñimiento puede ser señal de varias afecciones físicas o emocionales graves, según advierte la Dra. Marjorie Hogan, una pediatra del Centro Médico del Condado Hennepin en Minneapolis, Minnesota. Cuando se presenta en un bebé *siempre* hay que llevarlo al médico, señala la Dra. Hogan, porque puede ser síntoma de un bloqueo intestinal.

Si usted está amamantando a su bebé y este no hace de vientre por dos días o más, definitivamente debe ponerse en contacto con su médico, según recomienda el Dr. Kevin Ferentz, profesor de Medicina Familiar en la Universidad de Maryland en Baltimore. En el caso de un niño más grande, llame a su doctor si observa lo siguiente:

- Su hijo o hija siente mucho dolor, tiene el estómago hinchado y no come bien. (Podría tratarse de un bloqueo u otro problema intestinal).

- Hay sangre en el excremento del niño.

- El pequeño parece retener el excremento por alguna razón de tipo emocional, sobre todo cuando se le está enseñando a ir solo al baño.

- Su hijo hace de vientre de forma accidental cuando no está en el inodoro. Con el tiempo la práctica de retener el excremento puede producir encopresis, una afección en la que el excremento se aloja con tal firmeza en el intestino que el niño pierde el control del esfínter y un poco de excremento se sale.

incluya muchos cereales integrales, frijoles (habichuelas), frutas y verduras. No son necesariamente los alimentos preferidos de muchos niños.

Otros, sobre todo cuando se les está enseñando a ir al baño, se estriñen por los cambios que están viviendo, no por sus hábitos alimenticios. Al resistirse a aprender, estos niños enfrentan a sus padres en la llamada "batalla de los intestinos". Es decir, literalmente se niegan a ir al baño, por lo cual su excremento puede acumularse y alojarse en su intestino.

A pesar de todos los obstáculos que se oponen a las idas regulares al baño, el estreñimiento infantil se corrige y se previene fácilmente. "Ningún niño tiene que estar estreñido *jamás*", asegura el Dr. Ferentz. Y la medicina de mamá puede aportar lo suyo para que así sea.

Consejos para bebés

Alívielo a lo aceitoso. A los niños pequeños y los bebés se les pueden poner supositorios de glicerina. "Se trata de un material muy delgado parecido a la cera, con forma de bala, que se derrite al insertarse en el recto —explica el Dr. Ferentz—. Alivian el estreñimiento de dos formas: estimulan el recto y 'engrasan la pista' para facilitar la eliminación. Pero utilícelos sólo ocasionalmente, porque el uso constante le creará dependencia al niño y ya no será capaz de hacer de vientre sin ellos".

Los supositorios de glicerina para bebés y niños están disponibles en cualquier farmacia y encontrará las instrucciones para su uso en el paquete.

Trate con un termómetro. Si el médico le diagnostica estreñimiento a su bebé, usted puede utilizar un termómetro rectal adecuado para niños para ayudarle a defecar. "Lubrique muy bien el termómetro con vaselina (*petroleum jelly*) —aconseja el Dr. Ferentz—. Insértelo no más que $1\frac{1}{2}$ pulgadas (3 cm) en el recto del bebé y sáquelo. A veces obtendrá un 'regalito' junto con el termómetro".

Derrótelo con dulzura. "Para los bebés, una cucharadita de almíbar (sirope, miel) *Karo* en un biberón (mamadera, tetero, mamila) de 6 a 8 onzas (180–240 ml) con fórmula, o bien $\frac{1}{2}$ cucharadita en un biberón de 4 onzas (120 ml) puede suavizar el excremento muy bien", dice Shirley Menard, profesora de Enfermería en la Facultad de Enfermería de la Universidad de Texas en San Antonio. El almíbar atrae agua al intestino y mantiene suave el excremento, explica.

Cuándo el bebé resopla, puja y va, todo está bien

Antonio, un bebé de tan sólo tres semanitas de edad, parecía realizar más esfuerzo para hacer de vientre que un pesista al luchar por establecer un nuevo récord mundial. Resoplaba, pujaba y doblaba las piernitas como si estuviera adolorido. Su mamá temía que estuviera estreñido y llamó al pediatra.

"No creo haber conocido a ninguna mamá nueva que no me llamara para decirme que le parece que su recién nacido está estreñido, por todo lo que resoplaba —indica el Dr. Kevin Ferentz, profesor de Medicina Familiar en la Universidad de Maryland en Baltimore—. Y cuando les pregunto si el excremento está blando, la respuesta típica es: 'Sí, blando y húmedo'. Cuando esa es la respuesta, sé que el niño no está estreñido".

"*Todos* los recién nacidos resoplan —señala el Dr. Ferentz—. No significa en absoluto que les cueste trabajo sacar el excremento. Los bebés resoplan porque no tienen la misma fuerza abdominal que los adultos, por lo que deben esforzarse para sacar el excremento. Es completamente normal. No requieren ayuda".

Consejos para niños más grandes

Libérelo con un laxante. Si un niño de 10 años o más está estreñido, varios medicamentos vendidos sin receta pueden brindarle alivio de forma temporal. "Para un niño mayor está bien utilizar laxantes vendidos sin receta, como la leche de magnesia o el aceite mineral —dice el Dr. Ferentz—. Sin embargo, sólo úselos de acuerdo con las indicaciones de un médico. Sobre todo el aceite mineral no debe usarse regularmente, porque interfiere con la absorción de las vitaminas solubles en grasa por parte del cuerpo". Otros laxantes también pueden causar problemas si se

toman con regularidad. Un niño puede volverse tan dependiente de ellos
que perderá el impulso natural para hacer de vientre.

Apunte para ayudarlo. Anote todo lo que su hijo o hija come y bebe
diariamente, sugiere la Dra. Marjorie Hogan, una pediatra del Centro
Médico del Condado Hennepin en Minneapolis, Minnesota. Es posible
que así logre determinar con precisión qué le está causando el estreñimiento a su hijo.

"Si su hijo bebe un cuarto de galón (946 ml) de leche al día, por
ejemplo, tal vez haya encontrado la conexión", dice la Dra. Hogan. El
exceso de productos lácteos puede estreñir, según explica la pediatra.
Otros alimentos que pueden estreñir —y que con frecuencia forman
parte de la alimentación de los niños— son el puré de manzana, los plátanos amarillos (guineos, bananas) y el arroz blanco.

Mejórelo con *muffins*. "La fibra dietética ayuda a mantener suave el
excremento —señala el Dr. Ferentz—. Desafortunadamente en nuestra
sociedad consumimos muy pocos alimentos ricos en fibra, como frutas,
verduras, panes de trigo integral y cereales de salvado".

Busque fuentes de fibra que su hijo o hija pueda disfrutar. "Por
ejemplo, no hay ninguna razón por la que un niño no pueda comer un
muffin de salvado diariamente", afirma el Dr. Ferentz. Para hacerlo más
apetitoso, agréguele muchas pasas. "A la mayoría de los niños les *encantan*", comenta el médico.

Que coma como conejo. Cuando su hijo tenga hambre entre comidas, déle verduras crudas, como zanahoria o apio. "A la mayoría de los
niños les gustan porque son crujientes —dice el Dr. Ferentz—. Para que
este tipo de merienda (botana, refrigerio, tentempié) sea aún más apeti-
tosa, póngale algún sabroso detalle. Un pedazo de apio untado con
un poco de crema de cacahuate (maní) es excelente para prevenir el
estreñimiento".

Aproveche las ventajas de las verduras. Quizá le cueste trabajo lograr que su hijo o hija coma coliflor o brócoli, verduras altas en fibra que
pueden ayudar a aliviar el estreñimiento. Lo que puede hacer es dis-
frazarlas un poco para que se le antojen más, sugiere la Dra. Hogan. "Sea
creativa. Trate de cortarlas en diferentes formas. Dígale a su hijo que las
cabezuelas del brócoli son arbolitos. Si no hay otra forma, pique las verduras y escóndalas en un pan de carne (*meat loaf*), donde no las pueda
encontrar".

Aflójeselo con frutas. Los niños que se niegan a comer verduras por lo común aceptan las frutas. Y hay muchos tipos de fruta que sirven para que su intestino entre en acción. "Ofrézcale muchas manzanas, peras y melocotones (duraznos) —sugiere Menard—. Sin embargo, evite los plátanos amarillos y el puré de manzana, que tienden a estreñir", advierte la experta.

Aligérele la vida con líquidos. "Asegúrese de que su hijo beba una gran cantidad de líquidos, incluyendo jugos de fruta, porque también ayudan a prevenir el estreñimiento", dice Menard. Este detalle es especialmente importante si está agregando más salvado y otros alimentos con un alto contenido de fibra a la alimentación de su hijo o hija. Los líquidos ayudan a dar volumen a la fibra en el intestino, formando así un excremento suave y fácil de pasar.

Que aprenda en el momento adecuado. Los niños que no están listos para usar el inodoro (excusado) llegan a retener el excremento para hacer valer su control sobre sus cuerpos, según indica el Dr. Ferentz. "Un niño de dos años está tan desesperado por tener el control que si usted le dice: 'Tienes que ir al baño', se esforzará por *no* ir con tal de mostrarle a usted quién manda".

En lugar de obligarlo, tenga paciencia y fíjese en las señales de que el niño está listo para empezar a aprender a hacer del baño solo. "La mayoría de los chamacos no muestran mucho interés que digamos en aprender a ir al baño solos hasta que casi tengan tres años. Desde el punto de vista de su desarrollo, ese es el momento apropiado para empezar a enseñarles", explica el Dr. Ferentz.

Deje que decida. Cuando un niño entregado a una lucha de poder con sus padres retiene el excremento, tal vez requiera cierta libertad para tomar decisiones por sí mismo, en opinión del Dr. Ferentz.

"Quizá usted tenga que examinar otros asuntos de control en la vida del niño, como por ejemplo la ropa que se pone o el tipo de sándwich (emparedado) que come a la hora del almuerzo. Si usted le permite participar más en estas decisiones, tendrá la impresión de que *usted* está aflojando un poco, y eso es importante para él —sugiere el Dr. Ferentz—. Tal vez consiga relajarse y eliminar el excremento más fácilmente".

(*Nota:* Si no reconoce algún término en este capítulo, vea el glosario en la página 623).

Fiebre

Su piyamita está arrugada, la cara se le ve roja y tiene el pelo sobre la frente empapado en sudor.

Cuando su hijo o hija parece tener fiebre, lo primero que usted seguramente desea hacer es enfriarle. No obstante, no todos los niños que se sienten calientes tienen fiebre; y aunque así sea, hacer que baje no siempre es la mejor solución, según señala el Dr. A. Gayden Robert, pediatra y jefe de pediatría general en la Clínica Ochsner de Nueva Orleáns, Luisiana.

Cualquier mamá preocupada llamará al médico en cuanto la fiebre comience a subir, y con razón. Es importante averiguar la *causa* de la fiebre. Pero no por ello hace falta bajársela de inmediato.

"La fiebre es un síntoma, no una enfermedad", explica el Dr. Robert. El pediatra señala que una causa común de fiebre son las infecciones virales o bacterianas, como el sarampión o la gripe. "Se trata de un mecanismo de defensa que le ayuda al niño a combatir la infección".

No obstante, la mayoría de los médicos están de acuerdo en que tal vez usted tenga que tratar la fiebre para que su hijo o hija pueda descansar mejor. Si está llorando o irritable por la fiebre, definitivamente querrá bajársela lo suficiente para que se sienta más a gusto, señala Carol Kilmon, Ph.D., R.N., profesora de Enfermería en la Universidad de Texas en Galveston. Por lo tanto le diremos cómo la medicina de mamá puede ayudarla a lidiar con una calentura muy elevada y hacer que su hijo pueda regresar a un rango de temperatura más cómodo.

Cómo tomarle la temperatura

Opte por la hora más oportuna. La temperatura del cuerpo varía a lo largo del día, según indica el Dr. Sanford Kimmel, pediatra y profesor de Medicina Familiar en el Colegio Médico de Ohio en Toledo. Por lo

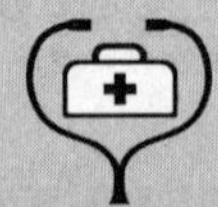

Por lo general la fiebre no requiere atención médica, pero existen varias señales de alerta que indican la necesidad de consultar a un médico, según el Dr. A. Gayden Robert, pediatra y jefe de pediatría general en la Clínica Ochsner de Nueva Orleáns, Luisiana.

Si está preocupada por la fiebre de su hijo o hija consulte al médico, desde luego, pero llámelo *siempre* si a la fiebre se agrega cualquiera de los siguientes síntomas:

- Llora inconsolablemente.

- Sigue irritable aún después de que bajó la fiebre. (Si le está dando acetaminofén pediátrico/*Children's Tylenol* para ayudar a que baje la fiebre, déle de 30 a 45 minutos para que el medicamento surta efecto).

- Cuesta trabajo despertarlo.

- Está confundido o delirando.

- Acaba de sufrir una convulsión o las ha sufrido alguna vez.

- Tiene el cuello rígido.

- Le cuesta trabajo respirar, aunque tenga limpia la nariz.

- Padece vómitos persistentes o diarrea.

- Lleva más de 72 horas con fiebre.

general es más alta al finalizar la tarde o caer la noche, y más baja por la mañana. También puede variar debido al ejercicio o a la ingestión de alimentos muy calientes. Para obtener una lectura precisa, tómele la temperatura a su hijo o hija cuando lleve 30 minutos de estar tranquilo, sin mucha agitación, o 30 minutos después de haber consumido una comida o bebida caliente, aconseja el Dr. Kimmel.

Emplee la estrategia exacta. Un termómetro rectal —que es más corto y tiene el bulbo más grueso que un termómetro oral— mide la temperatura de un bebé con mayor precisión, señala el Dr. Kimmel. Engráselo con vaselina (*petroleum jelly*), insértelo despacio hasta un máximo de 1½ pulgadas (3 cm) de profundidad y manténgalo cuidadosamente en esta posición durante al menos tres minutos. Para facilitar el acceso puede colocar al bebé sobre el tocador o sobre su regazo, en posición de cambio de pañal, y levantarle las piernas. O bien, quizá prefiera acostarlo boca abajo en su regazo; en esta posición, sepárele las pompis (nalguitas) e inserte el termómetro.

Que levante la lengüita. A los cuatro o cinco años de edad, un niño por lo general podrá cooperar, sosteniendo un termómetro oral bajo su lengua durante al menos cuatro minutos, opina el Dr. Kimmel. Los termómetros digitales son rápidos, precisos y un poco más seguros que los tradicionales de vidrio con mercurio, pero también son más caros. Lo importante es que su hijo o hija permanezca sentado tranquilamente, ya que cualquier actividad elevará su temperatura.

Evalúe el resultado. Tradicionalmente se ha considerado que 98.6°F (37.3°C) es la clásica temperatura oral "normal", pero algunas personas la tienen un poco más alta. Por lo tanto, es posible que su hijo o hija muestre una lectura ligeramente elevada y esté perfectamente bien. Tiene fiebre si su temperatura rebasa los 100.4°F (38.3°C) medida por vía rectal, los 99°F (37.5°C) bajo la axila o los 100°F (38.3°C) medida oralmente, de acuerdo con el Dr. Robert.

Cómo bajar la fiebre

Alívielo con acetaminofén. El acetaminofén pediátrico (*Children's Tylenol*) le ayudará a reducir la fiebre, según dice la Dra. Beth W. Hapke, una pediatra con consulta privada en Fairfield, Connecticut. El producto viene en presentación líquida para bebés y niños en edad preescolar, y en forma de tabletas masticables para ninos mayores. Revise las instrucciones del paquete para determinar la dosis correcta de acuerdo con la edad y el peso de su hijo o hija. Si es menor de dos años, consulte a su médico.

Una fiebre distinta

Desde hace tres días su hijo o hija tiene bastante fiebre, pero su pediatra le ha dicho que no se preocupe. De pronto, el cuarto día, la fiebre baja y aparece un sarpullido en su tronco, cuello, cara, brazos y piernas.

Llame al doctor, pero no se angustie. No se trata de otra enfermedad sino de la indicación de que la causa de la fiebre fue un padecimiento inofensivo llamado roséola, de acuerdo con el Dr. Daniel Bronfin, profesor de Pediatría en la Universidad Tulane de Nueva Orleáns, Luisiana.

"No siempre es posible establecer el diagnóstico antes de que aparezca el sarpullido, pero cuando vemos a un niño juguetón que lleva uno o dos días con una fiebre de 103°C (39.7°C) a 104°F (40.3°C), sin otros síntomas, sospechamos que se trata de roséola", dice el Dr. Bronfin.

La roséola se debe a un virus y se presenta con mayor frecuencia entre los seis meses y los dos años de edad. No requiere medicamentos. Sólo trate de bajar la temperatura de su hijo o hija si lo nota molesto, sugiere el doctor Bronfin. Sin embargo, debe estar consciente de que sólo la podrá bajar unos cuantos grados.

Aunque el sarpullido parezca irritar a su hijo o hija, no le producirá picazón (comezón) ni otras molestias y no requiere tratamiento. Tardará entre unas cuantas horas y varios días en desaparecer. Una vez que el sarpullido se presenta, este mal deja de ser contagioso.

Los médicos advierten que a un niño con fiebre no se le debe de dar aspirina *nunca*, ya que este medicamento ha sido ligado a una enfermedad grave, el síndrome de Reye.

Báñelo. Déle a su hijo un baño tibio de esponja por unos 15 ó 20 minutos, sugiere la Dra. Lynn Sugarman, una pediatra de la clínica pediátrica Tenafly Pediatrics en Tenafly, Nueva Jersey. Ponga al pequeño en una tina llena de agua tibia y pásele la esponja mojada por los brazos, las piernas y el cuerpo. "A medida que el agua se evapore enfriará el cuerpo, lo cual ayudará a que disminuya la fiebre", explica la Dra. Sugarman.

No utilice agua tan fría que el niño esté tiritando. Esto elevaría la temperatura del cuerpo y terminaría por anular el propósito del baño de esponja. Si no quiere sacar al niño de la cama para bañarlo, puede aflojarle la ropa y pasarle la esponja con la ayuda de una bandeja.

Aleje el alcohol. Las mamás de antaño solían darles una friega de alcohol a los niños con fiebre, pero los médicos actuales *no* lo recomiendan. "Además de que causa escalofríos, el alcohol puede absorberse por la piel y producir una reacción tóxica en su hijo", comenta el Dr. Robert. Además, la inhalación de los vapores también puede provocarle irritación a su chamaquito.

Que beba abundantemente. Un niño con fiebre respira más rápidamente que lo normal, por lo que pierde líquidos adicionales. Si tiene diarrea, la pérdida es aún mayor. "Asegúrese de que su hijo tome cualquier líquido que su estómago aguante —aconseja el Dr. Kimmel—. Prepare bebidas frías, no calientes, y déle pequeñas cantidades con frecuencia en lugar de intentar que tome mucho de una sola vez".

Cualquier bebida que un niño acostumbre tomar está bien, siempre y cuando evite los refrescos (sodas) de cola, el té o el café; se trata de diuréticos que promueven la pérdida de líquidos. Paríele el menú preparándole una sopita u ofreciéndole una paleta helada o una gelatina. En cuanto a los niños lactantes, su alimentación normal les brinda suficientes líquidos. Si su bebé lleva más de 24 horas con diarrea, pregúntele a su médico si le conviene darle *Pedialyte*, una solución de electrolitos que se administra por vía oral, sugiere el Dr. Kimmel. Se consigue en las farmacias.

Manténgalo sin mucha ropa. Un niño vestido con piyama de franela o enfundado en una colcha se sobrecalentará rápidamente y su fiebre empeorará. "Vista a su hijo con ropa ligera y que duerma cubierto por una frazada (cobija, manta, frisa) ligera o sábana", aconseja la Dra. Sugarman.

Que coma cuando quiera. Si su hijo o hija tiene fiebre y no quiere comer, no lo obligue, recomienda el Dr. Kimmel. Por otra parte, si pide pizza, no hay problema. "Si a su hijo se le antoja algún alimento, probablemente esté bien dárselo", opina.

Sin embargo, un niño que tiene un virus estomacal o el estómago descompuesto probablemente preferirá algo sencillo, como pan tostado

La convulsión febril: una experiencia atemorizante

Si su hijo o hija llega a sufrir una convulsión febril, no la olvidará muy pronto. La causa es un rápido incremento en la temperatura —generalmente debido a una enfermedad infecciosa como la amigdalitis—, lo cual aparentemente produce un cambio en los patrones eléctricos del cerebro.

Las convulsiones febriles se dan más o menos en 1 niño de cada 25. En algunos casos, el niño febril pierde el conocimiento. En otros, sus brazos y piernas se sacuden de modo incontrolable, de forma parecida a un ataque epiléptico. Comuníquese con su médico siempre que su hijo o hija sufra cualquier tipo de convulsión febril.

Cuando la convulsión comience, observe las siguientes recomendaciones, aconseja el Dr. John Freeman, profesor de Neurología y Pediatría en el Hospital Johns Hopkins de Baltimore, Maryland.

- Voltee al niño sobre su costado y asegúrese de que pueda respirar libremente. De esta forma, la saliva o el vómito no le obstruirán la tráquea.

- Aleje cualquier objeto peligroso.

- No trate de abrir la boca de su hijo o hija por la fuerza; no se va a tragar la lengua.

- Si la convulsión sólo dura de cinco a diez minutos, llame a su médico tan pronto como termine.

- Si la convulsión se alarga por más de diez minutos o su hijo tiene dificultades para respirar, llévelo a un hospital donde pueda recibir medicamentos para tratar la convulsión.

o galletas (*crackers*) con un poco de mermelada. También puede optar por otros alimentos reconfortantes, como la avena, el puré de papa, los plátanos amarillos (guineos, bananas) y el pudín (budín), señala el Dr. Kimmel. Pero evite los jugos de frutas, pues pueden contribuir a la diarrea.

No espere la normalidad. Ni el acetaminofén ni el baño de esponja regresarán la temperatura del niño a la normalidad, según afirma el Dr. Daniel Bronfin, profesor de Pediatría en la Universidad Tulane de Nueva Orleáns, Luisiana. "Si la fiebre estaba en 104°F (40.3°C) —indica— posiblemente logre bajarla a 101°F (38.6°C)".

Cuídelo en casa. Lo mejor es mantener al niño en casa mientras tenga fiebre. "La regla general es que el niño puede regresar a la escuela una vez que su temperatura haya sido normal por 24 horas —explica el Dr. Robert—. Aunque no lo sepamos con certeza, pensamos que si la fiebre se ha ido también se eliminó el riesgo de contagio".

(*Nota:* Si no reconoce algún término en este capítulo, vea el glosario en la página 623).

Fiebre de heno y alergias

Consejos para contraatacarlas

La nariz de su hijo o hija no deja de moquear y además le pica como loco. No tiene fiebre, pero estornuda continuamente y sus ojos están llorosos, rojos e hinchados. Por supuesto que se siente malísimo.

"Ha de tener fiebre de heno", piensa usted, y es posible que esté en lo cierto (aunque los niños menores de cinco años no suelen ser alérgicos al polen). ¿Pero de qué se trata si están en pleno invierno y no hay flores a la vista?

Pues posiblemente no se trate de una reacción al polen después de todo. Quizá su pequeño sea alérgico a algo que permanece en el ambiente durante todo el año, como los ácaros del polvo, el moho o la caspa de los animales. Cuando un niño es alérgico a algo que inhala, su cuerpo percibe la sustancia inhalada como un invasor viral o bacteriano y se defiende mandando unos asesinos llamados histaminas al contraataque. Normalmente esta reacción ayuda, porque las histaminas acaban con los invasores que pueden causar las enfermedades. Sin embargo, cuando en realidad no hay que liquidar ningún virus o bacteria sino sólo un poco de moho o caspa de mascota, las histaminas provocan desagradables efectos secundarios, como congestión, picazón (comezón), moqueo y estornudos.

¿Y usted qué puede hacer? Bastante. La mayoría de los especialistas en alergias están de acuerdo en que la prevención de las alergias comienza en casa. "Ponemos el énfasis principal en que se evite el contacto con el alérgeno, lo que es una forma barata y eficaz de tratar las alergias", afirma el Dr. Peter LoGalbo, profesor de Pediatría en la Universidad Yeshiva en el Bronx, Nueva York.

El primer paso consiste en ir a la consulta del alergólogo, quien le realizará pruebas a su hijo o hija para determinar cuáles son los alérgenos que están causando el problema. Una vez que se hayan diagnosticado correctamente, la medicina de mamá puede entrar en acción para ayudar a resolver el problema.

Ayuda con las alergias a los ácaros del polvo

Cambie algunas cosas de la casa. "Muchos niños son alérgicos al excremento del ácaro casero del polvo, un insecto microscópico que vive en los lugares donde se acumula el polvo, como el tapizado de los muebles, las almohadas, los animales de peluche y las alfombras", indica el Dr. David Tinkelman, profesor de Pediatría en el Colegio Médico de Georgia en Augusta. Para disminuir el contacto con el excremento de los ácaros deberá realizar algunas modificaciones a su mobiliario y probablemente cambiar la forma en que limpia la casa.

Cubra el colchón con vinilo. Forre el colchón, la base de la cama (*box spring*) y la almohada de su hijo o hija con fundas recubiertas de vinilo.

Las encontrará en muchas tiendas de departamentos (almacenes) y de descuento. "Las compañías proveedoras de artículos contra las alergias hacen unas muy elegantes, pero las económicas de vinilo son adecuadas para los niños", opina la Dra. Gail G. Shapiro, profesora clínica de Pediatría en la Universidad de Washington en Seattle.

Cierre los cierres. El Dr. Tinkelman recomienda cubrir los cierres (cremalleras) de todas las fundas de vinilo con cinta adhesiva para terminar el tratamiento. De esta forma los ácaros que estén dentro de la cama y la almohada no podrán salir. Le servirán muy bien tanto la cinta adhesiva para conductos como la cinta adhesiva resistente para sellar (conocidas en inglés como *duct tape* y *heavy-duty plastic sealing tape*, respectivamente).

Reemplace las plumas y los plumones. "Las almohadas y los edredones de pluma (*feather*) o plumones (*down*) son un paraíso para los ácaros del polvo —advierte la Dra. Rebecca Gruchalla, profesora de Medicina Interna en la Universidad de Texas en Dallas—. Cámbielos por frazadas (cobijas, mantas, frisas) de algodón y almohadas de espuma (*foam*) o poliéster que sean lavables".

Atáquelos con agua. Lave toda la ropa de cama de su chamaco con frecuencia en agua muy caliente, sugiere la Dra. Shapiro. El agua caliente mata los ácaros y elimina su excremento. En su lavadora debe seleccionar agua caliente tanto para lavar como para enjuagar. Asegúrese de lavar toda la ropa de cama, es decir, la funda del colchón y las frazadas al igual que las sábanas. Lo mejor es lavar la ropa de cama cada semana o cada dos semanas.

Cuidado con las cubiertas del piso. Las alfombras y los tapetes son el escondite favorito de los ácaros. "Retire la alfombra de la habitación de su hijo —dice la Dra. Gruchalla—. En cambio, use un tapete de algodón que pueda lavar regularmente con agua caliente".

Acabe con los ácaros en las alfombras. Tal vez no sea práctico retirar las alfombras de toda la casa, pero puede mantenerlas libres de alérgenos. Trate sus tapetes y alfombras con *Allersearch ADS*, una solución de ácido tánico al 3 por ciento, recomienda la Dra. Shapiro. A menudo se combina con *Acarosan*, un producto que realmente reduce la población de estos insectos en la alfombra, según la Dra. Shapiro. Ambos productos deben aplicarse cada tres meses para ser eficaces, de acuerdo con las indicaciones del paquete. Se pueden pedir por correo a

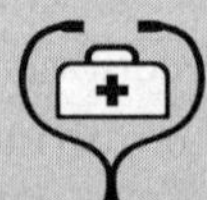

CUÁNDO CONSULTAR AL MÉDICO

Si mantener a su hijo alejado de lo que le ocasiona la alergia no basta para aliviar sus síntomas, su doctor le recomendará tomar otras medidas. "La segunda línea de defensa son los medicamentos, que pueden ser eficaces pero también tener efectos secundarios. Por último, si las primeras dos opciones fallan, optamos por inyecciones contra la alergia", explica el Dr. Peter LoGalbo, profesor de Pediatría en la Universidad Yeshiva en el Bronx, Nueva York.

Quizá pueda tratar a su hijo o hija con productos que no requieren receta, pero primero debe preguntarle a su doctor qué cantidad y qué tipo de medicamentos le convienen.

"Los antihistamínicos funcionan mejor si su hijo tiene síntomas como estornudos, picazón (comezón) y ojos llorosos", afirma el Dr. David Tinkelman, profesor de Pediatría en el Colegio Médico de Georgia en Augusta. No obstante, a veces producen sueño, disminuyen la capacidad de concentración y resecan la boca.

Por su parte, los descongestionantes ayudan a despejar la nariz tapada, pero no quitan el moqueo ni los estornudos. Pueden reducir el apetito o causar insomnio, nerviosismo o irritabilidad.

Muchos fármacos vendidos sin receta son combinaciones de antihistamínicos y descongestionantes; pueden ofrecer un mayor alivio pero también más efectos secundarios. Su médico le dirá qué intentar o le recetará otro tratamiento si estos no funcionan.

Sin embargo, no permita que su hijo o hija utilice ningún tipo de gotas nasales vendidas sin receta, advierte la Dra. Gail G. Shapiro, profesora clínica de Pediatría en la Universidad de Washington en Seattle. Estos medicamentos hacen que el recubrimiento nasal se encoja. Brindan un alivio temporal, pero la inflamación volverá a aparecer muy pronto y a menudo será peor que cuando empezó. No obstante, algunas gotas vendidas con receta médica funcionan bien, señala la Dra. Shapiro, así que consulte a su médico si a su pequeño le hace falta algo más para aliviar su fiebre de heno.

la siguiente dirección: Allergy Control Products, 96 Danbury Road, Richfield, CN 06874.

Busque esta bolsa. Desde luego es importante que pase la aspiradora con frecuencia. Sin embargo, antes tendrá que hacer un cambio importante. "Sustituya las bolsas desechables normales de la aspiradora por una hecha de un papel especial que atrapa las partículas alergénicas de los ácaros —señala el Dr. Paul V. Williams, profesor de Pediatría y Alergología en la Universidad de Washington en Seattle—. Cuando utiliza una bolsa convencional para aspirar, de hecho recoge las partículas alergénicas y las avienta nuevamente al aire, lo que empeora la situación". Las bolsas especiales para atrapar alérgenos (una marca es *Hysurf*) se consiguen en algunas tiendas que venden aspiradoras o bien se pueden pedir a National Allergy Supply, 4400 Georgia Highway, Duluth, GA 30136.

Considere este cambio. "Las cortinas y las persianas venecianas son grandes recolectoras de polvo", indica el Dr. LoGalbo. Está bien cambiarlas por cortinas lavables, pero lo mejor sería instalar unas persianas sencillas de las que se jalan hacia abajo para abrirlas y que pueda limpiar con un trapo, sugiere la Dra. Gruchalla.

Caliéntelos o congélelos. Muchas veces el pelo de los animales de peluche contiene una gran cantidad de ácaros del polvo, por lo que lo mejor es retirarlos del dormitorio (recámara) de su hijo o hija. No obstante, si su pequeño está muy apegado a alguno en especial, puede eliminar los ácaros ya sea con un tratamiento de calor o de frío, según afirma el Dr. Tinkelman. "Los ácaros del polvo no pueden vivir en las temperaturas extremas —explica—. Lave el animal de peluche muy bien con el ciclo de agua caliente de su lavadora o póngalo en una bolsa de plástico y déjelo toda la noche en el congelador".

Tal vez quiera darle a escoger otro animal de peluche a su chamaco de vez en cuando, para que alterne entre sus favoritos. Cuando le compre más, facilítese las cosas y elija los que se puedan meter a la lavadora y la secadora.

Acuéstelo lejos de los ácaros. Su hijo o hija no debe dormir en la parte baja de una litera (cucheta) ni tampoco bajo un dosel (baldaquín, pabellón), dice el Dr. Tinkelman. "Los doseles y las literas les encantan a los niños, pero también a los ácaros del polvo", señala. Los ácaros viven tanto en el colchón superior de la litera como en el polvo que se acumula sobre el dosel.

Clausure los clósets. "Los clósets rara vez se limpian ni se ventilan y tienden a ser unas minas de polvo", afirma el Dr. LoGalbo. Cualquier clóset que su pequeño utilice debe aspirarse junto con el resto de la habitación. Si tiene clósets que utiliza muy poco, llenos de juguetes o papeles viejos, manténgalos con la puerta cerrada.

Soluciónelo con sequedad. "A los ácaros les encanta la humedad —dice el Dr. Williams—. Si logra mantener el nivel de humedad por debajo del 50 por ciento habrá reducido bastante el problema de los ácaros. Consiga un deshumidificador para el dormitorio de su hijo".

Medidas para minimizar el moho

Deshumidifique. De acuerdo con el Dr. Williams, el moho también está feliz en los lugares muy húmedos. Para eliminar los alérgenos del moho, mida la humedad en su casa y utilice un deshumidificador, sugiere el Dr. LoGalbo.

Ventile. "Deje que el aire fresco circule por la casa, especialmente en los baños y la cocina, donde el moho tiende a desarrollarse", dice el Dr. LoGalbo. Los ventiladores de ventana o de techo ayudan a que circule el aire.

Limpie el dormitorio de libros. "A las esporas del moho se les conoce por vivir en los libros —indica el Dr. Gilbert Friday, profesor de Pediatría en el Centro de Enfermedades Asmáticas y Alérgicas en el Hospital Infantil de Pittsburgh en Pensilvania—. Para los niños alérgicos al moho lo mejor es mantener los libros en un librero con puertas de vidrio o sacarlos del dormitorio. Cuando menos sacúdalos frecuentemente".

Mate el moho. "Elija limpiadores que inhiben el desarrollo del moho, como la marca *Lysol*", sugiere el Dr. LoGalbo. También puede combatirlo agregando unas cuantas cucharadas de blanqueador comercial a un cubo (cubeta, balde) de agua. Friegue las zonas húmedas y otras superficies con esta solución para prevenir la formación de moho. (Use guantes de hule para protegerse las manos).

Aléjelos de las hojas. Las pilas de hojas caídas contienen mucho moho. Dígale a su hijo o hija que no se revuelque en las hojas apiladas ni juegue cerca de ellas, aconseja la Dra. Shapiro.

Cómo controlar las que son provocadas por mascotas

Pa' fuera. Algunos niños desarrollan alergias a la caspa de las mascotas, es decir, las partículas muertas de su piel. Sobre todo los gatos suelen causar los peores problemas porque se lamen con tanta frecuencia, según indica el Dr. Friday. Cuando su saliva se seca, los alérgenos de la misma pasan al aire.

"Lo ideal es que las mascotas familiares como los perros y los gatos vivan afuera", afirma el Dr. Williams. Si su mascota no puede vivir afuera, quizá deba pensar en buscarle otra casa.

Retírelas de la recámara. Si no es posible sacar la mascota de la casa y su familia no soporta la idea de regalarla, impóngale algunos límites. Lo más importante es mantenerla alejada del dormitorio del niño, señala el Dr. Jonathan Becker, un pediatra de la Universidad de Washington en Seattle.

"Las mascotas como los hámsters, las cobayas (*guinea pigs*) y los jerbos (*gerbils*) también deben retirarse del dormitorio, porque es posible que se desarrollen hongos o moho en su excremento, a los que algunos niños también les son alérgicos —dice el Dr. Friday—. Incluso los pájaros pueden representar un problema para los niños alérgicos, porque al batir sus alas liberan al aire un fino polvo de alérgeno de pájaro".

Sáquelo del sótano. No reubique a su gato en el sótano si tiene un sistema de calefacción por ventilación forzada (*forced air heat*), recomienda el Dr. Friday. "En una casa con calefacción por ventilación forzada, el alérgeno del gato, que es muy ligero, subiría por el sistema de calefacción y se repartiría por toda la casa".

Bañe al gato. "Diversas investigaciones preliminares indican que si un gato se baña semanalmente, por un mínimo de ocho semanas, con agua sola o champú y agua, se eliminan los alérgenos superficiales que provienen de su saliva. Desafortunadamente, de verdad hay que bañar al animal cada semana —para siempre— para que este tratamiento siga aportando sus beneficios", dice la Dra. Shapiro.

El problema es que cuesta mucho trabajo lograr que la mayoría de los gatos adultos aguanten un baño, mucho menos uno a la semana. Usted tendrá más éxito con el lavado de gatos si empieza desde que son pequeños.

Pautas para prevenir los problemas con el polen

Aproveche el aire acondicionado. Su hijo o hija no será capaz de evitar todo contacto con el polen, el cual abunda durante la primavera y hacia el final del verano. No obstante, descansará más por la noche si cuenta con aire acondicionado en su dormitorio, indica el Dr. LoGalbo. "Es difícil resistir la tentación de mantener abiertas las ventanas en una noche fresca —admite el experto—, pero grandes cantidades de polen entrarían a su dormitorio y despertaría sintiéndose malísimo".

Observe este horario. El mediodía es la mejor hora para que los niños propensos a la fiebre de heno jueguen fuera de la casa. "Es más alta la concentración de polen temprano por la mañana —explica el Dr. Friday—. A medida que el aire se calienta, se eleva y se lleva el polen. Al caer la noche, cuando el aire vuelve a enfriarse, el polen también desciende de nuevo. Así que la mejor hora para que sus hijos jueguen en el exterior es en algún momento intermedio".

Cierre las ventanillas del carro. "Obtendrá una mayor concentración de polen si maneja con las ventanillas abajo —indica el Dr. Friday—. Si su hijo alérgico está en el carro, lo mejor es utilizar el aire acondicionado durante la temporada del polen".

(*Nota:* Si no reconoce algún término en este capítulo, vea el glosario en la página 623).

Malas notas

Cómo mejorar su desempeño escolar

Ha llegado el día de entrega de los boletines de notas (calificaciones), ese momento de revelación en el que usted desentrañará el misterio de cómo le va a su hijo o hija en la escuela. Usted abre ese gran sobre blanco y lee la página repleta de notas concisas que representan los logros de su pequeño. Descorazonada, vuelve a meter la hoja al sobre y desea que el misterio se hubiera quedado sin desentrañar. Ha aparecido toda una sarta de nuevos misterios a atormentarla, haciéndola preguntarse una y otra vez por qué las notas de su chamaco estarán bajando. ¿Se estará dirigiendo inevitablemente hacia el fracaso? ¿Podrá usted ayudar a conducirlo por un nuevo camino?

El mal desempeño de los niños en la escuela puede deberse a muchas causas, según afirma la Dra. Patricia Rivell, Ph.D., una consejera educativa con consulta privada en Princeton, Nueva Jersey. El primer paso para que mejoren las notas de su hijo o hija es averiguar por qué andan bajas. Si realmente es incapaz de avanzar a la par que el resto de su grupo, quizá se deba al trastorno de déficit de atención o a algún problema de aprendizaje. Si bien es cierto que estas dificultades a menudo se ponen de manifiesto durante los primeros años de escuela, algunas no aparecen sino hasta años después, sobre todo las que afectan la comprensión y otras funciones complejas. (Para mayor información sobre los problemas de aprendizaje y el trastorno de déficit de atención vea "Trastorno de déficit de atención e hiperactividad: las señales que hay que buscar", en la página 106, y "Cuándo sospechar de un problema de aprendizaje", en la página 109).

Si ya descartó la posibilidad de que su pequeño tenga un problema de aprendizaje, quizá tenga que investigar un poco para determinar por qué no va a la par que los demás. Para ayudarla en esta tarea hemos incluido algunas razones comunes por las cuales los niños obtienen notas poco alentadoras en diferentes niveles escolares, así como algunas sugerencias para que el día de entrega de los boletines de notas sea más feliz para todos.

Trastorno de déficit de atención e hiperactividad: las señales que hay que buscar

Si su hijo o hija sencillamente parece incapaz de guardar la compostura y escuchar con atención durante la clase, es posible que padezca el trastorno de déficit de atención e hiperactividad (*Attention Deficit/Hyperactivity Disorder* o *ADHD* por sus siglas en inglés). Algunos de sus indicios son los siguientes:

- Se distrae fácilmente con sucesos menores, como la hoja de un árbol que roza la ventana o una persona que camina por el pasillo y pasa delante del salón.

- Comete muchos errores por descuido, no presta atención a los detalles y parece divagar con frecuencia.

- A menudo olvida o pierde las cosas que necesita para realizar una tarea (deber).

- Se comporta de forma impulsiva, responde bruscamente o hace comentarios inapropiados.

- Le cuesta trabajo esperar su turno cuando juega.

Del primer grado al tercero

Si la lectura, la escritura y la aritmética se le presentan a su hijo o hija como tareas imposibles en la escuela primaria, es posible que el problema se deba a un defecto de la vista, una aversión a la lectura o un entorno en el que no se le da importancia a la educación. A menudo usted podrá ayudar a su pequeñín a sacar mejores notas si le ofrece un ambiente enriquecedor en casa, que lo prepare y motive para hacer las tareas (deberes) que se le pidan durante sus primeros años en la escuela. Puede ayudarle de varias formas.

- Es hiperactivo, se mueve o habla incesantemente y se para de la silla en ocasiones en que otros niños pueden estar tranquilos. La hiperactividad es común, pero no se da siempre.

- Los síntomas anteriores aparecieron antes de los siete años de edad, han durado al menos seis meses y le han creado una verdadera desventaja, no sólo en la escuela sino también en otros ámbitos, como la casa o los eventos sociales. Si su hijo o hija exhibe cualquiera de estos síntomas consulte a su pediatra o psicólogo infantil, quien podrá determinar si el problema es el ADHD.

Una vez que le diagnostiquen ADHD a su hijo, es posible que el médico o psiquiatra le recomiende un medicamento estimulante para aminorar los síntomas. Se ha demostrado que estos fármacos mejoran la conducta y el desempeño escolar de quienes sufren de ADHD. Ha surgido la inquietud de que puede ser exagerado tratar el ADHD con medicamentos, pero los estudios de investigación han encontrado pocas pruebas en este sentido. No obstante, si usted se opone rotundamente a darle medicamentos estimulantes a su hijo o hija, pregúntele a su médico acerca de las terapias conductuales. Estas técnicas pueden mejorar ciertas conductas pero tal vez no disminuyan los síntomas básicos del ADHD, que son la falta de atención, la hiperactividad o la impulsividad del pequeño.

Enriquezca el entorno. "Con frecuencia los niños se encuentran en un lugar austero sin nada excepto una televisión", señala la Dra. Rivell. Si usted llena su casa de actividades enriquecedoras ayudará a preparar y a motivar a sus hijos pequeños a realizar las tareas que les pidan durante los primeros años de escuela. Para lograrlo, haga lo que indicamos a continuación.

- "Pase tiempo viendo cosas con su hijo —sugiere la Dra. Rivell—. Enséñele a formular preguntas y a encontrar las respuestas". Si usted alienta la curiosidad natural que todos los niños tienen, logrará que el aprendizaje lo emocione.

- Ponga muchos libros a su disposición y léale para estimular su interés en la palabra impresa. Lea periódicos y revistas delante de su hijo o hija y coméntele las cosas que ahí encuentre.

- Tenga a la mano crayones, pinturas, plumones y papel y aliente a su hijo a experimentar con ellos. Esto lo animará a explorar la escritura y su propia creatividad fuera del salón de clases.

Jueguen juegos. Los juegos de mesa que incluyen patrones así como los de contar y aquellos en que se lleva una puntuación les permiten a los niños darles un uso práctico a sus habilidades básicas en el campo de las matemáticas.

Que practique las matemáticas a diario. Muéstrele a su pequeño que todas las personas usan las matemáticas a diario. Déle la oportunidad de ayudarle a calcular cuánto está ahorrando con los cupones en el supermercado o qué distancia hay de su casa a la de un amigo.

Enséñele a echar vistazos. La lectura es esencial para el éxito académico, pero no les encanta a todos los niños. Si su chiquitín aborrece leer, pídale a su maestra que le indique cómo enseñarle a leer el texto rápidamente (*scan*) para extraer la información. "Si usted se asegura de que su hijo tenga muy buenas habilidades de lectura, leerá con una eficiencia máxima cada vez que tenga que hacerlo", indica la Dra. Rivell.

Que se lo explique. Cuando su pequeño termine su tarea de matemáticas, pídale que le explique cómo la hizo. Esta técnica le ayudará a usted a identificar las áreas con las que necesita ayuda. Si está sumando pero le cuesta trabajo entender que se debe agregar un número a la siguiente columna, por ejemplo, sabrá que necesita que le expliquen mejor este concepto. Si usted no puede ayudarlo en casa, comuníquese con su maestra para pedirle sugerencias.

Hágale una cita con el oftalmólogo. Su hijo está creciendo y cambiando constantemente y los problemas de la vista pueden surgir repentinamente. Si le cuesta trabajo leer y aprenderse los números, es posible que unos anteojos (espejuelos) le aclaren el panorama.

Del tercer grado al noveno

Las excelentes notas de su hijo o hija pueden tocar fondo porque le faltan habilidades para organizarse así como por malos hábitos a la hora de hacer la tarea. A menudo estas son las razones por las cuales unas

Cuándo sospechar de un problema de aprendizaje

Un problema de aprendizaje —como la dislexia, por ejemplo, un trastorno común de lectura— se detecta por medio de una evaluación educativa realizada por un psicólogo, ya sea de la escuela o privado. Si su hijo o hija tiene un problema de aprendizaje deberá tomar clases especiales de lectura, redacción o aritmética para adquirir las técnicas de aprendizaje necesarias. Es posible que su hijo o hija tenga un problema en cualquiera de los siguientes casos.

- Tiene dificultades para deletrear, leer palabras según el sonido de las letras, identificar palabras nuevas o jugar juegos de rima.

- No puede armar oraciones gramaticales completas ni comprende lo que lee.

- Tiene problemas de motricidad fina que le dificultan copiar lo que dice en el pizarrón o escribir un párrafo.

- Tiene dificultades para aprender palabras o hechos de memoria.

- Tiene problemas para alinear números o reconocer números y símbolos.

notas excelentes se convierten en notas bajas entre el tercer y el noveno grado. "Las expectativas que se tienen con respecto a los alumnos son completamente distintas en cada uno de estos grados", explica Noreen Joslyn, una trabajadora social psiquiátrica de la Clínica Cleveland de Westlake en Westlake, Ohio. Para ayudarle a su pequeño a volver a agarrar el paso, póngale algunas reglas para hacer la tarea y ciertas estrategias para que se organice. Pero tenga paciencia. Formar un hábito lleva tiempo.

Apóyelo con estrategias. Es posible que los niños que con frecuencia olvidan llevar sus libros y trabajos a casa requieran ayuda para mejorar su memoria. Enséñele a su hijo o hija a anotar todas las tareas o a hacer un comentario en voz alta para asegurarse de que las recordará, según recomienda Adrienne Gioe, Ph.D., una psicóloga escolar con consulta privada en Filadelfia, Pensilvania. Si dice algo así como: "Estoy guardando mi libro de ciencias en mi casillero, pero me lo tengo que llevar a casa al salir de clases", es menos probable que se le olvide.

Que se apegue a un horario. Tal vez su chamaco obtenga mejores resultados si hace la tarea a la misma hora todos los días. Esto le ayudará a desarrollar una rutina consistente, según afirma la Dra. Rivell. Queden de acuerdo en una hora que les convenga a todos y dígale que tiene que terminar toda su tarea antes de ver la televisión.

Que la haga en un escritorio. Contar con un lugarcito tranquilo sólo para hacer la tarea ayuda a eliminar las distracciones. Otro beneficio de sentarse frente a un escritorio es que el cuerpo adopta la postura adecuada para aprender. "Cuando uno se encuentra tumbado en el piso o la cama o acurrucado en un sillón, el mensaje que se le envía al cerebro no es el de mantenerse alerta", dice la Dra. Rivell.

Que cumpla con las reglas. Hágale saber a su hijo o hija qué es lo que puede perder si no termina su tarea o si la hace descuidadamente. Restrinja el horario de televisión, los juegos de computadora o bien, en el caso de los adolescentes, los permisos para salir el fin de semana.

Revise el trabajo. Cuando está en juego el que su chamaco apruebe una asignatura (materia), revise su tarea todas las noches. No obstante, si su hijo o hija es un adolescente que está mejorando y se resiste a las inspecciones nocturnas, limite sus revisiones a una por semana. Revísele sus trabajos la misma noche todas las semanas, sugiere Joslyn, de preferencia el día que sepa que la escuela suele enviar información a casa.

Del noveno grado al duodécimo

Si su hijo o hija dejó de figurar en el cuadro de honor justo en el momento en que pasó a la adolescencia, algunas de las causas pueden ser una mala actitud, presión negativa por parte de sus compañeros o poca confianza en sí mismo. Y usted puede ayudarle de las siguientes formas.

Mantenga una actitud positiva. En nuestra cultura, muchos adolescentes creen que no van a ser populares si sacan buenas notas. Contrarreste la presión negativa que su hijo o hija recibe por parte de sus compañeros manteniendo y expresando siempre una actitud positiva con respecto a la educación, recomienda Joslyn. Para que esta estrategia funcione es importante que su esposo comunique el mismo mensaje.

Limite los trabajos de medio tiempo. Los adolescentes que trabajan largas jornadas a veces tienen poco tiempo para estudiar. Si su hijo o hija realmente no necesita el dinero, insista en que sólo trabaje unas cuantas horas.

Que nunca diga "no puedo". "A los adolescentes realmente les encanta pronunciar la frase 'no puedo'", afirma la Dra. Rivell. Prohíbale que la use e insista en que recurra, en cambio, a frases más específicas como "no sé cómo" o "estoy agotado". Luego podrán buscar una solución juntos, lo cual aumentará la confianza de su adolescente en sí mismo.

Suprima los problemas sociales. Si los compañeros de clase de su adolescente lo molestan constantemente o siente que no cuenta con aceptación social, probablemente desarrolle una actitud negativa que pudiera afectar sus notas. En tal caso, lo primero que debe hacer es hablar con su hijo o hija y precisar la magnitud del problema. Luego elabore un plan de acción, sugiere la Dra. Rivell. Si uno o dos niños lo están molestando, pídale ayuda al consejero (*guidance counselor*) o a su maestra. Si el problema es más complicado, quizá haga falta que un consejero intervenga y empiece a trabajar con su hijo. (Para mayor información acerca de cómo ayudar a su hijo a lidiar con los bravucones/abusadores, vea el capítulo "Bravucones" en la página 44).

Descubra las causas subyacentes. A veces las drogas, los conflictos familiares y los problemas emocionales llevan a los adolescentes a descuidar sus estudios. Tales dificultades a menudo requieren la asistencia de un psicólogo o terapeuta familiar. A continuación le señalaremos algunos de los motivos por los cuales deberá buscar ayuda profesional para su adolescente.

- Drogas: Si las notas bajas son raras en su adolescente y vienen acompañadas de otras conductas que decididamente no corresponden al carácter de su hijo o hija, es posible que se trate de un problema de drogas, según advierte la Dra. Gioe. Si usted encuentra pruebas que parecen indicar que está tomando drogas o si sabe, sin lugar a dudas, que las está tomando, pídale al departamento de orientación de su escuela que le recomiende una institución que le pueda ayudar. (Para más información, vea la página 75).

- Problemas emocionales: Si su adolescente pierde interés en sus notas y en general parece distraído o triste, tal vez esté pasando por una depresión. En vista de que una depresión grave puede llevar a un adolescente hasta el suicidio, es fundamental que lo lleve con un psicólogo o psiquiatra para que le haga un diagnóstico.

- Conflictos familiares: "A veces hay problemas con la dinámica familiar, los hijos se enojan con los padres y utilizan las malas notas como forma de vengarse", explica la Dra. Gioe. Tal situación se convierte, en última instancia, en una lucha de poderes, así que a menudo hace falta que un profesional intervenga para resolver el conflicto.

Cuando no pueda sola

Sin importar la edad de su hijo o hija cuando empiece a tener problemas en la escuela, es posible que estas dificultades justifiquen solicitar consejos a los maestros, los administradores, los consejeros u otros padres de familia.

Hable con sus maestros. Las reuniones entre padres de familia y maestros brindan la oportunidad perfecta para que usted conozca a los maestros de su hijo o hija, averigüe cómo este se compara con sus compañeros de clase y se entere de los programas disponibles en su sector escolar que ayuden a resolver los problemas de aprendizaje, opina la Dra. Gioe. Algunas escuelas preparatorias (secundarias) no ofrecen conferencias regulares, pero usted puede ponerse en contacto con los maestros por teléfono o correo electrónico. Si no le contestan, comuníquese con el departamento de orientación para que le ayuden. Cuando sí se reúna con un maestro no se ponga a la defensiva, aunque esté convencida de que ha actuado injustamente.

Solicite recordatorios. Si su hijo o hija constantemente olvida llevar sus trabajos a casa o anotar sus tareas, quizá usted tenga que aliarse con sus maestros para que le ayuden, dice la Dra. Rivell. En la primaria, llegue a un acuerdo con su maestra principal (*homeroom teacher*) para que haga revisiones diarias antes de que su pequeño se regrese a casa. Más adelante, cuando su hijo o hija ya tenga más de un maestro, un consejero o alguna otra persona del departamento de orientación podrá hacerse cargo de estos recordatorios.

Sea partidaria de su hijo. ¿Piensa que un problema particular de la escuela, como el tamaño excesivo de los grupos o el uso de programas inadecuados, afecta el desempeño de su hijo? Póngase en contacto con otros padres de familia para ver si están de acuerdo. En caso de que sí, únanse para pedirle al consejo administrativo de la escuela que reduzcan el número de alumnos por grupo o lleven a cabo otras mejoras.

(*Nota:* Si no reconoce algún término en este capítulo, vea el glosario en la página 623).

Pandillas

Pautas para protegerlo de este "apoyo" peligrosísimo

¿Qué opinan sus hijos de los miembros de las pandillas que van caminando "con el tumbao que tienen los guapos al caminar", según cantó Rubén Blades en "Pedro Navaja", vistiendo pantalones a la cadera color caqui y deteniéndose para hacerle la señal de la pandilla a otro "bato"? ¿Los consideran peligrosos o protectores? ¿Piensan que están en la onda o que se ven ridículos? ¿Los admiran por ganar mucho dinero vendiendo drogas o piensan que se han encaminado hacia una vida de arrestos y heridas de bala? ¿O incluso hacia la muerte?

Todos estos son temas que usted debe discutir con sus hijos pequeños y adolescentes, ya que la imagen que los miembros de las pandillas tratan de presentar a menudo contrasta con la realidad de la vida que llevan.

"La madre de todas las pandillas es la exclusión —dice el sargento Richard Valdemar del Departamento del Alguacil de Policía de Los Ángeles, California—. Un individuo se siente amenazado por la pobreza, la ignorancia o alguna forma de trato injusto, real o imaginario. Encuentra a otros individuos que piensan lo mismo y entre todos alimentan estos sentimientos por medio de una cultura que se opone a lo establecido, así como mediante las drogas, el crimen y el separatismo racial". Los miembros de la pandilla, motivados por el deseo de poder y venganza, empiezan por atacar a quienes no pertenecen a su grupo, pero con el tiempo terminan por agredirse entre sí a medida que se van formando facciones que compiten entre sí.

Una encuesta realizada en 1998 por el Departamento de Justicia de los Estados Unidos entre 2,668 organismos de la ley llegó a la conclusión de que en aquel año había 28,700 pandillas activas y 780,000 pandilleros en los Estados Unidos. Casi la mitad eran latinos, superando en mucho el número de pandilleros afroamericanos, asiáticoamericanos o blancos norteamericanos.

A diferencia de las pandillas formadas por afroamericanos o por asiáticoamericanos, las de los latinos a menudo son pequeñas y están arraigadas en el barrio. Es posible que vendan y tomen drogas, pero no suelen involucrarse en negocios criminales que exijan una gran organización. Así lo señala Del Hendrixson, directora de la Fundación Bajito Onda, una organización ubicada en Dallas, Texas, que ofrece alternativas a las pandillas al brindarles apoyo a los chicos y enseñarles habilidades que les ayuden a conseguir empleo. Los pandilleros latinos se sienten unidos más bien por lo que ellos consideran la tradición, el sentido del poder, la unidad y una lealtad muy fuerte.

Sin embargo, deben pagar un precio altísimo. Los lazos que al principio parecen amistosos o de apoyo se convierten en ataduras para el futuro del joven. La independencia y los logros caen a cambio de promesas vacías de lealtad. En casos extremos, la brutalidad de la vida de los pandilleros los lleva a la prisión, la discapacidad o incluso la muerte.

Escuche, por ejemplo, a Alva Luz García, una mujer de 24 años que vive en Dallas, Texas, y que ha pasado los últimos ocho años de su vida en una silla de ruedas. A los 16 años, con cinco meses de embarazo, Alva Luz recibió tres impactos de bala, entre ellos uno en la garganta que la dejó paralítica de la cintura para abajo.

La muchacha se había unido a la pandilla Mystic Knights, una pequeña asociación de Dallas, a los 13 años, cuando la novia de su hermano mayor la "inició" propinándole una paliza (pela). "Mis padres no terminaron la preparatoria (secundaria). Lo único que sabían hacer era trabajar y trabajar y trabajar. Mi madre trabajaba de noche y siempre estaba tan cansada que lo único que la veía hacer era cocinar, limpiar y trabajar".

En esa familia de nueve hijos siempre había escasez de dinero y de comprensión. "Nos pegaban pero no sabían cómo hablar con nosotros. No nos ayudaban con la tarea ni hablaban con nosotros acerca de nuestras amistades, la pubertad ni nada. Nos vestían y llevaban comida a la mesa.

"A mí me interesaban los deportes. Soñaba con ser modelo o una oficial de la policía de Dallas. Pero no tenía a nadie con quien hablar, así que recurrí a mis hermanos (que eran pandilleros) y a mis amistades.

"No sabía que habría de pasar el resto de mi vida en una silla de ruedas".

Cómo evitar los problemas antes de que empiecen

De acuerdo con expandilleros así como con consejeros de pandilleros, la clave para evitar que su hijo o hija se integre a una pandilla es proporcionarle otro tipo de vida desde el inicio. A continuación están sus sugerencias.

Hable, hable y hable. Los expandilleros afirman que sus padres no conocían a sus amigos, no les preguntaban mucho acerca de la escuela o sus actividades y no notaron las señales tempranas ni de que consumían drogas ni de que estaban involucrados con una pandilla, hasta que fue demasiado tarde. "Présteles atención a sus hijos y pase tiempo con ellos. No deje que se desperdicie todo el potencial que tienen", pide Javier Solís, un expandillero que ahora sufre una discapacidad física causada por una herida de bala; su participación en una pandilla terminó con su sueño de convertirse en un soldado del ejército.

Haga tiempo para la familia. Los niños no le revelarán sus problemas o triunfos cuando se lo ordene, en el rato específico que usted haya apartado para pasar "tiempo de calidad" con ellos. Pídale a su hijo o hija que le ayude a doblar la ropa, picar las verduras o lavar los trastes. Cuando las manos están ocupadas, la conversación fluye. (¡Asegúrese de que el televisor esté apagado!)

Atiborre su agenda de actividades. "Vaya a su escuela y averigüe cuáles son las actividades que se ofrecen después de clases —recomienda Robert J. DeSena, fundador del Consejo por la Unidad, un movimiento dedicado a prevenir la violencia de las pandillas, con sede en Brooklyn,

Señales que podrían indicar que su hijo o hija está en una pandilla

No hay una lista sencilla y segura de indicios de que su hijo forma parte de una pandilla. Muchas de las señales de identificación van y vienen, incluso dentro de una pandilla en particular. Quizá las pandillas de su ciudad usen un guante en la mano izquierda o bien impermeables negros. Tal vez se hagan un tatuaje de una araña en una pierna o usen el uniforme de algún equipo deportivo.

No obstante, en la actualidad hay muchos chicos y chicas con tatuajes o que admiran a los Raiders de Oakland, y definitivamente no todos forman parte de una pandilla. Por lo tanto, tenga presente que los siguientes lineamientos no son más que eso. En el departamento de policía o las organizaciones antipandillas no lucrativas de su localidad se le informará acerca de los símbolos específicos que corresponden a las pandillas de su ciudad.

Esté alerta si nota cualquiera de los siguientes detalles.

- **Símbolos dibujados en las portadas de los cuadernos, las mochilas o el cuerpo de su hijo.** Las "etiquetas" de las pandillas pueden ser letras o formas, pero el patrón se copiará repetidamente. Posiblemente se trate del nombre de la pandilla en clave.

Nueva York—. Inscriba a su hijo en clases particulares, actividades recreativas, actividades artísticas, baloncesto, lo que sea". Lo que DeSena llama el "factor tiempo" contribuirá de manera importante a que su hijo o hija se involucre con una pandilla o no. En su opinión, los niños y adolescentes deben estar ocupados con alguna actividad estructurada y supervisada entre las 2:00 P.M. y las 8:00 P.M., o sea, las horas pico del crimen.

 LA MEDICINA DE MAMÁ PARA NIÑOS Y ADOLESCENTES

- **Un cambio en su conducta.** ¿Su hijo o hija evade las preguntas que usted le hace acerca de cómo ocupa su tiempo? ¿Cada vez se niega más a obedecer sus reglas y está más apegado a sus amistades que a su familia?

- **Señales de uso de drogas.** ¿Su hijo o hija llega a casa drogado o borracho? ¿Ha encontrado drogas o alcohol en su cuarto?

- **Baja en el desempeño escolar.** Una caída en sus notas (calificaciones) o una repentina falta de interés en las actividades al aire libre, como los deportes, pueden indicar un problema.

- **Ropa asociada con las pandillas.** Algunas pandillas usan pañuelos, collares de cuentas, pantalones holgados, camisetas deportivas o sombreros, ciertos zapatos atléticos, determinados colores o una pieza distintiva de joyería. Si los pandilleros conocidos en el lugar donde usted vive usan algo distintivo, no dé por hecho que su hijo o hija se pone lo mismo simplemente porque está de moda.

- **Lesiones por una paliza (pela).** La "iniciación" de los pandilleros nuevos a menudo implica una paliza por parte de los demás. También es posible que a su hijo o hija le hayan dado una paliza precisamente por no formar parte de la pandilla. Usted necesitará averiguar qué fue lo que pasó.

Establezca refugios seguros. Asegúrese de que su hijo o hija cuente con un lugar seguro adonde ir cuando no esté en la escuela. Además de las actividades que ahí se realizan, las YMCA y otras organizaciones comunitarias ofrecen supervisión constante y segura por parte de adultos que entienden a los niños y que están interesados en que triunfen. En la Y, 8.5 millones de niños menores de 18 años toman clases de computación, aprenden habilidades que les permitan encontrar un empleo, participan en campamentos y llevan a cabo actividades que van desde la danza hasta las artes marciales. Muchos programas ofrecen transporte gratuito y no se rechaza a ningún niño porque su familia no pueda pagar.

Apoye a su hijo. Con frecuencia lo que lleva a los niños a integrarse a una pandilla es la aprobación que esta les brinda, señala DeSena. "Cuando uno está en problemas, la pandilla lo saca del apuro". Una vez que esto haya ocurrido, "la fuerza con la que la calle los arrastra es como un vórtice y resulta muy difícil sacarlos de ahí". Si su hijo o hija hace algo bueno, bríndele muchos elogios. Hágale saber que puede contar con usted cuando tenga problemas y proporciónele tanto disciplina como amor.

No lo abandone cuando cometa un error. Crecer y madurar no es fácil y los adolescentes inevitablemente se tropezarán en el camino, según indica Carmelita Gallo, directora de programas y desarrollo de productos de la YMCA en los Estados Unidos. "Los niños valoran el hecho de que un adulto no los abandone y siga luchando con ellos. Piensan: 'Me equivoqué y no sé por qué lo hice. ¿Puedo seguir contando contigo?'".

Establezca reglas y consecuencias. Incluso los niños muy pequeños deben saber cuáles son las reglas y qué pasa si no las cumplen. Es posible que un "receso" (*time-out*) baste para castigar a un chiquitín, pero quizá no funcione con un niño mayor; en el caso de este será mejor restringirle su tiempo de televisión o quitarle sus juguetes favoritos o privilegios. Una conducta realmente mala debe provocar consecuencias graves, afirma Hendrixson. Ella conoció a una familia que optó por sacar *todos* los muebles de la habitación de un hijo adolescente y lo obligó a ganárselos nuevamente, empezando por el privilegio de dormir en una cama. ¿Fue una medida exagerada? "No lo creo —indica Hendrixson—. Ustedes son los padres. Ustedes ponen las reglas".

Organice una red de mamás. En el caótico mundo actual no hay madre que esté enterada de todo lo que ocurre en el mundo de sus hijos, y mucho menos que sea capaz de supervisarlos cada minuto de cada día. Aprenda del mundo de su bisabuela, quien crió a sus hijos en un pueblo repleto de familiares cercanos y amistades. Cuando un niño se portaba mal o necesitaba atención, siempre había una "abuela" que interviniera. Intercambie números de teléfono con las mamás de los amigos de su hijo o hija. Trabajen en equipo para explorar las actividades que sus hijos adolescentes puedan realizar. Intercambien consejos y elaboren reglas juntas.

Mantenga los ojos bien abiertos. Averigüe qué hay en el cuarto de su hijo o hija, sobre las portadas de sus cuadernos y en su mochila. No tiene que andarlo esculcando, sólo manténgase alerta. En particular infórmese de las pandillas que hay en su barrio. Familiarícese con los pandilleros y sus señales, que pueden ser tan sencillas como una camiseta negra con cierto logotipo o una seña que hacen con las manos. "Tiene que estar increíblemente atenta —afirma DeSena—. Hay buitres allá afuera. Si usted deja que su hijo se les acerque demasiado, estará luchando por su alma".

Ayúdelo a desarrollar sus talentos. Todos los niños tienen algún talento. Encuentre el don especial de su hijo o hija y haga todo lo que esté en su poder para desarrollarlo. A Alva Luz le encantaba la gimnasia olímpica. Sus padres no tenían para pagarle una escuela especial, pero quizá pudieron haber encontrado un programa gratuito en la YMCA. A Javier le encantaba el fútbol, pero sus padres nunca fueron el día en que había que inscribirlo a los programas de deportes después de clases. Un artista naciente puede dedicarse a pintar en el Boys and Girls Club o bien ponerse a tatuar el símbolo de una pandilla en la muñeca de un amigo. Como madre usted necesita guiar esta decisión.

Imagine un mejor futuro para su hijo. Todos los niños tienen un sueño. ¿Qué niño de primer grado no quiere convertirse en bombero o cantante o jugador profesional de fútbol cuando crezca? Sin embargo, con demasiada frecuencia los padres se dejan abrumar por la difícil tarea de cubrir los gastos y se olvidan de compartir los sueños de sus hijos. No eche en saco roto el sueño de un niñito de convertirse en astronauta; en cambio, aliéntelo a obtener buenas notas en matemáticas y a presentar un proyecto para la feria de ciencias de la escuela. Lea el periódico casero de su hijita y dígale que podrá convertirse en una reportera de verdad si aprende a leer y escribir bien. Preséntele a las personas que crecieron en su barrio y que se han convertido en ejemplos a seguir: médicos, dueños de negocios, oficiales de la ley, miembros de las fuerzas armadas, que siguieron estudiando e hicieron realidad sus ambiciones.

No se quede en la negación. Si su hijo o hija viste la misma ropa que los miembros de alguna pandilla y exhibe sus señales, se anda cada vez con más secretos y usted sospecha que tal vez esté tomando drogas o involucrado en actividades criminales, hágales caso a sus corazonadas. Es probable que se haya integrado a una pandilla. "Se trata de un problema que no va a desaparecer solito. Usted tiene que enfrentarlo y conseguir ayuda", afirma la comisaria Sylvia Ramos del programa *STAR* (las siglas en inglés de "Éxito a través del conocimiento y la resistencia") que lleva a cabo el departamento del Alguacil de Policía del condado de Los Ángeles, California.

No se deje convencer con la explicación de la "protección". Algunas madres creen que a sus hijos no les queda otra alternativa que unirse a una pandilla, ya que su escuela está completamente dominada por facciones en guerra. "Esta pregunta me la hacen todo el tiempo y se trata de un mito —indica el sargento Valdemar—. Incluso en las peores escuelas y los peores barrios —como aquel en que crecí—, menos del 10 por ciento de los niños se involucran con una pandilla". Los pandilleros sólo obligan a los recién llegados a unírseles cuando han pasado tiempo con ellos, salido con chicas que pertenecen a la pandilla o buscado a la pandilla para que los proteja. Los chicos que evitan cualquier tipo de relación con los pandilleros nunca se verán obligados a unirse a ellos. Los dos expandilleros que entrevistamos para este libro admitieron que ellos mismos decidieron unirse a sus respectivas pandillas. Otros chicos que conocían tomaron la decisión contraria y supieron evitar la violencia y la angustia que ambos debieron enfrentaron durante su vida como pandilleros.

Cómo hallar la salida

De la misma forma en que no todos los chicos tienen que unirse a una pandilla, no todos los pandilleros tienen que permanecer dentro de estas agrupaciones. Algunas pandillas sí llegan a amenazar con consecuencias mortales a quien desea salirse, pero las latinas por lo general no cazan a quienes las abandonan, al contrario de otras pandillas, como los *Crips* y los *Bloods*, que llegan a matar a los renegados, según Hendrixson.

Si su hijo está en una pandilla, no pierda la esperanza.

Consiga ayuda. No es fácil ayudar a un hijo o hija a escaparse de la vida de pandillero. En primer lugar, usted tiene que encontrar la forma de motivarlo para que desee salirse. Luego deberá comprender la dinámica de la pandilla para entender cómo su hijo puede salirse sin ponerse en peligro y sin exponer a sus hermanos e incluso a usted misma. ¿A quién puede recurrir?

- **Programas antipandillas comunitarios.** La Fundación Bajito Onda, con sede en Dallas, Texas, y el Consejo por la Unidad, con sede en Brooklyn, Nueva York, son sólo dos de las muchas organi-

zaciones sin fines de lucro que se dedican a ayudar a los miembros
de las pandillas a salirse de estas y a encontrar otro tipo de vida mediante la paz, la capacitación laboral y el amor y el apoyo de sus
amigos. Por medio de estas organizaciones podrá conocer a expandilleros que le explicarán cómo le hicieron para dejar atrás sus
pandillas. Para averiguar los nombres de las organizaciones pare-
cidas que existan en su comunidad, llame a las representaciones de
United Way o del Boys and Girls Club de su localidad. Los
números de teléfono de ambos se encuentran en el directorio telefónico en las secciones de organizaciones de servicios comunitarios, organizaciones de servicios humanos u organizaciones para
jóvenes (en inglés, *Community Service Organizations*, *Human Service Organizations* y *Youth Organizations*, respectivamente).

- **Iglesias.** La iglesia católica romana y otras organizaciones religiosas
  se han involucrado mucho con la labor de impedir la formación de
  pandillas y también ayudan a los pandilleros a comenzar de nuevo.
  Cada arquidiócesis cuenta con su propio programa. Pida más información en su parroquia o llame a la oficina de vida familiar en
  su centro local de la Beneficencia Católica (Catholic Charities).

- **Escuelas.** Los consejeros (*guidance counselors*) de la escuela de su
  hijo o hija son un recurso excelente. Podrán ayudarle a trabajar con
  su hijo y decirle cómo ponerse en contacto con las asociaciones
  locales que ofrezcan apoyo y protección a las personas que quieren
  escaparse de las garras de alguna pandilla.

- **La policía.** Muchas veces las personas se muestran renuentes a
  ponerse en contacto con la policía, porque temen exponerse a sí
  mismos o a sus hijos a un arresto. Sin embargo, muchos departamentos de policía cuentan con oficiales preventivos que se dedican
  a procurar que los chicos no se metan en problemas, en lugar de
  mandarlos a la cárcel. Estos oficiales a veces trabajan en las escuelas,
  donde hablan con los jóvenes acerca de cómo evitar las drogas y las
  pandillas. Quizá le puedan dar algunos consejos por teléfono, sin
  necesidad de enterarse nunca ni de cómo se llama usted.

Considere mudarse. Cambiar de domicilio es una estrategia que sólo
tendrá éxito si su hijo o hija está desesperado por abandonar la vida de
pandillero. El impulso tiene que salir de él mismo. Si usted se cambia de

casa porque quiere obligarlo a dejar la pandilla, simplemente se unirá a otra o fundará una nueva, según advierte Enid Margolies, Ph.D., directora de educación, seguridad, desarrollo y apoyo para las escuelas públicas de la ciudad de Nueva York.

No obstante, si su hijo o hija tiene el deseo de comenzar una vida nueva, reubicarlo puede ayudarlo a restablecerse. Quizá tenga algún pariente en otra ciudad o fuera de los Estados Unidos, o tal vez toda la familia deba pensar en mudarse a otro sitio.

(*Nota:* Si no reconoce algún término en este capítulo, vea el glosario en la página 623).

Pesadillas y terrores nocturnos

Tips tranquilizantes para terminar con el terror

Un grito espeluznante la despierta a la mitad de la noche. Corre al dormitorio (recámara) de su hijo o hija para encontrarlo sentado en su cama, gritando. Tiene los ojos muy abiertos y llenos de terror. Le habla por su nombre, pero el pequeño la mira sin ver. Quizá empiece a soltar golpes o a quererse levantar de la cama. De repente el "hechizo" se rompe y se queda profundamente dormido.

"Muchos padres que presencian esto dicen que el niño se ve como si estuviera poseído —indica la Dra. Barbara Howard, profesora en la Universidad Duke de Durham, Carolina del Norte—. Sin embargo, hay una explicación perfectamente racional. El niño está experimentando un terror nocturno".

Si bien los terrores nocturnos parecen algo que pudiera requerir ayuda profesional, de hecho son normales y bastante comunes entre los niños. De acuerdo con los expertos se presentan durante la parte más profunda del ciclo del sueño, como una o dos horas después de que el niño se durmió.

"Normalmente se trata del punto en que el ciclo del sueño del niño pasa a una fase más ligera, en la que se dan los sueños —afirma el Dr. Ronald Dahl, profesor adjunto de Psiquiatría y Pediatría en la Universidad de Pittsburgh en Pensilvania—. Sin embargo, sobre todo si el niño está muy cansado, puede ocurrir una disociación. Una parte de su cerebro dice que es hora de pasar al sueño ligero, mientras que otra parte declara: 'No, todavía estoy cansado'. Por lo tanto, una parte de su cerebro continúa profundamente dormida, mientras otra entra a un estado muy cercano al despertar".

El niño que sufre un terror nocturno no está despierto, pero tampoco completamente dormido, según señala el Dr. Dahl. Y el "terror" del fenómeno en realidad sólo la va a afectar a usted —y al papá del pequeño, desde luego—. De acuerdo con el Dr. Dahl, el niño no está consciente ni le queda, al día siguiente, ningún recuerdo de haber interpretado esta escena digna de *El exorcista*.

Por el contrario, las pesadillas asustan mucho a los niños. "Una pesadilla es, en esencia, un sueño tan aterrador que despierta al niño —dice el Dr. Dahl—. De hecho es posible que el niño despierte pronto, se despabile totalmente y tenga problemas para volver a dormirse. Quizá esté un poco confundido, pero probablemente se mostrará lúcido. Hay más posibilidad de que una pesadilla ocurra avanzada la noche o temprano por la mañana, durante la segunda mitad del período de sueños".

Tanto las pesadillas como el terror nocturno tienden a seguir su curso y desaparecer con el tiempo. No obstante, la medicina de mamá cuenta con varias técnicas para que usted le facilite las cosas a su hijo o hija.

Terrores nocturnos

Contrólese. "Recuérdese a sí misma que si bien da miedo presenciar un terror nocturno, no representa una convulsión. No es una cosa terrible —opina el Dr. Dahl—. Los terrores nocturnos son muy comunes y normales, sobre todo en niños entre los tres y los cinco años de edad".

Permita que pase. Quizá le cueste trabajo quedarse viendo mientras su hijo grita. Sin embargo, en realidad no hay nada que usted pueda hacer para acabar con el terror, indica la Dra. Howard. "Pero puede asegurarse de que el niño esté a salvo cuando ocurra, sujetándolo en caso de

Sugerencias para los sonámbulos

Por lo general el sonambulismo, al igual que los terrores nocturnos, se presenta durante la transición del sueño muy profundo al ligero en el que aparecen los sueños, según indica el Dr. Ronald Dahl, profesor adjunto de Psiquiatría y Pediatría en la Universidad de Pittsburgh en Pensilvania.

"Es una transición muy difícil para los niños pequeños y con frecuencia hacen cosas extrañas, como caminar o hablar dormidos", señala el Dr. Dahl. Si su hijo o hija es sonámbulo, lo primero por lo que debe preocuparse es por garantizar su seguridad física. Los expertos le tienen varias recomendaciones.

Despierte al niño. "Con frecuencia puede despertar a un niño sonámbulo y llevarlo nuevamente a su cama", dice la Dra. Barbara Howard, profesora en la Universidad Duke de Durham, Carolina del Norte.

Aumente el tiempo de sueño. "El cansancio excesivo es un factor importante en el sonambulismo —señala el Dr. Dahl—. Al 99 por ciento de los niños que experimentan estos despertares parciales les va mejor una vez que incrementan su cantidad total de sueño".

Instale una reja. "Instale una reja portátil o plegable o bien una puerta de tela metálica para bloquear la puerta, de modo que el niño sonámbulo no pueda salir —sugiere la Dra. Howard—. Estas opciones son mejores que cerrar la puerta con llave; además, usted lo escuchará si se levanta". También debe colocar una reja en las escaleras, si las hay.

Cambie la cama. "Si su hijo duerme en una litera (cucheta), asegúrese de sacarlo de la de arriba", recomienda el Dr. Dahl.

necesidad. En ocasiones los niños se lastiman con los golpes que sueltan o al echarse a correr. Y es prácticamente imposible despertarlos".

Abstángase de hablar del asunto. "No le mencione el suceso a su hijo a la mañana siguiente —sugiere la Dra. Howard—. Tampoco deje que sus hermanos lo hagan. Los niños no recuerdan los terrores nocturnos. Sin embargo, si después se enteran de lo que hicieron es posible que se sientan molestos por haber perdido el control".

Practique la prevención. "Si su hijo experimenta terrores nocturnos con regularidad, pruebe despertarlo unos 30 minutos después de haberse dormido y luego deje que se vuelva a dormir —recomienda la Dra. Howard—. De esta forma el ciclo del sueño se rompe y se tiende a interrumpir el patrón de los terrores nocturnos".

Que los domine durmiendo. "Aumente la cantidad total de sueño del niño —propone el Dr. Dahl—. Si es relativamente pequeño, esto quizá implique permitir que vuelva a tomar siestas diariamente. En el caso de un niño mayor, trate de dejar que duerma más tarde por la mañana o acuéstelo un poco más temprano".

La razón de esto, explica el Dr. Dahl, es que entre más cansado esté un niño, más trabajo le costará pasar del sueño profundo al ligero. "El momento clásico para que surjan los terrores nocturnos es cuando los niños pequeños dejan de tomar sus siestas diarias —dice—. La primera vez que un niño permanece despierto por 12 horas o más, su sistema del sueño se ve expuesto a más presión que en toda su vida y duerme profundamente, más que nunca. Al finalizar este primer ciclo de sueño profundo es más probable que sufra un terror nocturno".

Protéjalo con pensamientos positivos. "Cuando los niños están preocupados, inquietos o tienen un poco más miedo que lo normal a la hora de dormirse, existe una mayor probabilidad de que tengan estos terrores nocturnos —indica el Dr. Dahl—. Pregúntele a su hijo si algo lo preocupa justo antes de que se duerma. A menudo un niño que se porta bien pero tiene un temperamento tímido e inhibido se habituará a quedarse acostado despierto, preocupándose.

"Ayudar al niño a establecer una rutina positiva a la hora de dormir puede revertir eso —opina el experto—. Haga que se concentre en pensamientos positivos acerca de las cosas buenas que le sucedieron ese día. Ayúdele a sentirse seguro. Así se reducen, aparentemente, los terrores nocturnos".

Mencione sus miedos en el día. "Ayude a su hijo a expresar sus preocupaciones y miedos durante el día en lugar de que los deje aflorar por la noche —sugiere el Dr. Dahl—. A un niño que padece terrores nocturnos a menudo lo preocupa un miedo pequeño y específico, pero irracional. En cuanto lo exprese y comprenda que no vale la pena preocuparse por ello, sus terrores nocturnos se irán".

Anule los apapachos. "Procure evitar la llamada 'ganancia secundaria', es decir, que el niño obtenga algún beneficio de sus terrores nocturnos —advierte la Dra. Howard—. Aunque no haya buscado el terror nocturno, si el niño despierta y ve a alguno de sus padres ahí, preocupado por él y brindándole mucha atención, puede parecer una recompensa. Esto podría reforzar y perpetuar el problema. Por eso es importante no mimar demasiado al niño y no despertarlo para darle algo de comer o beber, por ejemplo".

Puntos para las pesadillas

Alumbre el asunto. Si su hijo o hija despierta con una pesadilla y llega corriendo a su dormitorio (recámara), prepárese a escuchar para descubrir a qué le teme.

"La mayoría de los niños quieren sentir cerca a sus padres —dice el Dr. Dahl—. Algunos no necesitan mucho más que la afirmación de que todo está bien". No obstante, en ocasiones tal vez tenga que ir al dormitorio del niño, encender la luz y mostrarle que no hay nada. "El niño realmente necesita pasar más tiempo con usted hasta tranquilizarse", explica el Dr. Dahl.

Rompa las reglas de vez en cuando. Es posible que su hijo o hija quiera pasar el resto de la noche con usted en su cama, aunque normalmente no se le permita. "Está bien romper las reglas ocasionalmente si el niño está muy asustado —dice el Dr. Dahl—, aunque quizá tenga que cortar ese comportamiento de raíz antes de que se convierta en una mala costumbre. La mayoría de los niños regresan sin protestar a su propia cama a la noche siguiente si usted les recuerda la regla".

Proporciónele a un protector. Una linterna o un animal de peluche que lo "proteja" pueden ser muy reconfortantes para un niño atormentado por las pesadillas, opina la Dra. Sheila Ribordy, profesora de Psicología en la Universidad DePaul de Chicago, Illinois.

"Por un tiempo mi hijo dormía con una pequeña pistola en la cama
—comenta la Dra. Ribordy—. Para un niño es importante sentir que
controla sus pesadillas en cierta medida. Los niños necesitan sentir
que son personas poderosas para que las cosas no los atemoricen tanto".

Hablen de sus preocupaciones. "Si el niño tiene muchas pesadillas, quizá necesite ayudarlo a aliviar el estrés que acumula durante el día
—dice la Dra. Howard—. Actualmente los niños sufren un estrés
enorme. A menudo ven películas o programas de televisión muy violentos. A veces tienen que sufrir a un bravucón (abusador) en la escuela
o la guardería. O bien se les pide que aprendan a hacer del baño, traten
con un hermanito nuevo o cedan su dormitorio". Este tipo de estrés
puede provocar pesadillas, así que le servirá platicar con su hijo o hija
acerca de lo que sucedió durante el día, sugiere la Dra. Howard.

Trate de tranquilizarlo. "A la hora de acostarse, la experiencia de su
hijo debe ser de tranquilidad", indica la Dra. Howard. Recomienda incluir un cuento, una canción o animalitos que pueda abrazar.

Los niños que tienen pesadillas pueden desarrollar miedo a dormirse.
Una rutina que incluya libros o música puede ayudarlos. "Los casetes con
música o cuentos infantiles les dan algo en qué pensar en lugar del miedo
a las pesadillas que tal vez vayan a tener —explica la Dra. Ribordy—. A
menudo estas actividades los distraen lo suficiente como para ayudarlos
a dormirse con facilidad".

(*Nota:* Si no reconoce algún término en este capítulo, vea el glosario
en la página 623).

Rebeldía

Sugerencias para sobrellevar el alzado adolescente

Puertas cerradas de un portazo. Horas de llegada que no se cumplen y notas (calificaciones) cada vez peores. Emociones tan turbulentas y hostiles que usted no puede evitar preguntarse qué fue lo que este adolescente tan enojado hizo con el dulce y amoroso niño que usted creyó haber criado.

Bienvenida a la edad de la "punzada". Según lo han comprobado generaciones enteras de padres de familia, la rebeldía de la adolescencia es uno de los retos más difíciles que cualquier familia debe enfrentar. Algunos jóvenes viven la transición a la edad adulta más o menos sin problemas, pero otros parecen realizar un esfuerzo sobrehumano para complicarles la existencia a sus padres.

La rebeldía es tan común en la adolescencia, según afirma Michelle Wierson, Ph.D., profesora de Psicología en la Universidad Pomona de Claremont, California, que los psicólogos a menudo la resumen con esta frase: "Ocurre de vez en cuando en todas las familias, y en algunas siempre".

Rebeldía y riesgos

Los niños entran a la adolescencia con una gran fe en las actitudes y los valores de su familia. Al cabo de unos cuantos años prácticamente lo están desafiando todo y a todos. Esta etapa equivale más o menos a la difícil época que los niños pequeños pasan durante el segundo año de su vida (*"terrible twos"*, según se dice en inglés). Los adolescentes atraviesan una etapa en la que rechazan las reglas y expectativas de sus padres para así forjar su propia identidad. En el caso de las niñas, la edad de la rebeldía comienza alrededor de los 12 ó 13 años. Los niños entran a esta etapa un poco más tarde, por lo general alrededor de los 14 ó 15.

"Las personas deben esperar rebeldía por parte de los adolescentes

—dice la Dra. Wierson—. Tener una buena relación antes de la adolescencia no elimina la posibilidad de que surjan conflictos durante esta etapa. Por su parte, los conflictos no significan que algo ande mal con su relación".

La mayoría de los adolescentes logran vivir esta fase de rebeldía sin repercusiones graves (o al menos permanentes), más allá de unos cuantos accidentes automovilísticos menores y quizá uno que otro roce con la ley. No obstante, el riesgo de que la rebeldía los lleve por caminos peligrosos es real. De acuerdo con las encuestas realizadas por el gobierno de los Estados Unidos, alrededor del 50 por ciento de los jóvenes experimentan con el alcohol a esta edad. Alrededor del 11 por ciento habían tomado drogas ilegales durante el mes previo a la encuesta. Y del total de 15.3 millones de casos nuevos de enfermedades trasmitidas por vía sexual que se dan cada año, al menos el 25 por ciento se presentan en adolescentes.

Prepárese para lo peor

La mejor manera de lidiar con la rebeldía de los adolescentes es adelantándose a los problemas desde mucho antes de que comiencen y compartiendo sus inquietudes con su hijo o hija, según indica la Dra. Wierson. Cuando llegue la adolescencia, siéntese a hablar con él y juntos échenle un vistazo al futuro. Mencione sus inquietudes. "No me hace ninguna gracia saber que vamos a tener muchos pleitos en el futuro, pero estoy segura de que así será", puede usted decir, por ejemplo. Al poner las cartas sobre la mesa le estará ayudando al joven a comprender que lo toma en cuenta como individuo y que espera que ambos colaboren para resolver los problemas que se lleguen a presentar.

Hablar regularmente con su hijo o hija sobre los posibles problemas también ofrece otro beneficio. Los adolescentes tienen un hambre insaciable de autonomía e independencia. Al permitirles intervenir en el proceso de toma de decisiones, usted los hará sentirse responsables del resultado de dicha decisión. Es más difícil que se rebelen contra las reglas y expectativas que ellos mismos ayudaron a crear.

Por último, los padres de familia necesitan recordar que por muy alocados que sus adolescentes parezcan —con sus cortes de pelo estrafalarios, modo de vestir poco común y altibajos emocionales—, estos cambios casi siempre son temporales. Varios estudios de investigación han demostrado que la mayoría de los jóvenes revierten su curso una vez que la fase de rebeldía pierde fuerza, y empiezan a adoptar muchas de las actitudes que sus padres deseaban inculcarles desde el principio.

Pero el camino que debe recorrerse para llegar a este punto puede ser por demás frustrante, por supuesto. El reto que usted y desde luego también su marido enfrentan es evitar que los conflictos temporales se hagan tan grandes que se conviertan en un problema que dure toda la vida, ya sea porque las relaciones familiares hayan salido tan lastimadas que llegaron al punto del rompimiento o porque los adolescentes tomaron riesgos cada vez mayores y finalmente sufrieron un perjuicio grave.

Consejos "contrarrevolucionarios"

La medicina de mamá ofrece varias tácticas para ayudar a su hijo —y a usted misma— a superar esta difícil etapa.

Ignore lo insignificante. Incluso a la generación de padres de familia a quienes les tocó vivir su adolescencia en los años 60, cuando prácticamente todo estaba permitido, les puede costar trabajo quedarse de brazos cruzados cuando sus hijos se tiñen el cabello de verde o se visten con ropa más holgada que un paracaídas. No obstante, a menos que se trate de algo realmente inapropiado —como ponerse una "microminifalda" entalladísima para ir a misa—, no insista en que se ponga ropa de tal o cual estilo, sugiere la Dra. Wierson.

Parte importante de la adolescencia es el deseo de hacer lo que los demás chicos de esa edad están haciendo, según señala la Dra. Wierson. Y otra aspecto es hacer cosas que con toda seguridad les pondrán los pelos de punta a los papás. Si usted permite que su hijo o hija se rebele a través de cosas que en realidad no tienen mucha importancia, se debilitará su impulso a rebelarse de otras formas más dañinas.

"Los adolescentes necesitan sentir que cuentan con la opción de ser diferentes de sus padres —explica la Dra. Wierson—. Esto les da la sensación de que están tomando sus propias decisiones".

Que se sienta su presencia. Una razón por la que la rebeldía a veces se sale de control es que muchos padres simplemente no interactúan con sus hijos todo lo que podrían. Según el Departamento de Censos de los Estados Unidos, más de la cuarta parte de los niños radicados en los Estados Unidos viven con uno solo de sus padres. Los padres o madres solteros necesitan estar disponibles para sus hijos aunque estén lavando los trastes o leyendo el periódico, recomienda la Dra. Wierson.

Pero incluso en las familias donde la madre y el padre permanecen juntos, los adolescentes pasan gran parte del tiempo a solas. "Los adolescentes necesitan mucha supervisión —dice la Dra. Wierson—. Muchas cosas simplemente parecen suceder cuando se encuentran solos con sus amigos". Usted cuenta con varias opciones. Por ejemplo, puede ponerse a ver la televisión con su hijo o hija en lugar de permitir que se encierre en su cuarto. Otra posibilidad sería invitar a sus amigos a pasar la tarde en su casa en lugar de botarlos a todos. O algo incluso más sencillo: asómese al cuarto del adolescente de vez en cuando para hablar con él, o deténgalo en el pasillo para preguntarle cómo estuvo su día.

Hable del castigo antes de que se cometa el crimen. Independientemente de cuál haya sido la infracción —llegar muy tarde, irse de pinta (hacer novillos, comer jobos) o invitar a unos amigos cuando no debían hacerlo—, los adolescentes a menudo responden a las críticas con máximas universales como "no es justo" o "nunca me dijiste".

Así que dígaselo. Siéntense a la mesa a hablar de los diferentes problemas en los que los adolescentes suelen meterse. Luego establezca ciertos castigos. ¿Y si llega 30 minutos después de la hora fijada? Un día sin televisión. ¿Si no entrega la tarea? No puede salir el fin de semana.

"Usted le estará dando a su hijo un adelanto de lo que puede esperar", afirma la Dra. Wierson. Hablar de estos asuntos con él ayuda a neutralizar la frase célebre "no es justo". "Su hijo sabrá que si usted lo cacha eso es lo que va a pasar. De esta forma la responsabilidad recae en él", explica la Dra. Wierson.

Reúnase con otros padres de familia. Para los padres "primerizos", o sea, los que están lidiando con su primer adolescente, no siempre resulta obvio cuáles son las expectativas justas y los castigos apropiados. "Ayuda reunirse con otros padres de familia y comparar observaciones", indica la Dra. Wierson.

Que las reglas sean flexibles. Las reglas no se establecen una sola vez y punto. Una hora de llegada apropiada para un chico de 13 años puede ser demasiado estricta a los 14 ó 15. Usted y su marido tendrán que revisar las reglas de la familia constantemente e irlas haciendo menos estrictas conforme sus hijos maduren. . . o más estrictas, si no están cumpliendo con su parte.

Por otra parte, siempre habrá ocasiones en que las reglas deberán doblarse un poco, para permitir, por ejemplo, que su adolescente llegue un poco más tarde cuando vaya a asistir a un evento especial. Y usted podrá obtener beneficios adicionales si vincula el privilegio con una responsabilidad especial: "Sí, el sábado puedes llegar a medianoche, pero sólo si limpias la cocina antes de salir".

"Es más probable que los adolescentes se anden escondiendo o violen los límites si piensan que las reglas no cambiarán nunca o si sienten que

Cuando la rebeldía se sale de control

Nunca es fácil detectar el momento preciso en que la rebeldía normal de un adolescente empieza a cruzar la línea hacia algo más grave que requiere ayuda profesional. De acuerdo con Phyllis York, cofundadora del programa ToughLove para adolescentes con problemas, las señales de advertencia incluyen las siguientes:

- Pasar toda la noche fuera de casa

- Una caída repentina en las notas (calificaciones)

- Un círculo completamente nuevo de amistades

- Abuso verbal o físico

- Mentiras frecuentes

- Falta de motivación y flojera (vagancia)

- Señales de ingestión de alcohol o drogas

Cualquiera de estas señales significa que su hijo o hija quizá se esté metiendo en más problemas de los que usted pueda manejar por sí sola. Tal vez quiera consultar a un terapeuta familiar. O bien llame a ToughLove al teléfono (800) 333-1069, donde le indicarán qué sucursales hay cerca de usted en las que se habla español.

no disponen de ningún control sobre la posibilidad de ganarse un cambio", explica la Dra. Wierson.

Cuidadito con los ultimátums. Como madre una dice cualquier cantidad de cosas cuando se enoja. No obstante, en el caso del ultimátum el tiro casi siempre sale por la culata.

Si es la tercera vez seguida que su hijo llega tarde por la noche, por ejemplo, usted podría decirle: "Una vez más y no saldrás hasta agosto". Ahora cuenta con dos opciones: cumplirle el castigo —lo que significa, fundamentalmente, que *usted* no podrá salir hasta agosto— o retractarse, en cuyo caso su hijo aprenderá a no tomar en serio lo que usted dice.

Siempre es mejor tratar de anticiparse a los problemas y determinar los castigos cuando no esté enojada, afirma la Dra. Wierson. O al menos piénselo bien —como mil veces— antes de darle un ultimátum a su hijo o hija. No es buena idea amenazarlo con un castigo que usted misma no esté dispuesta a hacer cumplir.

Retírese cuando sea necesario. Es normal decir cosas que en realidad no se sienten. Si usted piensa que ha cometido un error y fue demasiado dura con su adolescente, no hay nada de malo en volver a sacar el tema.

Sin embargo, esto no significa doblar las manos si su hijo o hija está de odioso, agrega la Dra. Wierson. Aunque usted sienta que cometió un error, no es buena idea rendirse ante las amenazas, los caprichos o alguna otra conducta típica de un adolescente. "Lo que recomiendo es encontrar la manera de que el adolescente se gane un castigo menos severo", sugiere la Dra. Wierson.

Supongamos, por ejemplo, que usted le quitó el derecho a salir por un mes debido a alguna infracción. Dígale que lo estuvo pensando y que ha decidido reducir su "condena" por una semana, pero *sólo* si él hace algo por usted, como limpiar la sala por una semana o mantener ordenado su cuarto.

Dése tiempo para pensar. Los adolescentes tienen un don asombroso para hacer que sus padres monten en cólera. En lugar de reaccionar en ese mismo momento (y decir algo de lo que después pueda arrepentirse), indíquele a su hijo o hija: "Esto no está bien y tendremos que pensar un rato para decidir el castigo", sugiere la Dra. Wierson. Así tendrá tiempo para pensar su respuesta. Al mismo tiempo, el paréntesis hará que su adolescente se preocupe un poco, lo cual no es malo, en vista de las circunstancias.

Aléjese del conflicto. Cuando los adolescentes están de mal humor es posible que no entiendan razones. "Dentro de límites razonables, no hay nada de malo en que usted se aparte un poco y deje que su hijo ventile su enojo. Si usted lo confronta, probablemente hará que la situación empeore", dice la Dra. Wierson.

Sin embargo, no se quede ahí mirando mientras su hijo o hija se enfurruña, grita o empieza a hacer barbaridad y media. Si lo hace, el joven pensará que este comportamiento influyó en sus decisiones. En cambio, sálgase del cuarto. Mejor aún, sugiérale que se salga a caminar o que vea la tele un rato. "Los adolescentes a menudo saben qué es lo que necesitan para calmarse y sentirse un poco mejor", afirma la Dra. Wierson. Una vez que los dos se hayan calmado podrán volver a hablar del asunto y encontrarle una solución, asegura la experta.

(*Nota:* Si no reconoce algún término en este capítulo, vea el glosario en la página 623).

Resfriado

Tácticas que terminan con la tos y eliminan los estornudos

Algunos niños parecen estar a punto de soltarse con un resfriado casi todo el tiempo, lo cual no sorprende si tomamos en cuenta que existen unos 200 virus que lo pueden causar. Muchos de estos virus son muy resistentes. Sobreviven varias horas en las manos, la ropa, las superficies duras y el aire, así que su hijo o hija tiene múltiples oportunidades para recoger la infección en alguna parte. Por lo tanto, realmente no es raro que la mayoría de los niños sufran unos seis resfriados al año.

Para ninguna mamá resulta divertida la idea de tener que dedicar unos siete días al cuidado de un niño resfriado. Antes de que el res-

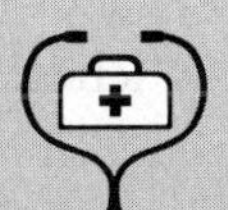

CUÁNDO CONSULTAR AL MÉDICO

Mientras su hijo no tenga fiebre y coma y duerma bien a pesar de su resfriado, no hay razón para que vea al médico, según indica la Dra. Flavia Marino, instructora clínica en Pediatría en el Centro Médico de la Universidad de Nueva York en la ciudad de Nueva York. "Sin embargo, si los síntomas empeoran, si una fiebre baja de 100°F a 101°F (38°C a 38.5°C) se mantiene por varios días o si la fiebre se dispara de pronto, ha llegado la hora de visitar al pediatra. Es posible que su hijo tenga una infección bacteriana, no un resfriado", dice la Dra. Marino.

Si el goteo nasal y la tos de su hijo o hija no han mejorado después de 10 días, tal vez tenga una infección de los senos nasales. "La sinusitis puede seguir al resfriado porque los senos se inflaman y no pueden despejarse adecuadamente", afirma el Dr. Michael Macknin, jefe de la sección de Pediatría General en la Fundación Clínica de Cleveland en Ohio.

Las infecciones de los senos nasales son particularmente comunes entre los niños en edad preescolar. "En el caso de un niño de menos de seis años que tiene goteo nasal con o sin tos durante 10 días y no ha mejorado, existe una probabilidad de casi el 90 por ciento de que tenga una infección de los senos nasales", opina el Dr. Macknin. Para los niños de 6 a 12 años, la probabilidad es del 70 por ciento. A diferencia del resfriado por virus, la infección de los senos nasales debe tratarse con antibióticos recetados por un médico, según agrega el Dr. Macknin.

friado común por fin se cura hay que lidiar con moquera, estornudos, una nariz tapada, tos, goteo nasal y una garganta irritada, quizá hasta con un poco de fiebre. Sin embargo, reconforta saber que estos síntomas rara vez resultan ser graves.

"La gran mayoría de los niños, incluso los bebés, lidian de lo más bien con el resfriado —indica el Dr. Michael Macknin, jefe de la sección de Pediatría General en la Fundación Clínica de Cleveland en Ohio—. Es un mal muy común que raras veces ocasiona problemas".

Sin embargo, no por eso debe usted dejar de hacerle caso al resfriado de su hijo o hija. Si bien no existe una cura para el virus del resfriado (los antibióticos sólo acaban con las infecciones bacterianas, como las que inflaman la garganta o producen una infección en el oído), la medicina de mamá cuenta con varias formas de brindarle alivio a su pequeño, pues los síntomas del resfriado no dejan de ser molestos. Además, es posible que usted pueda ayudar a su hijo a evitar algunos resfriados por completo. Los expertos le tienen las siguientes recomendaciones.

Amamántelo para aumentar su inmunidad. "Para evitar los resfriados en los bebés lo mejor posible, vale la pena amamantarlos —señala la Dra. Naomi Grobstein, una doctora familiar con consulta privada en Montclair, Nueva Jersey—. El amamantamiento puede brindarles protección adicional contra los virus del resfriado para los cuales la madre ya desarrolló inmunidad".

Elimine el moco excesivo en los bebés. Durante sus primeros meses de vida, a los bebés les cuesta más trabajo respirar por la boca que al resto de las personas, según comenta la Dra. Marino. "La obstrucción nasal causada por un resfriado puede dificultarle al bebé mamar o comer del biberón (mamadera, tetero, mamila) —afirma la experta—. Pero puede facilitarle la respiración a su bebé con ayuda de unas gotas salinas (de agua salada) y una pera (perilla, *rubber suction bulb*) de goma (hule)".

Usted puede comprar la solución salina ya hecha (se vende con nombres de marca como *Ayr Saline Nasal Mist* y *Ocean*) o prepararla en casa. Para ello sólo tiene que disolver ¼ cucharadita de sal en 1 taza de agua tibia. "Ponga unas gotas en la nariz de su hijo y espere unos instantes —dice la Dra. Marino—. Luego oprima la pera e inserte la punta cuidadosamente en una ventana de su nariz. Suelte la pera lentamente para succionar el moco". Después de retirar el moco con un pañuelo desechable, repita el procedimiento con la otra ventana de la nariz, indica la doctora. Una vez que haya terminado, no se le olvide esterilizar la pera con agua hirviendo.

Aguante al acetaminofén. "No necesita tratar una fiebre baja —dice la Dra. Grobstein—. La fiebre activa el sistema inmunitario y ayuda a combatir la infección". No obstante, si decide tratar la fiebre porque su hijo o hija se siente demasiado mal, use acetaminofén pediátrico, ya sea *Children's Tylenol* u otra marca, sugiere la experta. Revise las indicaciones del paquete para determinar la dosis correcta para su chamaco, de acuerdo con su edad y peso. Si es menor de dos años, consulte al médico. "Nunca debe darle aspirinas a su hijo cuando tenga un virus —agrega la Dra. Grobstein—, porque esto se ha relacionado con el síndrome de Reye, una enfermedad grave que afecta el cerebro y el hígado".

Alívielo con vaselina. "A muchos niños no les molesta el moqueo, excepto cuando tienen la piel alrededor de la nariz reseca y en carne viva por estarse sonando", afirma la Dra. Flavia Marino, instructora clínica en Pediatría en el Centro Médico de la Universidad de Nueva York en la ciudad de Nueva York. Para evitar estas molestias, recomienda untar un poco de vaselina (*petroleum jelly*) debajo de la nariz de su hijo o hija las veces que haga falta.

Dígale que se lave las manos. "Los virus del resfriado frecuentemente se trasmiten por contacto con las manos —dice el Dr. Macknin—. Así que el simple lavado de manos es la mejor forma de impedir que la enfermedad se trasmita". Asegúrese de que su pequeño use jabón al lavarse, señala el Dr. Macknin.

Cúrelo con calor líquido. Déle muchas bebidas o sopas calientes a su hijo o hija, sugiere la Dra. Grobstein. "Los líquidos calientes ayudan a aliviar la congestión y también pueden calmar una garganta irritada", afirma.

Que haga gárgaras. Otra manera de aliviar el dolor de garganta es que el niño haga gárgaras con agua tibia en la cual se haya disuelto un poco de sal, recomienda la Dra. Marino. Estas gárgaras se pueden repetir varias veces al día.

Tolere la tos diurna. "La tos es un mecanismo protector que mantiene las bacterias y los desechos fuera de los pulmones", explica la Dra. Marino. Durante el día no haga nada para evitarla. Sin embargo, si la tos no deja que su hijo o hija duerma por la noche, es posible que un inhibidor de tos vendido sin receta le ayude a dormir, opina la experta. "Pregúntele a su médico cuál es la dosis apropiada —sugiere la Dra. Marino— y pida una consulta si la tos se alarga por más que unos cuantos días o si persiste la fiebre".

Que se vaya a estudiar. "A menos que tenga fiebre o se sienta realmente mal, no hay razón para que su hijo se quede en casa o no asista a la escuela sólo porque tiene un resfriado", dice la Dra. Grobstein.

Descarte los descongestionantes y los antihistamínicos. No se ha probado que estos medicamentos contra los resfriados sean eficaces en niños menores de cinco años, afirma el Dr. Macknin. "Es posible que funcionen, pero la literatura científica de los últimos 40 años no incluye un solo artículo que apoye su uso", indica.

El Dr. Macknin reconoce que los descongestionantes posiblemente alivien algunos de los síntomas, por lo menos. Sin embargo, ambos tipos de remedio tienen efectos secundarios. "Los descongestionantes pueden volver hiperactivo al niño, y con los antihistamínicos le puede dar sueño —explica—. Además, en algunos casos los niños llegan a tener otras reacciones más raras o fuertes".

A final de cuentas, dice el Dr. Macknin, los medicamentos contra los resfriados no harán que la enfermedad termine más pronto. Por lo tanto, a menos que su hijo o hija se sienta muy mal, no los use.

Opciones herbarias

En las otras secciones de este libro, las cuales ofrecen consejos para tratar problemas de la salud que pueden afectar a los adultos de la familia, usted notará que las recomendaciones generales de salud incluyen recetas herbarias. En esta sección no lo hemos hecho así, porque queremos darle unas indicaciones especiales acerca de la administración de remedios herbarios a niños antes de presentar cualquier consejo al respecto.

Primero que nada, si bien algunos herbolarios opinan que los niños también pueden tomar hierbas medicinales, nosotras le aconsejamos que *no* le dé *ninguna* a su hijo o hija sin antes consultar a su pediatra. Los remedios que ofrecemos en esta sección están pensados para niños de por lo menos ocho años de edad. Si su hijo o hija ya no es un bebé pero aún no llega a esta edad, usted debe consultar a su pediatra antes de darle *cualquiera* de los siguientes remedios. La verdad es que se han realizado muy pocas investigaciones sobre el efecto de las hierbas medicinales en la salud de los niños. Por lo tanto usted tiene que ser muy cautelosa al utilizar estos remedios. Siempre aclare sus dudas con el pediatra y suspenda el uso de cualquier remedio herbario si nota una reacción negativa en su pequeño.

Una vez dicho esto, le ofrecemos las siguientes opciones herbarias de curación.

   La medicina de mamá para niños y adolescentes

Emplee equinacia. Desde Alaska hasta Australia, la equinacia (equiseto, *echinacea*) se ha convertido en la superestrella de los remedios contra el resfriado. "Casi todas las personas que viven en este país han oído hablar de la equinacia —indica Gill Stanard, un herbolario de Melbourne, Australia—. Ahora ocupa uno de los primeros lugares, junto con la vitamina C, en el arsenal al que las personas recurren cuando tienen un resfriado".

Si bien la equinacia no es un "curalotodo", según advierte Stanard, sí hace maravillas al echar el sistema inmunitario a andar cuando tenemos un resfriado. Los diversos principios activos que esta hierba contiene aumentan la producción de glóbulos blancos en el cuerpo, los encargados de atacar al virus del resfriado. La equinacia también activa a las células asesinas que destruyen las células infectadas por un virus. Utilice la equinacia desde el principio, es decir, a la primera señal de que su hijo se va a resfriar, porque no funciona bien cuando el resfriado ha llegado a su máxima expresión.

Mary Bove, N.D., una naturópata de Brattleboro, Vermont, recomienda usar de ½ a 1 cucharadita de tintura tres veces al día. La equinacia es una hierba inofensiva, pero en opinión de algunos herbolarios es posible que pierda su eficacia si se toma regularmente por más de unos cuantos días.

Para que la tintura de equinacia no le sepa tan feo a su hijo o hija, mézclela con un poco de jugo o agua. A veces puede causar una sensación de cosquilleo o entumecimiento en la lengua. No se preocupe, se trata de un efecto secundario común y completamente inofensivo.

(*Nota:* Una tintura o *tincture* es un líquido herbario muy concentrado. Se prepara al remojar las hojas de una hierba en alcohol o glicerina —lo cual extrae sus propiedades medicinales— durante al menos seis semanas. Las tinturas se venden en las tiendas de productos naturales en botellitas pequeñas provistas de goteros para administrar las dosis. Asegúrese de guardarlas siempre fuera del alcance de los niños).

Mejórelo con esta mezcla. Kathi Keville, una herbolaria de Nevada City, California, recomienda la siguiente mezcla de hierbas con propiedades antivirales. Ponga en una sartén ½ cucharadita de raíz de mahonia (*Oregon grape root*), ½ cucharadita de raíz de regaliz (orozuz, *licorice*), ½ cucharadita de raíz de equinacia y 2 tazas de agua. Deje que la mezcla hierva a fuego lento por dos minutos. Retírela del fuego y déjela en infusión por unos 20 minutos. Cuele las hierbas. Según Keville, la dosis que debe administrarle de este y el siguiente remedio que ella específicamente recomienda depende del peso de su hijo. A un niño de entre 16 y 35 libras se le puede dar ¼ taza o 4 cucharadas. A un niño de entre 66 y 80 libras se le puede dar ¾ taza. A un niño de entre 81 y 110 libras se le puede dar una taza. Puede mezclar este té con la misma cantidad de algún jugo, como manzana o uva, para mejorar su sabor. (*Nota:* Estas indicaciones de Keville sobre las dosis sólo se aplican a este remedio y al siguiente, no a los que recomienda la Dra. Bove).

Suminístrele salvia. Deje 1 cucharadita de hojas secas de salvia medicinal (*medicinal sage*) en infusión en 1 taza de agua por 15 minutos, recomienda Keville. Luego endulce el té —que es bastante amargo— con ¼ cucharadita de miel. Adminístrele la dosis según el peso de su hijo o hija usando las pautas del consejo anterior. Encontrará la salvia medicinal seca en la tienda de productos naturales.

Otra mezcla medicinal para mejorar. Un remedio popular muy antiguo contra el resfriado es tomar jarras y jarras de té de milenrama (real de oro, alcaina, alcanforina, *yarrow*). La fórmula clásica consiste en milenrama, flores de saúco americano (*American elder flowers*) y menta (hierbabuena, *mint*). La Dra. Bove recomienda un cuarto ingrediente, la nébeda (yerba de los gatos, hierba gatera, calamento, *catnip*), como un descongestionante que también promueve la relajación. "En esencia —indica— todas estas son hierbas diaforéticas, lo que significa que estimulan el sistema inmunitario al elevar la temperatura corporal". Elevar la temperatura corporal es uno de los mecanismos naturales con los que el cuerpo cuenta para defenderse de los invasores extraños, por lo cual estas hierbas ayudan a combatir el virus del resfriado. Hacen que el ambiente del cuerpo sea poco hospitalario para los microbios, porque las bacterias, los parásitos y los virus se reproducen con mayor lentitud a temperaturas altas.

Combine partes iguales de flores secas de saúco, flores secas de milenrama, hojas secas de menta y hojas secas de nébeda. (Una parte puede equivaler a ¼ taza, por ejemplo). Quizá quiera reducir la cantidad de nébeda un poco, ya que es amarga, agregando un poco más de menta para que el té tenga un mejor sabor, sugiere la Dra. Bove. Prepárelo dejando una cucharadita colmada (copeteada) de la mezcla en infusión en 8 onzas (240 ml) de agua en una cacerola tapada, entre 5 y 10 minutos. Endúlcelo con un poco de jugo de fruta o miel. Ofrézcale el té bien calientito a su hijo o hija por lo menos tres o cuatro veces al día desde el momento en que los primeros síntomas del resfriado se manifiesten.

Puede darle hasta una taza de té cada dos horas. Déle la última taza y báñelo con agua calientita por la noche antes de que se acueste, recomienda la Dra. Bove.

(*Nota:* Si no reconoce algún término en este capítulo, vea el glosario en la página 623).

Rivalidad entre hermanos

Cómo bajar las broncas al mínimo

Muy bien, sus hijos no se llevan exactamente como los Walton, aquella familia numerosa y feliz que vivía en una montaña en aquel programa de televisión de los años 70. De hecho, más bien se llevan como los Simpson. Es normal, ¿no?

No. Si bien está bastante difícil que una mamá —con o sin la ayuda del papá— logre que sus hijos reproduzcan los cálidos y efusivos sentimientos que unían a los hermanos Walton, en realidad usted puede hacer muchas cosas para evitar que sus hijos se declaren la guerra. "A través de sus acciones podrá mejorar fácilmente la interacción entre ellos", afirma el psicólogo infantil y familiar Barry Ginsberg, Ph.D., director ejecutivo del Centro para Mejores Relaciones en Doylestown, Pensilvania.

"No hay soluciones fáciles, pero es importante recordar que un poco de conflicto puede resultar constructivo, siempre y cuando no salga de control —dice el Dr. Ginsberg—. Las tensiones y las peleas se dan porque de esa forma negociamos un nivel nuevo y más estable en nuestras relaciones. No obstante, los niños tienden a ser un poco torpes para ello, por lo que requieren la ayuda de sus padres".

La medicina de mamá ofrece varias formas para ayudarlos. . . y mantener la paz en su hogar.

Establezca límites claros y bien definidos. Quizá no pueda evitar que sus hijos discutan, pero sí puede impedir que sus desacuerdos se conviertan en peleas a muerte, según afirma James Bozigar, un trabajador social del Centro para la Intervención Familiar en el Hospital Infantil de Pittsburgh, Pensilvania. "Deje muy claro que están prohibidos los golpes y las acciones que a menudo los provocan, como ponerles apodos desagradables a otros, burlarse de ellos o señalar sus debilidades personales —sugiere—. "Usted puede explicar: 'No tienes que amar a tu hermanita, ni siquiera tiene que caerte bien, pero sí tienes que dejar de golpearla'".

Realice una reunión familiar. Si pretende establecer nuevas reglas de comportamiento, será mejor que sus hijos intervengan en crear esas reglas, según señala Adele Faber, quien conduce talleres en todo el territorio de los Estados Unidos sobre las relaciones entre hermanos. La experta recomienda organizar una reunión (junta) familiar para ello.

"Abra la mesa a la discusión —recomienda la especialista—. Si un niño ayuda a diseñar una regla, querrá lograr que funcione. Pero si la regla se le impone desde arriba, existe una mayor probabilidad de que la quiera poner a prueba o retar".

Refuerce las nuevas reglas familiares. Si la regla dice "no golpear", la acción disciplinaria en caso de infracción debe ser un receso (*time-out*), según explica el Dr. Mark Roberts, profesor de Psicología en la Universidad Estatal de Idaho en Pocatello. En sus estudios, el Dr. Roberts y sus colegas trabajan en determinar qué técnicas son las más eficaces para detener las agresiones entre hermanos. "Imponer un receso definitivamente es lo que mejor funciona —afirma—. Cuando los niños empiecen a pelear, sus padres deben decirles: 'En esta casa no habrá golpes. *Tú* te sientas en esta silla y *tú* en aquella'. Las sillas deben estar contra la pared y a la vuelta de la esquina la una de la otra, para que los niños no se puedan ver entre sí. Espere de dos a cinco minutos y luego hable con ellos de su discusión. Probablemente se habrán calmado, así que será un buen momento para hablar de posibles opciones a las peleas".

Que aprendan a preferir las palabras. Los hermanos y hermanas que se pelean a menudo no saben compartir, tomar turnos, tener en cuenta los sentimientos de los demás ni negociar. De acuerdo con Faber, requerirán todas estas habilidades para establecer relaciones fuera de casa. "Por lo tanto, una regla especialmente útil es: 'Dilo con palabras, no con golpes'", opina la experta. Al usar palabras para expresar su ira, los hermanos darán el primer paso en el camino hacia unas relaciones marcadas por el respeto mutuo.

De acuerdo con Faber, "Escuché una historia linda de una madre que había probado este método. Me llamó y dijo: 'Hoy pasé por la habitación de los niños y vi a mi hijo mayor con los puños en alto, a punto de golpear a su hermana menor. Ella lo miró y le dijo: «Michael, dilo con palabras». Él se detuvo con los puños en el aire y pidió: «¡Sal de mi cuarto!». Ella contestó: «Ya me voy». Quedé muy contenta'. Le dije a esa madre: 'Eso *sí* que es un comportamiento civilizado'".

Olvídese de preguntar quién empezó. La respuesta usual a la pregunta de "¿Quién empezó?" suele ser doble y simultánea: "¡Él!" "¡Ella!". Pero usted no querrá ser jueza ni jurado, advierte Faber. "No podrá llegar al fondo del asunto, que sin duda será turbio. A menudo escuchará: 'Tuve que golpearlo porque vi que me iba a pegar a mí'". Será mejor decir algo como: "Vaya, ¡parecen estar muy enojados el uno con el otro!". Esta afirmación servirá para atenuar la ira y brindará la posibilidad de hablar de los verdaderos motivos de queja. "Muy bien, Adán, estás molesto porque quieres ver la tele. Y tú, Carlitos, estás molesto porque necesitas silencio para estudiar. ¿Qué se puede hacer en un caso así?"

Exprese las emociones de los niños. A muy pocos niños realmente les da gusto compartir el amor y la atención de sus padres con otra persona, aunque se trate de su hermano o hermana. Es normal que haya sentimientos negativos entre hermanos, según indica Faber. "Es importante permitir que esas emociones negativas salgan. Los sentimientos que se prohiben no desaparecen. Se ocultan y se expresan en sueños, pesadillas y dolores de cabeza o de estómago, o bien se manifiestan en golpes y pellizcos", señala la experta.

Faber sugiere que usted escuche los sentimientos de su hijo o hija y los exprese de una forma que tome en cuenta las emociones ambivalentes que el pequeño tiene acerca de un hermano o hermana, quien después de todo es tanto un intruso como un compañero de juegos. "En uno de mis talleres, un padre escuchó la larga lista de objeciones de su hijo contra su hermanita recién nacida. Entonces las expresó así: 'Me parece que una parte de ti quiere echarla para siempre, mientras que otra parte de ti a veces está contenta de tenerla'. De vez en cuando a lo largo de las siguientes semanas, el niño le dijo: 'Papi, cuéntame otra vez de mis dos sentimientos'. Pienso que ese niño está bien encaminado hacia la salud emocional", afirma Faber.

Tómese un tiempo con cada hijo. "Cuando llegue un nuevo hermano, reserve un tiempo especial que pueda dedicar totalmente al niño mayor —sugiere el Dr. Ginsberg—. No permita que nada les cambie esto. El niño mayor necesita estar seguro de que tendrá su tiempo especial a solas con su madre o su padre".

Acuda a la ayuda del mayor. Un hermano mayor sentirá que está participando más si usted le encarga algún trabajo sencillo, como ir por los pañales. "Así aumentará el sentido de la importancia y la responsabilidad del niño —afirma el Dr. Ginsberg—. Usted puede decirle: 'Ahora que estamos más ocupados con el nuevo bebé, y como tú eres el mayor, puedes hacer este trabajo para ayudarme en la casa'". Sólo asegúrese de que se trate de algo significativo; no lo invente sólo para que el niño se sienta mejor. "Eso es falso y los niños lo detectan fácilmente", indica el Dr. Ginsberg.

Piense en los patrones. A veces las peleas entre hermanos poseen un patrón, según dice el Dr. Ginsberg. "Una vez que detecte el patrón podrá evitar las peleas al estructurar, o sea, 'moldear' la situación por adelantado para lograr la mejor interacción posible", comenta.

"Por ejemplo, si sus hijos siempre pelean al llegar de la escuela, es muy posible que lo hagan para llamar su atención —indica el Dr. Ginsberg—. Han estado separados de usted todo el día. Si está ocupada en la cocina cuando llegan a casa, quizá sientan que es la única forma de acercarse a usted". ¿Y qué puede usted hacer? "Puede estructurar las cosas de otra forma y preparar la cena antes de que lleguen sus hijos, para ofrecerles *todo* su tiempo y atención —sugiere—. O inclúyalos en el proceso de preparación de la comida para que la tengan cerca".

Indíquele que es importante. "Los niños necesitan que se les vea y disfrute como individuos distintos —explica Faber—. Si usted le dijera a su marido: '¿A quién quieres más, a tu mamá o a mí?', y él contestara: 'Mi amor, las quiero a las dos por igual', se buscaría un gran problema. Pero si respondiera: 'Mi amor, no hay comparación. Mi mamá es mi mamá y tú eres mi adorada esposa', no correría ningún peligro".

El mismo principio funciona con los niños. Por ejemplo, si la pequeña Vannia le pregunta: "¿A quién quieres más?", usted puede contestar: "Cada uno de mis hijos es especial. Tú eres la única Vannia que tengo. Nadie más tiene tus pensamientos, tus sentimientos, tu sonrisa y tu forma de hacer las cosas. ¡Qué suerte tengo de que seas mi hija!".

Determine las diferencias entre los hermanos. Quizá parezca "justo" servirle el mismo número de panqueques (*hotcakes*) a cada niño por la mañana, pero este tratamiento "justo" no toma en cuenta que el apetito de cada niño puede ser diferente, según afirma Faber. "Si escucha: 'Oye, le diste tres panqueques a él y a mí sólo dos', responda diciendo: '¿Todavía tienes hambre? ¿Quieres todo un panqueque o sólo la mitad? ¿Uno completo? Muy bien, en un momento sale'. Lo que hizo fue cambiar el mensaje de 'Recibes lo mismo que tu hermano mayor' a 'Estoy atendiendo tus necesidades individuales'".

(*Nota:* Si no reconoce algún término en este capítulo, vea el glosario en la página 623).

Sexo

Cómo educarlo, orientarlo y cuidarlo

Cuando el escándalo de Mónica Lewinsky salió a la luz pública, los padres de familia a lo largo y ancho del país andaban desesperados por encontrarles respuesta a las preguntas que les hacían sus hijos sobre el amorío de la becaria con el presidente Clinton. La psicóloga Ana Nogales no quiso ocultarles nada a sus hijas, Gabriela, de 13 años de edad, y Natalie, de 10. Así que tuvo una charla franca con ellas. "Les dije que existen muchos niveles de sexo y que se trata de una forma en que los adultos se comunican con sus cuerpos en una relación muy íntima", recuerda la Dra. Nogales, fundadora del Grupo Psicológico Nogales en Los Ángeles, California, y autora de *Amor, intimidad y sexo: Una guía para la pareja latina*. Poco a poco fue abordando el hecho de que el sexo es placentero y que existen diversas formas de experimentar este placer. Cuando llegó al meollo del asunto, sus hijas soltaron una carcajada y exclamaron a coro: "¡Guácala!" (¡Fo!). La Dra. Nogales se rió junto con ellas.

Hablar de sexo con los hijos posiblemente sea la tarea que los padres más temen en lo que a la educación de los pequeños se refiere, pero todos los expertos están de acuerdo en que no se la deben de saltar. ¿De qué otra forma van a aprender los niños que los bebés no los trae la cigüeña? Las clases de educación sexual que dan en la escuela por lo general no les brindan muchos detalles, indica la Dra. Nogales. Y la información que obtienen de sus amistades o de los medios de comunicación populares suele ser bastante dudosa, en el mejor de los casos. Por lo tanto, si usted quiere asegurarse de que sus hijos tengan acceso a información precisa sobre el sexo, el trabajo de hablar sobre este tema con ellos le corresponderá a usted.

Algunos mitos comunes

A falta de información adecuada sobre el control natal, los adolescentes pueden convertirse en víctimas de los mitos populares sobre el embarazo. Advierta a su hijo o hija adolescente acerca de los siguientes mitos.

"No puede haber un embarazo si. . .

- el coito se realiza mientras la mujer está menstruando": es raro que las mujeres conciban mientras están menstruando, pero no es imposible, según señala el Dr. E. James Lieberman, profesor clínico de Psiquiatría en la Universidad George Washington de Washington, D. C.

- es la primera vez que la mujer tiene relaciones sexuales": esto sencillamente no es cierto. Las mujeres que no se protegen con algún método anticonceptivo pueden

Cómo hacerlo

Por supuesto que del dicho al hecho hay mucho trecho y es difícil saber por dónde empezar. Algunos expertos sugieren empezar la educación sexual de los hijos desde una edad muy temprana. Muy bien, pero ¿qué puede usted hacer si nunca ha mencionado el tema y lo va que abordar por primera vez con sus hijos adolescentes? "Comience por sus propios sentimientos y limitaciones —recomienda la Dra. Nogales—. Dígales: 'Siempre me dio demasiada vergüenza hablar con ustedes sobre el sexo, pero ahora quiero y estoy dispuesta a hacerlo'. Cuando hablamos de nuestras limitaciones, nuestros hijos lo agradecen y comprenden".

embarazarse —y efectivamente llegan a embarazarse— desde su primer encuentro sexual.

- la mujer aún no ha comenzado a menstruar": debido a que las mujeres son fértiles desde dos semanas antes de su primer período, pueden quedar embarazadas si tienen relaciones sexuales sin ningún método anticonceptivo.

- la mujer se pone a brincar después del sexo": esto no ofrece protección alguna.

- ninguno de los dos tiene un orgasmo": aunque sólo una pequeñísima cantidad de semen llegue a escaparse del pene, una vez dentro de la vagina los espermas pueden introducirse en el útero y fertilizar un óvulo.

- la mujer se hace un lavado vaginal con refresco (soda) inmediatamente después del coito": hacerse un lavado con refresco implica agitar una botella de alguna bebida carbonatada y permitir que el líquido salga disparado al interior de la vagina. Si bien es cierto que probablemente no haga daño, al igual que otros lavados vaginales no protegerá a nadie contra un embarazo.

Un buen punto de partida para su charla son los principios fundamentales, opina la Dra. Nogales. Cuando ella habló sobre el asunto de Mónica Lewinsky con sus hijas, no comenzó con los detalles sino con los principios básicos del asunto. Así que explíqueles, antes que nada, que el sexo es un acto íntimo entre dos personas que se aman.

Otros temas importantes que debe abordar desde el inicio de su charla son los valores y lo que usted espera de sus hijos. Los valores que usted decida mencionar son responsabilidad suya, desde luego, pero no se limite a afirmaciones universales que alaben la virginidad y se opongan a las relaciones premaritales, advierte la Dra. Nogales. "Enséñeles a respetarse a sí mismos y a respetar su cuerpo", recomienda. La responsabilidad es otro valor que debe tratar. Dígales a sus hijos que compartir su cuerpo debe ser una decisión responsable que sólo podrá tomarse cuando hayan compartido todos los demás aspectos de una relación, como ideales, filosofías y pensamientos.

El siguiente paso lógicamente es hablar de los fundamentos anatómicos. En vista de que usted tiene hijos, esta parte seguramente no le costará demasiado trabajo. Sin embargo, también tiene que hablar con sus hijos sobre otros asuntos más complicados, como la anticoncepción y las enfermedades. Posiblemente le haga falta informarse un poco más al respecto. Para ayudarle con esta parte vamos a tocar cada tema a continuación, explicándole primero por qué es tan importante hablar sobre el sexo con su hijo o hija. Aquí usted encontrará los fundamentos y podrá compartir la información precisa y práctica que nuestros expertos le han preparado.

Embarazo y anticoncepción

Lo primero que debe reconocer es lo obvio: el sexo entre adolescentes puede tener como consecuencia el embarazo y muchos adolescentes son sexualmente activos. A los 17 años de edad, más de la mitad de los adolescentes que viven en los Estados Unidos han tenido relaciones sexuales. Las mujeres suelen tener su primer encuentro sexual a los 16 años; y los hombres, a los 17.

En vista de estos datos, no sorprende que de todos los países desarrollados los Estados Unidos tengan el índice más alto de embarazos en adolescentes.

La mejor manera de evitar el embarazo —aparte de la abstinencia, por supuesto— es mediante la anticoncepción. Posiblemente usted tenga la impresión de que al mencionarles este tema a sus hijos los estará impulsando a tener relaciones sexuales, por lo que tal vez prefiera evitarlo. Sin embargo, estaría cometiendo un error, de acuerdo con expertos como Debra W. Haffner, presidenta y directora general del Consejo Estadounidense para la Educación y la Información Sexual ubicado en la ciudad de Nueva York. "Es importante que su hijo conozca sus valores en cuanto a las relaciones premaritales —admite—. Sin embargo, por si no piensa hacerle caso necesitará saber cómo evitar un embarazo y cómo proteger su vida".

Fundamentos anticonceptivos

Vamos a suponer que ya decidió hablar sobre el tema. Una de las primeras cosas que debe tener presente es que no todos los anticonceptivos que existen en el mercado se recomiendan para adolescentes. A los jóvenes de esta edad por lo general les va mejor con los métodos que les exijan menos cuidado, según afirma la Dra. Maura Quinlin, profesora de Obstetricia y Ginecología en la Universidad Emory de Atlanta, Georgia. Por razones de espacio hemos decidido no presentarle todos los métodos anticonceptivos que existen. En cambio nos hemos concentrado en los métodos de control natal que los adolescentes utilizan comúnmente, para que usted hable de ellos con sus hijos. Algunas clínicas de planeación familiar y departamentos de salud de los condados ofrecen estos métodos a un costo bajo o incluso de forma gratuita a las familias de bajos ingresos que tengan derecho a recibir esta prestación.

Condones masculinos

- Descripción: Una funda delgada, generalmente de látex, que se coloca sobre el pene durante el coito para evitar que los espermas entren a la vagina. Los condones se consiguen fácilmente en los supermercados y las farmacias. Cuando se usan correctamente, los condones de látex brindan protección contra las enfermedades de trasmisión sexual, por lo que deben usarse aunque se estén empleando otros métodos de control natal.

- Eficacia aproximada: el 86 por ciento. Son más eficaces cuando se usan junto con espermicidas.

Anticonceptivos orales

- Descripción: Estas píldoras contienen una combinación de estrógeno y progesterona y lo que hacen es suprimir la ovulación. Con una sola que se le olvide a la mujer tomar, la eficacia del método disminuye drásticamente. No obstante, la píldora anticonceptiva es el método más popular entre las adolescentes; además, ofrece otros beneficios, como el de regular la menstruación. Llega a tener efectos secundarios como náuseas, alteraciones menstruales, aumento de peso y —muy rara vez— presión arterial alta (hipertensión), coágulos sanguíneos y derrame cerebral. Sólo se vende con receta médica. Por lo común hace falta un examen pélvico, pero muchas clínicas no lo exigen de inmediato en el caso de las adolescentes jóvenes.

- Eficacia aproximada: más del 95 por ciento.

Depo-Provera

- Descripción: Este método no requiere de atención diaria, por lo que es uno de los más adecuados para adolescentes. Consiste en una inyección de progesterona que un profesional de la salud debe aplicar cada tres meses. Al principio las usuarias pueden experimentar irregularidad en su sangrado. Después de varios meses dejarán de menstruar por completo.

- Eficacia aproximada: más del 99 por ciento

Anticonceptivos de emergencia

- Descripción: Esta píldora anticonceptiva maneja una dosis alta y sólo debe tomarse en casos de emergencia, como cuando un condón se rompió o si por alguna razón no se utilizó otro método anticonceptivo, según explica la Dra. Quinlin. No afecta un embarazo ya existente; para poder evitar el embarazo debe tomarse antes de que transcurran 72 horas del encuentro sexual sin protección. Se toma en dos dosis y sólo puede comprarse con receta médica. A veces provoca náuseas y vómito. Las adolescentes pueden llamar a la línea telefónica de emergencia (888) NOT2LAT para localizar a un médico o una clínica que se la pueda proporcionar.

- Eficacia aproximada: el 75 por ciento

Las enfermedades de trasmisión sexual y sus hijos

Además del embarazo, otro de los grandes temas que debe abordar al hablar sobre el sexo con sus hijos son las enfermedades. En los Estados Unidos, unos 3 millones de adolescentes contraen enfermedades de trasmisión sexual cada año. Entre ellas figura el VIH o SIDA, que se ha convertido en la sexta causa de muerte en los jóvenes entre los 15 y los 24 años de edad.

Las enfermedades de trasmisión sexual pueden producir cáncer cervical, infertilidad e incluso la muerte. El Dr. David Celentano, profesor de Epidemiología en la Universidad Johns Hopkins de Baltimore, Maryland, recomienda que usted les informe a sus hijos adolescentes acerca de los peligros de las enfermedades de trasmisión sexual (o *STD* por sus siglas en ingles) más comunes en los jóvenes: la clamidia, el papilomavirus humano (*human papillomavirus* o *HPV* por sus siglas en inglés) y el virus de la inmunodeficiencia humana (VIH).

Clamidia. Se calcula que la clamidia infecta a 4 millones de personas cada año, principalmente a adolescentes y adultos jóvenes. Alrededor del 75 por ciento de estas personas presentan pocos síntomas o incluso ninguno. Si no se le da tratamiento, la clamidia puede resultar en la enfermedad pélvica inflamatoria en las mujeres y posiblemente causar dolor crónico o daño permanente a los órganos reproductores. Se puede tratar eficazmente con fármacos vendidos con receta.

HPV. Esta enfermedad puede causar verrugas genitales, pero a menudo no presenta síntomas visibles. En las mujeres puede conducir al desarrollo de cáncer cervical, el cual ocasiona 4,500 muertes al año. El HPV a menudo se cura solo, pero si llegara a evolucionar existen tratamientos quirúrgicos para erradicar las células afectadas.

VIH. La mayoría de las personas infectadas por el VIH, el cual causa el SIDA, tienen entre 25 y 40 años de edad. No obstante, los adolescentes también pueden infectarse. "Por lo general no sabemos cuándo se infectaron las personas —señala el Dr. Celentano—. Suponemos que la mayoría de las personas de 25 años de edad que tienen el VIH se infectaron durante su adolescencia". En general, los latinos presentan un riesgo casi cuatro veces mayor de contraer SIDA que los blancos norteamericanos.

Cómo protegerlo

Incúlquele la importancia del condón. ¿Cuál es el dato más importante que usted debe trasmitirle a su hijo o hija con respecto a la prevención de las STD? "Condones, condones, condones —indica el Dr. Celentano—. Los padres de familia necesitan enseñarles a sus hijos que tener relaciones sexuales implica realizar el coito con condón, siempre". Si usted les da esta lección a sus hijos, puede marcar una diferencia enorme. En un estudio que abarcó a 372 adolescentes sexualmente activos entre los 14 y los 17 años de edad, se encontró que aquellos que habían hablado de los condones con su madre antes de su primera experiencia sexual presentaban una probabilidad tres veces mayor de usarlos que aquellos con quienes no se había hablado del tema.

Sólo los condones de látex son eficaces para prevenir las STD. Los condones femeninos en general también se consideran seguros, por cierto, si bien se han estudiado poco.

Dígale que tenga cuidado con los llamados actos sexuales "seguros". Muchas personas creen que no se pueden infectar del VIH a través del sexo oral. Sin embargo, los resultados obtenidos por estudios recientes indican que esto no es verdad, según afirma el Dr. Celentano. Es posible que el sexo oral sea más seguro que el vaginal o el anal, pero no deja de presentar sus riesgos y los adolescentes deben evitarlo con una persona cuya historia sexual desconozcan.

Explíquele por qué debe evitar tener parejas múltiples. El riesgo de contraer una STD a menudo es mayor entre adolescentes porque tienden a cambiar de pareja sexual con mayor frecuencia. Hágales saber a sus hijos adolescentes que entre más parejas tengan, mayor será su probabilidad de contraer una enfermedad.

Medidas para mantenerlos en buen camino

Bueno, digamos que la gran charla (o charlas) ya es cosa del pasado. Pero seguramente estará consciente de que con hablar no basta. Tenga presente las siguientes estrategias para influir en que sus hijos no se involucren sexualmente a una edad temprana.

No los deje solos. "Pienso que la mayoría de las adolescentes se embarazan entre las tres y las cinco de la tarde", opina la Dra. Nogales. La experta les recomienda a las madres que trabajan que encuentren la manera de asegurar que sus hijos siempre cuenten con supervisión adecuada. Inscriba a su adolescente en alguno de los programas para después de clases que se ofrezcan en su sector escolar. Si no existen tales programas en su comunidad, júntese con otros padres de familia y pongan en práctica sus propios programas. Los padres de familia que trabajen medio tiempo o cambien de turno laboral pueden alternarse para supervisar las sesiones de tarea o clases de cocina después de que los hijos salgan de la escuela.

Establezca una hora de llegada. El horario para llegar a casa cumple con dos propósitos, según señala el Dr. E. James Lieberman, profesor clínico de Psiquiatría en la Universidad George Washington de Washington, D. C. Les enseña a los niños a ser responsables y limita el tiempo que por la noche pasen con sus amigos, el novio o la novia. Una buena regla práctica es comenzar con una hora relativamente temprana, digamos las 9:30 ó 10:00 P.M. "Si cumplen con este horario pueden ganar el derecho de llegar un poco más tarde —sugiere el Dr. Lieberman—. Atrasar la hora de llegada es una formar de recompensar el comportamiento responsable". A la inversa, adelante la hora de llegada cada vez que su adolescente llegue tarde a casa o se comporte de manera irresponsable.

Déles la bienvenida. Familiarícese con las amistades de su hijo. Invítelos a su casa o incluso salga con ellos de vez en cuando, recomienda el Dr. Lieberman. De esta forma usted tendrá una buena idea del tipo de influencia que ejercen sobre su hijo o hija. Sin embargo, debe tener cuidado: si usted le hace saber con toda franqueza a su hijo adolescente que no aprueba sus amistades le estará abriendo la puerta a la rebeldía. Si teme que alguna de sus amistades pudiera ser una mala influencia, háblele sobre la presión que los amigos ejercen a veces; sobre asuntos específicos de seguridad, como por ejemplo la importancia de siempre usar el cinturón de seguridad y de no tomar para manejar; así como sobre el alcohol, las drogas y el sexo.

Establezca algunas reglas de la casa. "No puedes meter a tu novio o novia a tu cuarto" es una buena regla, opina la Dra. Nogales. Déles espacio a los adolescentes para que pasen un tiempo a solas, indica, pero deje muy claro que un cuarto es un lugar privado y que la sala de estar o el patio trasero son lugares más apropiados. Otra buena regla: no permita que sus hijos tengan invitados si usted o su esposo no se encuentran en casa.

Sea firme pero no estricta. Los padres de familia que imponen un sinfín de reglas estrictas les están enviando un mensaje específico a sus hijos, que estos interpretarán de la siguiente forma, según explica la Dra. Nogales: "No sabes tomar tus propias decisiones, eres un tonto y lo único que harás al salir al mundo es tomar las decisiones incorrectas". Entonces ocurre, con demasiada frecuencia, que los jóvenes tomen este mensaje muy a pecho y efectivamente adopten decisiones poco inteligentes. Si un padre le prohibe a su hijo adolescente salir antes de los 16 años de edad, por ejemplo, el joven probablemente empiece a tener citas a escondidas y es posible que tome algunas decisiones equivocadas con respecto al sexo. "Necesitamos enseñarles a nuestros hijos a pensar por sí mismos", opina la Dra. Nogales.

(*Nota:* Si no reconoce algún término en este capítulo, vea el glosario en la página 623).

Sobrepeso

Apóyelo y ayúdelo a deshacerse de las libras de más

¿Qué haría si supiera que su hijo o hija tiene una enfermedad que le impedirá vivir una larga vida o que en el mejor de los casos lo hará padecer problemas cardíacos y respiratorios, diabetes y dolor de espalda? Desde luego haría lo que fuera para que se curara.

Lo que la gente ha tardado en reconocer es que en los Estados Unidos los jóvenes están sufriendo una epidemia oculta de una enfermedad con la que pasa precisamente eso: la "enfermedad" del sobrepeso. Un estudio de investigación realizado a nivel nacional demostró que uno de cada cinco niños entre los 6 y los 17 años de edad presenta sobrepeso o corre el riesgo de volverse obeso. La obesidad es un paso hacia la diabetes, la presión arterial alta (hipertensión), las enfermedades cardíacas, los trastornos del sueño y los problemas de los huesos y las articulaciones.

Además de las graves consecuencias físicas que tiene el estar pasado de peso, también puede acarrear sufrimiento emocional, según Hilda M.

Ramos, una trabajadora social que se ocupa de niños con sobrepeso en el Hospital Mt. Sinai de Chicago, Illinois.

"Los niños más chicos están ocupados pensando en otras cosas, pero conforme van creciendo se convierte en algo muy triste. Llegan a deprimirse muchísimo".

Pero, ¿qué es un peso "normal" y qué es el "sobrepeso"?

Esta pregunta es muy difícil de contestar y no todos los expertos están de acuerdo al respecto.

Además, muchos latinos opinan diferente en cuanto a lo que significa "tener sobrepeso". "En nuestra cultura, estar rellenito (de niño) se ve como algo bueno, como señal de prosperidad. Está bien. Es lindo", indica la trabajadora social Ramos. A los bebés chonchitos se les adora e incluso se les pone apodos cariñosos como "Gordo".

Por otra parte, comenta Ramos, las madres de muchas adolescentes latinas señalan con aprobación que sus hijas están llenitas, o sea, que están adquiriendo las curvas de una mujer adulta. También nos agrada ver que un hombre se haga más robusto conforme se acerca a la madurez. Sin embargo, hay una diferencia entre los efectos normales de la maduración y la obesidad; a veces, las normas culturales ocultan el sobrepeso hasta que el niño está gravemente excedido de peso.

A continuación le explicaremos algunas de las formas más comunes que permiten determinar si un niño tiene sobrepeso.

- Tablas de estaturas y peso. La mayoría de los pediatras llevan un registro del crecimiento de los niños con base en una tabla que toma en cuenta el desarrollo natural de un niño que está creciendo y permite compararlo con otros niños de la misma edad. Si su hijo o hija se encuentra en el 20 por ciento de la tabla en cuanto a su estatura, pero en el 95 por ciento en lo que se refiere a su peso, significa que de 100 niños 19 son más bajitos que él y 94 son más delgados. Si esta disparidad perdura, indica que el chamaco tiene sobrepeso.

- Índice de masa corporal (o *BMI* por sus siglas en inglés). Esta medida se está usando cada vez con mayor frecuencia para determinar si alguien tiene sobrepeso. Se basa en una fórmula que compara la estatura y el peso con el promedio nacional. A cada estatura corresponde un peso y, por lo tanto, un BMI específico. Aunque las personas tengan la misma estatura, van a pesar un poco más o un poco menos, por lo cual tendrán un BMI mayor o menor. Entre mayor sea el BMI, mayor es la probabilidad de que la persona tenga sobrepeso. Para calcular el BMI de su pequeño tendrá que hacer unas cuantas operaciones aritméticas. Primero multiplique el peso en libras de su hijo o hija por 705. Supongamos que pesa 100 libras. Multiplique 705 por 100, lo que da 70,500. Luego tiene que medir su estatura en pulgadas. Vamos a suponer que mide 52 pulgadas. Multiplique esta medida por sí misma (si su hijo mide 52 pulgadas, por ejemplo, multiplique 52 × 52). Obtendrá un resultado de 2,704. Luego divida el total del peso (70,500) entre el de la estatura (2,704), lo cual le dará 26. Este sería el BMI de su hijo. Ahora realice la operación con las cifras reales. Si el resultado que obtiene está entre 25 y 30, algunos médicos considerarían que su hijo tiene sobrepeso. (Si usted no es muy buena para las matemáticas, hay un sitio *web* que le calculará el BMI de su hijo automáticamente. Búsquelo bajo el encabezado "Sobrepeso" en la sección "Recursos de la salud" en la página 634).

- Medición del pliegue subcutáneo tricipital (*skinfold measurements*). Este método se utiliza principalmente en estudios de investigación. Emplea una herramienta que sirve para medir cuánta piel se puede pellizcar en áreas clave del cuerpo, como el brazo.

- Señales visibles de obesidad. A veces la apariencia física del chamaco basta para hacer el diagnóstico. La Dra. Gwendolyn Wright, una pediatra del Hospital Mt. Sinai en Chicago, Illinois, les dice a los padres que vean la panza de sus hijos. ¿Se ve gordita la parte alrededor del ombligo? "Si la respuesta es que sí, el niño está gordo", afirma la experta.

- Señales médicas de alarma. Los niños y adolescentes con sobrepeso a veces presentan elevados niveles de colesterol y una presión arterial alta, lo cual indica que corren riesgo de desarrollar enfermedades cardíacas. También es posible que ya tengan el tipo de diabetes que antes sólo se daba en adultos obesos. Otros problemas

   La medicina de mamá para niños y adolescentes

relacionados con el peso que pueden afectar a los niños es que se vuelvan patizambos o padezcan otras afecciones ortopédicas, o bien que desarrollen la apnea del sueño.

La verdad es que no existe un método definitivo para determinar si su hijo o hija tiene sobrepeso. El mejor consejo que podemos darle es que le haga caso a su médico, quien está preparado para evaluar las pruebas y le podrá aconsejar si su pequeño necesita dejar de aumentar de peso tan rápidamente o incluso perder unas cuantas libras o kilitos.

Cómo cuidar lo que comen

En cuanto se dé cuenta de que su chamaco tiene sobrepeso puede empezar a ayudarle. El primer paso es planear un nuevo menú, no sólo para el niño sino para toda la familia.

No lo apresure. Controlar el peso es un esfuerzo que se prolonga por toda la vida y se logra a través de pequeños cambios en la alimentación que se pueden ir adoptando poco a poco. "Las dietas de moda no funcionan", insiste la Dra. Wright. La pediatra recomienda llevar una alimentación saludable en lugar de ponerse a dieta, además de fijarse el objetivo de perder un máximo de ½ a 1 libra (0.22 a 0.45 kg) de peso por semana.

Levántelo con el pie derecho. No sirva carne a la hora del desayuno. En cambio convierta la avena, el pan integral tostado o un cereal no endulzado en el plato principal de la comida matutina. También incluya frutas jugosas ricas en vitaminas.

Que la cena sea un evento familiar. De acuerdo con un estudio realizado recientemente por la Facultad de Medicina de Harvard en Cambridge, Massachusetts, los adolescentes que cenan regularmente con su familia tienen hábitos alimenticios más sanos. Es más probable que diariamente obtengan nutrientes importantes, además de consumir un mayor número de raciones de frutas y verduras y menos azúcar y grasa.

Encárguese de empacarles el almuerzo. Cuando los preadolescentes y adolescentes se encargan de preparar su propio almuerzo es una carga menos para usted, desde luego, pero a esa edad no necesariamente cuentan con la madurez suficiente como para tomar decisiones inteligentes acerca de lo que van a meter a la bolsa. Vuelva a hacerse cargo de este trabajo y póngales un sándwich (emparedado) saludable hecho con pan integral, varias piezas de fruta, verduras picadas (como jícama y zanahorias) más agua o jugo 100 por ciento natural.

Apéguese al menú. "Los padres de familia deben encargarse de ofrecer alimentos saludables. Si sus hijos no se los comen, no importa. Pero no deben darles otra cosa a cambio", aconseja el Dr. William H. Dietz, Ph.D., un pediatra y director de la división de Nutrición y Fisioterapia en los Centros para el Control y la Prevención de las Enfermedades de Atlanta, Georgia. Con demasiada frecuencia los padres se preocupan porque sus hijos no comen lo suficiente al sentarse a la mesa, así que les permiten comer papitas fritas, churros u otros alimentos altos en grasa pero poco nutritivos.

Reine sobre el refri. "Hay que reconocer que los adolescentes lo quieren todo fácil —dice Ramos—. Cuando llegan a casa de la escuela, tienen hambre. Lo primero que vean al abrir el refri es lo que van a comer". A usted le corresponde controlar el refrigerador y llenarlo de lo que a usted le gustaría que sus hijos comieran (frutas y verduras frescas, refrescos/sodas de dieta, etc.), para que no salgan disparados a la tienda de comestibles más cercana a comprar esos apetecibles pastelillos o barras de confitura.

Déles agua. Es una lástima que no se lleven a cabo campañas publicitarias tan atractivas para que la gente tome agua como las hay para refrescos y jugos repletos de calorías pero poco nutritivos. Recuerde que los refrescos transparentes contienen la misma cantidad de azúcar que los de cola oscuros, a menos que sean de dieta. Mejor cámbieselos por ocho vasos de agua al día. Usted ahorrará dinero y a ellos les ahorrará una buena cantidad de calorías.

Hornee, no fría. No necesita expulsar las empanadas (pastelillos), los totopos (tostaditas, nachos) o los maduros de su cocina para siempre. . . ¡simplemente no los fría en grasa! En cambio unte una ligera capa de manteca de cerdo o aceite de oliva en la masa y hornéela, según sugiere el *chef* Steven Raichlen de Coconut Grove, Florida, autor de *Salud y sazón*.

Condimente sus frijoles. Los frijoles (habichuelas) son nutritivos y están llenos de fibra saludable. Sin embargo, a veces los latinos los preparamos con ingredientes altos en grasa, como aceite de oliva, y así anulamos los beneficios que nos pueden ofrecer para bajar de peso. Raichlen sugiere usar otros ingredientes, como 1 onza (28 g) de tocino canadiense en lugar del tocino normal, o bien que limite el aceite de oliva a una cucharada a la hora de preparar los moros y cristianos (frijoles negros con arroz blanco). El *chef* le agrega sabor a su receta con abundantes cantidades de cebolla, pimiento (ají, pimiento morrón) verde, cebollín (cebolla de cambray), vino blanco, vinagre de vino tinto, azúcar y otras especias, y termina creando un plato delicioso.

"Ensálselos". Las salsas de todo tipo, ricas en antioxidantes y rebosantes de sabor, son un alimento natural y saludable. Vierta salsa sobre las papas en lugar de servirlas con mantequilla y crema ácida. Ponga a nadar en salsa sus cortes de carne bajos en grasa (como *top round* o *tenderloin*) asados a la parrilla. Úsela como *dip* con totopos bajos en grasa hechos en casa, poniéndoles una capa ligera de aceite a las tortillas y horneándolas.

Olvídese de la manteca (¡al menos en parte!). La manteca de cerdo tiene un 25 por ciento menos de grasa saturada que la mantequilla y menos grasa en general que el aceite de oliva, así que no es tan mala para la salud como parece. No obstante, hay que combinarla en partes iguales con aceite de oliva y nunca usar más que una cucharadita por cada persona a quien se le vaya a servir, advierte Raichlen.

Aligere los ingredientes lácteos. Sírvales a sus adolescentes leche descremada o semidescremada al 1 por ciento en lugar de leche entera. Prepare sus recetas con *half and half* sin grasa en lugar de crema. Use crema ácida sin grasa en lugar de la versión normal atiborrada de grasa. (¡Nadie notará la diferencia!). En cuanto a la leche condensada y endulzada, opte por la descremada en lugar de la entera para preparar un flan sabrosísimo pero con menos calorías.

Páseles el pavo. Sirva carne de ave en lugar de otros cortes con mucha grasa. Puede servir salchichas de pavo en lugar de salchichas de puerco, por ejemplo, y usar pollo o pavo molido en lugar de carne molida de res. Sin embargo, lea las etiquetas con cuidado: a veces la pechuga de pavo molida tiene más grasa que la carne de res molida. Opte por el paquete con el menor contenido de grasa en total.

Recorte su pollo. La carne oscura de pollo así como el pellejo ocultan una gran cantidad de grasa. Prepare sus platos de pollo con pechuga sin piel. Y recorte toda la grasa visible antes de preparar el plato, de la misma forma que con la carne de res.

Motívelos para que se muevan

El ejercicio, al igual que una alimentación saludable, debe ser asunto de toda la familia. Piense en cómo mejorar la vida cotidiana de su familia con alguna actividad física, en lugar de que todos se queden sentadotes nada más. Las siguientes ideas están pensadas para encarrilarla.

Deje el carro en casa. El ejercicio puede llegar a formar parte de su vida diaria si lleva a sus hijos caminando a la escuela o se van caminando a la tienda de la esquina, costumbre que no beneficiará sólo a su hijo o hija con sobrepeso sino también a usted. Si sus hijos son adolescentes, no se convierta en su chofer de tiempo completo. Aliéntelos a ir caminando a la casa de un amigo, el centro comercial o la escuela. También puede ayudarlos a ahorrar dinero para comprarse una bicicleta.

Déle un buen ejemplo. Si usted dedica de 1 a 2 horas diarias a alguna actividad física (caminar, andar en bicicleta, trabajar en el jardín, jugar al aire libre con sus hijos), su pequeño seguirá su ejemplo.

Familiarícese con el botón de "apagado" de su televisor. De acuerdo con la Dra. Wright del Hospital Mt. Sinai en Chicago, se han hecho estudios que comprueban una correlación directa entre el peso de un niño y la cantidad de horas que pasa sentado frente al televisor. Al principio vaya reduciendo gradualmente el tiempo que sus hijos dedican a la televisión, hasta que logre reducirlo a 1 ó 2 horas diarias. Quizá sería buena idea hacer un trato con ellos: por cada hora de actividad física, como caminar, jugar baloncesto con sus amigos o patinar, podrán ver la tele por una hora.

Que aprovechen el verano. Aliente a su adolescente a buscar un empleo de verano en el que pueda estar activo, como consejero en un campamento, por ejemplo, o como empleado temporal de verano con el departamento local de parques y recreación. Adquirirá experiencia valiosa así como referencias para empleos futuros. Se divertirá más que si se pasara todo el verano detrás del mostrador de una tienda de helados. . . y enfrentará menos tentaciones.

Recurra a los programas de ejercicio de su comunidad. Durante el invierno écheles un vistazo a las actividades que se estén realizando en la YMCA o el Boys and Girls Club de su localidad. A menudo ofrecen natación, artes marciales, vóleibol, baloncesto y otras clases en un entorno seguro y supervisado. Además, no rechazan a nadie porque no pueda pagar.

Considere los deportes. Algunos niños disfrutan de programas deportivos después de clases, como los de la American Youth Soccer Organization (Organización Estadounidense de Fútbol Juvenil). Si a su hijo o hija le gustan los deportes de equipo, inscríbalo. Sin embargo, el

Dr. Dietz advierte que quizá no sea buena idea obligar a niños no muy motivados a involucrarse en deportes organizados, ya que los atletas de mayor talento no tardan en dominar el campo de juego mientras los demás terminan sentados en la banca.

Sugiérale salsa. . . o *swing*. Bailar *swing*, salsa y merengue es algo popular entre muchos adolescentes, les da la oportunidad de tener trato social con otros jóvenes de su edad y les permite divertirse sanamente. Vaya a ver qué clases ofrecen en la YMCA, el departamento de parques y recreación o la escuela. Muchas escuelas tienen clubes de danza que se reúnen después de clases.

Estrategias de apoyo

Muchos niños con sobrepeso tienen muy baja autoestima y a veces son el blanco de las bromas pesadas de sus compañeros. Lo peor de todo es que pueden empezar a pensar en sí mismos sólo en términos de su peso, olvidando por completo sus cualidades positivas. La trabajadora social Hilda Ramos ofrece los siguientes *tips* para que usted apoye a su hijo o hija adolescente con sobrepeso.

Tómelo en serio. No se muestre indiferente cuando exprese preocupación por su peso. "Escúchelo. Trate de comprenderlo", aconseja Ramos. Los padres latinos a menudo no comprenden por qué sus hijos adolescentes piensan que están pasados de peso. No obstante, si el médico está de acuerdo en que tiene sobrepeso, déle su apoyo y trate de ayudarlo a comer alimentos sanos y nutritivos y a hacer más ejercicio.

No lo premie con comida. Si su hijo o hija adolescente la hace sentirse orgullosa, dígaselo. Aparte un tiempo para pasar un rato especial con él, para ir de compras o salir juntos a caminar, por ejemplo. O recompénselo con privilegios adicionales.

Adáptese. Si su hijo o hija hace a un lado los tamales perfectos que usted preparó y prefiere una rebanada de pan integral y una ensalada, recuerde que lo que está rechazando es la comida, no a usted. Tenga presente que cuidar la salud de su hijo es lo más importante que una madre puede hacer.

Pida ayuda. Conforme vaya haciendo los cambios necesarios para que su familia gradualmente adquiera hábitos alimenticios más sanos, incluya a su adolescente en la planeación de las comidas, las idas al supermercado y la preparación de la comida. Sus esfuerzos le demostrarán a su hijo o hija el interés que usted tiene en ayudarlo a perder peso, y el tiempo que pasen juntos enriquecerá su relación. "Junte a la familia en la cocina —comenta Ramos—. Cuando todos estén ocupados haciendo algo, los niños se abrirán y empezarán a hablar".

(*Nota:* Si no reconoce algún término en este capítulo, vea el glosario en la página 623).

Soledad

Medidas para mejorar su vida social

Todos los días María, una niña de 12 años de edad, llega a casa de la escuela, se mete a su cuarto y se pone a ver la televisión o a entretenerse con juegos de video. Nunca llama a nadie por teléfono y sólo invita a sus amigas muy de vez en cuando. Es tímida y no le gustan los deportes. Cuando su madre le pregunta con quién se lleva en la escuela, se encoge de hombros y menciona uno o dos nombres. Pero su mamá ya está preocupada. Se pregunta: ¿mi hija se sentirá sola o simplemente prefiere estar sola?

Si su hijo o hija es como María, es posible que usted se haya hecho la misma pregunta muchas veces. La verdad es que algunos niños no sienten necesidad de tener mucho trato social. Por lo tanto, si su hijo actúa como María pero de ningún modo parece sentirse mal por ello, lo más probable es que no se sienta solo, según afirma Dorothy Lowery, una psicóloga escolar de Radnor, Pensilvania. "El niño o adolescente que se siente solo quiere estar con otros y se siente mal porque no es capaz de realizar esta conexión", explica Lowery.

Para averiguar cuál es el caso de su hijo o hija, póngase a pensar en cómo se ha portado siempre, sugiere Muriel Savikas, Ph.D., una psicóloga infantil con consulta privada en Manhattan Beach, California.

Un niño que siempre ha estado contento de llegar a casa y jugar de manera tranquila tal vez simplemente prefiera estar solo que con amigos. Pero usted debe tomar medidas para remediar la situación si esta preferencia por estar solo le aparece de repente, si parece retraído o se queja regularmente de malestares menores. "Una de las señales más importantes de que un niño tiene problemas es que se enferme físicamente de dolores de cabeza o del estómago o busque a la enfermera de la escuela con mucha frecuencia —indica la Dra. Savikas—. Así ocurre porque es más seguro para los niños tener un malestar físico que un problema emocional". En algunos casos será fácil reconocer el problema de la soledad. Por ejemplo, si usted se muda a otra ciudad o si su hijo cambia de escuela o tiene una desavenencia con sus amigos, evidentemente se sentirá solo. Sin embargo, también hay veces en que ocultan sus sentimientos de soledad. Sobre todo los adolescentes a menudo "hacen como si no pasara nada", según señala Cathleen A. Rea, Ph.D., una psicóloga clínica infantil con consulta privada en Newport News, Virginia.

Por lo tanto, es importante que usted esté atenta a las señales que pudieran indicarle que su hijo o hija se siente solo. Si empieza a mostrar cambios repentinos de humor o exhibe algunos de los síntomas de la depresión (vea "Depresión" en la página 164), quizá necesite ayuda para hacer amigos.

Aquí hemos recopilado algunas sugerencias de la medicina de mamá para ayudar a su hijo. En vista de que los niños muchas veces tienen necesidades diferentes de acuerdo con su edad, dividimos las sugerencias en tres categorías: las apropiadas para todos los niños, las específicas para niños más pequeños y las dirigidas a adolescentes.

Para todos los niños

Los niños de todas las edades pueden tener dificultades para hacer y conservar amigos. Algunos no tienen buenas habilidades sociales, como cuando son demasiado agresivos o muy tímidos, por ejemplo. Otros quizá necesiten encontrar más formas de conocer a otros niños. Cualquiera que sea el caso, las siguientes medidas le permitirán mejorar las habilidades sociales de su hijo o hija y ayudarlo a integrarse mejor. Ahora le diremos cómo.

Llévelo al doctor. Antes de asumir como verdad cualquier suposición sobre el bienestar emocional de su hijo retraído, hágale una cita con el

Depresión

n niño o adolescente que se siente solo y se está aislando posiblemente esté pasando por una depresión. Muchos adolescentes experimentan breves episodios de depresión que superan sin ningún tratamiento. No obstante, usted debe buscar ayuda profesional si la depresión interfiere con la capacidad de su hijo para funcionar. El problema es que puede resultar un poco difícil detectar una depresión en un niño o adolescente. En lugar de adoptar una actitud de tristeza, tienden a comportarse de una forma que usted podría malinterpretar fácilmente como "se está portando mal". Los siguientes indicios pueden significar que su hijo o hija está pasando por una depresión.

- A menudo se queja de un vago malestar físico, como dolor de estómago, dolor de cabeza o fatiga.

- Su desempeño escolar es deficiente o se ausenta de la escuela con frecuencia.

médico para un examen general, sugiere la Dra. Savikas. "Siempre que observe cambios de humor o en su comportamiento, lo primero que debe hacer es descartar cualquier causa física", dice la Dra. Savikas.

Obsérvelo mientras juega. "Cuando están tratando de entender por qué su hijo está tan solo, las madres necesitan aceptar el hecho de que a menudo existe una razón por la cual los demás no aceptan o no quieren a su hijo", afirma Lowery. Por lo tanto, el punto de partida es observar la forma en que su hijo pequeño o adolescente interactúa con los demás. Si todavía no entra a la escuela o está en la primaria, invite a otro niño a jugar a su casa. Entonces póngase a observarlos. ¿Su hijo se niega a compartir sus juguetes, constantemente da órdenes, se enoja o

- Ya no disfruta las cosas que antes consideraba divertidas y no muestra ningún interés en estar con amigos.

- Tiene arranques en que se pone a gritar, se irrita aparentemente sin motivo o empieza a llorar.

- Muestra una sensibilidad extrema al rechazo o al fracaso.

- Exhibe mayor irritabilidad, enojo u hostilidad.

- Está aburrido o anda bajo de energía todo el tiempo.

- Amenaza con irse de la casa.

- Ocurre una alteración importante en sus hábitos alimenticios o de sueño.

- Habla de suicidarse o se comporta de manera autodestructiva.

Si usted sospecha que su hijo o hija pudiera tener una depresión, pídale a su pediatra que le recomiende a un psiquiatra infantil o para adolescentes que le pueda hacer el diagnóstico. El tratamiento por lo general incluye terapia individual o familiar o medicamentos antidepresivos.

empieza a llorar cuando no puede salirse con la suya? Si la respuesta es que sí, llévelo a otro cuarto y háblele sobre su conducta para que entienda que su forma de portarse puede alejar a los demás y debe cambiar si quiere tener amigos, sugiere Lowery. Si su hijo ya es un adolescente, llévelo a un juego de fútbol o al centro comercial con un grupo de amigos y trate de escuchar cómo conversan. ¿Su hijo se burla de los demás o no le tiene consideración a la persona que está hablando? ¿Su hija es demasiado sarcástica? Si usted observa algún comportamiento que pudiera ser problemático, saque el tema a relucir más tarde. Puede decir, por ejemplo: "Noté que estabas haciendo esto y quizá a Joe no le agrade", recomienda Lowery.

Ayude a su hijo a tener expectativas realistas de los demás. ¿Su hijo o hija discute mucho con otros niños o se queja de que sus amigos siempre lo decepcionan? Es posible que espere demasiado de sus compañeros, opina Lowery. Trate de lograr que vea a sus amistades desde una perspectiva más realista. Pídale que le diga específicamente por qué puede confiar en sus amigos. Quizá uno de ellos llega puntualmente a todos lados, pero no es tan bueno para guardar un secreto. Explíquele que sus amigos no pueden ser buenos en todo. Si usted observa que siempre les exige demasiado a sus compañeros es posible que esté transfiriendo sus propias necesidades insatisfechas a sus amigos. Por lo tanto es muy importante que usted, su madre, se tome el tiempo para ser más cariñosa y esforzarse por satisfacer las necesidades de su hijo.

Inscríbalo en actividades extracurriculares. Los deportes de equipo, la banda de la escuela, las tropas de *scouts* y los grupos de jóvenes pueden brindarle a su hijo o hija la oportunidad de tratar a otros de su edad en un entorno supervisado. Procure ayudarle a encontrar algo que le guste, pero no se sorprenda si al principio se resiste. Los niños que se sienten solos a menudo no tienen mucha energía para buscar actividades por su propia cuenta. Ofrézcale muchas opciones, concentrándose en las que usted sabe que lo atraerán más, y permita que su hijo escoja una de ellas.

Conozca su estilo. Los niños se relacionan con grupos de dos formas distintas. Algunos prefieren entablar relaciones individuales e ir formando un grupo poco a poco. Otros se sienten más a gusto si se unen a un grupo y desarrollan amistades individuales a partir de ahí, explica la Dra. Savikas. Familiarícese con el estilo de su niño y trabaje a partir de ahí. Por ejemplo, no inscriba a su hija en las prácticas de *softball* si ella no conoce a nadie del equipo y no se relaciona bien con grupos. En cambio, anímela a inscribirse junto con una amiga. De manera semejante, si a su hijo le cuesta trabajo hacer amigos nuevos por su propia cuenta y se siente más seguro formando parte de un grupo, ayúdelo a involucrarse en actividades de grupo.

Limite las actividades aislantes. Los niños que pasan horas frente a la computadora, con los juegos de video o viendo la televisión corren peligro de aislarse socialmente. "Ver televisión no tiene nada de malo, siempre y cuando sea una actividad familiar, y los videojuegos tampoco son malos si son interactivos", indica la Dra. Savikas. Póngale límites a la cantidad de tiempo que sus hijos pasen haciendo estas cosas a solas, aconseja la psicóloga. Procure que sólo vean la televisión o jueguen en la computadora por más o menos una hora al día, y luego aliéntelos a participar en pasatiempos con un mayor contenido social.

Considere que sus propios compañeros lo aconsejen. Si su hijo o hija tiene muchas dificultades para encajar, puede solicitar a su escuela que lo incluyan en una clase donde los compañeros se aconsejen entre sí. Estos programas se ofrecen en muchos sectores escolares del país y permiten que los alumnos, bajo la guía y supervisión de un maestro, se den consejos entre sí. "Estas clases ayudan a los alumnos a explorar a qué se deben los problemas que están teniendo con las personas", dice la Dra. Savikas.

Déle su atención. "Existen muchas razones por las cuales los niños se sienten solos hoy en día, pero una de las principales es porque sus padres no están disponibles", afirma Byron Egeland, Ph.D., profesor de Desarrollo Infantil en la Universidad de Minnesota en Minneapolis. A las madres que trabajan o las madres solteras a menudo no les queda ni una pizca de energía para sus hijos al final del día. Si usted siente que este es un problema en su familia, ¿qué debe hacer? "Pase lo que pase, sus hijos deben ser lo más importante para usted —advierte el Dr. Egeland—. Los niños necesitan la atención y el cariño de sus padres y no hay manera de sustituirlos". De hecho, dice el Dr. Egeland, cuando son pequeños los niños necesitan mantener un contacto cercano con sus padres por diversas razones, entre ellas el desarrollo del autocontrol, lo cual resulta esencial ya que el comportamiento de los niños que no cuentan con autocontrol a menudo hace que los demás se alejen de ellos.

Para niños pequeños

Antes de entrar a la escuela así como en la primaria, los niños desarrollan habilidades sociales rudimentarias. Si no tienen amigos, puede ser porque son tímidos, porque siempre están dando órdenes o porque ahuyentan a sus compañeros por alguna otra razón. Usted puede ayudarles mucho con su guía. Y ahora le diremos cómo.

Sea su ejemplo a seguir. Un niño pequeño que no tiene las habilidades sociales necesarias para hacer amigos puede beneficiarse con el ejemplo que usted le ponga. Esfuércese de manera continua, aconseja la Dra. Savikas. Conozca a los padres de otros niños de la edad de su hijo o hija e invítelos a su casa. De esta forma su hijo no sólo verá cómo usted hace amigos, sino también tendrá con quien jugar.

Jueguen a "hacer de cuenta". Si su hijo pequeño suele alejar a sus amiguitos por no saber compartir o jugar bonito, ayude a mejorar sus habilidades sociales jugando con él a "hacer de cuenta". Juegue con su hijo a que haga de cuenta que está compartiendo, que toma turnos y que llega a acuerdos acerca de cómo jugar de manera que ambos estén contentos. Los niños tímidos que van en la primaria quizá necesiten ayuda para iniciar una conversación. Déle algunos *tips* y deje que practique hacerle algunas preguntas sobre usted, como si la estuviera conociendo por primera vez.

Trate el *ADD*. Los niños que sufren del trastorno de déficit de atención (o *ADD* por sus siglas en inglés) tienden a comportarse de forma impulsiva y a menudo les cuesta trabajo esperar su turno al jugar, con lo que pueden alejar a los demás niños, según indica Lowery. (Vea los síntomas del ADD en "Trastorno de déficit de atención e hiperactividad: las señales que hay que buscar" en la página 106). Si usted cree que su hijo o hija posiblemente tenga ADD, pídale al consejero estudiantil (*guidance counselor*) de la escuela que le recomiende a un profesional de la salud mental capaz de diagnosticar este trastorno y de sugerir algún tratamiento, ya sea que se base en estrategias conductuales o medicamentos.

Para adolescentes

Incluso un niño bien integrado en la escuela primaria puede empezar a sentirse solo en la secundaria (escuela media) o la preparatoria (secundaria). Puede haber diversas causas. Los niños incapaces de cumplir con las exigencias académicas de este nivel escolar a veces llegan a creer que son diferentes de sus compañeros, lo cual produce sentimientos de soledad, según indica la Dra. Rea. De hecho los adolescentes tienden a sentirse solos o rechazados cada vez que se perciben como diferentes. Como madre usted puede jugar un papel vital en ayudar a que sus hijos se mantengan conectados; es crucial que lo haga, porque los adolescentes que se apartan de todo o que se deprimen corren el riesgo de suicidarse (vea "Suicidio" en la página 170). Muchos adolescentes que se sienten solos también recurren a las drogas o el alcohol como "boleto de entrada para ser aceptados por un grupo", explica Lowery. A continuación le damos algunas sugerencias para que usted evite que la soledad de su adolescente se convierta en una tragedia.

Busque grupos de apoyo. Si su hijo o hija es homosexual, lo más probable es que sienta una gran distancia con respecto a los demás. Ayúdelo con su apoyo. Si le hace falta, búsquese a un consejero que le pueda ayudar y encuéntrele un grupo de apoyo. Por su parte, los niños superdotados muchas veces están tan alejados mentalmente de sus compañeros como estos de los niños con retraso mental. Si usted inscribe a su hijo superdotado en un programa para niños superdotados, es posible que su sensación de aislamiento disminuya, según afirma Lowery.

Encuéntrele un lugar donde sí encaje. "Algunos niños sienten que los apartan porque son diferentes —dice la Dra. Rea—. Encuentre cosas que le interesen". Si a su hija le gusta escribir, por ejemplo, hable con el consejero estudiantil de su escuela y pregúntele si su hija pudiera trabajar para el periódico de la escuela. Ahí conocerá a otros compañeros que comparten su interés y no se sentirá tan aislada. Algunos chicos también se pueden beneficiar de la camaradería que encuentran en un trabajo de medio tiempo, según Lowery. La psicóloga llegó a trabajar con un alumno superdotado al que le empezó a costar trabajo hacer amigos después de pasarse a una preparatoria nueva. Le gustaba andar en bicicleta, así que comenzó a trabajar en un taller de bicicletas y encontró una nueva forma de hacer amigos.

Salgan solos. Una vez a la semana haga algo sólo con su adolescente, recomienda la Dra. Rea. Llévelo a desayunar o vayan a jugar un partido de minigolf. "Aunque su adolescente actúe como si no quisiera que usted estuviera ahí, quédese de cualquier modo", sugiere. Si usted mantiene una buena conexión con su adolescente le resultará más fácil detectar los indicios de que se está sintiendo solo. Así podrá ayudarlo mejor a no apartarse de los demás.

Llévelo a clases de *karate*. Un adolescente que se siente solo y diferente de los demás y que no está seguro de sí mismo puede beneficiarse con una clase de defensa personal, de *karate* o *tae kwon do*, por ejemplo. Ahí obtendrá las habilidades que necesita para adquirir una mayor seguridad en sí mismo, dice la Dra. Rea.

Conviértase en la mamá de sus amigos. Supongamos que muchos de sus compañeros de escuela rechazan a su hijo, por lo que empieza a salir con un grupo de niños que a usted no le agradan. ¿Qué puede hacer? Si trata de prohibirle que salga con estos amigos, encontrará la forma de reunirse con ellos a sus espaldas. En cambio, la Dra. Rea sugiere que usted invite a sus amigos a su casa con mucha frecuencia, tanto que

Suicidio

El suicidio es la tercera causa de muerte entre los adolescentes radicados en los Estados Unidos. Se trata de un problema de salud muy importante entre adolescentes latinos, pues las estadísticas demuestran que corren un mayor riesgo de pensar en el suicidio y de planear suicidarse en comparación con otros grupos sociales. Si su hijo o hija se siente solo y está deprimido, podría estar en peligro. De acuerdo con el Instituto Nacional para la Salud Mental y la Academia Estadounidense de Psiquiatría Infantil y para Adolescentes, un niño que tiene impulsos suicidas exhibirá muchos de los síntomas relacionados con la depresión. También es posible que se vuelva violento y rebelde, que muestre un cambio importante en su personalidad, comience a usar drogas o alcohol o no tolere los

empiecen a considerarla como su segunda madre. De esta forma no sólo podrá supervisar sus actividades, sino que estará desarrollando una relación con ellos que en el caso ideal los podría beneficiar. "Todos son chicos en busca de un hogar y una familia. Empiece a ser como una segunda madre para ellos para compensar lo que no reciban en casa", sugiere la Dra. Rea.

Informe a los demás. Los dos chicos que provocaron la tragedia de la Escuela Preparatoria Columbine de Littleton, Colorado, en abril de 1999, sentían un gran enojo y se mantenían separados de los demás. Los jóvenes que se apartan y se aíslan a veces pierden contacto con la realidad, según explica la Dra. Rea. Es más, cuando un niño se siente solo por lo general también experimenta un enojo muy profundo y arraigado, lo cual crea las condiciones para que se vuelva violento. Si usted está preocupada porque siente que su hijo se está aislando de sus compañeros,

elogios. Su adolescento tal vez esté pensando en suicidarse si presenta cualquiera de los siguientes síntomas.

- Se queja de ser una mala persona.

- Dice cosas como "Nada importa" o "Ya no estaré por aquí mucho tiempo más".

- Repentinamente se le ve muy alegre después de haber pasado por un período depresivo.

- Tiene pensamientos extraños o alucinaciones, lo cual indicaría una psicosis.

La mayoría de las comunidades cuentan con redes de ayuda para casos de crisis que las 24 horas del día se mantienen a disposición de las personas en peligro de suicidarse. En la sección amarilla del directorio telefónico, busque los números locales donde se les ayuda a las personas que están pensando en suicidarse o pídale al consejero estudiantil (*guidance counselor*) de la escuela de su hijo o hija o bien a su médico que le recomiende a alguien que le pueda ayudar.

busque ayuda. Pídale al consejero estudiantil de la escuela o a su médico que le recomiende una oficina de salud mental donde puedan aconsejar a su adolescente. Pero no se quede en eso. "Hágales saber a muchas personas que su hijo está en problemas, para que puedan ayudarlo, cuidarlo y protegerlo de sí mismo", indica la Dra. Rea. Puede recurrir a sus familiares y amistades cercanas, a religiosos y a los maestros de su hijo para ayudarlo.

(*Nota:* Si no reconoce algún término en este capítulo, vea el glosario en la página 623).

Tartamudeo

Ayuda para problemas del habla

El estadista británico Winston Churchill era tartamudo, al igual que el científico Isaac Newton y el escritor W. Somerset Maugham. Lo son la cantante Carly Simon y los actores Bruce Willis y James Earl Jones. Si su hijo o hija tartamudea es posible que estos datos no le brinden mucho consuelo que digamos, pero sí le indican que se trata de un problema común. Además, si bien es cierto que el tartamudeo puede afectar la vida social, el desempeño escolar y la autoestima de su pequeño, las celebridades tartamudas que mencionamos demuestran que es posible vencer el problema y de hecho llegar muy lejos a pesar de él.

Hay muchas teorías acerca de por qué las personas tartamudean, pero ninguna es definitiva. Lo que sí está claro es que el tartamudeo —o la disfluencia, según los expertos le llaman— es un problema de la infancia. "El 90 por ciento de las personas que van a tartamudear lo comienzan a hacer a más tardar a los siete años", indica el Dr. Edward Conture, profesor de Patologías del Habla y del Lenguaje en la Universidad de Syracuse de Syracuse, Nueva York.

Afortunadamente muchos de los niños que empiezan a tartamudear en algún momento lo dejan de hacer gradualmente. La foniatría (logopedia) por lo general tiene bastante éxito, según afirma Barry Guitar, Ph.D., profesor de Ciencias y Trastornos de la Comunicación en el Centro Eleanor M. Luse para Trastornos de la Comunicación en la Universidad de Vermont en Burlington.

Sin embargo, hace falta intervenir de forma oportuna, señala el Dr. Guitar, que es tartamudo. "En la mayoría de los niños de menos de cinco años, el tratamiento les ayuda tanto que superan su problema o sólo presentan una disfluencia menor. Si el tartamudeo es fuerte, el tratamiento por lo general logra ayudar al niño a aprender a lidiar con él para que no interfiera con su comunicación".

Si bien el tartamudeo normalmente requiere ayuda profesional, usted —y su esposo, por supuesto— pueden hacer muchas cosas adicionales en casa para ayudar a su hijo o hija a superar este problema más o menos común. Los expertos le recomiendan las siguientes técnicas muy sencillas.

Simule al señor Rogers. El señor Rogers del programa de televisión *Mr. Rogers' Neighborhood* habla de forma lenta, pausada y clara. A muchos adultos les parece irritante la forma de hablar de este personaje, pero en realidad corresponde en gran medida a la capacidad infantil para procesar el lenguaje, opina el Dr. Guitar. "Por otra parte, si un niño escucha a un adulto hablar muy rápidamente, también lo tratará de hacer y es posible que empiece a perder coordinación", explica el Dr. Guitar.

Al disminuir la velocidad con la que habla, usted le estará demostrando a su hijo o hija una forma de hablar que será capaz de imitar, agrega el Dr. Conture. "También le brinda al niño el tiempo suficiente para generar su propio discurso con facilidad y sin tropiezos. Al principio, cuando vaya a conversar con su hijo, quizá sólo tenga que hacer esto por unos cinco minutos. Entonces probablemente pueda volver a una velocidad más típica de hablar, siempre y cuando no hable *demasiado* rápido".

Imponga pausas. No se precipite demasiado al responder a un comentario o pregunta de su hijo, sugiere el Dr. Conture. "Haga una pausa de uno o dos segundos antes de contestar", aconseja. De esta forma recalcará el ritmo lento y calmado de la conversación y le facilitará al niño tartamudo encargarse de su parte de la conversación.

Hable con él. Todo mundo anda ocupadísimo en estos días y no siempre va a ser posible que usted lo deje todo para conversar lenta y pausadamente. "Pero ayuda que un niño sepa que diariamente cuenta con un rato en el que su mamá o su papá lo escucharán. Aunque usted sólo pueda apartar cinco o diez minutos, compensarán el hecho de que su vida sea muy agitada y apurada", indica el Dr. Guitar.

Escúchelo hablar. Cuando usted aparte un tiempo para estar con su hijo, permítale dirigir la conversación, recomienda el Dr. Guitar. Un niño que esté pasando por un período difícil quizá no haya tenido la oportunidad de expresar muchos sentimientos y pensamientos, señala el experto. Esos momentos de tranquilidad con usted, en los que el niño esté a cargo, posiblemente le brinden la seguridad que requiere para expresarse. "Los resultados pueden ser milagrosos si usted crea un ambiente en el que el niño se sienta libre para hablar de sus sentimientos y en el que todos los sentimientos se consideren aceptables y normales".

Sálvelo con el salero. Un niño tartamudo a veces queda excluido de las animadas conversaciones en torno a la mesa de cenar. Una forma de facilitarle las cosas es dándoles una estructura especial a las conversaciones a la hora de comer, indica el Dr. Guitar. "Una familia usaba un salero que se pasaban alrededor de la mesa. A la persona que tenía el salero le tocaba el turno de hablar y nadie la podía interrumpir. Este tipo de estructura es buena para el tartamudo, porque no tiene la impresión de estar obligado a luchar siempre para intervenir".

Pruebe con un poco de paciencia. "Trate de no hablar cuando su hijo aún no haya terminado", dice el Dr. Conture. Es posible que a veces se sienta tentada a terminar las largas y laboriosas oraciones del niño, a completar sus pensamientos o a interrumpirlo por la urgencia de apresurar la conversación, pero deje que termine solo. De otra forma quizá sólo logre empeorar su tartamudeo.

Evalúe sus exigencias. Los niños que tartamudean necesitan saber que no tienen por qué ser perfectos, que pueden cometer errores sin que pase nada. Muchos de ellos se preocupan más por cómo hablan que por lo que dicen. "Se preocupan por ser perfectos al hablar, en lugar de hablar solamente —explica el Dr. Conture—. Pero los papás les pueden ayudar al no exigirles demasiado en todos los aspectos de su vida, como el orden de su habitación, la limpieza de sus uñas, sus tareas (deberes) escolares o sus labores domésticas. Déle un poco de espacio al niño —sugiere el Dr. Conture—, para que aprenda que puede cometer errores y equivocarse sin que el mundo se acabe".

Deje que se desarrolle naturalmente. Los padres que corrigen los errores del habla constantemente o que ponen mucho énfasis en la importancia de las habilidades verbales pueden empeorar el tartamudeo del niño. "Evite cualquier presión —dice el Dr. Guitar—. Los niños desarrollarán habilidades de lenguaje y habla por sí mismos con sólo oír conversar. No necesitan crecer en hogares donde se invierta mucho tiempo en el aprendizaje de vocabulario o los nombres de todos los dinosaurios".

Propóngale otras posibilidades al profesor. Es importante que el maestro de su hijo o hija sepa cómo manejar los problemas del habla. "Exponer un tema, ofrecerse para contestar en clase y leer en voz alta son cosas difíciles para un niño tartamudo. No le pida al maestro que dispense a su hijo de todas estas actividades —dice el Dr. Guitar—, pero

Los intentos fallidos pueden ser normales

Su hijo o hija de tres años no parece capaz de expresar una sola idea sin hacer un sinnúmero de intentos fallidos. Cada oración que pronuncia parece dar vueltas y vueltas mientras la corrige y la vuelve a corregir. De vez en cuando se tropieza con una palabra. ¿Será tartamudo?

Es muy posible que sólo esté experimentando el período normal de disfluencia por el que muchos niños atraviesan entre los 18 meses y los seis años, de acuerdo con Barry Guitar, Ph.D., profesor de Ciencias y Trastornos de la Comunicación en el Centro Eleanor M. Luse para Trastornos de la Comunicación en la Universidad de Vermont en Burlington. "Los niños con problemas normales de disfluencia repetirán palabras o sílabas una o dos veces, a-a-así", explica.

¿Y cuándo sí hay que preocuparse? "Empezamos a preocuparnos cuando los niños repiten alguna parte de las palabras más que una o dos veces —indica el doctor Guitar—. También existe cierto motivo de preocupación si un niño se atora en una palabra y esta simplemente no quiere salir, o si parece estar luchando y da muestras de tensión física al hablar".

Si sospecha que su hijo puede ser tartamudo, póngase en contacto con un patólogo del habla y el lenguaje especializado en el tartamudeo. Las siguientes dos asociaciones le podrán hacer recomendaciones en este sentido: American Speech, Language and Hearing Association, 10801 Rockville Pike, Rockville, MD 20852, y Stuttering Foundation of America, P.O. Box 11749, Memphis, TN 38111-0749.

abra los canales de comunicación para que el niño se sienta a gusto comentando el asunto con su maestro. Los niños que tartamudean tienen días buenos y días malos. Su hijo quizá quiera acordar con el maestro que sólo lo llame a contestar cuando alce la mano, para que sea posible aprovechar sus días buenos y perdonarle los malos".

(*Nota:* Si no reconoce algún término en este capítulo, vea el glosario en la página 623).

Trastornos alimenticios

Cómo ayudarla a superarlos

¿A qué mamá no le interesa que su niño coma bien? Pero con el tiempo la mayoría de los niños aprenden a comerse sus verduras y las mamás se concentran en otros aspectos de la crianza de sus hijos, como las tareas (deberes), las peleas entre hermanos y las actividades después de clases. No obstante, en algunas familias se da una batalla grave, realmente aterradora, cuando una hija desarrolla un trastorno alimenticio en la infancia tardía o la adolescencia.

De acuerdo con los expertos, 5 millones de personas radicadas en los Estados Unidos desarrollan un trastorno alimenticio todos los años, principalmente mujeres adolescentes y jóvenes adultas. Los hombres también desarrollan trastornos alimenticios, pero sólo en muy raras ocasiones. Los trastornos alimenticios son desconcertantes, frustrantes y pueden llegar a ser mortales. Incluyen varios tipos de problemas.

- Comer en exceso. En este caso, la adolescente come mucho más alimento del que la mayoría de la gente sería capaz de ingerir en un lapso breve de tiempo (dos horas, por decir algo), como por ejemplo toda una caja de galletitas (*cookies*) o 1 galón (3.8 litros) de helado, quizás después de no haber comido casi nada en todo el día. Además, no controla lo que come. No puede parar, aunque quisiera.

- Purgarse. Después de haber comido en exceso o incluso de haber ingerido una comida normal, la adolescente se provoca vómito, toma laxantes o diuréticos o se aplica enemas para deshacerse de las calorías de los alimentos que consumió.

- Ayuno. La adolescente pasa largos períodos sin comer o comiendo muy poco.

- Ejercicio excesivo. Corre varias horas todos los días o hace cientos de repeticiones de sus ejercicios de calistenia para tratar de quemar las calorías de los alimentos que comió.

- Patrones alimenticios inusuales. La niña restringe su alimentación de manera exagerada. Por ejemplo, todos los días desayuna una rebanada de pan tostado seco y almuerza un trozo de lechuga sin aliño (aderezo). O bien cuenta los 19 pedacitos de cereal seco que se va a comer o corta cada grano de arroz a la mitad.

- Imagen corporal distorsionada. El Dr. Bruce Arnow, profesor de Psiquiatría en la Universidad Stanford de Palo Alto, California, describe este problema de la siguiente forma: "Una niña o adolescente que se está poniendo muy, pero muy delgada, quizá se queje de que tiene el estómago abultado o los muslos demasiado gruesos. Aunque sus padres y su médico no estén de acuerdo, ella realmente se ve de esta forma, como si se estuviera contemplando en uno de esos espejos de los parques de diversiones que hacen a las personas delgadas como una varita o redondas como una bala de cañón".

Sin embargo, el Dr. Arnow agrega un punto importante: las niñas afectadas por un trastorno alimenticio no necesariamente están delgadas. De hecho alrededor de la mitad de las personas que tienen bulimia se encuentran dentro del margen del 10 por ciento de su peso corporal ideal, o sea, están un poco más delgadas de lo debido o un poquito pasadas de peso.

Los síntomas

Los trastornos alimenticios son enfermedades que los doctores diagnostican a través de síntomas específicos. En cualquiera de los siguientes casos es posible que su hija adolescente tenga un trastorno alimenticio.

- Está delgada y pesa un 15 por ciento menos del peso ideal para su edad y estatura, o incluso menos

- Se niega a aumentar de peso lo suficiente para quedar dentro del rango normal

- La aterra la idea de aumentar de peso o estar gorda

- Se percibe como gorda, aunque no lo esté

- Se evalúa a sí misma principalmente en términos de su figura y peso

- No admite la gravedad de estar tan delgada

- Se ha saltado períodos menstruales (a causa de una deficiencia hormonal por no comer suficiente comida nutritiva)

- Se obliga a vomitar o usa laxantes o diuréticos para bajar de peso

También es posible que presente síntomas físicos como fatiga, estreñimiento, caries dentales, resequedad de la piel y el cabello, caída de cabello, huesos frágiles, vello suave en la espalda o llagas en el dorso de la mano (por obligarse a vomitar).

¿Cuál de todos?

Si una persona exhibe síntomas como delgadez extrema (un 15 por ciento o más por debajo de su peso corporal ideal), tres períodos menstruales saltados, un miedo intenso a la gordura y una imagen corporal distorsionada, aun estando extremadamente delgada, es posible que esté sufriendo un trastorno alimenticio raro y extremadamente peligroso llamado anorexia nerviosa.

Si regularmente ingiere enormes cantidades de comida, que alterna con períodos de ayuno, vómito, laxantes o sesiones de ejercicio exageradamente intenso para quemar las calorías excedentes, el diagnóstico es bulimia.

Un tercer trastorno alimenticio, el trastorno de comer en exceso, incluye episodios regulares de comer grandes cantidades de comida, pero sin "purgarse" (vomitar, etc.). De todas formas la niña se sentirá mal y tendrá costumbres alimenticias extrañas. Es posible que coma muy rápido, hasta que esté "abotagada" y aunque no tenga hambre, que coma sola o que se sienta asqueada o culpable después de haber comido demasiado.

Muchas personas piensan que los trastornos alimenticios, especialmente la anorexia nerviosa, son enfermedades típicas de las adolescentes norteamericanas blancas de la clase alta. No obstante, el autor de un estudio publicado en 1999 por la *Journal of Adolescence* (Revista de la adolescencia) llegó a la conclusión de que entre más de 1000 niñas adolescentes radicadas en zonas urbanas es posible que las latinas formen el grupo con mayor riesgo de desarrollar un trastorno alimenticio. Otro estudio realizado en 1995-96 encontró que 1 de cada 10 niñas latinas de séptimo, noveno y undécimo grados a quienes se entrevistó en las escuelas de Connecticut se había obligado a vomitar o había usado pastillas para quitarse el hambre, laxantes o diuréticos durante la semana anterior a la entrevista, para bajar de peso. Más del 7 por ciento de los niños latinos reportaron el mismo comportamiento peligroso.

¿Por qué ocurre esto?

Los trastornos alimenticios surgen a partir de una mezcla compleja de factores, según explica la Dra. Sara Forman, instructora de Pediatría en la Facultad de Medicina de Harvard en Cambridge, Massachusetts. Las siguientes son algunas de sus causas.

- Biológicas. A veces estos problemas son hereditarios. Diversos estudios realizados con gemelos han demostrado que la herencia posiblemente influya en el desarrollo de un trastorno alimenticio. Asimismo, las personas que presentan trastornos alimenticios quizá tengan niveles más altos o más bajos de ciertos compuestos químicos del cerebro.

- Psicológicas. Los trastornos alimenticios son enfermedades de tipo psiquiátrico o psicológico. Las personas que los padecen son incapaces de pensar en la comida de forma normal mediante un simple ejercicio de "fuerza de voluntad", ni tampoco pueden recuperarse sin ayuda. Otros problemas mentales que las personas que padecen un trastorno alimenticio pueden presentar son: depresión, ansiedad o un trastorno obsesivo-compulsivo. Además, los trastornos alimenticios llegan a presentarse en personas con ciertos rasgos de personalidad. Por ejemplo, pueden ser muy sensibles o perfeccionistas.

- Sociales. Es más probable que una adolescente desarrolle un trastorno alimenticio si vive en una sociedad que pone mucho énfasis en la imagen corporal, sobre todo en la delgadez. Es posible que su familia valore mucho la apariencia física o la perfección, o quizá esté luchando con asuntos como un divorcio o conflictos familiares.

- Inseguridad por causa del desarrollo. En las adolescentes, los trastornos alimenticios casi siempre se presentan durante dos etapas críticas de su desarrollo: durante la pubertad, a los 13 ó 14 años, y de nuevo a los 17 ó 18 años, cuando las jóvenes deben enfrentar decisiones importantes como irse de su casa, conseguir un empleo o irse a estudiar a una universidad lejos de casa.

Mejoría con la medicina de mamá

Las familias pueden influir en la prevención de los trastornos alimenticios o bien ayudar a sacar el problema a la luz una vez que existe, buscar ayuda y apoyar a la adolescente durante el proceso de recuperación, que llega a ser muy largo. Usted puede ayudarle a su hija adolescente con las siguientes medidas prácticas.

Consiga ayuda de inmediato. Un trastorno alimenticio es una enfermedad grave que puede tener consecuencias mortales. Si usted cree que existe un problema —particularmente si piensa que se trata de anorexia— haga una cita con un médico de inmediato. No obstante, su hija y el resto de la familia también necesitarán la ayuda de un profesional de la salud mental, ya sea un psicólogo o un psiquiatra. Asimismo es posible que requieran la asesoría de trabajadores sociales y nutriólogos.

Se necesita mucho valor para enfrentar el hecho de que una hija ha desarrollado un trastorno alimenticio. A muchas familias este comportamiento destructivo les da vergüenza o pena. A menudo tratan de lidiar con el problema durante meses antes de buscar ayuda profesional, de acuerdo con la trabajadora social Gina Andrews-Duarte de Galveston, Texas, quien aconseja a personas con trastornos alimenticios y a sus familiares.

Andrews-Duarte recuerda a los familiares de una niña bulímica que estaban tan desesperados por controlar su obsesión por comer que acabaron por ponerle un candado al refrigerador. Sin embargo, al igual que en la mayoría de los casos los problemas de esta niña no se limitaban a su forma de comer, pues los trastornos alimenticios suelen ser sólo un síntoma de problemas emocionales mucho más complejos. No fue sino hasta que la niña volteó el refrigerador en un arranque de ira que la familia buscó ayuda.

La Dra. Forman subraya que las consecuencias de no conseguir ayuda desde el principio pueden ser tremendas. La anorexia nerviosa tiene consecuencias mortales hasta en 1 de cada 20 casos. Aunque se logre la recuperación, esta enfermedad puede dañar los huesos de forma permanente y conducir, con el tiempo, a la osteoporosis, una enfermedad que se caracteriza por la fragilidad de los huesos. Una anorexia nerviosa prolongada también puede perjudicar el corazón, el cerebro y otros órganos. La bulimia puede producir la pérdida de dientes y conducir a anormalidades en el ritmo cardíaco así como a problemas intestinales duraderos.

Únase a su terapia. "El mejor tratamiento que actualmente podemos ofrecerles a las adolescentes que sufren de anorexia nerviosa es que el trastorno se detecte lo antes posible y que toda la familia se involucre en el tratamiento", afirma el Dr. Arnow.

Esté dispuesta a cambiar. De acuerdo con la Dra. Forman, una paciente tiene la mayor probabilidad de recuperarse de un trastorno alimenticio cuando todos los miembros de su familia están dispuestos a examinar de qué forma sus actitudes o comportamientos pudieran haber contribuido —sin querer— al problema. En estas familias, el deseo de ayudar a la adolescente que está sufriendo evita que esta se ponga a la defensiva y modera su enojo.

Auméntele la autoestima. Adquiera el hábito de destacar las cualidades maravillosas de su hija adolescente que no tengan nada que ver con su cuerpo. Elogie su desempeño escolar o sus logros artísticos, deportivos o musicales.

No haga bromas pesadas. Muchas adolescentes están muy acomplejadas por su cuerpo. No permita que ningún miembro de la familia se burle de ella si está batallando con su peso o con los cambios propios de la pubertad. Es muy importante sobre todo hacerle saber a su hija que los cambios físicos que está viviendo, como el ensanchamiento de sus caderas, son una parte normal de hacerse mujer.

Gáneles a los medios de comunicación. Muchas niñas quieren lucir como las modelos, actrices de la televisión y cantantes populares extremadamente delgadas que aparecen en las revistas, las carteleras (anuncios espectaculares) y la televisión. Señáleles a sus hijas que morirse de hambre no es hermoso. Enséñeles a personas famosas muy atractivas que están en su peso normal.

Desaliente las dietas. "Las dietas 'inocentes' son el antecedente de gran parte de estos problemas", indica la Dra. Forman. Si usted, su hija u otro miembro de su familia está batallando con problemas de peso, foméntele hábitos alimenticios saludables y consistentes así como la costumbre de hacer ejercicio, en lugar de seguir una dieta que esté de moda o de restringir exageradamente lo que come.

Conserve la comunicación. Cuando usted conversa frecuentemente con su preadolescente o adolescente acerca de su escuela, amistades, ilusiones y desilusiones, le está dando el mensaje de que a usted le importa. Los trastornos alimenticios a veces surgen en hogares problemáticos o caóticos, según advierte Andrews-Duarte. Es posible que una niña esté tratando de controlar algún aspecto de su vida o necesite reconocimiento como ser humano completo.

No exija la perfección. Las personas que padecen un trastorno alimenticio tienden a ser demasiado autocríticas y todo el tiempo están tratando de alcanzar metas sencillamente inasequibles. Usted como madre puede ayudar a evitar esta actitud al admitir que cometió errores durante su propia adolescencia, según explica Andrews-Duarte, y también al recordarle a su hija que ni siquiera ahora usted es perfecta. Perdónele sus errores. Busque ayuda profesional para que todos los miembros de su familia puedan encontrar paz y comprensión durante este proceso vulnerable. Dígale a su hija que usted siempre la amará sin importar cuántos errores cometa.

Sobre todo, no pierda la esperanza. Más de la mitad de los casos de bulimia y anorexia se curan totalmente y en otro 30 por ciento se logra una recuperación parcial, de acuerdo con un informe publicado en la *New England Journal of Medicine* (Revista de medicina de Nueva Inglaterra), una publicación para médicos.

(*Nota:* Para sugerencias acerca de cómo bajar de peso saludablemente, vea los dos capítulos de "Sobrepeso" en las páginas 154 y 560. Para información sobre los recursos disponibles para conseguir ayuda con trastornos alimenticios y que se hable español, vea la página 635. Si no reconoce algún término en este capítulo, vea el glosario en la página 623).

Vómito

Astucia para asentarle el estómago

¿Se excedió en el pastel (bizcocho, torta, *cake*) y el helado en su fiesta de cumpleaños? ¿Le caería mal algún ingrediente de la pizza con salchichas? ¿O fue la tercera vuelta en el carrusel (caballitos)? Quizá usted siga sin saber qué ocasionó la colorida "devolución" de ese almuerzo infantil. Pero una cosa es segura: no quiere que le vuelva a suceder al chamaco.

Y por lo común no habrá repetición. "En la mayoría de los casos, el vómito se debe a la gastroenteritis —señala la Dra. Marjorie Hogan, una pediatra del Centro Médico del Condado Hennepin en Minneapolis, Minnesota—. Es decir, una infección viral en el tracto gastrointestinal, sin complicaciones y autolimitante". O sea, probablemente no se prolongue.

No obstante, si por alguna causa llegara a extenderse podría ocasionar deshidratación. "Vomitar unas cuantas veces por lo general no tiene mayor importancia —opina la Dra. Hogan—. Los niños suelen contar con suficientes reservas de líquidos. Si el vómito persiste, si va acompañado por diarrea o si el niño es un bebé es cuando hay que tener cuidado".

A los niños mayores se les facilita avisarle si se están muriendo de sed. "Con los bebés —advierte la Dra. Hogan— es difícil saber cuándo cruzaron ese límite. Por eso necesita ponerse en contacto con un médico de inmediato". (Vea "Cuándo consultar al médico" en la página 184).

Muchos niños necesitan que su mamá los tranquilice, ya que vomitar puede asustarlos. Y mientras lo calme pruebe algunas estrategias de la medicina de mamá para entonarle el estómago.

Déle un descanso a esa barriguita. "Lo primero que debe hacer es dejar de meterle cosas al estómago del niño. Déle un descanso", sugiere la Dra. Loraine Stern, profesora de Pediatría en la Universidad de California en Los Ángeles. Lo mismo vale en el caso de los bebés, ya sea que usted amamante al suyo o le dé biberón (mamadera, tetero,

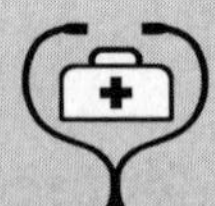

CUÁNDO CONSULTAR AL MÉDICO

Si su hijo o hija ha estado vomitando, necesita estar alerta ante los indicios de que empieza a deshidratarse. Si rechaza los líquidos, deja de orinar, llora sin lágrimas, tiene secas las mucosas o parece estar aletargado, apático, somnoliento o aturdido, quizá tenga que llevarlo al hospital para que los líquidos se le administren por vía intravenosa o bien para que se le recete un programa especial de rehidratación oral, advierte la Dra. Marjorie Hogan, una pediatra del Centro Médico del Condado Hennepin en Minneapolis, Minnesota. Como sea, háblele por teléfono al médico si su pequeño sigue vomitando después de dos o tres días, ya que así se incrementa la posibilidad de que se deshidrate.

También debe mantenerse atenta a los síntomas de enfermedades o lesiones más graves, como por ejemplo:

- Vómito violento en un bebé, sobre todo si tiene menos de cuatro meses de edad. Este vómito expulsado con fuerza puede ser síntoma de la estenosis pilórica, una obstrucción a la salida del estómago que evita que pase la comida.

- Vómito acompañado por fiebre. Puede ser síntoma de meningitis, una infección intestinal o alguna otra afección grave.

- Entre los episodios de vómito, el estómago del niño se siente duro e hinchado. Esta condición puede indicar una

mamila), agrega la Dra. Stern. "Sólo sáltese una comida hasta que su estómago parezca estabilizarse". En vez de darle de comer, déle de tomar frecuentemente pequeños sorbos de líquidos de rehidratación oral, como *Pedialyte*. Pídale estas bebidas al encargado de su farmacia.

obstrucción intestinal o estomacal, la cual podría causar problemas mortales. Por lo tanto, es imprescindible que usted lo lleve de inmediato a la sala de urgencias.

- Vómito después de haberse recuperado de una infección viral. Pudiera tratarse de un síntoma del síndrome de Reye, una inflamación del cerebro y el hígado que puede ser mortal.

- Vómito después de haberse lastimado la cabeza. Puede ser señal de una conmoción o tal vez de una hemorragia cerebral.

- Vómito repetido de líquido amarillo o verde (bilis). A veces esto significa que hay una obstrucción en el estómago.

- Vómito parecido a posos (asientos) de café. Generalmente significa que hay sangre en el estómago, indicio de una hemorragia interna.

- Vómito después de un accidente que involucró el estómago, particularmente una lesión con el manubrio (timón) de la bicicleta. Debe llamar al médico aunque el vómito se presente una o dos semanas después del incidente, comenta la Dra. Loraine Stern, profesora de Pediatría en la Universidad de California en Los Ángeles. Esta clase de vómito puede ser señal de una contusión en los intestinos.

Fundamentalmente consisten en azúcar, sal y algunos otros nutrientes y se consiguen en la mayoría de las farmacias.

Tranquilícelo. "Vomitar puede asustar mucho a un niño —señala la Dra. Hogan—. Asegúrele que va a estar bien". Es posible que un niño

¿Por qué vomitan los bebés?

Si usted se acaba de estrenar como mamá, ya se habrá fijado en un curioso detalle de su bebito de cara angelical: vomita.

Muchos bebés presentan lo que se llama reflujo gastroesofágico, según indica la Dra. Marjorie Hogan, una pediatra del Centro Médico del Condado Hennepin en Minneapolis, Minnesota. Es decir, el esfínter en la base del esófago aún no trabaja muy bien, por lo que la leche materna o la fórmula se regresan para producir esa marca que inconfundiblemente identifica a una nueva mamá: la mancha en el hombro.

Hay varias maneras de reducir este vómito al mínimo.

Manéjelo con cuidado. No agite al bebé mientras lo alimenta o cuando acaba de comer. No lo suba automáticamente y con demasiada rapidez a su hombro para palmearle la espalda y hacerlo eructar, según advierte la Dra. Loraine Stern, profesora de Pediatría en la Universidad de California en Los Ángeles.

Comuníquese con su bebé. "Manténgase muy atenta a las indicaciones que su bebé le da en cuanto a su alimentación —recomienda la Dra. Hogan—. Déle de comer al ritmo que su bebé le marque, deje de hacerlo cuando parezca que quiere parar y déle un descanso cuando lo desee. No insista en alimentarlo cuando ya esté satisfecho".

Cuando tenga dudas, llame al médico. "En los bebés que vomitan mucho a veces se introduce líquido a sus pulmones, lo que puede ocasionar una enfermedad pulmonar —indica la Dra. Hogan—. Su médico también podrá decirle si su bebé se está desarrollando bien o si el vómito se debe a una estenosis pilórica (vea "Cuándo consultar al médico" en la página 184). Si el bebé vomita mucho, no lo atienda en casa. Llévelo al médico de inmediato".

 La medicina de mamá para niños y adolescentes

pequeño le pida que lo abrace y se quede con él un rato. A los mayores los reconforta que los arropen en la cama hasta que se sientan mejor.

Agregue alimentos poco a poco. Espere a que su hijo o hija le indique que quiere comer. Empiece con líquidos transparentes, recomienda la Dra. Stern. Su principal objetivo es evitar la deshidratación. Muchos niños no aguantan el agua después de haber vomitado, pero están dispuestos a chupar pedacitos de hielo o incluso una toallita mojada con agua fría. Ofrézcale jugos (a menos que también tenga diarrea), paletas heladas, líquidos para la rehidratación oral y gelatina, sugiere la Dra. Hogan.

Si retiene los líquidos transparentes, intente darle pan tostado o galletas (*crackers*). "No obstante, evite la leche y los productos lácteos porque al estómago no le cae muy bien que digamos".

Recurra al refresco (soda) de cola. La *Coca Cola* es un antiguo remedio casero que ha resistido la prueba del tiempo. "Algo tiene una *Coca Cola* clásica tibia por lo que el estómago la retiene mejor que la mayoría de las demás cosas —comenta la Dra. Stern—. Sírvala tibia y quitándole un poco de gas. Revuélvala un poco para que desaparezcan las burbujas".

Remédielo sin receta médica. "Si después de esperar unas cuantas horas le da unos traguitos de líquido al niño y no los retiene, quizá le sirva una medicina antináuseas vendida sin receta que se llama *Emetrol*", dice la Dra. Stern. No obstante, primero consulte a su médico y solicite la dosificación correcta de acuerdo con el peso y la edad de su hijo o hija.

Acepte sus antojos. Cuando su pequeño le diga que quiere té o pan tostado o una pizza con salchichón (chorizo italiano, *pepperoni*), sírvaselo. Cuando un niño está dispuesto a comer nuevamente, lo mejor es aceptar lo que el pequeño opina que podrá comer, afirma la Dra. Hogan.

En el caso de un niño pequeño menos capaz de expresarse con palabras, empiece con alimentos blandos como pan tostado, galletas, arroz o papas, sugiere la Dra. Hogan. Si el estómago de su hijo o hija aguanta estos alimentos, puede ir agregando otros poco a poco.

(*Nota:* Si no reconoce algún término en este capítulo, vea el glosario en la página 623).

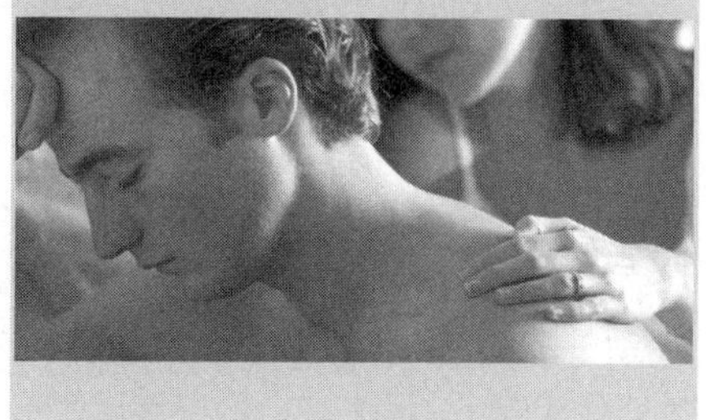

TERCERA PARTE

La medicina de mamá para el hombre

Adicción a los deportes

Venza la "viudez deportiva"

Es normal que a un hombre le gusten los deportes. Quizá sea fanático del béisbol y se la pase al tanto de todo lo que hace Sammy Sosa. O tal vez *tenga* que pagar por cada transmisión especial de las peleas de Tito Trinidad. O bien no se quiere mover de la casa durante el Campeonato Mundial de Fútbol.

Pero si su marido se sabe de memoria las estadísticas de todos los equipos de fútbol de América Latina y no se acuerda de los cumpleaños de sus hijos, o si los deportes controlan su vida a tal grado que es lo único que ve en la televisión, lo único en lo que piensa, lo más probable es que sea un adicto a los deportes. Y esta adicción, al igual que cualquier otra, puede tener consecuencias negativas para su familia, trabajo y vida social.

¿A qué se debe esta obsesión deportiva? "Los hombres indirectamente derivan mucho placer de ver los deportes de competencia —indica Shirley Glass, Ph.D., una psicóloga clínica y terapeuta conyugal del área de Baltimore, Maryland—. La mayoría de los hombres se sienten más nostálgicos y son más sentimentales con respecto a jugar y ver los deportes que las mujeres".

Otro motivo es la vinculación emocional entre hombres. Si usted pone a un hombre en un cuarto lleno de desconocidos, lo único que uno de ellos tiene que decir es: "¿Qué les pareció ese golazo que se aventó Cuauhtémoc Blanco en el Mundial?". En cosa de minutos, todos estarán conversando como si se conocieran desde hace años. "Se establece un vínculo emocional tremendo. Cuando los hombres se juntan, cuentan inmediatamente con un tema de conversación. Los hombres se sienten más cómodos hablando de esas cosas", opina Leonard Jason, Ph.D., profesor de Psicología Clínica y Comunitaria de la Universidad DePaul en Chicago. No obstante, para estar a la par de los demás tienen que mantenerse al tanto de las últimas estadísticas, resultados y contrataciones, y algunos hombres adoptan un comportamiento compulsivo. Además, al igual que sucede con cualquier otra adicción, los deportes pueden convertirse en una forma de evitar los problemas.

Aunque no parezca un problemazo, tampoco hay que ignorarlo. En el mejor de los casos, un hombre se puede convertir en un plomazo que no se mueve de su sofá. En el peor, la adicción a los deportes termina por enviar a muchas parejas al consultorio del terapeuta conyugal. "Yo he visto a mujeres que amenazan con el divorcio", señala Robert Pasick, Ph.D., un psicólogo clínico del Centro Ann Arbor para la Familia en Michigan.

En los casos más extremos, los hombres llegan a obsesionarse tanto con los deportes que evitan los problemas de su vida personal, según Merrill J. Melnick, Ph.D., un sociólogo del deporte y profesor de Educación Física y Deportes en la Universidad Estatal de Nueva York en Brockport. "Para ellos es como entrar a una sudorosa versión del mundo del Mago de Oz", dice. Si la obsesión por los deportes interfiere con la rutina diaria de su esposo o si le da prioridad por encima de sus responsabilidades familiares o laborales, es posible que necesite ayuda profesional, advierte el Dr. Melnick.

Ayuda para los adictos... y para las "viudas deportivas"

La adicción a los deportes no es una enfermedad, pero de todas formas la medicina de mamá cuenta con varios tratamientos con los que usted le puede ayudar a su marido. Aquí le van.

Únase al enemigo. Se le facilitará lograr el equilibrio justo entre el tiempo que pasa sola y el tiempo que comparte con un *zombie* de los deportes si estos también le gustan a usted. Si puede disfrutar ocasionalmente de un juego de béisbol, la Serie Mundial resultará mucho menos problemática para su relación.

Esta estrategia le funcionó a Diana Adile Kirschner, Ph.D., una psicóloga con consulta privada en Gwynedd Valley, Pensilvania. Cuando su esposo empezó a entrenar para un triatlón, ella también decidió hacer más ejercicio. Empezaron a correr y a andar en bicicleta juntos. Su marido le perdió interés al asunto debido a una lesión, pero ella sigue entregada al ejercicio.

Lo mejor es, por supuesto, que su *zombie* intente hacer algún deporte que a usted le interese. ¿Es usted una devota del tenis? Quizá él también se convierta en uno.

Piense en las personalidades. Si a usted le resulta simplemente imposible interesarse por las complejidades del deporte que a él le encanta, quizá pueda intentarlo por el lado de las personalidades. "Lea la sección deportiva del periódico y familiarícese con los jugadores —sugiere la Dra. Glass—. Las mujeres estamos más orientadas a las relaciones. Si usted se entera de historias sobre los jugadores, es probable que aumente su interés".

Una mujer lidió con el inagotable entusiasmo de su esposo por los Patriotas de Nueva Inglaterra —un equipo de fútbol americano— interesándose por el estilo que el *coach* Bill Parcells tenía para entrenar y, particularmente, por cómo manejaba al mariscal de campo estrella del equipo, Drew Bledsoe, el ídolo de su pareja. Recién convertida en gerente de una empresa, a ella le interesaba averiguar más sobre la manera en que el estilo de entrenar de Parcell se traducía en resultados sobre el campo de fútbol.

De manera semejante, si usted sabe que a su marido lo domina un espíritu de competencia, escoja un equipo rival al que él prefiere y manténgase al tanto de su desempeño. Valdrá la pena sólo para ver cómo reacciona su esposo cuando usted le haga un comentario sobre el lugar que ambas agrupaciones ocupan en la tabla.

Traten de determinar qué es lo que le falta. Según la tradición médica india *ayurveda*, la adicción a los deportes se parece a una afección llamada vigilia, la cual significa quedarse despierto hasta altas horas de la noche. Cuando una persona practica la vigilia, no quiere acostarse a la hora de dormir porque no está satisfecho con su día. En el caso de los adictos a los deportes, es posible que su trabajo, su vida familiar o incluso su vida espiritual no sean lo que ellos desearían, indica el Dr. Jay L. Glaser, director médico del Centro Médico Maharishi Ayurveda en Lancaster, Massachusetts. Según comenta este experto, tales hombres recurren a los deportes para poder vivir indirectamente a través de otros. Si usted cree que este pudiera ser el caso de su esposo, pídale que trate de pensar en qué lo está molestando. ¿No lo satisface su trabajo? ¿No está contento con su cuerpo? ¿Con su espiritualidad? Y luego, en lugar de que vea los deportes por televisión, recomiéndele que se concentre en mejorar esa parte de su vida, sugiere el Dr. Glaser. "Una de las enseñanzas más importantes de la medicina ayurvédica es que aquello a lo que prestamos atención es lo que crece en nuestras vidas", dice el Dr. Glaser.

Sugiérale que sea selectivo. Un acuerdo que quizás complazca a ambos es que de forma anticipada seleccionen los eventos deportivos más importantes. Recomiéndele que revise el teleguía de antemano para decidir qué desea ver durante la semana, aconseja Philip Levendusky, Ph.D., un psicólogo clínico del Hospital McLean en Belmont, Massachusetts. Propóngale que escoja los eventos que de verdad le interesen, como un programa de noticias deportivas de una hora todas las noches o unos cuantos partidos importantes a la semana. Debe programarse para sólo ver lo que haya decidido es lo más importante, señala el Dr. Levendusky. Entre los dos deben dejar muy claro de antemano que en cuanto termine el programa apagará la televisión o le cambiará de canal para que no se enrede con otro programa deportivo, afirma el experto.

Que tome un descanso. Sugiérale que por una semana se dé unas vacacioncitas del deporte. Sí, leyó bien —nada de fútbol, nada de *República Deportiva*, nada de revistas deportivas— por una semana, al menos. Explíquele que la experiencia no lo va a matar, pero sí lo obligará a encontrar alguna otra cosa qué hacer con su vida, opina el Dr. Pasick. "Muchas veces los hombres se refugian en ver los deportes porque no tienen otra cosa qué hacer y se quedan ahí, atorados", dice. Que pase el tiempo que antes dedicaba a los deportes con un buen libro, una película en el cine, asistiendo a algún espectáculo o simplemente saliendo de la casa. O que haga algo completamente fuera de lo común, como conversar con usted y sus hijos.

Que participe. El torneo de *softball* de la empresa muy probablemente no sea tan emocionante como la Serie Mundial, pero es una oportunidad maravillosa para disfrutar de un deporte, socializar y hacerse de buena forma física al mismo tiempo, según opina Joel H. Fish, Ph.D., director del Centro para Psicología del Deporte en Filadelfia, Pensilvania. Si usted y sus hijos acompañan a su marido a los partidos, toda la familia podrá compartir esta actividad al aire libre.

Ventile sus quejas. Si el apetito de su marido por los deportes es tan voraz que sólo queda una cantidad mínima de tiempo para que se diviertan juntos, definitivamente necesitan hablar, afirma la Dra. Kirschner. "Si usted se siente dolida, corre el peligro de dejarse arrastrar por una corriente de resentimientos hasta que realmente terminen distanciándose", indica la psicóloga.

Negocie con él para que le dedique un tiempo igual (o casi igual). "Lo ideal es tratar de elaborar un contrato con su pareja —señala la Dra.

Kirschner—. Usted puede decir: 'Estoy dispuesta a que veas tal programa o juegues tal deporte, pero a cambio de eso quiero que hagas algo por mí'". Pueden quedar en que usted les preparará unas meriendas (botanas, refrigerios, tentempiés) a él y a sus amigos para el juego del domingo por la noche si él, a cambio, le prepara una cena especial el sábado. O quizá decidan hacer algo juntos cada tercer domingo y que los demás domingos se quede en compañía de los Vaqueros de Dallas.

Que recupere su juventud. Para muchos hombres, los deportes evocan recuerdos felices de su infancia: cuando jugaban béisbol con otros niños de su barrio, cuando aventaban un balón de fútbol americano con su viejo, cuando asistieron a su primer juego de la liga mayor. Dígale a su compañero que les rasque más a sus recuerdos, para acordarse de qué otra cosa disfrutaba de chiquitín. Quizá le gustaba el aeromodelismo, trabajar en un taller de carpintería o andar en bicicleta todo el tiempo. "Conforme los hombres se entregan cada vez más a su adicción por los deportes, a menudo dejan de lado los pasatiempos que antes les gustaban", advierte el Dr. Pasick. Sugiérale que retome algunos de sus antiguos pasatiempos, avivando otros recuerdos gratos de su juventud.

Disfrute su tiempo a solas. En cuanto a usted, haga algo que le interese mientras su hombre se abandone a su anhelo por los deportes, sugiere Irene Deitch, Ph.D., profesora de Psicología en la Universidad de Staten Island en Nueva York. "La noción de que una mujer no cuenta con opciones frente a un hombre que debe dedicar todo su tiempo a hacerla feliz es un concepto sexista —declara la Dra. Deitch, quien acostumbra leer el *New York Times* mientras su esposo ve los deportes por televisión—. Lo que queremos es alejarnos de una 'noción de dependencia' para acercarnos a un concepto que nos dé poder".

(*Nota:* Si no reconoce algún término en este capítulo, vea el glosario en la página 623).

Bursitis y tendinitis

Directrices para dominar el dolor

Tratar de averiguar si lo que su marido padece es bursitis o tendinitis requiere un poco de investigación. Independientemente de la causa, que puede ser una bolsa llena de líquido o un tendón inflamado, la primera pista de estos males es el dolor. ¿Es agudo o sordo?

A pesar de que la bursitis y la tendinitis muchas veces se clasifican bajo la misma categoría, en realidad se trata de dos formas de inflamación distintas. Un dolor sordo y persistente asentado en la articulación puede indicar que se trata de bursitis, la hinchazón e inflamación de las bursas, o sea, de unas pequeñas bolsas llenas de líquido que ayudan a que los músculos y tendones se deslicen suavemente y evitan que se inflamen a causa del roce con el hueso subyacente. Si su esposo tiene bursitis, entre más mueva la articulación afectada, más le dolerá, según indica el Dr. Andrew Cole, un médico de Seattle, Washington.

La bursa sirve de cojín entre el hueso y el tendón y puede inflamarse a causa del movimiento. La bursitis también puede deberse a los espolones óseos, unos piquitos ásperos que rozan e irritan las bursas, de acuerdo con la Dra. Alison Lee, una especialista en el manejo del dolor y acupunturista de Barefoot Doctors, un centro para la acupuntura y la medicina natural con sede en Ann Arbor, Michigan.

Si lo que su cónyuge siente es más bien un dolor agudo provocado por el movimiento, entonces es posible que tenga tendinitis, o sea, una inflamación del tejido fuerte, elástico y fibroso que conecta los músculos con el hueso. Al igual que las bursas, los tendones generalmente se inflaman a causa de movimientos repetidos, según explica el Dr. Cole.

Debido a que los tendones conectan los músculos con el hueso, cuando un músculo se contrae jala un tendón, el cual a su vez mueve el hueso. Le puede dar tendinitis a su esposo si realiza una actividad a la que sus tendones y músculos no estén acostumbrados, como jugar *Frisbee*

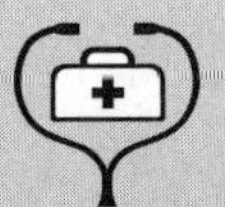

o béisbol con los chamacos después de todo un invierno de no hacer nada. También le puede dar por hacer movimientos repetitivos, como pintar la casa o deslizar el ratón de la computadora, según advierte la Dra. Lee.

La primera recomendación de los médicos para tratar ambas afecciones suele ser el reposo. Sin embargo, es importante que el hombre de su vida consulte a un doctor para averiguar cuál de los dos problemas tiene. La bursitis responde mejor al calor húmedo, mientras que el dolor de la tendinitis generalmente se alivia con hielo. Toma tiempo, pero ambas lesiones se curan solas. Mientras tanto, es importante que su esposo no repita la actividad que las causó. Si lo hace, no sólo se le inflamará el tendón sino también la vaina que lo envuelve. De acuerdo con la Dra. Lee, en el peor de los casos podría desarrollar un síndrome de dolor duradero.

Consejos para curarlo

A continuación nuestros expertos le presentan varis opciones de la medicina de mamá que usted podrá emplear —después de haber consultado al médico— si su media naranja tiene bursitis o tendinitis.

Congélelo. El dolor producido por la tendinitis y la bursitis generalmente es local, de modo que no hay necesidad de cubrir un área extensa enterrando a su compañero bajo una gran bolsa de hielo. En cambio, llene un vaso desechable con agua y métalo al congelador. Cuando se haya congelado, corte el borde superior del vaso para descubrir un pedazo de hielo y luego mueva el hielo de abajo arriba y otra vez hacia abajo para darle un masaje en el área adolorida, sugiere Jon Kluge, un fisioterapeuta, entrenador atlético y director del Centro para Lesiones Deportivas de Waterloo, Iowa. Prolongue el masaje por entre 8 y 10 minutos, o hasta que la piel se empiece a poner roja y su pareja la sienta entumida al tocarla.

Ataque la inflamación. Un fármaco antiinflamatorio vendido sin receta, como el ibuprofén (*Advil, Nuprin*), servirá para aliviar un poco el dolor y disminuir la inflamación, según afirma Kluge. En cuanto a la dosis, de acuerdo con el fisioterapeuta su marido deberá seguir las instrucciones que aparezcan en el paquete.

Envuélvalo. Es buena idea apoyar el tendón adolorido con una venda elástica, recomienda la Dra. Lee. "La presión que ejerce la venda detendrá la hinchazón y probablemente lo hará sentirse mejor —dice la Dra. Lee—. Además, le recordará que está lastimado, así que se andará con más cuidado".

Aproveche un árbol antiinflamatorio. La *Boswellia carterii*, un extracto del olíbano, alivia el dolor producido por afecciones inflamatorias crónicas como la bursitis y la tendinitis sin causar efectos secundarios indeseables, según afirma C. Leigh Broadhurst, Ph.D., una consultora en nutrición e investigadora herbaria de Clovery, Maryland. Diversos estudios científicos indican que algunas de las sustancias químicas producidas por este árbol impiden la producción por nuestro cuerpo de los compuestos químicos que inician el dolor. Según los investigadores, se ha demostrado que el extracto de ácido boswéllico (*boswellic acid extract*) previene el deterioro de los tejidos y disminuye la producción de las sustancias bioquímicas que causan la inflamación. Déle de 400 a 500 miligramos de *boswellia* a su cónyuge, tres veces al día. Conforme vaya disminuyendo el dolor que siente, disminuya la frecuencia a dos veces al día y luego a una vez al día, recomienda la Dra. Broadhurst. Su esposo podrá tomar la *boswellia* por entre 6 y 12 meses sin ningún problema. Si los síntomas no han mejorado para entonces tendrá que ver a un médico.

Aplíquele árnica. Los ungüentos y las cremas de árnica se venden en las tiendas de productos naturales y se pueden aplicar de forma tópica sobre el área afectada, de acuerdo con Jill Stansbury, N.D., presidenta del departamento de Medicina Botánica de la Universidad Nacional de Medicina Naturopática en Portland, Oregon. Frote la parte adolorida con árnica dos o tres veces al día. Si se trata de un caso de bursitis, obtendrá mejores resultados si al mismo tiempo aplica un tratamiento de calor —con un cojín eléctrico o una bolsa de agua caliente, por ejemplo— por el tiempo que le resulte cómodo a su pareja. El árnica aparentemente contiene compuestos antiinflamatorios.

"Enzime" el dolor. La bromelina (*bromelain*) ayuda a curar más rápido cualquier tipo de inflamación, según afirma Jacqueline Jacques, N.D., una naturópata de Portland, Oregon.

Esta enzima derivada de la planta de la piña (ananá) ayuda a digerir la comida cuando se toma junto con los alimentos. Por su parte, cuando se toma en ayunas promueve la circulación y disminuye las inflamaciones al inhibir la liberación de unas sustancias bioquímicas inflamatorias, las prostaglandinas y los tromboxanos. Los pacientes que toman bromelina reportan sentir menos dolor.

Un vaso de jugo de piña no bastará para que su marido obtenga una dosis curativa de bromelina. Para que ingiera la cantidad correcta de esta enzima curativa, vaya a una tienda de productos naturales a comprarle cápsulas de extracto estandarizado de bromelina y déle 500 miligramos una hora después de comer, tres o cuatro veces al día. La potencia de la bromelina se estandariza en dos tipos de unidades de medición, las unidades de cuajado de la leche (o *mcu* por sus siglas en inglés) o las unidades de disolución de la gelatina (o *gdu* por sus siglas en inglés). Estas unidades indican cuánta enzima hace falta para cuajar la leche o disolver la gelatina, respectivamente. Busque un producto con una potencia de entre 1,200 y 2,400 mcu o de entre 720 y 1,440 gdu, recomienda la Dra. Jacques.

Al igual que otros medicamentos antiinflamatorios, la bromelina se utiliza en el caso de lesiones agudas. Si su pareja todavía muestra síntomas de inflamación y/o dolor al cabo de 2 ó 3 semanas, deben consultar a un médico.

Que la elimine estirándose. La tendinitis por lo general ocurre cuando hay tensión en los músculos unidos a un tendón en particular. Por lo tanto, hay que eliminar la tensión del músculo para aliviar el dolor del tendón, según explica James Waslaski, masajista terapéutico deportivo en el Centro para el Manejo del Dolor y los Masajes Clínicos para Deportistas en Tampa, Florida. Por ejemplo, si su media naranja tiene tendinitis en el tendón de Aquiles, dígale que trate de estirar los músculos de sus pantorrillas. Colocar hielo sobre un tendón inflamado y tenso puede ayudar a aliviar los síntomas, pero de acuerdo con Waslaski tendrá que estirar el tendón regularmente para resolver el problema de fondo.

"Mineralícelo". Cuando la bursitis ataca a su marido, puede desarrollar una inflamación crónica que genere productos de desecho (oxidantes) en su cuerpo. La Dra. Lee recomienda tomar de 50 a 100 miligramos diarios del mineral manganeso, en dosis divididas, para fortalecer la capacidad de su cuerpo para combatir los antioxidantes. Déle esta cantidad a su cónyuge durante una a dos semanas y luego reduzca la dosis a entre 15 y 30 miligramos de manganeso al día durante un período de hasta un mes, si persiste su dolor. No obstante, después de eso es hora de que regrese a la dosis común de entre 2.5 a 5 miligramos de manganeso al día, según indica la Dra. Lee.

Consejos crónicos

A continuación nuestros expertos le explicarán algunos remedios que podrá emplear si la tendinitis o la bursitis se han convertido en una afección crónica para su esposo.

Trátelo con té. Una forma suave de combatir la inflamación producida por una tendinitis o bursitis crónica es mediante un té de jengibre (*ginger*) y zarzaparrilla (*sarsaparilla*), según opina David Winston, un herbolario de Washington, Nueva Jersey.

"Tanto el jengibre como la zarzaparrilla son buenos antiinflamatorios sistémicos —explica Winston—. Se trata de una buena combinación para una inflamación crónica". Primero mezcle dos partes de raíz de zarzaparrilla por cada parte de raíz de jengibre. Una onza (28 g) equivale a una parte en esta receta, así que use 2 onzas (56 g) de zarzaparrilla y una de jengibre. Después de mezclarlas bien, ponga una cucharadita de la mezcla en un vaso de 8 onzas (240 ml) de agua recién hervida. Deje la mezcla en infusión durante aproximadamente 45 minutos. Cuele las raíces y sírvale el té resultante a su compañero. Puede darle tres tazas al día durante varias semanas, según dice Winston. Pero si su esposo tiene cálculos en la vesícula biliar, no le dé jengibre seco sin la supervisión de un médico.

Aceites que ayudan a la afección crónica. Si su cónyuge es propenso a la bursitis o la tendinitis, siempre tenga a la mano una mezcla de los siguientes aceites: corazoncillo (hipérico, campasuchil, yerbaniz, *St. John's wort*), romero (*rosemary*), enebro (nebrina, tascate, *juniper*), eucalipto (*eucalyptus*) y manzanilla (*camomile*). En un frasco de vidrio oscuro, mezcle 1 cucharada de infusión de aceite de corazoncillo, 1 cucharada de aceite vegetal, 10 gotas de aceite esencial de romero, 6 gotas

 La medicina de mamá para el hombre

de aceite esencial de enebro, 5 gotas de aceite esencial de eucalipto y 4 gotas de aceite esencial de manzanilla. Agítelo suavemente para mezclar todos los ingredientes. Frote la mezcla sobre la articulación después de haber aplicado una compresa tibia o fría. Repita el tratamiento tres veces al día para aliviar el dolor y la hinchazón. Este remedio puede usarse por tiempo indefinido sin ningún problema. De acuerdo con la Dra. Stansbury, el mejor aceite de corazoncillo es el de color rojo brillante.

Otro amigo para combatir lo crónico. La curcumina (*curcumin*), una potente sustancia antiinflamatoria que se encuentra en la hierba india llamada cúrcuma (azafrán de las Indias, *turmeric*), no es un fármaco pero puede actuar como tal, según indica la Dra. Broadhurst. Desde hace miles de años se utiliza en la India para cocinar, teñir y también con fines medicinales. Sin embargo, en gran medida se le pasó por alto en los Estados Unidos hasta los años 70. Cuando la ciencia moderna por fin empezó a prestarle atención, los resultados fueron impresionantes. Se encontró que la curcumina trata el dolor y las inflamaciones con igual o más eficacia que los fármacos antiinflamatorios comunes. Para aliviarle a su hombre un caso crónico de dolor e inflamación, déle de 400 a 500 miligramos del extracto tres veces al día. Podrá tomar cúrcuma por un período máximo de 6 a 12 meses, agrega la experta.

Que trate sus tejidos. Una dosis diaria del extracto botánico ya sea de semilla de uva (*grape seed*) o de corteza de pino (*pine bark*) le ayudará al cuerpo de su marido a fortalecer y reparar el tejido conjuntivo que se encuentra entre sus articulaciones. Este efecto hace que tales extractos resulten particularmente útiles contra la tendinitis, según la Dra. Jacques.

Los extractos de semilla de uva y corteza de pino cuentan con una actividad antioxidante 20 veces más potente que la de la vitamina C y 50 veces mayor que la de la vitamina E. Asimismo contienen unos flavonoles únicos llamados proantocianidinas. Si bien es posible que su media naranja tenga que realizar varios intentos antes de poder pronunciar este trabalenguas sin problemas, su cuerpo no tendrá ninguna dificultad para aprovechar estos potentes antioxidantes y curar los tejidos inflamados.

Los extractos de semilla de uva y corteza de pino son extremadamente seguros y nada tóxicos. Déle a su esposo un suplemento diario de 30 a 60 miligramos de cualquiera de ellos. Esta dosis se puede tomar por tiempo indefinido sin ningún peligro, según afirma la Dra. Jacques.

Que pare, para que paren los problemas. Si su pareja realiza cualquier actividad que le exige repetir el mismo movimiento una y otra vez será propenso a la tendinitis, sobre todo si no cuenta con la forma física necesaria para tal movimiento o si no calienta el músculo adecuadamente. Aconséjele que pare lo que esté haciendo en cuanto lo asalte un dolor en un área específica, como por ejemplo el codo, la muñeca o la rodilla. Según explica la Dra. Lee, el dolor indica que se está haciendo daño.

El cuerpo utiliza el dolor como señal de que se la lleve con calma. Sabe cuándo ha sido suficiente y nuestra responsabilidad es hacerle caso.

(*Nota:* La mayoría de los consejos generales mencionados en este capítulo pueden aplicarse de manera simultánea, como por ejemplo en el caso de recomendaciones en cuanto a la alimentación o el estilo de vida. Y cualquiera de los tratamientos con hierbas o suplementos puede utilizarse de acuerdo con lo señalado por los expertos. Sin embargo, ni nosotras ni nuestros expertos recomendamos que las diversas hierbas o suplementos se combinen. No se han estudiado a fondo las interacciones de distintas hierbas o suplementos para determinar si algunos de estos pueden ser dañinos cuando se utilizan en conjunto. Por lo tanto, es mejor que usted consulte al médico antes de combinar hierbas o suplementos para tratar este problema. Si no reconoce algún término mencionado aquí, vea el glosario en la página 623).

Cálculos renales

Puntos de partida para prevenirlos y tal vez pulverizarlos

Imagínese un objeto del tamaño de una semilla de sésamo (ajonjolí) que trate de pasar por un tubito del ancho de un espagueti. Y ahora imagínese que a esa semillita de superficie lisa le salgan unos pequeños espolones, por lo que se atora en el tubito. Esto es exactamente lo que ocurre durante un acceso típico de cálculos renales, según explica la Dra. Jean L. Fourcroy, Ph.D., una uróloga de Bethesda, Maryland.

Un cálculo renal se forma a partir de cristales que se separan de la orina y se acumulan sobre las superficies internas del riñón. Si estos cristales son lo bastante pequeños, alcanzan a pasar por el tracto urinario y su esposo los eliminará a través de la orina sin siquiera haberse dado cuenta de su existencia. Pero si crecen antes de ser expulsados, el primer indicio es un intenso dolor. Conforme el cálculo cubierto de piquitos se abre camino, milímetro a milímetro, por la uretra (el tubo por el que la orina fluye de los riñones a la vejiga), docenas de abultamientos parecidos a pequeñas agujas van rascando el tejido blando lentamente y producen un tormento indescriptible, un dolor que se extiende desde la parte superior de la espalda hasta la parte inferior del abdomen y las ingles.

Del 70 al 80 por ciento de los cálculos renales se componen principalmente de oxalato de calcio. El oxalato es un ácido sintetizado por todas las personas que también se encuentra en las plantas, según indica Linda Massey, R.D., Ph.D., profesora de Ciencias de los Alimentos en la Universidad Estatal de Washington en Spokane. El tamaño de los cálculos renales varía desde el de un pequeño grano de arena hasta el de una moneda de 10 centavos de dólar o una canica (¡ayayay!). Siempre y cuando el cálculo de su cónyuge sea más pequeño que un chícharo (guisante, arveja), lo cual ocurre en el 80 por ciento de los casos (¡menos mal!), los médicos dejarán que su cuerpo lo arroje por sí solo. No obstante, si pasa de los 8 ó 10 milímetros por lo general será demasiado grande para que el cuerpo lo arroje y a menudo permanece en los riñones, donde puede infectarse.

El dolor producido por un cálculo renal puede ser tan intenso que obligue a su compañero a ausentarse del trabajo por bastante tiempo. Además, los cálculos renales llegan a causar infecciones y sangrado. Si se quedan sin tratar pueden causarles un daño irreparable a los riñones, según explica el Dr. E. Douglas Whitehead, profesor de Urología en la Universidad Yeshiva de la ciudad de Nueva York. Si a su hombre se le han hecho dos o más cálculos renales o si le están ocasionando un dolor terrible, sería buena idea que consultara a un urólogo para mandarse hacer unos exámenes, los cuales permitirán determinar a qué se debe esta formación de cálculos y cuáles son los cambios que puede hacer en su alimentación o estilo de vida o qué medicamentos puede tomar a fin de prevenir más problemas en el futuro, según recomienda el Dr. Whitehead.

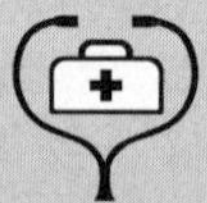

La buena noticia es que no por haber tenido cálculos renales una vez inevitablemente le espera más dolor en el futuro. Su pareja puede hacer muchas cosas para prevenir este sufrimiento. Antes que nada, debe averiguar con su médico qué tipo de cálculos tiene o cuáles es propenso a formar, pues los diversos tipos de cálculo se tratan de forma diferente. Las medidas y los remedios preventivos que usted podrá administrarle a su marido de acuerdo con lo que exponemos a continuación se refieren principalmente al tratamiento del tipo más común de cálculo renal, el de fosfato de calcio u oxalato de calcio.

Cómo cuidarlo contra los cálculos

Ármelo a lo acuático. Fíjese que su marido esté tomando por lo menos ocho vasos de 8 onzas (240 ml) de agua durante el transcurso del día, y que esto lo haga todos los días, no sólo cuando esté sufriendo un acceso de cálculos renales. "Esta cantidad equivale a casi el doble de lo que la mayoría de las personas toman", dice la Dra. Massey. El agua diluye las sustancias químicas en la orina, de modo que el calcio y el oxalato, los dos componentes principales de la mayoría de los cálculos renales, no pueden unirse, según señala la Dra. Massey. "Esto funciona —afirma la experta—. Las personas dicen que es molesto porque tienen que ir al baño con mucha frecuencia. Pero pregunto: ¿qué es peor, el dolor o tener que ir al baño?"

Que consuma calcio. Hace relativamente poco tiempo, los doctores les recomendaban a las personas con cálculos renales que disminuyeran su consumo de calcio. De entonces para acá han aprendido que el calcio liga con el oxalato y así evita que este último forme cálculos, según explica la Dra. Massey, quien le recomienda a usted darle a su media naranja un alimento rico en calcio, como un vaso de leche, con cada comida. Otra opción sería agregar una rebanada de queso a su sándwich (emparedado). Lo importante es que cada comida incluya alguna fuente de calcio.

Los cítricos cuidan contra los cálculos. Las bebidas ricas en ácido cítrico, como el jugo de naranja (china) y la limonada, inhiben la formación de cálculos de calcio, según afirma la Dra. Massey. De acuerdo con ella, su esposo obtendrá buenos resultados si toma un vaso de 6 onzas (180 ml) de jugo de naranja con cada comida, o bien 10 onzas (300 ml) de limonada un par de veces al día, todos los días. Además, algunas marcas de jugo de naranja ofrecen el beneficio de enriquecer su producto con calcio.

Ayuda herbaria para expulsarlo. Durante la fase aguda de un ataque, los doctores recomiendan tomar cantidades abundantes de agua para arrojar el cálculo lo más pronto posible. En lugar de agua sola, Silena Heron, N.D., profesora adjunta en el Colegio del Suroeste de Medicina Naturopática y Ciencias de la Salud en Tempe, Arizona, recomienda que usted le dé a su cónyuge un té de hojas de diente de león (amargón, *dandelion*) o bien de vara de oro (solidago, vara de San José, plumero amarillo, *goldenrod*). El diente de león y otras hierbas diuréticas incrementan la producción de orina al estimular la circulación de la sangre a través de los riñones. Esta acción ayudará a que su cónyuge arroje el cálculo más pronto de su organismo. A diferencia de los fármacos diuréticos, los cuales llegan a agotar las reservas de potasio del cuerpo, la hoja de diente de león es una de las mejores fuentes vegetales de este importantísimo mineral. Una taza de hojas de diente de león cocidas contiene la misma cantidad de potasio que un plátano amarillo (guineo, banana) pequeño.

Si no encuentra el té de hojas de diente de león en su tienda de productos naturales, sustitúyalo por té de vara de oro, sugiere la Dra. Heron. Además de sus propiedades diuréticas, la vara de oro ayuda a reparar la inflamación causada por el cálculo al pasar. Para preparar cualquiera de estos tés, agregue dos cucharaditas de la hierba seca a una taza de agua hirviendo y deje la mezcla en infusión por 15 minutos. Después cuele la hierba y déle el té a su hombre.

Otras opciones para los riñones. El tracto urinario está revestido de membranas mucosas que lo protegen de la irritación y la inflamación. Conforme un cálculo renal lo atraviesa, le va arrancando esta capa protectora. Su media naranja puede ayudar a restaurarla con un té de raíz de malvavisco (altea, *marshmallow root*) o bien de barba (pelusa) de maíz (pelos de elote, *corn silk*), según indica Orest Pelechaty, O.M.D., un doctor en Medicina Oriental de Short Hills, Nueva Jersey. La textura babosa de estos tés alivia la irritación de las membranas. El malvavisco es una buena fuente de mucílago, unas grandes moléculas de azúcar que al absorber agua producen una masa pegajosa parecida a la jalea. El sílice de la barba de maíz ayuda a reparar los tejidos del tracto urinario. Probablemente sea más fácil encontrar raíz de malvavisco de buena calidad que barba de maíz en buen estado, según advierte la Dra. Heron. De acuerdo con ella, "la barba de maíz es una hierba que de preferencia debe estar fresca al usarse, y se tiene que recolectar con cuidado para que sólo se usen las partes verdosas o amarillentas. La mayor parte de la barba de maíz disponible comercialmente es de baja calidad". Para recolectarla usted misma, compre una mazorca de maíz (elote, choclo) de cultivo orgánico y guarde las barbas al quitarle las hojas. Deseche las partes secas o de color café.

Para preparar un té de raíz de malvavisco lo más calmante posible, póngala en una cacerola con agua y déjela hervir a fuego lento durante varios minutos. "Use 2 onzas (56 g) de raíz por cada cuarto (960 ml) de agua y hierva la mezcla de 5 a 10 minutos — dice el Dr. Pelechaty. Y luego cuele el té antes de dárselo a su marido—. En el caso de las barbas de maíz, lo mejor es dejar 1 onza (28 g) en infusión en 1 pinta (473 ml) de agua —continúa—. Deje reposar y enfriarse el té por 5 minutos para que espese". Entonces cuele la hierba y déle el té a su marido. Déle a su marido una taza de cualquiera de estos tés tres veces al día, antes de las comidas.

Pruebe la palmera. La palmera enana (palmita de juncia, *saw palmetto*) es muy reconocida por los beneficios que ofrece en el tratamiento de los problemas de la próstata. Asimismo relaja la uretra, facilitando así la expulsión de cálculos renales tanto en hombres como en mujeres.

"También se cree que la palmera enana disminuye la presión ejercida sobre el cuello de la vejiga", afirma la Dra. Heron, quien la considera una hierba clave debido a su efecto tónico general sobre el tracto urinario. Déle a su cónyuge dos cápsulas de 160 miligramos del extracto una vez

Alimentos que debe evitar

Ciertos alimentos promueven la formación de cálculos renales en las personas susceptibles de desarrollarlos (si no existe tal susceptibilidad, los investigadores no creen que comer un alimento en particular provoque la formación de cálculos). Si su compañero figura entre las personas propensas a formar cálculos de oxalato de calcio, Linda Massey, R.D., Ph.D., profesora de Ciencias de los Alimentos en la Universidad Estatal de Washington en Spokane, opina que debe evitar o limitar su consumo de los siguientes ocho alimentos ricos en oxalatos.

1. Té negro

2. Espinacas

3. Ruibarbo

4. Remolacha (betabel), tanto la raíz como las hojas

5. Chocolate, especialmente el chocolate concentrado que contienen las barras de confitura (el saborizante de chocolate no es tan malo)

6. Salvado de trigo, particularmente en la forma concentrada que se usa para enriquecer alimentos como los *muffins* de salvado

7. Frutos secos, sobre todo el cacahuate (maní)

8. Bayas, incluyendo la fresa, la frambuesa y la grosella espinosa (*gooseberry*)

al día, o bien media cucharadita de tintura tres veces al día, por el tiempo que haga falta.

(*Nota:* Una tintura o *tincture* es un líquido herbario muy concentrado. Se prepara al remojar las hojas de una hierba en alcohol o glicerina —lo cual extrae sus propiedades medicinales— durante al menos seis semanas. Las tinturas se venden en las tiendas de productos naturales en botellitas pequeñas provistas de goteros para administrar las dosis. Asegúrese de guardarlas siempre fuera del alcance de los niños).

Ahuyéntelos con arándano agrio. Estudios preliminares indican que el jugo de arándano agrio (*cranberry*) ayuda a reducir la cantidad de calcio en la orina, según lo señala Amy Howell, Ph.D., una investigadora del Centro para la Investigación del Arándano y del Arándano Agrio en la Universidad Rutgers de Chatsworth, Nueva Jersey. En un estudio de personas afectadas por cálculos renales que contenían calcio, se demostró que el arándano agrio reduce en un 50 por ciento la cantidad de calcio ionizado en la orina. Al bajar la cantidad de calcio en la orina, es posible que disminuya el riesgo de que se formen más cálculos. El jugo de arándano agrio también limpia el tracto urinario. Déle 16 onzas (480 ml) de este jugo a su compañero diariamente.

Que controle la cafeína. Sugiérale al hombre de su vida que modere su consumo de cafeína, particularmente de la que obtiene a través del café, indica la Dra. Massey. La cafeína incrementa el contenido de calcio de la orina, lo cual aumenta el riesgo de formar un cálculo renal que contiene calcio. La Dra. Massey aconseja que limite su consumo de café a no más de dos tazas diarias.

Que cuide su consumo de sal. El consumo de sal debe moderarse, por la misma razón señalada con respecto a la cafeína, según la Dra. Massey. En este caso es más difícil, de acuerdo con la experta, porque este condimento está presente en muchos alimentos procesados y con frecuencia pasa inadvertido, a menos que se lean las etiquetas de los productos. Ella recomienda que el consumo de sal se mantenga por debajo de los 2,400 miligramos diarios.

Que tome muchos líquidos. Los hombres "formadores de cálculos", según les dicen los doctores, deben estar particularmente atentos a la necesidad de tomar muchos líquidos cuando hacen ejercicio, ya sea tenis, levantamiento de pesas o alguna otra actividad, según advierte el Dr. Whitehead. Recomienda que su marido tome líquidos antes, durante y después del ejercicio, incluso aunque ya no tenga sed.

(*Nota:* La mayoría de los consejos generales mencionados en este capítulo pueden aplicarse de manera simultánea, como por ejemplo en el caso de recomendaciones en cuanto a la alimentación o el estilo de vida. Y cualquiera de los tratamientos con hierbas o suplementos puede utilizarse de acuerdo con lo señalado por los expertos. Sin embargo, ni nosotras ni nuestros expertos recomendamos que las diversas hierbas o suplementos se combinen. No se han estudiado a fondo las interacciones de distintas hierbas o suplementos para determinar si algunos de estos pueden ser dañinos cuando se utilizan en conjunto. Por lo tanto, es mejor que usted consulte al médico antes de combinar hierbas o suplementos para tratar este problema. Si no reconoce algún término mencionado aquí, vea el glosario en la página 623).

Calvicie

Cómo cuidarle el cabello

La batalla de los hombres contra la calvicie comenzó mucho antes de que se inventaran los postizos (peluquines), los implantes capilares y el *Rogaine*. A través de los tiempos se han untado cualquier cantidad de porquerías en la cabeza —incluyendo excremento de gallina— en el intento desesperado por evitar el crecimiento de sus entradas. Pero aun en la actualidad sigue sin existir una píldora o poción mágica. Dos de cada tres hombres radicados en los Estados Unidos están calvos, en alguna medida, y la mitad pierde la mayor parte de su cabello antes de los 50 años de edad.

La calvicie específica de los hombres se llama alopecia androgenética, de acuerdo con la terminología médica especializada, y es la responsable del 95 por ciento de la pérdida de cabello en los hombres. El proceso a veces empieza desde la pubertad, con la pérdida de cabello en la parte superior de la cabeza o el crecimiento de las entradas. Con el tiempo es posible que sólo queden unos flequillos a los lados de la cabeza y en la parte de atrás, lo cual da una apariencia parecida a la de los monjes. Al parecer la calvicie masculina se debe a una combinación de dos factores: la herencia y la sensibilidad a una sustancia llamada dihidrotestosterona (o *DHT* por sus siglas en inglés), un derivado del andrógeno, una hormona masculina. Se piensa que la DHT desactiva los folículos pilosos del cuero cabelludo de los hombres genéticamente destinados a quedarse calvos, según indica el Dr. Richard S. Greene, un dermatólogo con consulta privada en Hallindale, Florida, quien ha realizado más de 9,000 trasplantes de cabello. Otras causas menos comunes de pérdida del cabello son la fiebre alta, algunos medicamentos, ciertas enfermedades crónicas y una cirugía mayor.

La gravedad del problema depende de la actitud del hombre que lo está padeciendo. Algunos no se preocupan por la caída de su pelo, mientras que otros la igualan con una pérdida de juventud y vigor. También depende de lo que él esté dispuesto a sacrificar para recuperar su cabello, pues algunos tratamientos implican gastos y riesgos considerables.

Pautas para intentar parar la pérdida

Si los médicos no han podido curar la calvicie es poco probable que usted lo logre, por mucho que desee ayudar a su marido. Sin embargo, una cosa que sí puede hacer es informarlo acerca de la siguientes opciones prometedoras para tratar su pelambrera.

Que pruebe la *Propecia*. Este es el nombre de marca de la finasterida, una sustancia que antes se usaba para tratar los problemas de la próstata. Los científicos observaron que fomentaba el crecimiento de pelo en los pacientes que la tomaban para la próstata, así que la empezaron a probar como remedio contra la calvicie. En las pruebas clínicas, al 65 por ciento de los hombres que la usaron se les detuvo la pérdida de cabello antes de transcurrido un año. Al 52 por ciento les creció un poco en el mismo lapso de tiempo, mientras que a un 35 por ciento no les hizo ningún efecto. Los científicos especulan que su funcionamiento se debe a que impide la producción de la hormona DHT.

La *Propecia* se vende en forma de píldoras, de las que se toma una al día. Es cara, con un costo de entre 50 y 60 dólares al mes. Es posible que produzca algunos efectos secundarios, como impotencia y la cohibición del deseo sexual, aunque tales efectos sólo se han manifestado en el 2 por ciento de los hombres que toman la finasterida. Desaparecen en cuanto se deja de tomarla e incluso terminan por desaparecer aunque se prolongue el tratamiento con esta sustancia. También se han reportado efectos secundarios como reacciones alérgicas —ronchas, hinchazón, picazón (comezón) y sarpullido—, dolor pectoral y en los testículos y problemas para eyacular.

Las mujeres embarazadas *nunca* deben tomar finasterida ni tocar las píldoras rotas de este medicamento, ya que puede provocar defectos de nacimiento. Además, la finasterida afecta los resultados del antígeno prostático específico (*Prostate-Specific Antigen* o *PSA* por sus siglas en inglés), una prueba que se utiliza para detectar el cáncer de próstata. Por lo tanto, si su esposo piensa someterse a esta prueba y está tomando finasterida es importante que se lo comente al médico. Por último, la finasterida se toma para siempre. Si su cónyuge suspende el tratamiento, todo el cabello que mientras tanto le haya salido se le volverá a caer.

El minoxidil es otra medida. Ciertos estudios de investigación han demostrado que una solución de minoxidil al 2 por ciento les hace crecer cantidades moderadas de cabello al 25 por ciento de los hombres que la utilizan. Una nueva fórmula de "mayor potencia", que contiene un 5 por ciento de minoxidil (se comercializa bajo el nombre de *Rogaine Extra Strength for Men*), llega a proporcionar hasta un 45 por ciento más cabello que la otra versión, de acuerdo con los estudios llevados al cabo por la empresa que fabrica el producto. Su pareja podrá encontrar ambas versiones casi en cualquier farmacia. Sin embargo, debe tomar en cuenta que el *Rogaine* no les funciona a todos los hombres y que el crecimiento de pelo será entre leve y moderado, no abundante; además, tendrá que usarlo dos veces al día durante al menos cuatro meses para empezar a ver resultados. Además, estará obligado a seguir usando el producto para siempre, según advierte el Dr. Greene; si no lo hace, se le volverá a caer el pelo que le haya salido.

Una alternativa herbaria. De acuerdo con James A. Duke, Ph.D., el experto en hierbas curativas más destacado del mundo y autor del libro *La farmacia natural*, la hierba conocida como palmera enana (palmito de juncio, *saw palmetto*) también impide la formación de la "hormona de la calvicie" o DHT, al igual que la finasterida. La Dra. Angela Christiano, profesora de Dermatología en la Universidad Columbia de la ciudad de Nueva York, recomienda tomar diariamente una cápsula de 325 mg del extracto de la baya (mora) de esta hierba. Busque suplementos que digan "*saw palmetto berry extract*" en las tiendas de productos naturales.

Puede considerar un postizo. Un postizo (peluquín) bien hecho, ya sea pegado o entretejido con el cabello (lo cual se llama un *hair weave* en inglés), "es el mejor sistema de sustitución de cabello —y el más seguro— que existe en la actualidad", opina Vaughn Acord, un estilista del salón de belleza Bumble and Bumble en la ciudad de Nueva York. Un postizo consiste en cabello humano o sintético, el cual se implanta en una malla de nilón fina para luego adherirse al cuero cabelludo con pegamento, cintas o sujetadores de metal. También se puede entretejer con el cabello existente. Un buen postizo llega a costar miles de dólares, pero tiene la ventaja de no conllevar el mismo peligro que la cirugía, además de ser prácticamente imposible de detectar. "Usted quedaría sorprendida si supiera quiénes usan postizos", afirma Acord.

Salvia para salvar el cabello. Desde hace mucho tiempo se le reconocen a la salvia (*sage*) sus propiedades para conservar el cabello. En la antigüedad se solían preparar enjuagues y champús con el extracto de esta hierba, la cual según se creía previene la caída del pelo y mantiene su color. El Dr. Duke le sugiere a su hombre agregar unas cuantas cucharaditas de tintura de salvia al champú.

(*Nota:* Una tintura o *tincture* es un líquido herbario muy concentrado. Se prepara al remojar las hojas de una hierba en alcohol o glicerina —lo cual extrae sus propiedades medicinales— durante al menos seis semanas. Las tinturas se venden en las tiendas de productos naturales en botellitas pequeñas provistas de goteros para administrar las dosis. Asegúrese de guardarlas siempre fuera del alcance de los niños).

Acuda a la ayuda del aceite. Si su media naranja está dispuesto a intentarlo, usted puede prepararle un aceite para el cabello que estimulará su crecimiento. Según Partap Chauhan, un médico ayurvédico de Haryana, India, requerirá para ello dos hierbas ayurvédicas, *amla* y *ashwaganda* (disponibles por correo). Y ahora le diremos qué hacer. Muela 1 onza (28 g) de *amla* y 1 onza de *ashwaganda* hasta obtener un polvo grueso (no fino). Luego combine este polvo con siete tazas de agua y póngalo a remojar toda la noche. Al día siguiente hierva la mezcla hasta que se haya evaporado un 75 por ciento del agua. Cuélela y agréguele una pequeña cantidad de aceite de sésamo (ajonjolí), equivalente a más o menos la cuarta parte de lo que le quede de la mezcla de hierbas y agua. Luego hiérvalo todo nuevamente, hasta que el agua se haya evaporado por completo y sólo quede el aceite. Por último, deje enfriar el aceite, cuélelo y viértalo en un frasco. Si gusta, a esta altura le puede agregar aceites aromáticos. Indíquele a su marido que utilice este aceite dos veces por semana para darse un masaje en el pelo y el cuero cabelludo.

Que se pele. "Los hombres que están perdiendo pelo tienden a seguir con el mismo corte que usaban de más jóvenes, es decir, suelen aferrarse a un estilo que simplemente ya no les funciona —afirma Acord—. Hay que aceptar el problema y seguir adelante con lo que se tenga". El estilista recomienda llevar el pelo corto, sobre todo si las entradas son cada vez más grandes.

Que lo acepte. Bueno, si la genética ha predestinado a su esposo a quedarse sin cabello, no hay mucho que pueda hacer para evitarlo. Lo que sí puede evitar es que la calvicie lo haga lucir o sentirse mal. No debe rehuirla, sino aceptarla y lidiar con ella como pueda. Tal vez pueda dejarse crecer el vello facial, lo cual compensaría la falta de cabello. Y si ya perdió todo el pelo de la parte superior de su cabeza, también puede raparse, según sugiere Acord. "Conozco a un tipo que se quitó 15 años cuando se rasuró la cabeza —comenta—. Se ve como un hombre totalmente diferente".

(*Nota:* Si no reconoce algún término en este capítulo, vea el glosario en la página 623).

Colesterol alto

Consejos para cortarle el paso

El colesterol es una sustancia parecida a la grasa que circula por la sangre. Tiende a depositarse en las paredes de las arterias, lo cual las irrita. Además, ocasiona así la acumulación de placa (unos depósitos grasientos en las arterias). Una vez que se

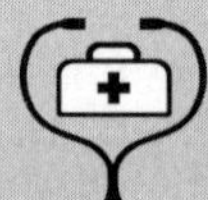

Las enfermedades cardíacas suelen ser unos enemigos silenciosos que montan sus ataques de manera sigilosa. Para cuando nos damos cuenta de su existencia, en muchos casos ya prácticamente han ganado la guerra, o sea, ya van en una etapa muy avanzada. El colesterol alto es una de las señales principales de cómo anda la campaña. A partir de los 20 años de edad, todos debemos pedirle al médico que nos revise nuestro nivel total de colesterol, la suma del colesterol tipo HDL y del tipo LDL, cada cinco años si todo anda bien. Si el nivel no es el normal, debemos medírnoslo cada cuatro meses. Después de los 35 años de edad hay que revisarse el colesterol cada dos años.

Otro importante factor de riesgo, la presión arterial, lo debe de revisar el médico cada dos años. Además, los expertos recomiendan hacerse un electrocardiograma a los 30 años de edad.

Por lo tanto, para que su marido pueda prevenir estas enfermedades resulta clave que el médico monitoree sus factores de riesgo. (Para mayor información sobre los factores de riesgo, vea "Cambios clave para su corazón" en la página 218).

ha acumulado una cantidad suficiente de placa se facilita la formación de coágulos, los cuales bloquean el flujo de la sangre y pueden provocar infartos o derrames cerebrales. Sin embargo, no todos los tipos de colesterol son iguales. Las lipoproteínas de baja densidad (o *LDL* por sus siglas en inglés) son las villanas responsables de hacerles daño a las arterias. Por su parte, las lipoproteínas de alta densidad (o *HDL* por sus siglas en inglés) se consideran buenas, porque se encargan de transportar el colesterol de los diversos órganos del cuerpo al hígado para su eliminación. Entre menor sea el nivel de LDL y mayor el de HDL, mejor.

Nuestro cuerpo es capaz de fabricar todo el colesterol que necesitamos. (Sí, leyó bien: necesitamos un poco de colesterol para sintetizar las hormonas). Por lo tanto, cuando comemos alimentos que elevan nuestro nivel de colesterol, además de llevar un estilo de vida propicio para elevar el nivel de esta sustancia, terminamos con mucho más colesterol en la sangre del que le sirve a nuestro cuerpo, según explica el Dr. James Cleeman, coordinador del Programa Nacional de Educación sobre el Colesterol con sede en Bethesda, Maryland. El exceso se acumula en las arterias. De todos los factores controlables que elevan nuestro nivel de colesterol, la grasa saturada es el peor; le siguen de cerca el colesterol dietético, la inactividad y el sobrepeso.

La conformación genética de una persona también puede predisponerla a presentar un alto nivel de colesterol en la sangre. Hay quienes nacen con un menor número de receptores de LDL, o bien con receptores de LDL menos eficaces. Por consiguiente, su cuerpo no es capaz de eliminar el exceso de LDL de su sistema sanguíneo con la debida eficacia. Algunas de estas personas logran bajar su nivel de colesterol mediante cambios en su alimentación y estilo de vida, pero la batalla que deben librar es mucho más difícil, en opinión del Dr. Cleeman. Otras se ven obligadas a complementar sus regímenes dietéticos y de estilo de vida con medicamentos para conseguir una baja suficiente en su nivel de colesterol.

"Si de adolescente o a los veintitantos años se tiene el colesterol alto, se enfrentará un mayor riesgo de sufrir un ataque cardíaco 30 ó 40 años después —afirma el Dr. Cleeman—. Los niveles deben bajar lo más pronto posible. De lo contrario, al llegar a la edad madura se terminará en una situación en la que si bien aún valdrá la pena bajar el nivel de colesterol, el riesgo no disminuirá lo suficiente; en el peor de los casos, literalmente podría ser demasiado tarde". Por lo tanto, aconséjele a su marido que acuda al médico para una revisión de su nivel de colesterol cuando menos una vez cada 5 años.

Usted dispone de varios recursos para ayudarle a su esposo a disminuir su nivel de colesterol. El más importante son las sugerencias de alimentación y estilo de vida que ofrecemos en este capítulo. No obstante, si a pesar de su mejor esfuerzo el nivel de LDL de su cónyuge permanece por encima de los 190 miligramos por decilitro, según el Dr. Cleeman deben comentar con su doctor la posibilidad de que tome algún medicamento para disminuir el colesterol, aunque su compañero no presente ningún otro factor de riesgo para las enfermedades cardíacas. Por su parte, si su pareja presenta dos o más factores de riesgo, pídale que piense en tomar medicamentos si su nivel de colesterol permanece por encima de 160 miligramos por decilitro. Si ya padece alguna enfermedad cardíaca o bien arterias tapadas, deberá considerar la posibilidad de tomar medicamentos si su nivel de LDL es igual o superior a 130 miligramos por decilitro. Por último, si tiene menos de 35 años, su nivel de LDL debe llegar a 220 o más antes de que comience a tomar medicamentos; se recomienda así para disminuir el riesgo de que padezca efectos secundarios a largo plazo.

Recursos reductores para usted y su "paciente"

Abastézcalo de ajo. Ya sea crudo, en escabeche, frito, salteado o en pastillas, el ajo y sus compuestos organoazufrados sirven para bajar el nivel de colesterol, según indica el Dr. Stephen Warshafsky, profesor de Medicina en el Colegio Médico de Nueva York ubicado en Valhalla, Nueva York. Entre más ajo le dé usted de comer al hombre de su vida, mejor. Entre la mitad y un diente de ajo al día basta para que el nivel de colesterol disminuya en entre el 5 y el 10 por ciento en tan sólo tres meses. Y 10 dientes de ajo al día pueden hacer que el nivel de colesterol se reduzca en un 21 por ciento a lo largo del mismo período. Ahora bien, el aliento a ajo indudablemente perjudicaría su vida amorosa. Pero existe una opción: las cápsulas de ajo con capa entérica (*enteric-coated garlic capsules*), las cuales le permitirán a su esposo aprovechar los beneficios del ajo para la salud y también brindarle sus besitos.

Favorézcalo con fibra. La fibra soluble forma un gel protector dentro del cuerpo, lo cual impide que el colesterol sea absorbido a través del intestino, según explica el Dr. Cleeman. Unos 10 gramos de fibra soluble al día, cantidad que se obtiene con una taza de salvado de avena cocido, una naranja (china), una taza de frijoles (habichuelas) blancos o una papa al horno, pueden hacer que el nivel de colesterol disminuya en entre un 5 y un 10 por ciento, de acuerdo con el especialista.

Sírvale soya. Según un estudio en particular, el consumo de entre 20 y 25 gramos de proteína de soya al día puede reducir el nivel de colesterol en la sangre hasta en un 10 por ciento. No es necesario obligar a su media naranja a tragarse platos enteros de *tofu* soso para que obtenga este beneficio de la soya, promete Carla Green, R.D., una dietista investigadora de la Universidad de Kentucky en Lexington. En cambio, pruebe los siguientes métodos para aumentar la cantidad de soya en su alimentación.

- Déle a probar diversos tipos de leche de soya (algunas saben mejor que otras).

- Al hacer productos panificados, sustituya la mitad de la harina blanca por harina de soya.

- Mezcle proteína de soya texturizada (*texturized soy protein*) —la cual se consigue en las tiendas de productos naturales— con su salsa de tomate (jitomate).

- Esconda un poco de *tofu* en otras recetas, como los sofritos, las sopas o caldos y las cacerolas (guisos) de pasta. Puede preparar un *mousse de tofu*, por ejemplo, haciendo un puré con una caja de *tofu*, $^{3}/_{4}$ taza de chispitas (pedacitos) de chocolate y $^{1}/_{2}$ cucharadita de vainilla.

Para sumar entre 20 y 25 gramos de proteína de soya en un día, su marido tendrá que consumir una taza de leche de soya, comer un par de *muffins* de soya y cenar un poco de sofrito de *tofu*, según indica Green.

"Enchílelo". Los chiles contienen un aceite llamado capsaicina, el cual puede evitar que el colesterol tipo LDL se adhiera a las paredes arteriales, según afirma el Dr. Stephen Sinatra, un cardiólogo de Manchester, Connecticut. "Un poco de chile rinde mucho", advierte el Dr. Sinatra. Agregue un poco de chile rojo molido o de otros condimentos basados en el chile a los platillos favoritos de su cónyuge y observará cómo su nivel de colesterol empezará a bajar.

Aliéntelo a activarse. El ejercicio eleva el nivel del colesterol tipo HDL, el colesterol "bueno" que se encarga de sacar de las arterias el colesterol tipo LDL o "tapaarterias". Así lo explica el Dr. Peter Wilson, director de laboratorios del Estudio Framingham del Corazón en Massachusetts. Lo que los expertos no han determinado es la intensidad de ejercicio que hace falta para obtener este efecto.

Los datos más confiables provienen del atletismo. De acuerdo con un estudio a gran escala realizado por la Universidad de Georgetown en Washington, D. C., los hombres que corren de 11 a 14 millas (de 18 a 22 km) a la semana presentan un nivel más alto (en un 11 por ciento) de HDL que quienes no hacen ejercicio. Si a su esposo no le agrada correr, sugiérale que camine por lo menos 2 millas (3 km) al día, según recomienda el Dr. Sinatra.

Cambios clave para su corazón

Un alto nivel de colesterol en la sangre es sólo uno de los muchos factores que nos ponen en riesgo de sufrir un infarto. A continuación le mostramos, en orden descendente, la disminución que un hombre puede lograr en su riesgo de sufrir un ataque cardíaco si reduce su nivel de colesterol y efectúa otros cambios en su alimentación y estilo de vida. Así lo indica el Dr. Peter M. Abel, director de enfermedades cardiovasculares y de su prevención en el Instituto Cardiovascular del Sur ubicado en Morgan City, Luisiana.

- Dejar de fumar: el riesgo disminuye en entre el 50 y el 70 por ciento

- Hacer ejercicio: el riesgo disminuye en un 45 por ciento

- Mantener un peso ideal: el riesgo disminuye en entre el 35 y el 55 por ciento

- Tomar una aspirina al día: el riesgo disminuye en un 33 por ciento

- Consumir una bebida alcohólica al día: el riesgo disminuye en entre el 25 y el 45 por ciento (sin embargo, el consumo excesivo de alcohol incrementa el peligro de contraer una enfermedad del corazón, advierte el Dr. Abel).

- Reducir el nivel del colesterol en un 1 por ciento: el riesgo disminuye en entre el 2 y el 3 por ciento

- Bajar la presión arterial en un punto: el riesgo disminuye en entre el 2 y el 3 por ciento

Luche contra la grasa en casa. Las grasas saturadas de la carne así como de los productos lácteos hechos con leche de grasa entera elevan el nivel de colesterol. Por su parte, otros tipos de grasa (como las grasas insaturadas que se encuentran en los aceites de oliva, frijol de soya o maíz, además de los frutos secos) al parecer no tapan las arterias, de acuerdo con el Dr. Cleeman. Sin embargo, también estas grasas conservan su alto contenido calórico. Por lo tanto, si su marido tiene sobrepeso —el cual contribuye a elevar el nivel de colesterol en la sangre— le conviene moderar también su consumo de estos aceites más saludables para el corazón. La meta sería que la grasa saturada represente entre un 8 y un 10 por ciento de su total de calorías al día. Por otra parte, si su hombre ya padece una enfermedad cardíaca, es importante que mantenga su consumo de grasa saturada por debajo del 7 por ciento.

Usted puede ayudarle de varias formas a disminuir su consumo de grasa saturada. En primer lugar, cocínele cortes magros (bajos en grasa) de carne y déle productos lácteos hechos con leche descremada o semidescremada al 1 por ciento (*low-fat milk*). Asimismo, puede procurar que consuma un máximo de 6 onzas (168 g) diarias de carne de res, puerco o ave o bien de pescado; esta cantidad equivale aproximadamente a una ración del tamaño de dos juegos de baraja. Del dicho al hecho hay mucho trecho en lo que se refiere a este último consejo, ya que a la mayoría de los hombres les encanta comer mucha carne. Aplique un truco chino al preparar sus platillos, mezclando algunas verduras o legumbres llenadoras (como frijoles/habichuelas) con la carne. Así podrá reducirle la cantidad de carne que come sin que se queje mucho. Otro consejo al respecto de la grasa saturada: cuando vaya de compras, fíjese en los ingredientes de los alimentos horneados, como por ejemplo las galletitas. Muchos contienen aceite de coco (*coconut oil*), aceite de palma (*palm oil*) o aceite de almendra de palma (*palm kernel oil*), los cuales se deben de evitar porque son altos en grasa saturada.

Estudie las etiquetas. Aparte de los ingredientes ya mencionados, también debe tomar en cuenta un dato muy obvio de la etiqueta al que la gente a veces no le hace caso al realizar sus compras: el contenido de colesterol de cada alimento. Sin lugar a dudas, el colesterol que uno come puede elevar su nivel de colesterol en la sangre, según afirma el Dr. Cleeman. Por lo tanto, entérese de la cantidad de colesterol que contienen los alimentos que le compra a su media naranja, para así ayudar a limitar su consumo de colesterol a no más de 300 miligramos al día.

Redúzcaselo con resina. La palabra *guggulu* tal vez suene al balbuceo de un bebé, pero en la India crece un pequeño árbol con este nombre, el cual produce una resina chiclosa que disminuye el colesterol tipo LDL, eleva el colesterol tipo HDL y baja el nivel total de colesterol. "Lo he visto disminuir dramáticamente el nivel del colesterol —indica el Dr. Ralph T. Golan, un médico general holístico de Seattle, Washington—. He tenido a pacientes cuyo nivel de colesterol ha bajado hasta en un 20 por ciento con el *guggulu*".

El extracto en polvo, que también se conoce como guggulípido (o *guggulipid*, palabra que suena más todavía a balbuceo de bebé, tanto en inglés como en español), está disponible en forma de cápsulas y generalmente se vende estandarizado, en relación con su contenido del principio activo del *guggulu*, la gugguluesterona (*guggulsterone*). Déle a su marido una cápsula de 500 miligramos de guggulípido tres veces al día junto con los alimentos, lo cual le proporcionará un total de 75 miligramos de gugguluesterona al día. Una vez que su cuerpo sea capaz de optimizar su nivel de colesterol a través de cambios en la alimentación, ejercicio y otras modificaciones a su estilo de vida, de acuerdo con el Dr. Golan ya no necesitará tomar más *guggulu*.

El espino puede ser divino. El espino (marzoleto, *hawthorn*) es la mejor hierba que existe para el corazón, el cual con demasiada frecuencia resulta afectado cuando el colesterol se acumula en el torrente sanguíneo. En sí eso sería razón suficiente para darle espino a su cónyuge si este tiene el colesterol alto. Pero hay otra: "También hay algunos estudios de investigación que demuestran que el espino disminuye el nivel del colesterol", dice el Dr. George Milowe, un médico holístico de Saratoga Springs, Nueva York.

Consienta a su esposo con 2,000 miligramos de espino al día en forma de cápsulas, o bien con una cucharadita de tintura de espino de dos a cuatro veces al día. Si prefiere usar el extracto líquido, el Dr. Milowe sugiere emplear una tintura que contenga una proporción de 1 a 5, o sea, una parte de espino por cada cinco de alcohol. El espino se puede tomar de manera indefinida, pero si su compañero padece cualquier tipo de afección cardiovascular consulte a su médico antes de dárselo, aconseja el Dr. Milowe.

(*Nota:* Una tintura o *tincture* es un líquido herbario muy concentrado. Se prepara al remojar las hojas de una hierba en alcohol o glicerina —lo cual extrae sus propiedades medicinales— durante al menos seis semanas. Las tinturas se venden en las tiendas de productos naturales en botellitas pequeñas provistas de goteros para administrar las dosis. Asegúrese de guardarlas siempre fuera del alcance de los niños).

Derrótelo con el diente. Los partidarios de la medicina natural a menudo se concentran en la conexión que existe entre el nivel de colesterol en la sangre y el hígado. "El nivel de colesterol puede elevarse muchísimo cuando se desatiende el hígado —afirma Pamela Jeanne, N.D., una naturópata de Gresham, Oregon—. Puede que su sistema digestivo no esté eliminando el colesterol o que su hígado lo esté produciendo en cantidades excesivas". Aquí es donde entra en juego el diente de león (amargón, *dandelion*). Si bien no existen pruebas directas que vinculen esta hierba con una baja en el nivel de colesterol, según los naturópatas no cabe duda que es excelente para el hígado. El diente de león es fácil de conseguir, pero asegúrese de que la tintura se haya preparado con la raíz de la planta, advierte la Dra. Jeanne. Utilice el gotero del frasco para llenar una cucharadita, vierta la tintura en un poco de agua y désela de tomar a su pareja tres veces al día. Lo mejor es que tome el diente de león por unos dos meses y luego suspenda el tratamiento por más o menos dos semanas, indica la Dra. Jeanne. Luego podrá reanudar el régimen por otros dos meses y repetir este ciclo hasta que baje su nivel de colesterol.

(*Nota:* La mayoría de los consejos generales mencionados en este capítulo pueden aplicarse de manera simultánea, como por ejemplo en el caso de recomendaciones en cuanto a la alimentación o el estilo de vida. Y cualquiera de los tratamientos con hierbas o suplementos puede utilizarse de acuerdo con lo señalado por los expertos. Sin embargo, ni nosotras ni nuestros expertos recomendamos que las diversas hierbas o suplementos se combinen. No se han estudiado a fondo las interacciones de distintas hierbas o suplementos para determinar si algunos de estos pueden ser dañinos cuando se utilizan en conjunto. Por lo tanto, es mejor que usted consulte al médico antes de combinar hierbas o suplementos para tratar este problema. Si no reconoce algún término mencionado aquí, vea el glosario en la página 623).

Deseo sexual inhibido

Recomendaciones para reavivarle el fuego

No, mi amor, es que me duele la cabeza". Cuántas veces hemos visto que las mujeres usan esta excusa en la tele o las películas, como si el deseo sexual inhibido sólo fuera problema de mujeres. En realidad, muchos hombres también lo sufren. Puede haber varias causas, como la depresión, una enfermedad, los efectos secundarios de algún medicamento, un trauma infantil —por ejemplo, haber sido víctima de abuso sexual—, fatiga por responsabilidades laborales o familiares, cambios hormonales o simple y llano aburrimiento con la pareja.

"Cuando en una pareja el deseo de actividad sexual de uno de los miembros es significativamente mayor que el del otro, puede generarse un problema muy grande —según afirma Robert Hawkins Jr., Ph.D., profesor de Ciencias de la Salud en la Universidad Estatal de Nueva York en Stony Brook—. Muchos hombres tenemos la impresión de que las mujeres esperan que estemos listos siempre, en cualquier lugar y en todo momento. Cuando no lo estamos, corremos el riesgo de que se dañe nuestra autoestima". Por el contrario, si a un hombre sólo le dan ganas de tener relaciones una vez al mes y lo mismo le ocurre a su compañera, no hay ningún problema. Pero si necesita reavivar el fuego en su relación, a continuación la medicina de mamá le brinda varias formas de hacerlo.

Ideas para inspirarlo

Rompan la rutina. Una buena opción es agregar nuevos elementos a su repertorio amoroso, como más fantasías, mirar juntos un video para adultos o compartir juegos sexuales, según sugiere el Dr. Hawkins.

Hagan una cita. Aunque no suene muy romántico, las parejas que siempre están ocupadas debido a las exigencias de sus trabajos y sus hijos deben programar un tiempo que puedan pasar juntos y en privado, indica el Dr. Hawkins. Si no lo hacen, quizá descubran de repente que dos o tres semanas han pasado volando sin que tuvieran la oportunidad de estar a solas, según advierte el experto. Ese tiempito que pasan a solas no necesariamente tiene que culminar con el acto sexual. "Lo que hagan durante esa interacción estará determinado por sus propias necesidades como pareja", dice el Dr. Hawkins.

Que sea una prioridad. Muchos hombres afectados por un bajo impulso sexual son adictos al trabajo, señala el Dr. Martin Goldberg, profesor clínico de Psiquiatría en la Universidad de Pensilvania en Filadelfia. Dedican tantas horas a la oficina que les queda muy poca —o nada— de energía para el sexo. Una vida sexual activa y satisfactoria debe estar entre las primeras tres o cuatro prioridades de un hombre, opina el Dr. Goldberg. Si no es así, necesita preguntarse por qué.

Se debe determinar la causa. Si un hombre siempre ha sufrido de deseo sexual inhibido, debe reflexionar en la posible causa o hablar con alguien al respecto, aconseja el Dr. Goldberg. "Saberlo ayuda —dice—. Es parte de la cura".

Arrebátelo con el olfato. Se ha encontrado que ciertos olores incrementan el flujo de sangre hacia el pene, indica el Dr. Alan R. Hirsch, psiquiatra y director neurológico de la Fundación para la Investigación y el Tratamiento del Gusto y el Olfato en Chicago, Illinois. En una investigación realizada por él mismo, el Dr. Hirsch observó que una combinación de pay (pastel, tarta, *pie*) de calabaza (calabaza de Castilla) y lavanda (alhucema, espliego, *lavender*) incrementa el flujo de la sangre al pene en un 40 por ciento. El segundo lugar le correspondió a una mezcla de regaliz (orozuz, *licorice*) negro y *donuts* (donas). (Quizás no sea una coincidencia que a Homero Simpson se le caiga la baba con estos dulces). Sirva pay de calabaza a la hora del postre o écheles unas gotas de aceite esencial de lavanda a las sábanas; los aceites esenciales se consiguen en las tiendas de productos naturales. El Dr. Hirsch especula que estos aromas funcionan porque provocan cierto tipo de nostalgia. Otra opción es tratar de crear una experiencia particularmente placentera para los dos con velas aromáticas, incienso o popurrí.

Hay que pensar de manera positiva. Ni los hombres ni las mujeres deben considerar el sexo como una obligación, un deber impuesto por la relación o algo que les cueste trabajo, aconseja el Dr. Goldberg. "Esto es prácticamente la cosa más autoderrotante y negativa que puede suceder —dice—. Pero ocurre con mucha frecuencia". El psiquiatra sugiere que veamos el sexo como parte del hecho de amar a alguien, como algo divertido y una oportunidad para expresarnos y ser creativos físicamente.

Que haga ejercicio. En general, entre mejor forma física se tenga, más contento se siente uno consigo mismo. Entre más contento se sienta uno consigo mismo, más probabilidad habrá de excitarse sexualmente, explica el Dr. Hawkins. Este consejo lo puede usted aprovechar junto con su esposo, al participar juntos en actividades que fomenten su intimidad de pareja. Vayan a caminar al parque, salgan de excursión al bosque o anden en bicicleta. No sólo estarán compartiendo nuevas actividades sino también beneficiando su salud sexual y su salud en general, ya que el ejercicio ayuda con un montón de problemas de la salud.

Estimúlelo a lo europeo. El abrojo (espigón, *puncture vine*), una hierba poco conocida de la Europa Oriental, ha mostrado un gran potencial en lo que se refiere al tratamiento del impulso sexual bajo en los hombres, según afirma el Dr. Steven Margolis, un doctor en Medicina Alternativa de Sterling Heights, Michigan. Su efecto principal es el de estimular la producción natural de testosterona por el cuerpo y al parecer incrementa el deseo sexual, además de maximizar el flujo de sangre hacia el pene. Déle a su compañero una cápsula de 250 miligramos de esta hierba diariamente.

Domine el problema con damiana. Según parece, las hojas de damiana favorecen principalmente a la libido femenina, señala el Dr. Margolis, pero de hecho esta hierba les ofrece beneficios a ambos sexos.

Por una parte, en apariencia se trata de un antidepresivo leve, lo cual les puede servir tanto a los hombres como a las mujeres cuando algún componente emocional interviene en la ausencia del impulso sexual. Así lo explica Steven Rissman, N.D., un naturópata del centro médico American WholeHealth en Cherry Creek, Colorado. Además, los expertos especulan que la damiana provoca una leve inflamación de la uretra, lo cual aumenta la sensibilidad del pene. Ambos pueden tomar de 2 a 4 mililitros de tintura de damiana o una taza de té de esta hierba al día.

(*Nota:* Una tintura o *tincture* es un líquido herbario muy concentrado. Se prepara al remojar las hojas de una hierba en alcohol o glicerina —lo cual extrae sus propiedades medicinales— durante al menos seis semanas. Las tinturas se venden en las tiendas de productos naturales en botellitas pequeñas provistas de goteros para administrar las dosis. Asegúrese de guardarlas siempre fuera del alcance de los niños).

Mejórelo con madera. La *muira puama* (*Lyriosma ovata*), también conocida como "madera de la potencia", se obtiene de una planta tropical originaria del Brasil y desde hace mucho tiempo se utiliza en Sudamérica para potenciar la libido masculina. De acuerdo con un estudio realizado por el Instituto de Sexología de París, el 62 por ciento de los sujetos masculinos afectados por un impulso sexual bajo reportaron una mejoría después de haber tomado la *muira puama* diariamente por dos semanas. "Es muy eficaz —dice el Dr. Margolis—. Y no produce efectos secundarios". Déle al hombre de su vida una tableta de 300 miligramos de esta hierba una vez al día.

(*Nota:* La mayoría de los consejos generales mencionados en este capítulo pueden aplicarse de manera simultánea, como por ejemplo en el caso de recomendaciones en cuanto a la alimentación o el estilo de vida. Y cualquiera de los tratamientos con hierbas o suplementos puede utilizarse de acuerdo con lo señalado por los expertos. Sin embargo, ni nosotras ni nuestros expertos recomendamos que las diversas hierbas o suplementos se combinen. No se han estudiado a fondo las interacciones de distintas hierbas o suplementos para determinar si algunos de estos pueden ser dañinos cuando se utilizan en conjunto. Por lo tanto, es mejor que usted consulte al médico antes de combinar hierbas o suplementos para tratar este problema. Si no reconoce algún término mencionado aquí, vea el glosario en la página 623).

Diabetes

A ganar la guerra contra la glucosa

Existen dos tipos principales de diabetes, el tipo I (diabetes mellitus insulinodependiente) y el tipo II (diabetes mellitus no insulinodependiente). La diabetes del tipo I corresponde a entre el 5 y el 10 por ciento de todos los casos que se diagnostican en los Estados Unidos. Entre los síntomas de este tipo de diabetes encontramos una mayor sed y necesidad de orinar, un hambre constante, pérdida de peso, visión borrosa y fatiga extrema. Esta enfermedad es más común entre los niños y los adultos jóvenes, pero puede aparecer a cualquier edad. La persona afectada por la diabetes del tipo I requiere inyecciones diarias de insulina para vivir.

La diabetes del tipo II, por su parte, representa por lo menos el 90

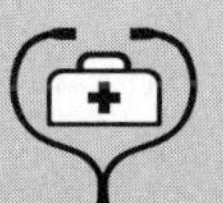

Consulten al doctor si su esposo presenta cualquiera de los síntomas de la diabetes, como un exceso de sed, necesidad de orinar con frecuencia, pérdida inusual de peso y hambre desmedida. Si ya le diagnosticaron la enfermedad, ambos deben trabajar estrechamente con el médico al planear cualquier cambio en su alimentación y régimen de ejercicios o de suplementos alimenticios o herbarios. Hasta un pequeño cambio puede afectar su nivel de azúcar considerablemente.

por ciento de los casos. Los síntomas de este tipo de diabetes se parecen a los del tipo I, pero se desarrollan gradualmente y son menos notorios que en el caso de la otra. La diabetes del tipo II por lo general afecta a personas mayores de 40 años y es más común todavía más allá de los 55 años. A estas alturas, los síntomas a menudo se adjudican a otras afecciones. Si un hombre de más de 60 años orina con mucha frecuencia, tal vez piense que se debe a un problema de la próstata. No obstante, conviene pensar el asunto dos veces, pues podría ser diabetes. Ambos tipos de diabetes pueden controlarse, pero aún no se cuenta con una cura para esta enfermedad. No obstante, la persona que ha heredado cierta predisposición a la diabetes del tipo II puede retardar la aparición de la enfermedad y mantener bajo control sus niveles de azúcar en la sangre (glucosa) si permanece activo, conserva un peso razonable y tiene una alimentación diaria bien equilibrada.

Los orígenes del problema

La diabetes se da porque el páncreas, una glándula grande ubicada detrás del estómago, no produce insulina (tipo I), o bien porque las células del cuerpo no producen suficiente insulina o no responden a la insulina producida (tipo II). La insulina es una hormona que se encarga de transportar la glucosa de la sangre al interior de nuestras células. La glucosa es un azúcar simple, producto del proceso digestivo, y representa el principal combustible del cuerpo. Cuando alguien tiene diabetes, la glucosa o el azúcar en su sangre llega a acumularse en su torrente sanguíneo, pasa a la orina y abandona el cuerpo, privándolo de esta fuente vital de combustible. La diabetes del tipo I es más común en las personas blancas norteamericanas que en las de otros grupos étnicos, mientras que los afroamericanos, los hispanos y los indios norteamericanos, al igual que algunos asiáticoamericanos y personas de las islas del Pacífico, presentan un mayor riesgo de desarrollar la diabetes del tipo II.

La diabetes es una enfermedad grave. Se calcula que los costos asociados con ella ascienden a 98 mil millones de dólares anuales en los Estados Unidos, cifra que incluye tanto los costos médicos directos como los indirectos, como por ejemplo la pérdida de salarios y productividad o la muerte prematura. El índice de enfermedades cardíacas y derrames cerebrales aumenta de dos a cuatro veces entre los diabéticos. La diabetes es la principal causa de ceguera adquirida en las personas entre 20 y 74 años. Puede acarrear enfermedades renales y del sistema nervioso, lo cual obliga a la diálisis renal, el trasplante de riñones o la amputación de las extremidades inferiores. Debido a que los hombres tienden más a mantenerse de pie y cuidan sus pies menos que las mujeres, suelen presentar más problemas en los pies, así como amputaciones. Además, las enfermedades periodontales son más frecuentes y adquieren una mayor gravedad en los diabéticos.

Si nada de ello basta para asustar a su esposo, tal vez lo que diremos a continuación lo logre: la diabetes puede despojar a los hombres de sus erecciones o bien causar cierta pérdida de sensibilidad, por lo que necesitarán una estimulación más prolongada para conseguir una erección. En algunas casos estos cambios son irreversibles. El índice de impotencia alcanza hasta el 50 o el 60 por ciento entre los diabéticos de más de 50 años. Por fortuna, la medicina de mamá puede hacer mucho para ayudar a su marido a lidiar con esta enfermedad. A continuación le brindaremos toda una plétora de estrategias.

Sugerencias para sobrellevarla

Si no sabe, que aprenda. El hombre diabético debe aprender todo lo posible acerca de la enfermedad para poderla controlar, según indica el Dr. Frank Vinicor, director de diabetes en los Centros para el Control y la Prevención de las Enfermedades en Atlanta, Georgia. Los diabéticos pueden vigilar ellos mismos, en casa, su nivel de azúcar en la sangre y ajustar su alimentación o consumo de insulina de acuerdo con eso. "El médico o la enfermera debe convertirse en una especie de entrenador —opina el Dr. Vinicor—. Los diabéticos pasan el 99 por ciento del tiempo tomando decisiones por su propia cuenta".

Muévalo para que se mueva. El ejercicio o cualquier actividad física, como caminar o trabajar en el jardín, ejerce un efecto positivo sobre el nivel de azúcar en la sangre, señala el Dr. Vinicor. La actividad física les ayuda a las personas con diabetes del tipo II a perder peso; este beneficio es importante, porque la mayoría de estos diabéticos tienen sobrepeso. También les ayuda, sin embargo, a quienes tienen una diabetes del tipo I, aunque típicamente presenten un peso promedio o incluso sean delgados, afirma el Dr. Vinicor.

"Entre mejor forma física tenga una persona, menos insulina tendrá que producir su páncreas o deberá inyectarse", asegura Pat Schaaf, dietista investigadora e instructora en diabetes en el Centro General de Investigación Clínica de la Universidad Stanford.

El equilibrio es esencial. A los diabéticos se les alienta a consumir comidas equilibradas a lo largo del día para que así logren una buena nutrición general y controlen su peso, así como los niveles de azúcar y grasa en su sangre, indica Schaaf. ¿Y cuáles serían ejemplos de una alimentación mal equilibrada? Saltarse el desayuno y el almuerzo y comer en exceso durante la cena, o bien seleccionar alimentos de un solo grupo.

Un diabético debe elegir diversos alimentos, pertenecientes a todos los grupos, en cada comida a lo largo del día, opina Schaaf. Alrededor del 50 por ciento de cada comida debe consistir en carbohidratos como el pan, los cereales, el arroz, la pasta, las frutas y las verduras. El 50 por ciento restante debe provenir tanto de fuentes magras (bajas en grasa) de proteína —carne, aves, pescado, frijoles (habichuelas) y huevos— como de fuentes de grasa. Algunas buenas fuentes de grasa monoinsaturada son los aceites de oliva y de *canola*, las aceitunas, el aguacate (palta) y los frutos secos. Un almuerzo equilibrado podría consistir, por ejemplo, en un sándwich (emparedado) de pavo preparado con pan integral, acompañado por un par de rebanadas de aguacate y un poco de lechuga y tomate (jitomate), así como un vaso de leche semidescremada (con menos del 2 por ciento de grasa) o descremada.

Todos estos lineamientos son generales. Los porcentajes exactos de carbohidratos, grasas y proteínas deben calcularse de forma individual junto con un dietista. Si su marido necesita perder peso para mejorar su nivel de glucosa en la sangre, dígale que no se salte las comidas y que no elimine ciertos tipos de alimentos. Sólo tendrá que reducir el tamaño de sus raciones, afirma Schaaf, particularmente de noche, cuando la mayoría de las personas tienden a comer demasiado.

Sugiérale que pruebe el cromo. El mineral cromo puede ayudar a regular los niveles de azúcar en la sangre, sobre todo si una persona padece una deficiencia de esta fuente de energía, indica el Dr. Vinicor. La carencia de cromo es poco común en los Estados Unidos, pero tal vez su cónyuge quiera probar los efectos de un suplemento de 200 microgramos al día. No obstante, consulten a un médico antes de que pruebe cualquier vitamina o mineral, ya que estos pueden afectar la acción de los medicamentos que esté tomando.

Ayuda herbaria

El tratamiento con hierbas no puede sustituir los cambios fundamentales que su media naranja tendrá que hacer en su alimentación y estilo de vida para controlar la diabetes. No obstante, usted se las puede dar para ayudar a regular su nivel de azúcar en la sangre. Lo mejor es acudir a un médico para que desarrolle un plan específico para su pareja. A continuación mencionaremos algunas hierbas útiles en la batalla contra la diabetes.

Amárguelo. El melón amargo (*bitter melon*) es un remedio asiático tradicional contra la diabetes. Se piensa que al retardar la absorción de glucosa ayuda a regular los niveles de azúcar en la sangre. Según Nancy Welliver, N.D., directora del Instituto de Herbolaria Médica en Calistoga, California, los estudios sugieren que el melón amargo es más eficaz en el caso de la diabetes del tipo II, y posiblemente en las etapas tempranas de la diabetes del tipo I. En los Estados Unidos, el melón amargo se consigue en los supermercados que venden productos asiáticos. La dosis recomendada son 2 onzas (60 ml) de jugo dos veces al día. Para preparar el jugo, introduzca la fruta en un exprimidor de jugos (juguera) o muélala en la licuadora (batidora) con un poco de agua, hasta que esté lo suficientemente líquida como para tomarse. Si respeta esta dosis, su esposo puede tomar el melón amargo por tiempo indefinido.

Que pruebe el *ginseng*. El *ginseng* asiático, conocido como una hierba que fomenta el bienestar y aumenta la vitalidad, puede ayudar a estabilizar los niveles de azúcar en la sangre en las personas afectadas por la diabetes del tipo II, según afirma C. Leigh Broadhurst, Ph.D., una consultora en nutrición e investigadora herbaria de Clovery, Maryland. En un estudio llevado al cabo en Finlandia, los investigadores encontraron que una dosis diaria de 200 miligramos de *ginseng*, tomada durante un período de 8 semanas, mejora el humor, la alimentación y la actividad, lo cual a su vez conduce a una pérdida de peso y ayuda a disminuir el nivel de azúcar en la sangre. Déle al hombre de su vida una dosis diaria de 200 miligramos en forma de cápsulas.

Ayúdelo a lo hindú. La medicina ayurvédica tradicional utiliza las hojas de la *Gymnema sylvestre* (también conocida como *gurmar*) para tratar la diabetes, según señala la Dra. Welliver. "Al parecer mejora la producción de insulina, posiblemente a través de la regeneración de las células beta del páncreas", dice. Este efecto la haría apropiada para tratar la diabetes del tipo II e incluso para las etapas tempranas de la del tipo I. De acuerdo con la Dra. Welliver, su marido puede tomar esta hierba regularmente sin ningún problema. Déle 400 miligramos en forma de cápsulas dos veces al día.

Cuídelo con canela. La canela contiene una sustancia fitoquímica que ayuda a las personas con diabetes del tipo I y del tipo II a aprovechar el azúcar en su sangre, según la Dra. Broadhurst. Por cierto, a lo largo de los últimos 10 años los investigadores del Laboratorio Beltsville para los Requerimientos de Nutrientes y sus Funciones, del Departamento de Agricultura de los Estados Unidos, han buscado el mismo efecto antidiabético en otras 60 plantas medicinales y alimenticias.

"Nada se ha acercado siquiera a los consistentes resultados sobresalientes de la canela —dice la Dra. Broadhurst—. Desde que se publicó el primer informe sobre la canela, cientos de personas se han puesto en contacto con el laboratorio para comentar cómo la canela les ha ayudado a disminuir sus dosis de insulina o medicamentos". La dosis recomendada es 1 cuarto de galón (960 ml) de agua de canela al día. Parece mucho, ¿verdad? Una forma de asegurarse de que su esposo tome la dosis recomendada es sustituyendo parte de su consumo diario de agua con esta bebida de agradable sabor. Prepárele su agüita de canela agregando tres cucharadas de canela y dos cucharaditas de bicarbonato de sodio a un cuarto de galón de agua hirviendo. Baje el fuego a lento y deje hervir la mezcla por 20 minutos. Luego cuele el té y guárdelo en el refrigerador. No le costará ningún trabajo a su compañero tomarse el cuarto de galón a lo largo del día si lo toma junto con el desayuno, el almuerzo y la cena.

Ojo con el mirtillo. Desde 1945 los médicos franceses utilizan el mirtillo (*bilberry*) para prevenir la retinopatía diabética. Además de que las hojas de este pariente europeo del arándano hacen que disminuya el nivel de azúcar en la sangre, su fruta, rica en flavonoides, produce fuertes efectos antioxidantes que mejoran la circulación sanguínea en los ojos de los enfermos de cualquiera de los dos tipos de diabetes, según afirma la Dra. Welliver. A su cónyuge déle 80 miligramos del extracto dos veces al día.

(*Nota:* La mayoría de los consejos generales mencionados en este capítulo pueden aplicarse de manera simultánea, como por ejemplo en el caso de recomendaciones en cuanto a la alimentación o el estilo de vida. Y cualquiera de los tratamientos con hierbas o suplementos puede utilizarse de acuerdo con lo señalado por los expertos. Sin embargo, ni nosotras ni nuestros expertos recomendamos que las diversas hierbas o suplementos se combinen. No se han estudiado a fondo las interacciones de distintas hierbas o suplementos para determinar si algunos de estos pueden ser dañinos cuando se utilizan en conjunto. Por lo tanto, es mejor que usted consulte al médico antes de combinar hierbas o suplementos para tratar este problema. Si no reconoce algún término mencionado aquí, vea el glosario en la página 623).

Dolor de espalda

Vencedores del dolor

Independientemente de que su esposo trabaje en un almacén cargando cajas a un camión o bien en la industria del telemercadeo, pasando todo el día pegado a la silla, los auriculares y una computadora, tanto él como usted probable-

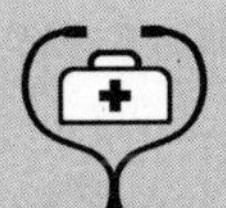

mente sufrirán al menos un caso grave de dolor de espalda en algún momento de sus vidas. A alrededor del 80 por ciento de las personas les pasa así.

La espalda no constituye una entidad anatómica, como un brazo o un pie, sino una compleja columna de huesos, discos y músculos, diseñada para mantener erguido al torso. Por consiguiente el dolor de espalda puede tener muchas causas: nervios atrapados, músculos abdominales débiles, pérdida de flexibilidad, tensión en los músculos de las piernas, una panza demasiado grande, traumatismos, permanecer sentado demasiado tiempo, mala forma física o discos herniados.

El primer acceso de dolor de espalda de su compañero probablemente desaparezca en el transcurso de un mes, aproximadamente, sin importar lo que haga, según indica Philip Greenman, D.O., profesor de Manipulación Osteopática y Medicina Física en la Universidad Estatal de Michigan en East Lansing. Sin embargo, con una vez que le dé dolor de espalda bastará para que de ahí en adelante enfrente una probabilidad del 50 por ciento de sufrirlo de nuevo.

"El dolor de espalda es notoriamente recurrente, y la segunda y tercera vez tienden a ser más graves que la primera —dice el Dr. Greenman—. Es difícil tratarlo, por lo que lo mejor es concentrarse en su prevención".

Directrices para domar el dolor

A continuación nuestros expertos le ofrecen una mezcla de diversos tratamientos de la medicina de mamá, tanto convencionales como alternativos, para aliviar el dolor de espalda.

Acuéstelo. Dígale a su esposo que se acueste boca arriba sobre el piso, con las rodillas dobladas a un ángulo de 90 grados y las piernas descansando sobre el asiento de una silla, sugiere el Dr. Greenman. "En esta posición se deja de ejercer presión sobre la espalda, los discos y los nervios —explica—. Normalmente le proporcionará el alivio que está buscando". Debe repetir esto cada dos horas durante 20 minutos.

Que piense en sus piernas. Es posible que su hombre tenga la impresión de que el problema radica en su espalda, donde siente el dolor, pero quizá sea cosa más bien de sus piernas. Después de estar sentado o doblado todo el día, los músculos de sus piernas pueden estar muy tensos o desequilibrados (es decir, con algunos flojos y relajados y otros contraídos o con espasmo). Cuando los músculos de las piernas están tensos, jalan el torso de forma irregular y ejercen presión sobre la espalda y los músculos abdominales, según explica Jerome F. McAndrews, D.C., vocero de la Asociación Quiropráctica de los Estados Unidos. A fin de volver a equilibrar los músculos de sus pantorrillas, indíquele a su marido que se ponga zapatos cómodos sin ninguna clase de tacón y que se pare con las puntas de los pies sobre el borde de un escalón, con los pies en posición horizontal, de modo que sus talones queden al aire, aconseja el Dr. McAndrews. Apoyándose en el barandal de la escalera, debe bajar los talones lentamente hasta que sienta tensión en los músculos de la parte de atrás de sus piernas. Recomiéndele que mantenga esta posición por unos cuantos segundos y que luego realice de 5 a 10 repeticiones, todas las veces que haga falta a lo largo del día, sugiere el Dr. McAndrews.

Que también trate los tendones. Los músculos de la parte de atrás de los muslos también pueden causar problemas. Cuando se permanece sentado durante períodos largos —la cruz de los oficinistas— se acortan los tendones de la corva, que se encuentran en la parte trasera de los muslos; jalan la pelvis y obligan a otros músculos a compensar la diferencia. Para que ejercite sus tendones de la corva, dígale a su cónyuge que se ponga de pie y coloque un talón sobre una silla o mesita estable. (Deberá apoyarse en otra mesa o silla para mantener el equilibrio). Luego, mientras mantenga la pierna recta, debe inclinarse al frente, hasta que sienta un jalón en la parte de atrás del muslo. Indíquele que sostenga esta posición por unos 30 segundos antes de cambiar de pierna, recomienda el Dr. McAndrews. Su esposo puede hacer este ejercicio varias veces al día, sobre todo después de haber permanecido sentado por mucho tiempo. Sin embargo, es muy importante que no trate de extender la pierna totalmente al hacer este estiramiento la primera vez. Conforme se estiren sus músculos lo conseguirá de forma natural, promete el Dr. McAndrews.

Venza el dolor con valeriana. La hierba conocida como valeriana (*valerian*) suele utilizarse como un sedante leve para tratar el insomnio. Sin embargo, sus propiedades calmantes también brindan alivio para el dolor de espalda causado por músculos agotados y con espasmo, afirma Jacqueline Jacques, N.D., una naturópata de Portland, Oregon. Déle a su hombre adolorido dos cápsulas de 250 miligramos cuatro veces al día, o bien 20 gotas de tintura cada 2 horas. Los músculos adoloridos tienden a tensarse, y un estudio con animales demostró que los compuestos de la valeriana relajan las células musculares lisas. De acuerdo con Gayle Eversole, Ph.D., una enfermera y herbolaria médica de Everett, Washington, los músculos relajados tienden a sanar más pronto. Además, la valeriana "también calma la parte del sistema nervioso que causa la sensación de dolor", señala la Dra. Jacques. Los efectos sedantes de esta hierba también ayudan, pues con frecuencia la gente afectada por un dolor de espalda dan más vueltas que un gimnasta cuando se acuestan a dormir. A diferencia de los somníferos vendidos sin receta, la valeriana no le causará efectos secundarios a su esposo a la mañana siguiente.

Sin embargo, un gran inconveniente de la valeriana es que apesta. El aceite de color verde amarillento de esta raíz relajante contiene las mismas propiedades aromáticas que el sudor humano. Por lo tanto, a menos que su media naranja sea capaz de soportar un olor y sabor a rayos, será mejor que tome cápsulas de valeriana en lugar de la tintura, advierte Jacob Schor, N.D., un naturópata de Denver, Colorado. "Si mis pacientes optan por la tintura, sólo les digo que se tapen la nariz y traguen", afirma. Su esposo podrá tomar la valeriana para aliviar su dolor de espalda hasta que desaparezcan sus síntomas.

(*Nota:* Una tintura o *tincture* es un líquido herbario muy concentrado. Se prepara al remojar las hojas de una hierba en alcohol o glicerina —lo cual extrae sus propiedades medicinales— durante al menos seis semanas. Las tinturas se venden en las tiendas de productos naturales en botellitas pequeñas provistas de goteros para administrar las dosis. Asegúrese de guardarlas siempre fuera del alcance de los niños).

Aplíquele una crema de cayena. Las cremas y los ungüentos que contienen pimienta de cayena (*Cayenne pepper*) estimulan la liberación de los analgésicos propios del cuerpo, explica la Dra. Jacques. De acuerdo con los científicos, el principio activo de la cayena, la capsaicina, interfiere con la acción del mensajero del dolor del cuerpo, la llamada "sustancia P". La crema de pimienta de cayena se consigue en las tiendas de productos naturales así como en algunas farmacias.

Frote el área adolorida con el ungüento de pimienta de cayena tres o cuatro veces al día. Utilice un ungüento estandarizado que contenga un 0.075 ó 0.025 por ciento de capsaicina. Su marido no sentirá alivio desde la primera aplicación, señala la Dra. Jacques. Harán falta varias untaditas para cansar a los mensajeros del dolor.

Asegúrese de lavarse las manos con jabón después de haber aplicado la crema, a fin de evitar una sensación de ardor muy incómoda en caso de que llegue a tocarse alguna otra parte del cuerpo. Además, esta crema nunca debe aplicarse sobre un sarpullido o herida abierta. El remedio puede usarse con seguridad por períodos prolongados, pero si el dolor persiste por más de una semana su cónyuge tendrá que ir con el médico.

Cúrelo con calor. Un cojín eléctrico, una compresa caliente o un baño o ducha caliente relaja los músculos y lleva sangre fresca y sanadora al lugar de la lesión, indica el Dr. Greenman. Dígale a su esposo que se dé una ducha caliente de 10 minutos, o bien usted puede aplicarle calor con un cojín eléctrico o una compresa caliente por entre 15 y 30 minutos, hasta que el área afectada se haya enrojecido levemente. Después, es importante que retire la fuente de calor. No continúe aplicando calor, pues sólo empeoraría las cosas, advierte el Dr. Greenman. "Las personas se acuestan sobre un cojín eléctrico durante horas y luego no pueden ni moverse, porque el área se encuentra congestionada por la sangre —dice—. Sólo deberá aplicarle calor unas cuantas veces al día y por períodos breves".

Otro consejo circulatorio. Otra manera de hacer llegar sangre fresca a una lesión es con la ayuda de la hierba llamada *ginkgo* (biznaga), según la Dra. Alison Lee, una especialista en el manejo del dolor y acupunturista de Barefoot Doctors, un centro para la acupuntura y la medicina natural con sede en Ann Arbor, Michigan. Se ha demostrado que esta

COMPRESA CALMANTE

Para aliviar el dolor de espalda de su marido rápidamente, aplíquele esta compresa preparada con una mezcla de aceites esenciales analgésicos y agua, sugiere Jacqueline Jacques, N.D., una naturópata de Portland, Oregon. La receta combina los poderes curativos de la menta (hierbabuena, *mint*), la bergamota (*bergamot*) y la lavanda (alhucema, espliego, *lavender*) para detener los espasmos musculares y aliviar el dolor y la inflamación. También puede agregar sales de Epsom al agua, las cuales sirven para promover la absorción de los aceites esenciales a través de la piel. El magnesio que estas sales contienen también actúa como relajante muscular.

Para prepararle la compresa a su compañero, sumerja un pequeño trapo de cocina o una toallita para la cara en la solución y exprímala. Apliquele la compresa directamente al área adolorida y déjela ahí por unos 15 ó 20 minutos dos o tres veces al día.

Para los tratamientos que realice durante las primeras 24 horas después de que le haya aparecido el dolor a su cónyuge, utilice agua fría. Luego puede recalentar la solución, si aún le queda de la vez anterior, o bien cambiar a agua tibia a la hora de preparar más. Le podrá brindar un mayor alivio a la espalda de su cónyuge si le indica que se acueste boca arriba y mantenga los pies elevados mientras tenga puesta la compresa, ya que de esta forma disminuirá la presión sobre la parte inferior de su espalda, según indica la Dra. Jacques. He aquí la receta:

1	**cucharada de sales de Epsom**
1	**galón (4 litros) de agua fría**
3	**gotas de aceite esencial de menta**
3	**gotas de aceite esencial de bergamota**
4	**gotas de aceite esencial de lavanda**

Mezcle las sales de Epsom con el agua, agregue los aceites de menta, bergamota y lavanda y agite todo suavemente. Guarde la solución sobrante en un recipiente de vidrio oscuro, lejos del calor y la luz.

hierba dilata los vasos sanguíneos, lo cual teóricamente incrementaría la afluencia de sangre a la espalda adolorida, explica la Dra. Lee. Se consigue en forma de cápsulas en las tiendas de productos naturales y muchas farmacias sin necesidad de receta médica. La Dra. Lee recomienda elegir un producto que contenga el extracto estandarizado (*standardized extract*). En cuanto a la dosis, siga las instrucciones que aparezcan en el paquete.

Una combinación de hierbas resulta útil en algunos casos. Mientras que el *ginkgo biloba* aumenta el flujo de la sangre, la curcumina puede agregar un efecto antiinflamatorio, indica la Dra. Lee. La curcumina, una forma altamente concentrada de la hierba cúrcuma (azafrán de las Indias, *turmeric*) que se vende en las tiendas de productos naturales, es un antiinflamatorio fuerte y muy eficaz en el caso de lesiones de los tejidos blandos, como las que producen el dolor de espalda, dice la Dra. Lee. Busque un producto (en cápsulas) que contenga el extracto estandarizado al 95 por ciento y déle la dosis recomendada en el frasco.

Póngalo en movimiento. En otros tiempos se solía recomendar varios días de reposo para curar el dolor de espalda, según recuerda el Dr. Greenman. No obstante, en vista de que la mayoría de los casos de dolor de espalda se deben a esguinces, tensión o espasmos musculares, la inmovilidad sólo debilita a las personas y las hace más propensas a sufrir lesiones posteriores. Además, el reposo puede terminar por convencer a su media naranja de que realmente está enfermo y es incapaz de ayudarse a sí mismo, advierte el Dr. Greenman. Entre más pronto consiga que se mueva, más pronto se sentirá mejor. Así que levántelo de la cama y póngalo a caminar y a estirarse un poco. Sólo asegúrese de que no exagere.

(*Nota:* La mayoría de los consejos generales mencionados en este capítulo pueden aplicarse de manera simultánea, como por ejemplo en el caso de recomendaciones en cuanto a la alimentación o el estilo de vida. Y cualquiera de los tratamientos con hierbas o suplementos puede utilizarse de acuerdo con lo señalado por los expertos. Sin embargo, ni nosotras ni nuestros expertos recomendamos que las diversas hierbas o suplementos se combinen. No se han estudiado a fondo las interacciones de distintas hierbas o suplementos para determinar si algunos de estos pueden ser dañinos cuando se utilizan en conjunto. Por lo tanto, es mejor que usted consulte al médico antes de combinar hierbas o suplementos para tratar este problema. Si no reconoce algún término mencionado aquí, vea el glosario en la página 623).

Enfermedades cardíacas

Cómo cuidarle el corazón

Las enfermedades cardíacas, la principal causa de muerte en los hombres, cobran más vidas cada año que las siguientes ocho causas de muerte en conjunto. Este mal progresa conforme las arterias, parcialmente tapadas y cada vez más estrechas, ya no son capaces de abastecer al corazón de una cantidad suficiente de sangre, lo cual va sofocando el músculo cardíaco lentamente. Si bien un dolor en el pecho alerta con tiempo a algunos hombres, casi la mitad de quienes mueren repentinamente por una enfermedad cardíaca nunca presentaron un solo síntoma.

Las enfermedades cardíacas son el resultado final de una larga cadena de sucesos. El punto de partida es una alimentación con un alto contenido de grasas y proteínas y pocas frutas, verduras y vitaminas. Al comer de esta forma se eleva en el nivel sanguíneo de las grasas llamadas lipoproteínas de baja densidad (o *LDL* por sus siglas en inglés), también conocidas como colesterol "malo", al igual que el de triglicéridos (unas sustancias adiposas que pueden irritar el revestimiento de las paredes arteriales). Asimismo aumenta el nivel de una molécula llamada homocisteína, la cual puede dañar las arterias, fomentar la acumulación de placa (depósitos grasientos en las arterias) y promover la formación de coágulos sanguíneos. Los investigadores aún están estudiando la forma exacta en que interactúan las LDL, los triglicéridos y la homocisteína, pero sospechan que se incrustan en las paredes arteriales, causando irritación y lesiones. El sistema inmunitario trata de reparar este daño cubriendo las secciones lesionadas con una especie de pasta. Dicha reparación resulta en la formación de una dura capa de placa a lo largo de la pared arterial. Con el tiempo, la placa aumenta de tamaño, la arteria se estrecha y el flujo de la sangre se restringe. Cuando algunas secciones de placa llegan a ser tan gruesas que el flujo de la sangre se bloquea completamente, se produce un infarto.

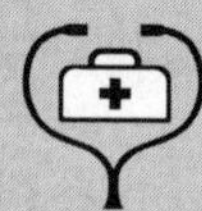

CUÁNDO CONSULTAR AL MÉDICO

Si usted o su marido sospechan que él tiene una enfermedad cardíaca, consulten a un médico. Si presenta cualquiera de los síntomas de un infarto, como dolor en el pecho, náuseas o un dolor que irradia hacia su mandíbula o brazo, llévelo a una sala de urgencias de inmediato, señala el Dr. Kilmer McCully, un patólogo del Centro Médico del Departamento de Veteranos ubicado en Providence, Rhode Island.

Consejos cardíacos para su cónyuge

A continuación le damos algunas sugerencias prácticas de la medicina de mamá para proteger a su esposo de las enfermedades cardíacas o para ayudarlo a combatirlas si ya las padece.

Déle dos cervezas diarias. Quizá la idea parezca descabellada, pero los estudios indican que dos botellas diarias de cerveza oscura brindan la cantidad necesaria de flavonoides para que sus arterias se mantengan destapadas. Los flavonoides son unos compuestos parecidos a las vitaminas que producen un efecto anticoagulante y se encuentran en el lúpulo, el ingrediente que le da su sabor amargo a la cerveza. Es posible que algunas cervezas más claras provistas de una mayor cantidad de lúpulo, como la *India Pale Ale*, contengan la misma proporción de flavonoides que las cervezas más oscuras. Sin embargo, nadie las ha sometido a prueba para averiguarlo, según afirma John D. Folts, Ph.D., profesor de Medicina y director del laboratorio de la trombosis coronaria en la Facultad de Medicina de la Universidad de Wisconsin en Madison.

Cualquiera que sea la situación particular de la cerveza *India Pale Ale*, el proceso de fermentación por lo común extrae gran parte de los flavonoides de las cervezas más claras. Por lo tanto, su marido tendría que tomar un número mucho mayor de cervezas *Budweiser* para obtener el mismo efecto que le brinda una oscura como la *Guinness*. El problema es que el exceso de cerveza o de otros tipos de bebidas alcohólicas puede elevar su presión arterial. Por lo tanto, explíquele que si bien puede aprovechar esta "medicina" para cuidarse, *forzosamente* debe limitarse a dos cervezas oscuras de 12 onzas (360 ml) cada una al día y nada más.

Déle su juguito. Un vaso de 12 onzas de jugo de uva morada (*purple grape juice*) hace que la actividad de las plaquetas en la sangre disminuya en el lapso de unas cuantas horas. Y resulta lógico pensar que si su esposo consume un alimento que reduce la actividad de las plaquetas asimismo pueda bajar su riesgo de sufrir un ataque cardíaco, opina el Dr. Folts. Otros productos hechos con uva, como el vino tinto, tienen el mismo efecto. Sin embargo, lo mejor probablemente sea que tome jugo de uva diariamente, dice el Dr. Folts.

Sírvale muchas frutas y verduras. Las frutas y verduras contienen diversas sustancias que luchan contra el proceso de obstrucción de las arterias. Los científicos aún no han terminado de identificar todos los alimentos que tienen este efecto, aunque sospechan que la uva, la manzana y la cebolla encabezan la lista. Todas las frutas y verduras contienen grandes cantidades de fibra, una sustancia que impide el paso del colesterol y los triglicéridos hacia las arterias. Trate de servirle de cinco a siete raciones de frutas y verduras a su pareja diariamente, sugiere el Dr. Folts. Hay muchas formas de incluirlas en todas sus comidas, desde el desayuno hasta la cena. Una ración equivale a cualquier fruta o verdura entera, media taza de fruta o verdura picada, un vaso de 8 onzas (240 ml) de jugo de fruta o una taza de verduras de hojas verdes.

Enséñele a esquivar el estrés. El estrés daña las arterias, hace que se coagule la sangre y incluso llega a elevar la presión arterial. Lo más probable es que no sea posible eliminarlo por completo. Lo que el hombre de su vida sí puede hacer es cambiar su reacción al mismo. Veamos la diaria ida al trabajo, por ejemplo. "Ciertamente se necesita estar alerta y atento para no tener un accidente —señala Michael Babyak, Ph.D., profesor de Psicología Médica en el Centro Médico de la Universidad Duke en Durham, Carolina del Norte—. Pero se puede aprender a dar por hechas las cosas que ocurren durante el trayecto. A veces otros conductores se le cierran a uno. A veces uno se topa con un embotellamiento (tapón, tranque). En tal situación, apretar los puños y echar humo por las orejas, sentado ahí detrás del volante, no va a solucionar nada".

En cambio, sugiérale a su media naranja que trate de pensar en otra cosa, como por ejemplo en lo que le gustaría comer a la hora del almuerzo. "Hay que prestar atención a la respiración y la tensión muscular —agrega el Dr. Babyak—. Que se haga más lenta la respiración y se relajen los músculos".

"Pesque" su protección. El consumo de abundantes cantidades de pescado puede revertir y prevenir las enfermedades cardíacas al inhibir la coagulación y disminuir los niveles de triglicéridos, según explica William S. Harris, Ph.D., profesor de Medicina de la Universidad de Missouri en Kansas City.

Las propiedades "curacorazones" del pescado probablemente se deban a la gran cantidad de ácidos grasos omega-3 que este alimento contiene. Tales ácidos grasos se encuentran principalmente en los pescados grasos como la caballa (escombro, macarela, *mackerel*), el salmón y el arenque. Los investigadores aún no determinan cuánto aceite de pescado hace falta para proteger el corazón, indica el Dr. Harris. No obstante, de acuerdo con el experto es conveniente comer al menos tres raciones de pescado a la semana, de 3 onzas (84 g) cada una. Ahora bien, debe tomar en cuenta que los mariscos y el pescado blanco no son buenas fuentes de estos ácidos. Para cuidarse las arterias, su marido tendrá que comer pescados grasos.

Póngale las pilas. El ejercicio hecho con regularidad puede ayudar a mantener despejadas las arterias y a disminuir el riesgo de contraer una enfermedad cardíaca. Y para obtener los beneficios del ejercicio no es necesario gastar miles de dólares para inscribirse en un gimnasio exclusivo. Caminar a paso rápido por unos 20 minutos al día puede hacer mucho por la salud de su esposo, según opinan los expertos. Algunas buenas formas de ejercitarse regularmente son subir escaleras, practicar algún deporte moderado o incluso trabajar en el jardín. "La alimentación es el factor más importante para reducir el riesgo de contraer enfermedades cardíacas, pero el ejercicio la complementa al controlar el aumento de peso, disminuir los niveles de homocisteína y elevar el nivel de lipoproteínas de alta densidad (o *HDL* por sus siglas en inglés), el colesterol 'bueno'", indica el Dr. Kilmer McCully, un patólogo del Centro Médico del Departamento de Veteranos ubicado en Providence, Rhode Island.

Cambie su cafecito por té. El consumo exagerado de café, es decir, nueve o más tazas al día, puede elevar el nivel de homocisteína. Por otra parte, cualquier tipo de té verde o negro sirve para bajar la homocisteína, ya que el té contiene folato, señala el Dr. McCully.

De cuatro a cinco tazas de té verde o negro, aparte de disminuir el nivel de homocisteína, también les brindarán flavonoides protectores a las arterias de su marido, lo cual ayudará a evitar que el colesterol se adhiera a las paredes de las mismas, afirma el Dr. Folts. El té contiene aproximadamente la mitad de la cafeína con la que cuenta el café. Por lo tanto, si su esposo suele tomar dos tazas de café al día, cuatro tazas de té lo mantendrán igualmente alerta.

Mantenga su casa "baja en grasa". La Asociación Estadounidense del Corazón recomienda que la cantidad de grasa consumida equivalga a menos del 30 por ciento de las calorías que se ingieren diariamente. Por su parte, hay pruebas de que entre menos grasa —particularmente de origen animal— se coma, mejor. Durante los últimos 20 años, el Dr. Dean Ornish, presidente y director del Instituto de Investigación en Medicina Preventiva, una institución no lucrativa ubicada en Sausalito, California, ha estudiado la relación entre la grasa y las enfermedades cardíacas y recomienda que el consumo de grasa corresponda tan sólo al 10 por ciento del total de las calorías consumidas a diario.

"Diversos estudios demuestran que en la mayoría de las personas afectadas por enfermedades de las arterias coronarias que realizan cambios moderados en su alimentación y estilo de vida (entre ellos la disminución de su consumo de grasa a un 30 por ciento), la enfermedad presenta una evolución negativa —dice el Dr. Ornish—. Si bien es cierto que este empeoramiento es más lento que si no hicieran cambio alguno, el hecho es que siguen empeorando. Por su parte, nuestros estudios indican que si el consumo de grasa y colesterol se disminuye en mucha mayor proporción, combinando esto con otros cambios en el estilo de vida, es probable que se revierta el avance de la enfermedad de las arterias coronarias".

Ahora bien, no es nada fácil averiguar qué porcentaje del total de calorías consumidas por su marido proviene de la grasa. De hecho harían falta unos cálculos medio complicados y tendría que fijarse en *todo* lo que su cónyuge come a diario. Por lo tanto, en vez de sacar la calculadora y andarle pisando los talones todos los días, lo más fácil es que simplemente haga unos cuantos cambios a la hora de ir de compras y cocinar.

Para empezar, sustituya los productos con un alto contenido de grasa —como la leche, el queso y la mayonesa— por sus versiones bajas en grasa. En lugar de carne de res, trate de servir más pollo y pavo. Si quiere comprar carne de res, opte por los cortes del lomo (*beef tenderloin*), los cuales contienen menos grasa. Al cocinar hornee los alimentos en vez de freírlos, si es posible. Evite lo más que pueda usar mucha grasa —sobre todo aceite vegetal o manteca de cerdo— a la hora de preparar sus platillos. En cambio, use aceites en aerosol de oliva o de *canola*, los cuales son saludables; además, dado que se rocían ligeramente sobre la sartén se usa menos en comparación con los aceites de botella. Además, es importante que revise las etiquetas de los alimentos con atención, para ver cuántos gramos de grasa (*fat*) contienen.

Si puede, trate de limitar el consumo de grasa de su compañero a entre 55 y 80 gramos diariamente. Los cambios mencionados no le dirán con seguridad qué porcentaje de las calorías que su esposo consume diariamente provienen de la grasa, pero por lo menos ayudarán a que baje significativamente la cantidad de grasa que ingiere.

Cuídelo con cremita. Es posible que la crema de cacahuate (maní) sea buena para el corazón. Resulta que es rica en vitamina E, un antioxidante potente que evita que el colesterol del tipo LDL se incruste en las paredes de las arterias. "Las partículas de LDL transportan el colesterol por sus arterias —explica Lawrence Kushi, Sc.D., profesor adjunto de Salud Pública, Nutrición y Epidemiología en la Facultad de Salud Pública de la Universidad de Minnesota en Minneapolis—. Si las partículas de LDL se oxidan, dañan las arterias con mucho mayor facilidad. La vitamina E ayuda a prevenir la oxidación".

Para que aumente el nivel de vitamina E de su pareja, déle más frutos secos y aceites vegetales, recomienda el Dr. Kushi. Ambos tipos de alimento también contienen, desde luego, un montón de grasa. No obstante, la grasa que se encuentra en los frutos secos y los aceites vegetales no tapa las arterias, como sí lo hace la que proporcionan los productos de origen animal.

Otra forma de cubrir las necesidades de vitamina E es con suplementos. El Dr. Kushi recomienda tomar 200 UI (unidades internacionales) diariamente, "con lo cual su esposo estará en un rango en el que podrá obtener la cantidad necesaria de vitamina E".

Fortifíquelo con folato. El cuerpo necesita tres vitaminas del complejo B —folato, vitamina B_6 y vitamina B_{12}— para activar unas importantes enzimas, las responsables de descomponer y eliminar la homocisteína excedente. Sin estas vitaminas el nivel de homocisteína sube, dañando las arterias y provocando la acumulación de placa y la formación de coágulos.

Lo más probable es que el hombre de su vida esté obteniendo cantidades más que suficientes de vitamina B_{12} de los alimentos que come normalmente. No obstante, el folato y la vitamina B_6 son harina de otro costal. De acuerdo con el Dr. McCully, los hombres deben asegurarse de cubrir la Cantidad Diaria Recomendada de 400 microgramos de folato. Asimismo deben tratar de ingerir 3.5 miligramos de vitamina B_6 al día, casi el doble de la Cantidad Diaria Recomendada. Algunas buenas fuentes de folato son las verduras de hoja verde, el jugo de naranja (china) y los frijoles (habichuelas). Por su parte, el plátano amarillo (guineo, banana), los frutos secos, los cereales y el pescado son buenas fuentes de vitamina B_6.

(*Nota:* Si no reconoce algún término en este capítulo, vea el glosario en la página 623).

Estrés

Tremendos "terminatensiones"

Precisamente en el momento en que su esposo más necesite tener la mente clara, las manos firmes y la voz grave, el estrés puede hacer que se sienta nervioso, sudoroso y confundido. Más de la mitad de los hombres admiten sentirse estresados, pero sólo el 9 por ciento buscan ayuda profesional.

El estrés es una respuesta biológica que pretende agudizar nuestros sentidos y ponernos en estado de alerta ante una situación en la que peligra nuestra vida. Cuando el cerebro percibe un peligro inminente, le manda una señal al cuerpo para que secrete las hormonas del estrés, las cuales aceleran el corazón, la respiración y la sudoración y lo dejan a uno sintiéndose exhausto. En tiempos primitivos, cuando la principal preocupación del hombre era evitar que alguna fiera se lo cenara, esta respuesta

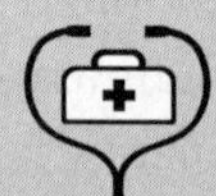

Si su esposo sufre constantemente de dolor de cabeza, problemas de la vejiga o intestinales, tensión y dolor en la nuca o la parte inferior de la espalda, palpitaciones, irritabilidad o depresión, debe acudir al médico, según indica Michael Babyak, Ph.D., profesor de Psicología Médica en el Centro Médico de la Universidad Duke en Durham, Carolina del Norte. Todas las personas presentamos estos síntomas de vez en cuando, pero si se vuelven crónicos es hora de actuar. Lo mismo es cierto si el estrés que está sufriendo su marido lo mantiene despierto noche tras noche o si empieza a interferir con su trabajo o sus relaciones.

biológica en efecto resultaba muy útil. Pero en la civilización actual, donde las fieras más peligrosas visten trajes con chaleco y andan con teléfono celular, el estrés llega a ser realmente destructivo.

El cerebro malinterpreta eventos en realidad inofensivos —como el enojo del jefe o de la esposa o bien un plazo de entrega ya próximo— como si se tratara de sucesos que ponen el peligro la vida, por lo que activa la reacción del estrés. Por lo general es posible encontrar su origen en algún pensamiento como "Mi mujer me va a matar" o "Voy a perder mi empleo".

"El estrés se origina en la mente —afirma Peggy Kileff, una consultora en cuestiones de bienestar en el Instituto de Medicina Preventiva de Houston, Texas—. Siempre hace falta un pensamiento antes de que se pueda tener un sentimiento".

Pero el estrés es mucho más que un simple fastidio. Incluso llega a causar la muerte. Un estado de estrés crónico eleva los niveles de las hormonas que dañan los vasos sanguíneos, aumentan el colesterol, elevan la presión arterial, causan el deterioro del sistema inmunitario y simplemente nos hacen sentirnos agotados, según explica Michael Babyak, Ph.D., profesor de Psicología Médica en el Centro Médico de la Universidad Duke en Durham, Carolina del Norte. Además, por lo general descuidamos nuestra salud cuando estamos estresados. Nos alimentamos con comida chatarra, no dormimos lo suficiente y postergamos nuestras sesiones de ejercicio.

Consejos calmantes y remedios relajantes

Si usted ha notado que últimamente su esposo anda muy estresado, déle los siguientes *tips*. (O aprovéchelos usted misma cuando tenga los nervios de punta).

Que piense en lo pesado. "La sensación de pesadez relaja a las personas", afirma Kileff. Por lo tanto, recomiéndele a su cónyuge que se tome un breve descanso, se siente o se acueste cinco minutos. Debe imaginar que su cuerpo pesa 600 libras (272 kg) y sentir la presión que todo ese peso ejerce sobre el piso. Entre más permita que su cuerpo se aplaste contra el piso, más desaparecerá el estrés.

Dígale que se desacelere. A veces evaluar la situación ayuda a controlar el estrés. Indíquele a su compañero que se pregunte si el estrés le ayudará a conseguir algo útil, como por ejemplo pegar una carrera para rescatar a sus hijos de algún tipo de peligro. Si la respuesta es que no, entonces debe tratar de respirar más despacio y tomar conciencia de su frecuencia cardíaca y su nivel de tensión muscular, según indica el Dr. Babyak.

A continuación debe tomar de 10 a 15 minutos para bajar el ritmo de su respiración y dejar que su mente y cuerpo se relajen. "Él se calmará y desacelerará al repetir una palabra clave o visualizar un lugar agradable", dice el Dr. Babyak. Para que este ejercicio surta efecto, su hombre necesitará un poco de práctica *antes* de estresarse. Mientras se esté visualizando en un lugar silencioso y tranquilo, deberá relajar sus músculos y respirar con mayor lentitud. Al mismo tiempo deberá pronunciar mentalmente alguna palabra clave, como "paz". De esta forma, cuando el estrés lo asalte podrá repetir su palabra clave y su cuerpo —"entrenado" ya— sabrá cómo relajarse, explica el experto.

Recomiéndele que respire lentamente. Para respirar más lento hay que fijarse en su respiración, por lo que no se puede prestar atención a las demás cosas que en un principio provocaron la sensación de estrés. Respirar lentamente también ayuda a sentirse relajado físicamente. Su media naranja debe inhalar hondo desde el vientre hasta la cuenta de cuatro. Luego debe exhalar despacio, otra vez hasta la cuenta de cuatro. "Inhalamos y exhalamos miles de veces al día, así que contamos con muchas oportunidades para practicar la respiración lenta —opina Kileff—. Hay que practicar siempre que se esté parado en un semáforo, esperando que contesten una llamada o que llegue el elevador".

Que aproveche la avena. Si lo que usted busca es un remedio lo bastante leve como para que su marido lo pueda utilizar todos los días, pero también lo bastante fuerte como para ayudarlo a lidiar con una situación de intenso estrés, déle a probar el té de avena sativa (*oatstraw*), sugiere Susun S. Weed, una herbolaria de Woodstock, Nueva York. Para preparar el té, ponga 1 onza (28 g) de hojas secas de avena sativa en un frasco de 1 cuarto de galón (960 ml) y llénelo con agua hirviendo. Tape el frasco y deje el té en infusión durante toda la noche o cuando menos cuatro horas antes de colarlo. "Yo tomo de una a cuatro tazas al día para fortalecer mis nervios y aliviar el estrés. Su único efecto secundario —dice Weed— es que aumenta la libido". (Qué efecto secundario más conveniente, ¿no?) La avena sativa se consigue en las tiendas de productos naturales.

La agripalma también agarra el estrés. "Cuando estoy muy estresada uso la tintura de agripalma (*motherwort*)", indica Weed. Es importante comprar una tintura cuya etiqueta indique que fue preparada con la planta fresca, no la seca (dirá "*prepared with fresh motherwort*"). Una dosis de 15 a 20 gotas en alrededor de media taza de líquido aliviará el estrés rápidamente. "Si no me siento mejor en cinco minutos, tomo otra dosis —explica Weed—. La agripalma brinda la calma que se siente al recostarse en el regazo de mamá. Sin importar lo duras que se pongan las cosas, la agripalma me ayuda a lidiar con ellas". Esta tintura se encuentra en las tiendas de productos naturales.

(*Nota:* Una tintura o *tincture* es un líquido herbario muy concentrado. Se prepara al remojar las hojas de una hierba en alcohol o glicerina —lo cual extrae sus propiedades medicinales— durante al menos seis semanas. Las tinturas se venden en las tiendas de productos naturales en botellitas pequeñas provistas de goteros para administrar las dosis. Asegúrese de guardarlas siempre fuera del alcance de los niños).

Dígale que recurra a la raíz. El *ginseng* no necesariamente calmará a su marido, pero le ayudará con los efectos físicos que acompañan el estrés, según asegura Weed. La herbolaria prefiere la raíz de *ginseng* americano (*American ginseng* o *Panax quinquefolium*) de al menos cinco años de edad, ya sea seca o en tintura. Cuando su cónyuge se encuentre bajo estrés, déle a masticar un trozo de raíz seca "del tamaño de la última falange del meñique (la más cercana a la punta)" o bien un gotero de tintura, según lo indiquen las instrucciones del frasco, recomienda Weed. (Un gotero equivale aproximadamente a 15 gotas). El *ginseng* está disponible en las tiendas de productos naturales.

Mímelo con manzanilla. La manzanilla (*chamomile*), un calmante excepcionalmente seguro, es una buena opción para las personas estresadas, de acuerdo con Anne Cowper, una herbolaria médica de Morisset, Australia. Para prepararle una calmante taza de té de manzanilla a su compañero, pase por una tienda de productos naturales y compre unas cuantas flores secas de manzanilla, de color amarillo y blanco, indica Cowper. (Si son de color paja están ya demasiado viejas). Agregue dos cucharaditas de flores enteras o una cucharadita de flores finamente molidas a una taza, vierta 8 onzas (240 ml) de agua hirviendo encima, cubra la taza, deje el té en infusión por unos 15 minutos y luego cuélelo. Déle una taza de té tres veces al día.

Cálmelo con esta combinación. Es muy común la combinación de las hierbas valeriana (*valerian*), pasionaria (pasiflora, pasiflorina, hierba de la paloma, hierba de la parchita, *passion flower*) y escutolaria (*skullcap*). Esta mezcla se encuentra en muchas tiendas de productos naturales y también puede ayudar a su hombre a relajarse, en opinión del Dr. George Milowe, un médico holístico de Saratoga Springs, Nueva York. La pasionaria se utiliza como remedio popular contra el estrés en toda Europa; las tiendas rumanas incluso venden goma de mascar de pasionaria para aliviar la tensión. También se les han demostrado leves efectos sedantes tanto a la escutolaria, un miembro de la familia de la menta, como a la valeriana.

Para tratar a su media naranja, déle dos goteros de la tintura de esta combinación herbaria mezclada con media taza de agua tres veces al día. Asegúrese de diluir el remedio en la cantidad recomendada, pues muchas tinturas contienen alcohol y le pueden caer mal al estómago si no se diluyen.

La *kava kava* también produce la paz. Los componentes activos de este remedio antiestrés muy popular en Alemania son las kavalactonas (*kavalactones*), que funcionan como relajantes musculares. Usted puede darle a su marido 200 miligramos del extracto de la raíz de esta hierba en forma de cápsulas tres veces al día, o bien una cucharadita de tintura dos veces al día. Si compra las cápsulas, busque un producto que contenga un 30 por ciento de kavalactonas. Su cónyuge puede tomar la *kava*

kava según le haga falta durante épocas de mucho estrés, pero no por períodos prolongados.

Que no haga nada. Si su compañero aparta un poco de tiempo diariamente para no hacer absolutamente nada, dejando que su mente divague a gusto, por lo general terminará por pensar en las cosas que lo preocupan. "Tiene que colocarse en una situación en la que esté tan relajado que pueda pensar en estas cosas con la mente clara. Normalmente se dará cuenta de que el problema no es tan grande como él pensaba", dice Andrew Yiannakis, Ph.D., profesor de Recreación, Turismo y Deportes de la Universidad de Connecticut en Storrs.

Pero tampoco queremos que utilice este consejo como excusa para no hacer los quehaceres de la casa que le tocan, ¿verdad? Por lo tanto, al darle este consejo a su hombre dígale que lo practique temprano por la mañana. De hecho la mañana es la mejor hora del día para no hacer nada. Dígale que se levante más temprano de lo que acostumbra y que se tome su cafecito sentado tranquilamente en una silla cómoda, sugiere el Dr. Yiannakis. Así habrá tiempo tanto para que se desestrese como para que por fin repare la puerta de atrás.

Entrénelo. Cuando hacemos ejercicio, nuestro corazón late más rápido, nuestra presión arterial se eleva, nuestra respiración se acelera y nuestros poros sudan. Y cuando nos sentimos estresados, nuestro corazón late más rápido, nuestra presión arterial se eleva, nuestra respiración se acelera y nuestros poros sudan. ¿Le suena conocido? "El ejercicio es como un simulacro contra incendios —afirma Kileff—. Las personas que hacen ejercicio parecen manejar mejor el estrés". Cualquier tipo de ejercicio es mejor que nada. Por lo tanto, aunque sólo logre animar a su media naranja a dar un paseo de vez en cuando, definitivamente lo beneficiará. Sin embargo, no olvide hacerle saber que entre más esfuerzo haga al ejercitarse, más relajado se sentirá, recomienda Kileff. Aconséjele que trate de hacer ejercicio de 30 a 45 minutos tres veces a la semana.

Ahora bien, es importante que su marido disfrute el ejercicio que decida hacer, cualquiera que este sea. Y si escoge un deporte de equipo, recuérdele que no debe entregarse demasiado al espíritu de competencia, pues sólo volvería a elevar su nivel de estrés. "La meta del juego debe ser disfrutarlo —opina el Dr. Yiannakis—. Las personas que se preocupan por el resultado quieren ganar. Las personas interesadas en realizar la actividad porque es divertida se preocupan menos por competir y ganar".

Sin embargo, si su marido es competitivo no será fácil cambiar su actitud ante el deporte. Deberá tener presente todo el tiempo que no tiene caso que se autoflagele al cometer un error. Por lo tanto, si decide unirse al equipo de *softball* de su empresa o al equipo de fútbol local, acompáñelo a los partidos para echarle porras (animarlo), si puede. Que su esposo se dé un mes para ajustarse a esta nueva forma de jugar. Si al cumplirse este plazo sigue jugando para ganar y es incapaz de hacerlo nada más para divertirse, lo mejor será que opte por otra actividad menos competitiva, como caminar, bailar o utilizar la bicicleta estacionaria.

(*Nota:* La mayoría de los consejos generales mencionados en este capítulo pueden aplicarse de manera simultánea, como por ejemplo en el caso de recomendaciones en cuanto a la alimentación o el estilo de vida. Y cualquiera de los tratamientos con hierbas o suplementos puede utilizarse de acuerdo con lo señalado por los expertos. Sin embargo, ni nosotras ni nuestros expertos recomendamos que las diversas hierbas o suplementos se combinen. No se han estudiado a fondo las interacciones de distintas hierbas o suplementos para determinar si algunos de estos pueden ser dañinos cuando se utilizan en conjunto. Por lo tanto, es mejor que usted consulte al médico antes de combinar hierbas o suplementos para tratar este problema. Si no reconoce algún término mencionado aquí, vea el glosario en la página 623).

Eyaculación precoz

Tácticas para que se tome su tiempo

Aquí el problema esencial es que durante el coito su esposo eyacula antes de lo que a usted le gustaría (y con suerte, también a él). Qué tanto antes varía de una pareja a otra, según señala Robert Birch, Ph.D., un terapeuta del sexo en Columbus, Ohio. En promedio, un hombre común eyacula tan sólo dos minutos después de la penetración. "Yo he visto a hombres que duran 12 minutos y luego piensan que deberían aguantar una hora. Todo depende de las expectativas", advierte el Dr. Birch. Este experto prefiere usar el término *eyaculación rápida* en lugar de *eyaculación precoz*, cuya connotación es más negativa.

Esta cuestión puede tener diversas causas. Algunos hombres sencillamente son muy excitables. "Se encuentran en un estado alterado de conciencia" al tener relaciones sexuales, explica el Dr. Birch. Otros se ponen demasiado ansiosos. Y es posible que otros simplemente tengan un pene extraordinariamente sensible, indica el terapeuta. La eyaculación precoz o rápida no se limita a los jóvenes, por cierto. "En mi consulta estoy tratando a un hombre de 72 años de edad que presenta una eyaculación rápida incluso durante el segundo episodio de una misma noche", dice el Dr. Birch.

El problema de la eyaculación precoz llega a ser bastante devastador si usted cree que la única manera en que puede alcanzar el orgasmo es a través de la estimulación vaginal. Si su marido eyacula muy pronto, quizá usted llegue a sentir que la está privando de tener un orgasmo, lo cual naturalmente puede generar resentimientos.

Puntos de prolongamiento

Entrénelo. Un hombre puede aplicar muchas técnicas para aprender a controlar su eyaculación, opina el Dr. Roger Crenshaw, un psicoterapeuta y terapeuta del sexo en La Jolla, California. La más común y eficaz es el sencillo método del "comenzar y parar". Una ventaja de este método es que pueden practicarlo juntos e incluso convertirlo en un juego. Si le da pena a su cónyuge, aliéntelo a que lo practique solito y luego la sorprenda con el avance que ha logrado. La idea es que manualmente estimule su pene, casi hasta el punto de eyacular, y luego pare. Una vez que haya recobrado la compostura, debe repetir el proceso. . . varias veces. Con el tiempo aprenderá a tolerar períodos cada vez más largos de estimulación sexual. En algún momento podrán pasar de la estimulación manual al coito y hacer lo mismo, es decir, comenzar y parar muchas veces, hasta que ambos estén listos para la gran explosión.

La masturbación también ayuda, aunque de otra manera. Si un hombre que eyacula pronto no tiene relaciones sexuales con la frecuencia que le gustaría, debe masturbarse, sugiere el Dr. Birch. "Una de las cosas que conduce a la superexcitabilidad es la privación —explica—. Un hombre necesita llevar un registro de la frecuencia y cubrir cualquier faltante".

Cambien de posición. Si usted se detiene y cambia de posición cada determinado tiempo, ayudará a moderar la cantidad de estimulación que su compañero esté recibiendo, lo cual les ayudará a prolongar el coito, indica el Dr. Birch. La meta final es encontrar posiciones que le permitan posponer la eyaculación. A muchos hombres les funciona permanecer acostados pasivamente mientras su esposa se pone arriba, según dice el Dr. Birch. Dígale a su media naranja que se relaje y la deje a usted moverse. Además de que su pareja probablemente tarde más en llegar al clímax, de acuerdo con el Dr. Birch usted también podrá moverse de la forma que más estimule su clítoris.

Apriételo. Cuando el momento de la eyaculación esté cerca, él deberá salirse y usted apretarle de manera suave pero con firmeza, con el pulgar y el dedo índice, la punta de su pene en la parte donde se une con el glande o la cabeza del órgano, aconseja el Dr. Neil Baum, profesor de Urología de la Facultad de Medicina de la Universidad Tulane en Nueva Orleans, Luisiana. En cuanto haya recobrado el control podrán reanudar el coito. Si nuevamente vuelve a estar a punto de llegar al clímax demasiado pronto, apriételo de nuevo. "Este método requiere un compañero muy dispuesto a cooperar", afirma el Dr. Baum. Por supuesto su marido puede encargarse él mismo del "apretujamiento".

Que se controle con un condón. Muchos hombres aguantan más si usan un condón, indica el Dr. Birch. Si su cónyuge va a usar un condón por este motivo, asegúrese de que no esté lubricado, advierte el experto. Los condones lubricados están calientitos y resbalosos, y usted ya debe conocer el efecto que esta sensación produce en él.

Hacer ejercicios ayuda. Los ejercicios de Kegel ayudan a bombear más sangre hacia el pene y a controlar mejor la eyaculación, según afirma el Dr. Baum. Para hacer estos ejercicios, su esposo debe contraer durante tres a cinco segundos los músculos que utiliza para retener la orina o detener el flujo de la misma, y luego relajarlos. El Dr. Baum recomienda hacer una serie de 10 repeticiones cuatro o cinco veces al día.

Que se amarre. De acuerdo con el Dr. Birch, algunos hombres se ponen una liga de constricción en la base del pene. En inglés se conoce como *cock ring*. Esta práctica no retarda la eyaculación, pero evita que la erección se pierda después de haberse eyaculado, al retener toda la sangre que en un principio le permitió tener una erección. Sin embargo, nunca debe usarse por más de 30 minutos, advierte el Dr. Birch. Asimismo recomienda que eviten usar una liga de constricción cuando su compañero haya tomado, porque puede quedarse dormido con la liga puesta. Si el flujo de la sangre y el oxígeno hacia el pene se interrumpe por más de 30 minutos, el resultado puede ser desastroso, agrega el experto, quien sugiere usar anillos ajustables que puedan quitarse con facilidad.

Respirar puede remediarlo. Los ejercicios de respiración le servirán a su hombre para mantener cierto control, según indica Marty Klein, Ph.D., un terapeuta del sexo con consulta privada en Palo Alto, California. El Dr. Klein sugiere que su media naranja deliberadamente respire más lento cuando tengan relaciones sexuales, de forma que su respiración sea profunda y relajante (le costará algo de trabajo. . . lo admitimos). Esta técnica de respiración disminuirá su ansiedad y ayudará a retrasar la eyaculación.

A veces basta una crema para solucionar el problema. Algunos hombres se aplican una crema desensibilizante en el pene para retrasar la eyaculación. El Dr. Birch no las recomienda sencillamente porque no las cree muy eficaces. Es difícil especificar cuánta crema debe usarse, según el terapeuta, y existe una muy alta probabilidad de que usted también acabe con algo de crema y pierda sensibilidad (lo cual definitivamente no es lo que están buscando). No obstante, si su marido decide probar este método, el Dr. Birch sugiere que busque una crema para desensibilizar el pene —de preferencia con novocaína— que incluya instrucciones específicas para su aplicación, y que se asegure de seguir estas instrucciones con cuidado.

Mirar es malo. En cuestiones de sexo, gran parte de los estímulos que los hombres reciben les entran por los ojos, así que es buena idea que su cónyuge los mantenga cerrados al menos durante una parte del coito, según aconseja el Dr. Birch. Supongamos que se encuentran en la posición recomendada por este experto, es decir, con usted encima. El simple hecho de ver cómo se le mueven los senos puede llenarlo de tal lujuria que de pronto vuelva a pasar del punto en que ya no haya regreso. Indíquele que abra los ojos de nuevo cuando tenga controlada la situación, recomienda el Dr. Birch.

Entréguense al erotismo. En realidad la mayoría de las mujeres no llegan al orgasmo durante el coito, de modo que si su esposo siente la obligación de demostrarle que puede producirle un orgasmo mediante la penetración, es posible que solito se esté condenando al fracaso.

En cambio, concéntrense antes y después del coito en técnicas de juego erótico que los satisfagan a ambos. Si dejan de fijarse tanto en el coito y el movimiento es posible que ambos mejoren a la larga, según afirma Judith Seifer, Ph.D., una terapeuta del sexo y profesora clínica adjunta de la Universidad Estatal Wright en Dayton, Ohio.

Háganlo otra vez. Algunos hombres pueden controlarse mejor la segunda vez, así que aprovechen su período refractario (el período en el cual empieza a perder su erección después del orgasmo).

"Después de que hayan hecho el amor, vayan al baño si es necesario, tomen un poco de agua, vuélvanse a meter a la cama y acurrúquense —dice la Dra. Seifer—. Después de unos 20 minutos inténtenlo de nuevo. Lo más probable es que dure más la siguiente vez".

Fíjense expectativas realistas. Cualquier cosa que pase de 10 minutos de penetración vaginal y movimiento hará que por lo menos uno de los dos, si no es que ambos, se sienta incómodo, según señala el Dr. Crenshaw. Indíquele a su esposo que no espera que dure la noche entera.

"La mayoría de los hombres cuentan con suficiente control como para prolongar su orgasmo unos cuantos minutos —opina el Dr. Crenshaw—. Pídale a su esposo que se vaya un poco más lento cuando usted sienta que está por llegar al orgasmo, para que él pueda sincronizarse un poco mejor con su ritmo. Dígale exactamente qué es lo que desea en términos de tiempo y técnica".

Consideren los medicamentos. Poco después de que el medicamento llamado *Prozac* salió al mercado como tratamiento contra la depresión, uno de sus efectos secundarios llamó la atención de los investigadores: el *Prozac* al parecer retrasaba el orgasmo. Actualmente se recetan antidepresivos del tipo de los inhibidores selectivos de la recaptación de serotonina (o *SSRI* por sus siglas en inglés), entre los cuales figuran medicamentos comunes vendidos con receta, como la fluoxetina (*Prozac*) y la sertralina (*Zoloft*), para tratar los casos más graves de eyaculación precoz, por lo general cuando esta se debe a algún problema fisiológico, según explica el Dr. Gerald Hoke, jefe de urología del Centro Hospitalario de Harlem en la ciudad de Nueva York. "La píldora se toma cuatro horas antes del coito", indica el experto.

¿Las únicas desventajas? Son dos: la necesidad de programar las relaciones sexuales y la sensación posterior de somnolencia (un efecto secundario común de los antidepresivos).

(*Nota:* Si no reconoce algún término en este capítulo, vea el glosario en la página 623).

Flatulencia

Guerreros contra los gases

Por desagradable que sea, la flatulencia cumple con un fin práctico: es la manera en que el cuerpo se deshace del excedente de gases presente en el tracto intestinal. La persona común elimina 1,500 mililitros de gas al día (más o menos la cantidad de aire que se encuentra en un globo para fiestas inflado a la mitad), liberando entre 30 y 120 mililitros cada vez. El flato —el gas que eliminamos por el recto— está compuesto de nitrógeno, oxígeno, bióxido de carbono, hidrógeno, metano y trazas de otros gases. Es interesante el dato de que el olor avergonzante que la mayoría solemos identificar rápidamente como un "pedo" se debe a unos compuestos azufrados de fuerte olor que sólo representan el uno por ciento del flato. Aparte de este olor y sus penosas consecuencias sociales, la flatulencia en sí es inofensiva y completamente normal.

Una causa común de la flatulencia es el aire que se traga, según afirma el Dr. Harris Clearfield, profesor de Medicina de la Facultad de Medicina MCP-Hahnemann en la Universidad Allegheny de Ciencias de la Salud ubicada en Filadelfia, Pensilvania. Los hombres que mascan chicle o comen muy rápido tienden a tragar mucho aire, el cual está hecho de gases, por supuesto. La mayoría de las cervezas y los refrescos (sodas) también contienen gases. Cualquiera que sea su origen, estos gases se acumulan en el tracto digestivo y el cuerpo tiene que deshacerse de ellos, ya sea por medio de un eructo o eliminándolos por el recto.

Sin embargo, los alimentos que comemos son la causa más probable de la flatulencia, particularmente cuando son ricos en fibra, como el brócoli, el salvado y los frijoles (habichuelas). Estos carbohidratos complejos no se digieren completamente en el intestino delgado. Las partes no digeridas viajan al colon, donde se fermentan por la acción de las bacterias; el resultado de esta fermentación es la producción de gases. Por su

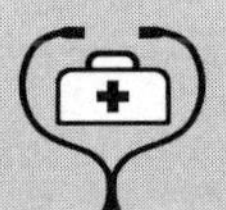

parte, los productos lácteos les causan gases a las personas que tienen intolerancia a la lactosa, la cual se debe a una carencia de lactasa, o sea, de la enzima que descompone el azúcar de la leche o lactosa en el intestino delgado. Las bacterias que viven en el colon se encargan de descomponer la lactosa, afortunadamente, pero el lamentable producto de esta descomposición son los gases.

En vista de que la flatulencia es la forma natural en que el cuerpo se deshace de los gases, su presencia por lo general no se debe a ningún problema. En algunas ocasiones el problema de flatulencia de su esposo no será más que un "trastorno funcional", es decir, su tracto intestinal habrá dejado de funcionar de manera correcta temporalmente. Es posible que esto les provoque cierta incomodidad tanto a él como a usted, pero no significa que se encuentre en peligro de contraer una enfermedad seria.

Alternativas antigás

Cúrelo con carbón. Déle dos cápsulas de carbón activado (*activated charcoal*) según sea necesario. En algunas personas, los pedacitos porosos de carbón activado ayudan a atrapar los gases intestinales, según explica el Dr. Roger Gebhard, profesor de Medicina en la Universidad de Minnesota en Minneapolis.

"Cultívelo". El cultivo activo del *Lactobacillus acidophilus*, un componente de algunos yogures (búsquelo en la etiqueta), no sólo digiere la lactosa del mismo yogur sino que también puede ayudar a digerir la que se encuentra en otros productos lácteos. No obstante, para obtener este beneficio su marido tendrá que comer el yogur a la misma hora que estos productos lácteos, advierte el Dr. Gebhard.

Arriba los auxilios. Si el queso o la leche son los principales ofensores en el caso de su compañero (y así sucede con algunos hombres), no necesariamente deberá renunciar para siempre a la pizza. Dígale que pruebe ciertos auxiliares para la digestión vendidos sin receta, como el *Lactaid* o el *Lactinex*. De acuerdo con el Dr. Gebhard, estos remedios le ayudarán a digerir el azúcar de la leche o lactosa antes de que llegue al colon (donde se fermenta y causa gases).

Elimínelos con enzimas. No es ningún secreto que los frijoles (habi-

UN TÉ ANTIGAS

Es posible que su esposo tome café o té regularmente. Dado que ya está acostumbrado a disfrutar bebidas calientes a lo largo del día, ¿por qué no darle una que le ayudará a aliviar su exceso de flatulencia? Este té está cargadito de potentes carminativos, unos compuestos que acaban con el exceso de gases.

La receta nos la brindó Varro E. Tyler, Ph.D., Sc.D., profesor de Farmacognosia en la Universidad Purdue de West Lafayette, Indiana. Déle a su compañero una taza calientita de este té después de cada comida.

1   parte de manzanilla (*chamomile*) seca
1   parte de menta (hierbabuena, *mint*) seca
1   parte de raíz de valeriana (*valerian*)
1   parte de semillas de alcaravea (*caraway*)
1   parte de semillas de anís

Combine la manzanilla, la menta, la valeriana, la alcaravea y el anís en la cantidad que usted haya elegido. (Muchos herbolarios dicen que 1 onza/28 g de cada hierba puede representar una parte en esta receta). Para preparar una taza de té, ponga de una a dos cucharaditas de la mezcla de hierbas en una taza y agregue alrededor de una taza de agua hirviendo. Deje el té en infusión por unos 10 minutos, cuele las hierbas y sírvaselo.

chuelas) son uno de los alimentos que más gases producen. Afortunadamente también existe un remedio que se vende sin receta. Al espolvorear su comida con la enzima llamada alfa-galactosidasa (*Beano*) se descomponen los azúcares presentes en los frijoles que son los culpables de causar gases. Así evitará este efecto secundario poco agradable de platos tan sabrosos como los frijoles refritos o el arroz con habichuelas.

Contraatáquelos a lo caribeño. Las enzimas de la papaya (fruta bomba, lechosa) ayudan al cuerpo a realizar las tareas digestivas que se le dificultan, según la Dra. Yvonne Tyson, una doctora en medicina de Long Beach, California. Dichas enzimas se encargan de descomponer ciertos alimentos cuya digestión puede causarle problemas al intestino de su marido y de esta forma reducen su producción de gases. Usted puede comprar estas tabletas de enzimas en rollos, como los *Tums*, o en frasco. Se venden con distintas fórmulas, así que revise el paquete para ver si la dosis es la adecuada para los síntomas de su cónyuge. Déle una o dos tabletas de enzimas después de cada comida, o bien siga las instrucciones que aparezcan en el paquete.

Solucione el problema con semillas. El hinojo (*fennel*) se clasifica como carminativo, según indica Varro E. Tyler, Ph.D., Sc.D., profesor de Farmacognosia en la Universidad Purdue de West Lafayette, Indiana. Esto significa que ayuda a eliminar los gases y a aliviar el malestar estomacal. Para facilitarle a su esposo sacar los gases de su organismo, dígale que mastique una cucharadita de semillas de hinojo después de haber comido alimentos problemáticos o simplemente después de cada comida, si los gases lo atormentan todo el tiempo. Debe masticar las semillas muy bien antes de tragárselas. Podrá encontrar semillas de hinojo en las tiendas de productos naturales así como algunos supermercados bien surtidos.

Medidas preventivas

Que trague despacio. Para que su hombre evite tragar un exceso de aire, que pudiera convertirse en una garantía de gases, aconséjele que conscientemente se esfuerce por comer más despacio. De acuerdo con el Dr. Gebhard, de esta forma es posible que hasta logre evitar la flatulencia.

Elimine el queso. Algunos adultos con intolerancia a la lactosa presentan ciertas dificultades para digerir productos lácteos como la leche y el queso, según el Dr. Clearfield. Si usted cree que su esposo pudiera ser una de estas personas, recomiéndele que limite su consumo de productos lácteos, sugiere el Dr. Gebhard.

Ciao al chicle. Mascar chicle ávidamente también puede traducirse en un exceso de aire tragado y en molestias gastrointestinales, según afirma el Dr. Gebhard. Lo mismo ocurre cuando se chupan caramelos y otros dulces similares. Si su media naranja gusta de este tipo de golosinas, explíquele que tendrá que moderar su consumo. Además de que esto le ayudará a evitar la flatulencia, también contribuirá a salvar sus dientes.

Cuidado con lo carbonatado. Dado que las bebidas carbonatadas o gaseosas también pueden aumentar la cantidad de gases en el estómago de su marido, deberá disminuir la cantidad de refrescos y cerveza que toma, señala el Dr. Clearfield.

(*Nota:* Si no reconoce algún término en este capítulo, vea el glosario en la página 623).

Gota

Contraataque los ataques y acabe con la agonía

uchos hombres distinguidos han padecido gota. Sus numerosas víctimas incluyen al rey Enrique VIII de Inglaterra, a Benjamín Franklin, al poeta John Milton y a un rey florentino del siglo XV que sufrió un caso tan severo de gota que pasó a la historia con el apodo de Piero el Gotoso.

Sin embargo, cuando su esposo está a la mitad de un acceso de gota, el hecho de que tantos hombres famosos hayan compartido su dolor no le servirá de consuelo. La gota en realidad es una forma de artritis que comienza cuando un exceso de ácido úrico, uno de los productos de

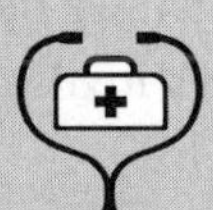

desecho del cuerpo, se empieza a acumular en una articulación, por lo común el dedo gordo del pie. Por lo general, este ácido se excreta a través de la orina, pero cuando su nivel se eleva demasiado el exceso llega a depositarse en las articulaciones, donde produce unos cristales con forma de agujas que provocan hinchazón y dolor. Si bien la gota casi siempre ataca los dedos de los pies o los pies, también puede afectar otras partes del cuerpo, entre ellas la rodilla, la mano, la muñeca e incluso el oído. También puede ir acompañada de escalofríos, temblores y febrícula.

"El dolor es insoportable", afirma el Dr. Richard Brasington, director de servicios clínicos de la división de Reumatología en la Facultad de Medicina de la Universidad de Washington en St. Louis. Más de un millón de estadounidenses padecen gota, la cual afecta a más hombres que mujeres. De hecho, tres cuartas partes de los enfermos de gota son hombres entre los 45 y los 50 años, según el Dr. Doyt Conn, vicepresidente sénior de asuntos médicos de la Fundación para la Artritis en Atlanta, Georgia. "Quienes padecen gota generalmente son hombres hipertensos, con sobrepeso y que toman demasiado", agrega el experto.

Por razones que los médicos aún no tienen muy claras, algunas otras cosas también pueden fomentar los ataques de gota. "Una persona que haya sufrido un ataque de gota en el pasado o que sea propensa a desarrollar gota tiene bastante probabilidad de padecer un repentino ataque de gota al internarse en un hospital para recibir algún tratamiento o someterse a cirugía —indica el Dr. Conn—. Creemos que la lesión o la cirugía hace que se acumulen cristales de ácido úrico en la articulación y que el estrés de la cirugía luego moviliza los cristales de ácido úrico de algún modo, lo cual produce dolor".

Los ataques de gota siempre son agudos, es decir, los síntomas aparecen de forma repentina y con gran intensidad y luego desaparecen, según explica el Dr. Brasington. En la mayoría de las personas que han tenido un episodio alguna vez, la experiencia se repite con el paso del tiempo. Si los ataques se multiplican, el dolor puede volverse crónico, afirma el Dr. Brasington.

"A pesar de que la gota presenta síntomas reconocibles, sólo un médico puede diagnosticarla —dice el Dr. Conn—. Extraerá algo de líquido de la articulación y lo observará bajo el microscopio para ver si contiene cristales de ácido úrico".

Gane la guerra de la gota

Si su cónyuge tiene gota, la medicina de mamá cuenta con muchas tácticas que puede usar para aliviarlo.

Que ingiera ibuprofén. Déle ibuprofén a su compañero en una dosis que sólo puede tomarse por prescripción médica, sugiere el Dr. Brasington. "Esto significa 800 miligramos cuatro veces al día", explica el experto. Pueden probar este tratamiento por una semana como máximo. El dolor y el enrojecimiento deben disminuir al cabo de unas cuantas horas, quedando él completamente recuperado en un par de días. Algunas personas no deben tomar dosis tan altas de ibuprofén, por lo que es importante que su esposo cuente con la autorización de su médico. Si está tomando algún medicamento anticoagulante o padece alguna enfermedad cardíaca o renal, debe evitar las altas dosis de ibuprofén, advierte el Dr. Brasington.

Pruebe un antiinflamatorio diferente. Si el ibuprofén no le ayuda a su hombre, trátelo con naproxeno sódico (*Aleve*), un medicamento que también ayuda a aliviar el dolor y la hinchazón. Déle hasta cinco tabletas de potencia normal (*regular strength*) diariamente durante un máximo de una semana, indica el Dr. Brasington. Sin embargo, su esposo sólo debe tomar esta elevada dosis si su médico la autoriza, agrega el experto.

Aplíquele hielo. Envuelva un poco de hielo con una toalla y colóquele el paquete sobre la articulación adolorida por 20 minutos tres veces al día, durante varios días, sugiere el Dr. Conn.

Que tome mucha agua. Su media naranja debe tomar al menos ocho vasos de 8 onzas (240 ml) de agua al día para ayudar a sacar el ácido úrico de sus riñones, según afirma el Dr. Conn.

Póngale una compresa. Cuando su marido sufra un ataque de gota, hierva 2 cuartos de galón (1,920 ml) de agua. Retire la olla del fuego, ralle un pedazo de jengibre fresco de 2 pulgadas (5 cm) de largo y agréguelo al agua. Cubra la olla y deje el té en infusión de 5 a 10 minutos. Estando todavía caliente el té, pero no tanto que no pueda sumergir la mano en él, moje una toallita para la cara en el líquido, exprímala y colóquesela a su compañero en la articulación sensible. Déjesela hasta que se disipe el calor y de inmediato póngale otra que haya sumergido en agua helada. Déjele la toallita fría de 3 a 4 minutos y luego vuélvale a aplicar una toallita caliente. Siga alternándolas de esta forma por unos 15 minutos. Mantenga tapada la olla en lo posible, para que el té no se enfríe.

Aplíquele este tratamiento de calor y frío a su esposo diariamente hasta que se le baje la hinchazón, según indica Roy Upton, director ejecutivo de Farmacopea Herbaria de los Estados Unidos, una fundación de instrucción en herbolaria con sede en Santa Cruz, California. Siempre comience este tratamiento con una compresa caliente y termine con una fría.

Derrótelo a dúo. La bromelina, una enzima de la piña (ananá), y la quercetina, un bioflavonoide o pigmento de las plantas, son dos remedios naturales que se venden en forma de píldoras en las tiendas de productos naturales. Cuando su compañero sufra un ataque de gota, déle de 125 a 250 miligramos de cada una tres veces al día entre las comidas, según recomienda Devra Krassner, una naturópata de Portland, Maine. A lo anterior puede agregar 1.8 gramos diarios de ácido eicosapentaenoico (o *EPA* por sus siglas en inglés). El EPA es un ácido graso que se encuentra en los alimentos.

Los científicos han descubierto que algunos aceites, como el aceite de semilla de lino (linaza, *flaxseed oil*) y los aceites de pescado, son ricos en EPA (también conocido como ácido graso omega-3), al que se le aprecia por sus efectos antiinflamatorios. Son ricas en EPA las verduras de hojas verdes, las semillas (sobre todo las de lino), los frutos secos y los cereales. En cuanto al pescado, las mejores fuentes de EPA son las anchoas, el atún de aleta azul, el arenque, la caballa (escombro, macarela, *mackerel*), las sardinas y todo tipo de salmón excepto el ahumado. Por lo tanto, puede servirle estos alimentos ricos en EPA o bien darle un suplemento de este.

Consígale *colchicum*. "El *colchicum* es el equivalente homeopático de la colchicina, un medicamento recetado por muchos médicos occidentales —afirma la Dra. Krassner—. Puede aliviar el dolor agudo causado por la gota". Déle a su cónyuge dos o tres pildoritas con una potencia de 12C o 30X dos veces al día hasta que el dolor desaparezca. Si las molestias persisten por más de una semana, su compañero deberá consultar a un homeópata profesional. Este remedio homeopático, específico para la gota, se encuentra en las tiendas de productos naturales bien surtidas.

Píquelo. El *Apis*, un remedio homeopático hecho de veneno de abeja, también se consigue en muchas tiendas de productos naturales. "El *Apis* ayuda contra las afecciones que producen síntomas parecidos a los de un piquete de abeja, como hinchazón, dolor agudo y calor", explica la Dra. Krassner. Déle a su hombre dos o tres pildoritas de baja potencia —de 12C o 30X, por ejemplo— dos o tres veces al día. Si los síntomas no han desaparecido al cabo de una semana, su esposo deberá consultar a un homeópata profesional, agrega la naturópata.

Tire las purinas con cerezas. El jugo de cereza negra, el cual se vende en forma de concentrado en las tiendas de productos naturales, le ayuda al cuerpo a eliminar las purinas excedentes. Las purinas son unas sustancias presentes en ciertos alimentos que les provocan gota a algunas personas. El jugo concentrado es muy dulce, pero se puede diluir con 8 onzas (240 ml) de agua, según Jennifer Brett, N.D., una naturópata de Stratford, Connecticut. Todo depende de cuánto le guste el dulce a su pareja. Déle una cucharada de jugo tres veces al día durante un ataque agudo de gota, hasta que el dolor desaparezca. Para prevenir los ataques de gota se suele tomar una cucharada de este jugo al día, según agrega la Dra. Brett.

Cúrelo con la cola. La cola de caballo (equiseto, *horsetail*) es una hierba que produce un leve efecto diurético y también ayuda a eliminar el exceso de purinas, según explica la Dra. Brett. Puede elegir entre tres presentaciones de cola de caballo: tintura, cápsula o té. Las dosis recomendadas para cada una de ellas son 60 gotas de tintura al día; tres cápsulas de 400 a 500 miligramos de tres a cuatro veces al día; o bien tres tazas de té al día. Cuando su media naranja sufra un ataque agudo, déle la dosis indicada para el producto que haya elegido hasta que el dolor y la hinchazón desaparezcan. Para preparar el té de cola de caballo, use una cucharada de la hierba seca suelta por cada taza de agua caliente. Deje la hierba en infusión en el agua de 10 a 20 minutos y cuélela antes de darle el té a su marido.

Para prevenir los ataques, déle a su marido dos o tres cápsulas de 400 a 500 miligramos de la hierba o bien 20 gotas de tintura al día. Si opta por las cápsulas, recuerde que es muy importante que estén frescas, según advierte la Dra. Brett. Fíjese en la fecha de caducidad señalada sobre el empaque antes de comprarlas.

(*Nota:* Una tintura o *tincture* es un líquido herbario muy concentrado. Se prepara al remojar las hojas de una hierba en alcohol o glicerina —lo cual extrae sus propiedades medicinales— durante al menos seis semanas. Las tinturas se venden en las tiendas de productos naturales en botellitas pequeñas provistas de goteros para administrar las dosis. Asegúrese de guardarlas siempre fuera del alcance de los niños).

Suminístrele una semilla sanadora. La semilla de apio (*celery seed*) es otra hierba limpiadora que le ayuda al cuerpo a expulsar los desechos, entre ellos el exceso de ácido úrico. Simplemente agregue una cucharadita de semillas de apio secas a 8 onzas de agua, caliéntela hasta que hierva de 3 a 5 minutos, apague el fuego y déjela en infusión 5 minutos. Entonces cuele las semillas y déle el té a su cónyuge. Debido a su sabor, la Dra. Brett no recomienda este té como medida preventiva. También advierte que se necesitaría comer una cantidad demasiado abundante de esta especia para obtener el mismo beneficio que ofrece una taza de té, por lo que probablemente no baste con agregar la semilla a la comida para tratar la gota. Déle una taza de té a su esposo diariamente hasta que desaparezcan el dolor y la hinchazón.

Cómo la puede evitar en primer lugar

Cuidado con la carne. Los alimentos ricos en un compuesto llamado purina elevan el nivel de ácido úrico en el cuerpo. "La mayoría de los gotosos comen mucha carne, la cual tiene un alto contenido de purinas", dice el Dr. Conn.

Debe dejar de tomar. "El alcohol disminuye la capacidad del cuerpo para eliminar el ácido úrico —advierte el Dr. Conn—. Es muy importante dejar de tomar para tener la posibilidad de deshacerse de la gota a largo plazo".

Que pierda peso. . . pero poco a poco. El nivel de ácido úrico puede subir a causa del sobrepeso, según indica el Dr. Conn. "Sin embargo, no es aconsejable imponerse un régimen drástico —afirma el experto—. Una pérdida lenta y constante de peso no sólo resultará más eficaz sino también ayudará a prevenir futuros ataques de gota". (Encontrará sugerencias para bajar de peso en los capítulos "Panza", en la página 276, y "Sobrepeso", en la página 560).

Hay que evitar la aspirina. Incluso una dosis baja de aspirina puede incrementar el nivel de ácido úrico en la sangre. "Si se está tomando un tratamiento de bajas dosis de aspirina contra las enfermedades cardíacas, hay que hablar con su médico sobre el riesgo de presentar gota —aconseja el Dr. Conn—. No es una relación automática de causa y efecto, pero sí es un efecto secundario posible que debe tener presente".

(*Nota:* La mayoría de los consejos generales mencionados en este capítulo pueden aplicarse de manera simultánea, como por ejemplo en el caso de recomendaciones en cuanto a la alimentación o el estilo de vida. Y cualquiera de los tratamientos con hierbas o suplementos puede utilizarse de acuerdo con lo señalado por los expertos. Sin embargo, ni nosotras ni nuestros expertos recomendamos que las diversas hierbas o suplementos se combinen. No se han estudiado a fondo las interacciones de distintas hierbas o suplementos para determinar si algunos de estos pueden ser dañinos cuando se utilizan en conjunto. Por lo tanto, es mejor que usted consulte al médico antes de combinar hierbas o suplementos para tratar este problema. Si no reconoce algún término mencionado aquí, vea el glosario en la página 623).

Hemorroides

Remedios para estos rebeldes de la retaguardia

Érase una vez que los filisteos se enfrentaron a los israelitas en el campo de batalla y les salió más caro el caldo que las albóndigas. Derrotaron a los israelitas, pero aún así sufrieron graves reveses. Después de haber ganado la batalla descrita en

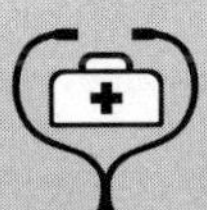

el Libro de Samuel, los filisteos celebraron su victoria llevándose el arca de la Alianza, un cofre sagrado que representaba la presencia de Dios entre los israelitas. Por desgracia no sabían cuánto le desagradaría esto a Dios. Sus celebraciones se vieron bruscamente interrumpidas cuando la mano dura del Señor los castigó a todos con hemorroides (almorranas).

Tal vez su marido pueda identificarse con los filisteos y en ocasiones las hemorroides lo hagan sentirse como si un poder superior se hubiera apoderado de sus partes privadas. Entonces le dolerá hacer de vientre y a menudo encontrará sangre de un vivo color rojo en el inodoro (excusado). En el peor de los casos, el sangrado continuará lentamente a lo largo de todo el día.

Las hemorroides se presentan cuando las numerosas venas del recto se estiran, hinchan e inflaman. Esencialmente se parecen a las venas varicosas (várices) que algunas personas tienen en las piernas, con la salvedad de que las hemorroides se encuentran en un lugar mucho más sensible. Un gran número de nervios llegan al recto, obligándolo a uno a percatarse de su existencia. En algunos casos —en las personas que tienen hemorroides muy grandes o crónicas, por ejemplo— el tratamiento médico convencional llega a incluir la remoción quirúrgica.

Existen dos tipos de hemorroides, las internas y las externas. Las internas se encuentran dentro del ano. Su síntoma típico es sangre sobre el excremento, el papel higiénico o en el inodoro. Estas hemorroides no se ven ni se sienten, excepto si han sufrido protrusión o prolapso, caso en el cual pueden salirse del ano y provocar un dolor sordo, comezón o sangrado. Las hemorroides externas llegan a incluir una dolorosa hinchazón o un bulto duro alrededor del ano, el cual se da al formarse un coágulo de sangre. Si se irritan, estas hemorroides pueden provocar comezón y sangrado.

Las causas más comunes de este problema son el estreñimiento; hacer esfuerzo, frotarse o limpiarse exageradamente alrededor del ano; la obesidad; levantar objetos pesados o permanecer sentado o de pie por períodos muy prolongados. También puede influir un factor hereditario.

Por fortuna no se trata de un problema grave. "Las hemorroides nunca se convierten en cáncer —dice el Dr. James Surrell, un cirujano colorrectal de la Clínica Ferguson en Grand Rapids, Michigan—. Más bien son un fastidio". Sin embargo, el Dr. Surrell enfatiza que es necesario acudir al médico siempre que haya sangrado rectal, un síntoma que siempre es anormal, según afirma. Puede indicar cáncer colorrectal o algún otro problema de gravedad.

Auxilios "antialmorranas"

A continuación le daremos algunos remedios de la medicina de mamá para las hemorroides de su esposo.

Recomiéndele un remojo. Un baño de agua caliente, de 10 a 15 minutos varias veces al día, relaja el músculo del esfínter y permite que las hemorroides salidas vuelvan a lugares menos dolorosos, opina el Dr. Lester Rosen, profesor de Cirugía Clínica del Centro Médico Milton S. Hershey en Hershey, Pensilvania.

Dígale que pruebe la crema de cortisona. Las cremas tópicas de esteroides que contienen cortisona y se venden sin receta pueden ayudar a aliviar la comezón, pero sólo deben usarse por unas cuantas semanas, según afirma el Dr. Rosen. Su cónyuge las podrá volver a usar varios meses o años después. Si se aplican en exceso pueden hacer más delgada la piel, volviéndola más susceptible a agrietarse y sangrar, advierte el cirujano.

"Fíbrelo". Los suplementos de fibra y laxantes vendidos sin receta que contienen *psyllium* y metilcelulosa pueden ser eficaces al tomarse junto con la comida, indica el Dr. Rosen. Dos ejemplos serían la marca *Metamucil*, que contiene *psyllium*, y la marca *Citrucel*, que contiene metilcelulosa. El Dr. Rosen recomienda tomarlos con el desayuno o el almuerzo para aliviar el estreñimiento y evitar la necesidad de hacer un esfuerzo excesivo en el baño, lo cual puede conducir a la aparición de hemorroides. De acuerdo con el experto, cualquiera que haya sufrido de problemas de estreñimiento en el pasado haría bien en adquirir el hábito de tomar este tipo de suplementos diariamente.

Asimismo es importante que su esposo incluya más fibra en su alimentación. Los alimentos ricos en fibra, como las frutas, las verduras, las semillas, los frutos secos y las legumbres, sirven para ablandar el excremento y facilitar la evacuación, según explica el Dr. Rosen, quien recomienda ingerir al menos 20 gramos de fibra al día. Su marido obtendrá alrededor de 2 gramos de fibra por cada ración de un alimento que pertenezca a alguno de los grupos anteriores, mientras que un cereal de puro salvado le proporcionará otros 5 a 10 gramos, señala el experto. Revisen la lista de nutrientes en el empaque del alimento para averiguar las cantidades exactas. El Dr. Rosen sugiere incrementar el consumo de fibra lentamente. Si su hombre lo hace demasiado rápido, le puede provocar hinchazón abdominal y cólicos.

Riéguelo. Los líquidos ayudan a empujar los alimentos por el tracto digestivo y también a ablandar el excremento, de acuerdo con el Dr. Eric G. Weiss, cirujano colorrectal de planta y director de endoscopía quirúrgica en la Clínica Cleveland de Florida en Fort Lauderdale. El Dr. Weiss recomienda que su marido tome de ocho a diez vasos de 10 onzas (300 ml) de cualquier líquido no alcohólico y libre de cafeína al día para ayudarlo a hacer de vientre con regularidad y a evitar las dolorosas hemorroides. Las bebidas que contienen alcohol y cafeína actúan como diuréticos y le ocasionarían una pérdida de líquidos.

Actívelo. El ejercicio hecho con regularidad ayuda a las personas a hacer sus necesidades regularmente, según el Dr. Rosen. Por lo tanto, si su media naranja sufre de hemorroides, recomiéndele que camine una o dos millas (1.5 a 3 km), ande en bicicleta o realice algún otro tipo de actividad aeróbica todos los días. "Caminar y hacer ejercicio ayudan a tonificar los músculos abdominales —afirma el Dr. Rosen—. Así las personas normalmente evacúan con mayor regularidad".

Que use el hamamelis. A algunas personas les da resultado remojar un pedazo de papel higiénico o algodón con hamamelis (hamamélide de Virginia, *witch hazel*) y aplicarlo sobre el área afectada, señala el Dr. Rosen. "Algunas personas dicen que les arde; otras, que les da alivio —indica—. Si tienen hemorroides muy irritadas que están abiertas y sangran, el hamamelis por lo general no funciona. El hamamelis sirve para las hemorroides que quieren salirse, están un poco irritadas y producen comezón". Siempre y cuando su marido sienta alivio, puede aplicar el hamamelis varias veces al día.

Cúrelo con consuelda. La consuelda (*comfrey*) es rica en alantoína, un agente antiinflamatorio que promueve la curación, según señala la Dra. Connie Catellani, directora médica del Centro Miro de Medicina Integral en Evanston, Illinois. La consuelda también contiene mucílago, el cual alivia la irritación producida por las hemorroides. La Dra. Catellani sugiere buscar un bálsamo tópico hecho con consuelda en la farmacia o tienda de productos naturales y que su cónyuge se lo aplique según le haga falta. Otra opción es que humedezca la consuelda en polvo con un poco de aceite vegetal y se lo aplique con una bolita de algodón o los dedos limpios. Puede dejársela hasta la siguiente vez que se bañe.

También puede agarrar el áloe. El gel de áloe vera (sábila, acíbar, atimorreal) puede brindarle alivio a una persona con hemorroides, según indica el Dr. Andrew Weil, director del Programa de Medicina Integral en la Universidad de Arizona en Tucson. Es importante usar el gel puro, sin aditivos. Lo podrá encontrar en la mayoría de las farmacias. Dígale a su esposo que se aplique una pequeña cantidad de gel varias veces al día.

Debe limitar su lectura. Si su marido tiene la costumbre de leer en el baño durante largo rato, debe dejar de hacerlo. Al permanecer con las piernas abiertas y las rodillas levantadas, las hemorroides se le pueden deslizar hacia fuera, de acuerdo con el Dr. David Beck, presidente del departamento de cirugía colorrectal de la Clínica Ochsner en Nueva Orleans, Luisiana.

Y eso no lo es todo. "Las personas que se sientan en el inodoro y hacen mucho esfuerzo, pujan y simplemente no pueden hacer del baño, harían mejor en pararse de ahí —advierte el Dr. Rosen—. Pienso que si no se puede hacer del baño en el transcurso de 10 minutos, probablemente hay que levantarse e intentarlo de nuevo más adelante".

Leve con los lácteos. Los productos lácteos, como el queso, el chocolate, el helado y la leche, pueden causar estreñimiento y obligar a un mayor esfuerzo en el baño, lo cual agrava las hemorroides, según indica el Dr. Rosen.

(*Nota:* Si no reconoce algún término en este capítulo, vea el glosario en la página 623).

 LA MEDICINA DE MAMÁ PARA EL HOMBRE

Impotencia

Recomendaciones restauradoras

Se calcula que de 10 a 30 millones de los hombres que viven en los Estados Unidos son incapaces de tener una erección, la logran de forma inconsistente o sólo pueden mantenerla por breves períodos. Esta situación a menudo se denomina disfunción eréctil. Entre el 10 y el 20 por ciento de los casos se deben a factores psicológicos, como el estrés, la ansiedad, la culpa, la baja autoestima, la depresión y el miedo al fracaso sexual. Entre los 20 y los 40 años, las causas psicológicas son las más comunes, según afirma el Dr. Neil Baum, profesor de Urología de la Facultad de Medicina de la Universidad Tulane en Nueva Orleans, Luisiana.

Después de los 50 años, la causa suele ser física. Diversas enfermedades y trastornos, como la diabetes, las enfermedades renales, el alcoholismo crónico, las enfermedades vasculares y sobre todo la arteriosclerosis (endurecimiento de las arterias), provocan aproximadamente el 70 por ciento de los casos de impotencia. Otras causas serían una intervención quirúrgica de la próstata, la vejiga o el recto; lesiones pélvicas y de la columna; los fármacos utilizados para tratar la hipertensión (presión arterial alta); los antihistamínicos, los antidepresivos, los tranquilizantes y los supresores del apetito, así como el consumo crónico de alcohol, mariguana y otros narcóticos. Un exceso de tabaco también puede bloquear las arterias del pene.

Aun cuando la impotencia aparece como síntoma de una enfermedad grave como la diabetes, su impacto psicológico no deja de ser significativo. La virilidad de un hombre se define en parte por su. . . bueno, por su virilidad. Si no logra una erección, a menudo se siente incompleto, afirma el Dr. Baum. Es muy probable que se desaliente y deprima. Y la esposa de un hombre impotente también se ve afectada, de acuerdo con el Dr. Baum. No se siente sexualmente satisfecha y puede empezar a preguntarse si su marido la estará engañando. "Piensa que tal vez esté

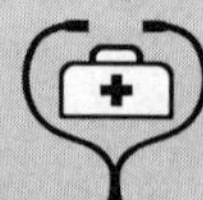

CUÁNDO CONSULTAR AL MÉDICO

Todos los hombres tienen problemas de erección alguna que otra vez. No obstante, si las dificultades de su esposo se prolongan por varios meses, deberá ir a que un doctor lo revise. Podría tratarse de una afección grave, como diabetes o hipertensión.

engañándola con alguien de su trabajo —dice el Dr. Baum—. Eso crea mucha ansiedad, tensión y discordia conyugal". A los hombres cuyas fallas en la cama sean más frecuentes que sus éxitos, el Dr. Baum les sugiere ir con un doctor. Una o dos consultas por lo general bastan para que el médico determine si el problema es físico o psicológico. En el caso de una impotencia psicológica, el doctor enviará al hombre afectado con un terapeuta, quien se reunirá con él y con su pareja para resolver cualquier conflicto emocional o marital que exista, según explica el Dr. Baum.

Pautas "potenciadoras"

Además de los tratamientos o terapias recomendados por un médico o psicólogo, usted y su esposo pueden probar las siguientes estrategias para resolver este problema.

Hacerlo por la mañana puede mejorar la cosa. Intenten hacer el amor temprano por la mañana, sugiere el Dr. Baum. El nivel de testosterona del hombre es más alto por la mañana que por la noche, de acuerdo con el experto, y lo más probable es que su esposo también se sienta menos fatigado.

Que "cocinen" a fuego lento. En lugar de concentrarse exclusivamente en la penetración vaginal, realicen algunos juegos eróticos tranquilos y pausados, aconseja el Dr. Baum. Esta práctica fomenta la intimidad y al mismo tiempo le reduce a su cónyuge la presión de lograr un buen desempeño. De esta forma, si consigue y mantiene una erección, tal vez decidan hacer el amor la siguiente vez, según el Dr. Baum.

Que tire el tabaco. El tabaquismo puede estrechar los vasos sanguí-

neos, lo cual impide que fluya suficiente sangre hacia su pene cuando se
encuentra excitado y le niega la posibilidad de lograr una erección, explica el Dr. Baum.

Cierren el bar. El alcohol es un sedante que dificulta la erección,
según afirma el Dr. Baum. "El alcohol estimula el deseo pero inhibe el
desempeño", dice.

Estar en forma funciona. La obesidad puede perjudicar la capacidad
de un hombre para lograr una erección, indica el Dr. Baum. Un estilo de
vida saludable ayuda a tener erecciones saludables. La obesidad frecuentemente es un precursor de la diabetes, una enfermedad que acaba
con las erecciones: otra razón más para que usted ayude a su compañero
a cuidarse, según el Dr. Baum. Hacer ejercicio con regularidad también
mantiene la salud general de los vasos sanguíneos, agrega el experto.
(Para más información sobre estas cuestiones, vea los capítulos "Panza"
en la página 276 y "Sobrepeso" en la página 560. Si bien este último capítulo se encuentra en la sección para mujeres, los hombres también
pueden aprovechar sus consejos).

Que se tranquilice. "Muchos hombres no se percatan de ello, pero
sufren mucho estrés tanto en el trabajo como en otros lugares —afirma
el Dr. David Schwartz, un urólogo con consulta privada en Alexandria,
Virginia, quien trata a hombres impotentes—. Si uno se estresa lo suficiente, las erecciones acabarán por desaparecer".

Empleen la E. En un estudio realizado por Suresh Sikka, Ph.D., profesor de Urología en la Universidad de Tulane de Nueva Orleans,
Luisiana, se encontró que los hombres impotentes con diabetes presentan niveles muy bajos de vitamina E en su plasma, en comparación
tanto con los diabéticos potentes como con el grupo de control. La vitamina E es un antioxidante que ayuda a evitar el daño a los glóbulos rojos
común en los diabéticos, dice el Dr. Sikka. Como medida preventiva, el
urólogo recomienda que diariamente se tomen de 400 a 800 unidades
internacionales de vitamina E en combinación con 500 miligramos de
vitamina C. No obstante, antes de tratar a su hombre con esta cantidad
de vitamina E, consulte a su médico.

Que gane con *ginkgo*. En Europa, el *ginkgo* (biznaga) se utiliza ampliamente para tratar todo tipo de problemas circulatorios. Esta hierba
incrementa el flujo de sangre y oxígeno hacia las extremidades y el pene,
justo lo que se necesita para lograr una erección potente, según el Dr.
Steven Margolis, un doctor en medicina familiar alternativa de Sterling

Heights, Michigan. En un estudio, a 60 hombres con disfunción eréctil que no respondían a tratamientos de inyecciones de medicamentos vendidos con receta, se les dio *ginkgo* todos los días durante un período de entre 12 y 18 meses. Después de 6 meses, el 50 por ciento de los hombres que tomaron *ginkgo* reportaron haber recuperado su potencia. El Dr. Margolis aconseja tomar el fitosoma de *ginkgo* (*ginkgo phytosome*), un producto que combina *ginkgo* con la sustancia química fosfatidilcolina y por lo tanto es más fácil de absorber. Su pareja deberá tomar una cápsula de 80 miligramos de fitosoma de *ginkgo* dos veces al día.

Recomiéndele ingerir otra hierba antiimpotencia. Diversos estudios han demostrado que el *ginseng* asiático (también conocido como *ginseng* coreano o *ginseng* chino), un tradicional tónico chino para la virilidad, aumenta la actividad sexual. El efecto se va acrecentando con el tiempo, por lo que su esposo tendrá que tomarlo por varios meses antes de notar algún beneficio.

La dosis recomendada es el número de cápsulas que hagan falta para obtener diariamente un 15 por ciento de ginsenósidos (*ginsenosides*, el principio activo de la hierba). "Dígale que revise la etiqueta para asegurarse de que sepa cuántos ginsenósidos contiene cada cápsula —indica Steven Rissman, N.D., un naturópata de American WholeHealth en Littleton, Colorado—. Si es una cápsula de 100 miligramos que sólo contiene un 5 por ciento de ginsenósidos, sabrá que debe tomar tres cápsulas diarias".

Como hay tres tipos de *ginseng*, es importante buscar el que recomienda el Dr. Rissman. Asegúrese de comprarle a su marido el *ginseng* coreano, que en inglés se llama *Korean ginseng* y en latín se llama *Panax ginseng*.

Un beneficio brasileño. La *muira puama*, también conocida como "madera de la potencia", es una hierba derivada de un arbusto brasileño que tiene una larga historia como tratamiento herbario contra la impotencia. "He tenido la experiencia de que este componente es particularmente eficaz, además de que no produce efectos secundarios de importancia", señala el Dr. Margolis. En un estudio que sentó precedentes, realizado por en el Instituto de Sexología de París, se encontró que el 51 por ciento de los hombres que tenían dificultades para lograr o mantener una erección reportaron cierta mejora después de haber recibido una dosis diaria de *muira puama* durante dos semanas. A su marido déle cápsulas que contengan un total de 300 miligramos de esta hierba una vez al día.

(*Nota:* No le podemos dar una receta más precisa porque las cápsulas producidas por diferentes empresas incluyen distintas cantidades de esta hierba. Por ejemplo, es posible que usted vaya a la tienda y sólo pueda conseguir cápsulas de 60 miligramos. En tal caso su compañero tendría que tomar cinco cápsulas para llegar a 300 miligramos. Pero si usted logra encontrar un producto con cápsulas de 100 miligramos, su marido sólo tendría que tomar tres. Todo depende de lo que consiga en la tienda; lo importante es que ingiera 300 miligramos en total).

Potencia palmera. A la palmera enana (palmita de juncia, *saw palmetto*) se le conoce mejor como tratamiento para los problemas de la próstata, pero también llega a influir de forma positiva en las erecciones. ¿Por qué? Una próstata agrandada puede impedir el flujo de la sangre e interferir, así, con el desempeño sexual. Además, si su esposo tiene la próstata agrandada es posible que necesite pararse a orinar varias veces durante la noche, y la fatiga también interviene en la impotencia. Al hacer que la próstata vuelva a su tamaño normal, la palmera enana elimina estos obstáculos a la erección. "Los estudios demuestran que la palmera enana tiene efectos revitalizantes en la próstata, y posiblemente en todo el sistema urinario", indica el Dr. Rissman. La dosis recomendada son dos cápsulas de 160 miligramos cada una al día.

(*Nota:* La mayoría de los consejos generales mencionados en este capítulo pueden aplicarse de manera simultánea, como por ejemplo en el caso de recomendaciones en cuanto a la alimentación o el estilo de vida. Y cualquiera de los tratamientos con hierbas o suplementos puede utilizarse de acuerdo con lo señalado por los expertos. Sin embargo, ni nosotras ni nuestros expertos recomendamos que las diversas hierbas o suplementos se combinen. No se han estudiado a fondo las interacciones de distintas hierbas o suplementos para determinar si algunos de estos pueden ser dañinos cuando se utilizan en conjunto. Por lo tanto, es mejor que usted consulte al médico antes de combinar hierbas o suplementos para tratar este problema. Si no reconoce algún término mencionado aquí, vea el glosario en la página 623).

Panza

Puntos de partida para que la pierda

Poco saludable y poco atractiva, desde hace mucho tiempo la panza ha sido la cruz de los hombres que adoran comer pero no hacen suficiente ejercicio. *Saben* que deberían deshacerse de ella y *quieren* deshacerse de ella, pero la tarea no es fácil. Una encuesta típica les preguntó a los hombres qué parte del cuerpo era la que más deseaban tonificar, y una mayoría aplastante respondió que el abdomen.

La ecuación es simple: si se consumen más calorías de las que se queman, se aumenta de peso. Y en el caso de un hombre, uno de los primeros lugares donde se notan esas libras (o kilitos) de más es en la panza. Tiene mucho que ver con la genética. De la misma forma en que las mujeres tienen predisposición a almacenar el peso adicional en la cadera y la cintura, los hombres tienden a almacenarlo en la barriga. . . y de manera muy prominente, para que todo el mundo la vea.

Tendemos a hacer bromas sobre las panzas, pero en realidad se trata de un problema importante. Un estudio tras otro ha demostrado que la grasa depositada entre los hombros y las caderas (léase: en el abdomen) perjudica el corazón, pues contribuye a elevar el nivel de colesterol, que bloquea las arterias y produce enfermedades de las arterias coronarias. Se ha encontrado una asociación entre la grasa que se deposita alrededor del diafragma y la resistencia a la insulina, un estado que puede elevar la presión arterial. De acuerdo con algunas pruebas, este tipo de grasa también aumenta el riesgo de desarrollar diabetes. Felicia Busch, R.D., una dietista de St. Paul, Minnesota, opina que es la parte del cuerpo que más se debe cuidar contra el sobrepeso. "Uno puede tener un sobrepeso de tan sólo 10 ó 15 libras (5 ó 7 kg), pero si está todo en el abdomen, es mucho más serio que pesar 30 ó 40 libras (14 ó 18 kg) de más y que este peso adicional esté mejor distribuido", explica.

Sugerencias para su Sancho Panza

Es obvio que la medicina de mamá no podrá "curar" a su marido barrigón de la misma forma en que cura a su hijo cuando lo pica una abeja. Tampoco puede obligarlo a perder su panza si él no quiere. Pero si él de verdad desea "bajar" esa barriga lo que usted puede hacer es pasarle los siguientes consejos de los expertos.

Los aeróbicos acaban con la panza. Cualquier tipo de ejercicio que mueva al cuerpo a través del espacio le ayudará a su cónyuge a bajar esa panza, según el Dr. Peter D. Vash, director médico de las Clínicas Médicas Lindora de Costa Mesa, California. "Los ejercicios isométricos realizados con pesas son excelentes para que crezca la masa muscular y ciertamente no se deben de pasar por alto, pero si se quiere tonificar el abdomen hay que perder materia grasa. Y esto se logra haciendo ejercicios aeróbicos con frecuencia y regularidad, cualquier cosa desde caminar sobre una estera mecánica (caminadora, *treadmill*) hasta correr, nadar o andar en bicicleta", afirma el Dr. Vash. Aconséjele a su esposo que procure hacer ejercicio por un mínimo de 30 minutos cuatro veces a la semana, agrega el experto.

Las dietas no resuelven nada. Disminuir la cantidad de comida que uno come quizá parezca ser la forma más rápida de bajar la panza, pero no es así. Las personas que restringen su consumo de calorías exageradamente al ponerse a dieta quizá pierdan grasa, pero también corren peligro de perder *músculo*.

En un estudio realizado en la Universidad Tufts de Boston, Massachusetts, se dividieron a 11 hombres y mujeres de 60 años para arriba en dos grupos. Uno de estos grupos se puso a hacer ejercicio, mientras que el otro se puso a dieta. El grupo que hacía ejercicio andaba en bicicleta fija en dos sesiones diarias de 45 minutos cada una, quemando 360 calorías al día, además de que su alimentación se vigiló estrechamente para asegurarse de que consumieran exactamente la misma cantidad de calorías que antes de comenzar el estudio. Para que la contienda fuera pareja, las personas que se pusieron a dieta comieron 360 calorías menos de las que solían consumir diariamente.

Después de 12 semanas, las personas que se pusieron a dieta habían perdido un promedio de alrededor de 11 libras (5 kg), pero de este total más de 6 libras (casi 3 kg) correspondían a masa muscular. Las personas que hicieron ejercicio perdieron alrededor de 16 libras (7 kg), en promedio, pero de pura grasa. La moraleja del cuento: si se piensa disminuir el consumo de calorías, sólo hay que reducirlo en entre 200 y 400 calorías diarias, afirma William J. Evans, Ph.D., profesor de Fisiología de la Universidad de Arkansas en Little Rock. Si se disminuye en más que eso se corre riesgo de perder masa muscular, advierte el Dr. Evans, el director del estudio.

Y los músculos pueden ser el mejor amigo de quien trata de perder peso. Incluso cuando no los estamos usando, queman más calorías que un depósito de grasa. Por lo tanto, entre más músculos tenga su compañero, más fácil le será bajar de peso.

Las abdominales ayudan, pero hay que hacerlas bien. Las contracciones abdominales no harán que la grasa de la panza desaparezca, lo cual sólo se logra con suficiente ejercicio aeróbico y una nutrición adecuada. Pero son excelentes para fortalecer los músculos que yacen debajo de la barriga, una ventaja que ciertamente puede ayudarle a su hombre a mejorar su apariencia y tener una espalda saludable. No obstante, hay que hacerlas correctamente. "Uno no debe irse con la finta de que la cantidad es lo importante —dice Ann Marie Miller, una entrenadora personal y gerente de entrenamiento físico en los Clubes Deportivos de Nueva York en la ciudad de Nueva York—. Quinientas contracciones hechas rápidamente y de forma irregular no servirán lo mismo que 20 contracciones abdominales perfectas. Aunque no tenemos músculos abdominales en el cuello ni en las piernas, sigo viendo a hombres que levantan la cabeza y mecen el torso. La meta es estimular el mayor número posible de fibras musculares, y esto se logra haciendo las contracciones abdominales lentamente".

Su media naranja podrá sacarles el mayor provecho a sus contracciones abdominales de la siguiente forma, indica Miller. Acostado boca arriba, debe cruzar los brazos sobre el pecho o colocar las manos detrás de la cabeza, apuntando los codos hacia fuera. Luego debe doblar las rodillas a un ángulo de 45 grados, con las plantas de los pies bien apoyadas en el piso. Lentamente debe redondear el torso hacia arriba. Sus hombros tienen que separarse del piso mientras la parte inferior de su espalda permanezca en contacto con este. Su pelvis y caja torácica se acercarán entre sí.

Dígale: "Divide y vencerás". Dos o tres breves sesiones de ejercicio a lo largo del día ayudan a derretir la grasa de la panza. "Dividir las sesiones de ejercicio ayuda a mejorar la forma física y gasta más calorías al mismo tiempo —señala el Dr. Evans—. Al no realizar la actividad durante tanto tiempo seguido, es posible mantener la intensidad a lo largo de toda la sesión sin cansarse tanto".

El Dr. Evans recomienda que su marido trate de incorporar dos o tres sesiones de 20 minutos de ejercicio a su rutina diaria, cinco días a la semana. Bastaría con salir a correr por la mañana y a caminar a paso rápido a la hora del almuerzo. Sólo deberá asegurarse de que esté haciendo ejercicio aeróbico, es decir, algún tipo de ejercicio que haga que su corazón lata más rápido y que su respiración se acelere. "El ejercicio aeróbico probablemente sea por mucho la mejor manera de combatir la grasa abdominal —dice el Dr. Evans—. Es el único tipo de ejercicio para el que se ha demostrado que extrae los depósitos de grasa de forma más directa de la región abdominal".

Que solucione el problema con sentadillas. Los ejercicios conocidos como sentadillas (cuclillas) ponen a trabajar muchos músculos —el glúteo mayor (el músculo más grande del trasero), los cuadríceps, los tendones de la corva, la parte interna de los muslos y la externa de las caderas, los músculos abdominales, de la parte inferior de la espalda y de los hombros—, además de elevar la frecuencia cardíaca. "Eso de reducir una sola área del cuerpo no existe; hay que ejercitar todo el cuerpo para bajar la panza", advierte Annette Lang, una entrenadora personal de Equinox, un gimnasio deportivo en la ciudad de Nueva York.

Lang señala la sentadilla básica hecha sin apoyarse en nada como un excelente ejercicio para empezar. Muéstrele a su esposo las siguientes instrucciones: párese con los pies separados a la misma distancia que el ancho de sus hombros y los dedos apuntando ligeramente hacia fuera, de modo que sus caderas, rodillas y tobillos estén alineados. Cruce los brazos sobre el pecho. Conforme vaya bajando lentamente su cuerpo, mantenga firmes los músculos abdominales y la parte inferior de su espalda. Asegúrese de que sus asentaderas sobresalgan hacia atrás en lugar de que sus rodillas sobresalgan al frente; sus rodillas no deben pasar más allá de las puntas de los dedos de sus pies. Deberá sentirse como si fuera a sentarse en una silla imaginaria. Baje las asentaderas hasta que sus muslos queden en posición paralela al piso y luego empiece a incorporarse lentamente. Empiece con entre 8 y 12 repeticiones al día y vaya aumentado el número de repeticiones gradualmente hasta llegar a dos o tres series; más adelante, las podrá realizar con mancuernas o una barra con pesas. Recuerde que siempre debe acudir a su médico antes de comenzar un nuevo programa de ejercicio.

Tiene que declararle la guerra a la grasa. Esta indicación es muy simple, pero sumamente importante. Y a los hombres les resulta más fácil que a las mujeres hacer pequeños cambios en su alimentación, cambios que a la larga se sumarán, según afirma Busch. "Irónicamente, el hecho de que los hombres en general tienen peores hábitos alimenticios les brinda mucho espacio para mejorar. Cambiar a leche semidescremada y a aliños (aderezos) bajos en grasa, comer *pretzels* en lugar de papitas fritas y omitir el queso en los sándwiches (emparedados) son modificaciones muy pequeñas que pueden marcar una gran diferencia con el tiempo", señala la dietista.

Que apriete los músculos del abdomen. Lang lo compara con la forma en que instintivamente se apretarían estos músculos si alguien tratara de darle un golpe en el estómago.

Una sugerencia que Busch les hace a sus pacientes es que formen el hábito de meter la panza conscientemente al caminar. "O bien, al manejar, puede meter la panza cada vez que le toque un alto. Estas son sólo un par de cosas pequeñas que puede hacer para poner a trabajar lo más posible sus músculos abdominales y así tonificar los músculos debajo de su panza", opina Busch.

Que limite el trago. Además de su alta densidad calórica, el alcohol va directo al abdomen; de ahí el término "panza cervecera". Si su cónyuge realmente desea mantener su cintura bajo control tendrá que bajarle al alcohol. Busch recomienda que al salir abra boca con dos tragos de agua mineral o de alguna otra bebida no alcohólica. "Esto no sólo le ayuda a llenarse antes de tocar siquiera una bebida alcohólica, sino que también evita que pierda las inhibiciones, lo cual facilitaría que se excediera comiendo y bebiendo", señala la experta.

(*Nota:* Para mayor información acerca de cómo perder peso, vea el capítulo "Sobrepeso" en la página 560. Si no reconoce algún término en este capítulo, vea el glosario en la página 623).

Presión arterial alta

Cómo usted puede ayudarlo a "echarla abajo"

Uno de cada tres hombres que viven en los Estados Unidos tiene la presión arterial alta, lo cual puede cansar el corazón de forma prematura y dañar las paredes de las arterias. Al fluir por los vasos sanguíneos, la sangre va erosionando el material que compone las paredes arteriales, de forma muy similar a cómo un río erosiona su lecho lentamente. Las células inmunitarias se apresuran a reparar el daño, cubriéndolo con una pasta gruesa y dura. Esta pasta (al igual que los alimentos ricos en grasa) tapa las arterias y el corazón tiene que latir más fuerte para empujar la sangre por aberturas cada vez más estrechas, lo cual daña las arterias aún más.

La presión arterial se mide con dos números: la presión sistólica (el número superior) y la presión diastólica (el número inferior). La presión sistólica mide qué tan fuerte tiene que latir el corazón para bombear la sangre a través del cuerpo. La presión diastólica es la que se da cuando el corazón se relaja entre contracciones. Una lectura de presión arterial de 120/80 se considera normal, mientras que una de 140/90 sería alta.

Las dos causas más comunes de la presión arterial alta o hipertensión son la edad y la estrechez de las arterias. A medida que envejecemos, nuestras arterias se acanalan naturalmente, lo cual obliga a nuestro corazón a latir con más fuerza. Asimismo, los años de comer alimentos ricos en grasa elevan nuestro nivel de colesterol en la sangre, lo cual irrita el revestimiento de las arterias y causa la acumulación de placa (depósitos grasientos en las arterias). Algunas drogas, como la nicotina, también pueden estrechar las arterias. Entre menos espacio tenga la sangre para fluir, más esfuerzo deberá realizar el corazón para moverla. "Si el corazón tiene que bombear la sangre por unas tuberías del tamaño del Río Hudson, no necesita empujar mucho para sacarla. Pero si debe impulsar la sangre por algo del tamaño del carbón de un lápiz, tendrá que esforzarse mucho", afirma el Dr. Peter M. Abel,

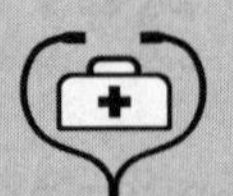

director de enfermedades cardiovasculares y de su prevención en el Instituto Cardiovascular del Sur ubicado en Morgan City, Luisiana. El estrés es otra causa de que la presión arterial se eleve, al liberar unas hormonas que estimulan el corazón.

Si bien las máquinas para medirse uno mismo la presión que se encuentran en las farmacias pueden darnos una idea vaga de cómo andamos, la única manera de obtener una lectura precisa es acudiendo a un profesional de la salud. Debido a que la presión arterial alta puede provocar derrames cerebrales e infartos, es importante que su esposo consulte a un médico para medirse la presión. Si esta llega a 140/90 aumentará mucho la probabilidad de que desarrolle problemas graves de la salud, como derrames cerebrales o infartos, según indica el Dr. Abel.

Recursos reductores

A continuación le ofrecemos algunas sugerencias de cómo ayudarle a su marido a controlar su presión arterial.

Que eche un pie. En el argot cubano, esta frase significa "bailar", lo cual realmente no es mala idea cuando se trata de reducir la presión alta. ¿Por qué? Porque bailar es un tipo de ejercicio y el ejercicio relaja y dilata los vasos sanguíneos, por lo cual el corazón no tiene que vencer una resistencia tan fuerte para empujar sangre a través de los mismos. Después de hacer ejercicio, los vasos sanguíneos se ensanchan. Si su compañero quiere comprobar la forma en que el ejercicio disminuye su presión arterial, indíquele que se tome la presión justo después de haberlo hecho, recomienda el Dr. Abel. Además, hacer ejercicio de forma consistente puede hacer que la presión arterial baje de manera permanente. Dígale a su marido que necesita poner su corazón a bombear con más fuerza entre 30 minutos y una hora de tres a cinco veces por semana. Pero antes de que "eche un pie" o haga cualquier otro tipo de ejercicio, debe consultar al médico para asegurarse de que la actividad elegida sea apropiada para su condición física.

Que se libere de las libras de más. El corazón es como una bomba diseñada para mantener una casa mediana bien abastecida de líquido. Tener sobrepeso es como conectar esa pobre bombita a un complejo de condominios en lugar de una casa mediana. "La grasa está viva. La grasa está muy vascularizada. Necesita sangre. Por lo tanto, si se tiene grasa de más, el corazón tiene que trabajar de más", afirma el Dr. Abel. Para calcular de manera rápida y burda el peso que sería saludable en el caso de su cónyuge, vaya por una calculadora. Multiplique por 700 el peso en libras de su marido, divida el resultado entre su estatura en pulgadas y luego divida el resultado nuevamente entre su estatura. Si la respuesta es 25 o más, tiene sobrepeso y su presión arterial se vería beneficiada enormemente si lograra bajar tan sólo el 10 por ciento de esas libras.

Fortifíquelo con frutas y verduras. Durante mucho tiempo, los investigadores especulaban que los nutrientes que se encuentran tanto en las frutas como en las verduras —por ejemplo, el magnesio, la fibra y el potasio— bajaban la presión arterial. El problema era que los suplementos en pastilla que proporcionaban estos nutrientes no tenían este efecto. La única excepción eran los suplementos de potasio. Luego probaron un método diferente. En un estudio de investigación, en lugar de administrar suplementos los investigadores dieron de comer alimentos naturalmente ricos en estos nutrientes. En las personas con presión arterial alta, la presión arterial sistólica bajó 7.2 puntos y la diastólica disminuyó 2.8 puntos. "No sabemos si se debe al potasio, al magnesio o a la fibra. Lo que sí podemos asegurar es que las frutas y las verduras benefician incluso a las personas con menores niveles de presión arterial", indica el Dr. Lawrence Appel, coautor del estudio y profesor de Medicina de la Facultad de Medicina de la Universidad Johns Hopkins en Baltimore, Maryland.

Para obtener este beneficio su esposo tendrá que incorporar de 8 a 10 raciones de frutas y verduras a su alimentación diaria, explica el Dr. Appel, cantidad que corresponde a más del doble del consumo promedio en los Estados Unidos y a tres raciones más que la recomendación mínima del gobierno. Una ración equivale a cualquier fruta o verdura entera, media taza de fruta o verdura picada, un vaso de 8 onzas (240 ml) de jugo de fruta o una taza de verduras de hojas verdes.

Cáusele una caída con productos lácteos. Además de comer de 8 a 10 raciones de verduras al día, otros cambios adicionales en la alimentación logran caídas aun mayores en la presión arterial. En el estudio se proporcionaban de dos a tres raciones de productos lácteos bajos en grasa al día. (Una taza de leche descremada o yogur equivale a una ración). Esta alimentación baja en grasa y rica en productos lácteos demostró reducir la presión arterial sistólica por otros 4.1 puntos, y la diastólica por otros 2.6 puntos. Déle a su hombre alimentos bajos en grasa y productos lácteos, no suplementos de calcio.

Ayúdelo a reducir su consumo de sal. Lo más probable es que ya haya leído acerca de estudios que hacen recomendaciones contrarias en lo que se refiere al consumo de la sal. La verdad es que algunas personas son sensibles a la sal y los doctores no cuentan con una forma segura de identificarlas. Por lo tanto, lo mejor es ir a la segura y quitar el salero de la mesa. Asimismo puede sugerirle a su pareja que disminuya su consumo de alimentos con mucha sal, como las sopas enlatadas, indica el Dr. Abel.

Adiós al aspartame. Este edulcorante artificial puede provocar cambios de humor, lo cual a su vez llega a elevar la presión arterial. Además, cada vez que se toma un refresco (soda) de dieta endulzado con aspartame se vierten a la sangre unos aminoácidos llamados fenilamina y ácido aspártico, los cuales ocasionan fluctuaciones en el nivel del azúcar en la sangre. Si su media naranja abusa del aspartame (es decir, si toma de seis a ocho refrescos de dieta al día), con el tiempo se hará propenso a desarrollar resistencia a la insulina, una afección que puede resultar en una elevación de la presión arterial, según el Dr. Stephen Sinatra, un cardiólogo de Manchester, Connecticut.

Que le meta diente a un diente a diario. "El ajo es un buen ejemplo de un alimento común que también es útil como medicina botánica —opina el Dr. George Milowe, un médico holístico de Saratoga Springs, Nueva York—. Los estudios han demostrado que el ajo realmente baja la presión arterial".

Si la presión arterial de su marido es aceptable y usted desea mantenerla así, déle de comer un diente de ajo al día —de preferencia crudo—, solo o como condimento en algún plato. Definitivamente le ayudará, de acuerdo con el Dr. Robert Rountree, un médico holístico del

Centro de Salud Helios en Boulder, Colorado. "No obstante, si ya tiene la presión arterial alta necesitará algo más potente", agrega el experto.

Su esposo puede obtener esta potencia adicional de cuatro a seis cápsulas o tabletas de 600 miligramos al día, tomadas en dosis divididas. Quizá suene sencillo, pero puede ser un tanto confuso, porque el verdadero contenido de dichas tabletas o cápsulas depende de una gran variedad de métodos de procesamiento. Y es igualmente amplia la diversidad de argumentos que se ofrecen para indicar qué proceso es el mejor.

El Dr. Rountree recomienda hacer caso omiso de la controversia y buscar un producto de ajo estandarizado en cuanto a su contenido de alicina (*allicin*), es decir, el compuesto natural del ajo responsable de sus beneficios. Es posible que no encuentre la cantidad de alicina que contiene una marca determinada de cápsulas de ajo. La potencia de los suplementos de ajo a veces se indica con el término "*allicin potential*", lo cual significa "potencial de alicina" y se refiere a la cantidad de sustancias que el cuerpo potencialmente puede convertir en alicina. El Dr. Rountree sugiere tomar cápsulas que proporcionen un total de 8,000 microgramos de potencial de alicina al día. Su cónyuge probablemente tendrá que tomar la dosis anterior durante por lo menos un mes antes de empezar a ver resultados. Lo bueno es que el ajo se puede tomar por tiempo indefinido sin ningún riesgo.

El espino puede ser excelente. En lo que respecta a los beneficios que brindan para la salud cardiovascular, las hojas, las bayas y las flores de espino (marzoleto, *hawthorn*) merecen una ovación. ¿Y entre dichos beneficios está el de ayudar a bajar la presión arterial elevada? Por supuesto. "El espino es una de las hierbas que más comúnmente se utilizan contra la hipertensión —dice Ian Bier, N.D., Ph.D., un naturópata de Portsmouth, Nueva Hampshire—. Es muy potente y a la vez muy suave. Toma un poco de tiempo para surtir efecto, pero funciona". En realidad el espino actúa de manera muy semejante a los medicamentos que los médicos recetan convencionalmente, pero lo hace de forma natural y sin efectos secundarios. Para la presión arterial alta, busque el espino estandarizado en cuanto a su contenido de un flavonoide (un nutriente natural de las plantas) específico llamado vitexina (*vitexin*), sugiere el Dr. Rountree. Su marido deberá tomar dos cápsulas de 500 miligramos o una cucharadita de tintura tres veces al día. El extracto líquido de espino en forma de tintura no es tan potente como las cápsulas, indica el experto, pero si el hombre de su vida prefiere la tintura, agregue una cucharadita a un poco de agua y désela tres veces al día.

Ahora bien, si a su media naranja le han diagnosticado presión arterial alta o alguna otra afección cardiovascular, no debe tratarse regularmente con espino sin supervisión médica por más de un par de semanas.

(*Nota:* Una tintura o *tincture* es un líquido herbario muy concentrado. Se prepara al remojar las hojas de una hierba en alcohol o glicerina —lo cual extrae sus propiedades medicinales— durante al menos seis semanas. Las tinturas se venden en las tiendas de productos naturales en botellitas pequeñas provistas de goteros para administrar las dosis. Asegúrese de guardarlas siempre fuera del alcance de los niños).

Puede optar por un hongo. Existe una larga lista de hongos orientales que los médicos naturistas y holísticos recetan contra diversas afecciones. Para la presión arterial alta, el mejor es el *reishi*. "Recomiendo mucho el *reishi* para la presión arterial, tanto como tónico (para la prevención a largo plazo) como con fines medicinales —indica el Dr. Rountree—. Es un reductor directo de la presión arterial y muy seguro, además de producir todo tipo de beneficios adicionales".

Déle a su marido el hongo en forma de cápsulas, en una dosis de 2,000 a 4,000 miligramos al día. Podrá conseguir las cápsulas de *reishi* en las tiendas de productos naturales o pidiéndolas por correo. El Dr. Rountree sugiere buscar un producto lo suficientemente fuerte como para tomar de 2 a 4 gramos (2,000 a 4,000 miligramos) al día sin tener que tragar demasiadas cápsulas. Su esposo podrá tomar esta dosis por tiempo indefinido sin ningún problema.

Aproveche la agripalma para ayudarlo. En la medicina china tradicional, la agripalma (*motherwort*) floreciente se utiliza ampliamente para controlar la presión arterial. "Tiene un efecto calmante y también disminuye la presión arterial de forma directa", indica el Dr. Rountree. La tintura de agripalma se encuentra fácilmente en las tiendas de productos naturales. De acuerdo con el Dr. Rountree, una dosis típica es de dos a tres goteros al día y se puede tomar por tiempo indefinido. La tintura se puede mezclar con un vaso de agua o bien tomarse directamente del gotero. (Un gotero equivale aproximadamente a 15 gotas).

Una combinación curativa. El *ginkgo* (biznaga) se conoce más como hierba para tratar el cerebro, pero también le brinda beneficios al sistema cardiovascular. Entre ellos está el de disminuir la presión arterial levemente. "El *ginkgo* dilata los vasos periféricos, y cualquier cosa que produzca este efecto automáticamente hace que disminuya la presión

arterial, al darle a la sangre más espacio a través del cual desplazarse
—afirma el Dr. Bier—. Yo definitivamente lo agregaría a una fórmula
con espino". El Dr. Bier le recomienda a usted preparar una fórmula con
ambas tinturas, usando dos partes de espino por cada parte de *ginkgo*.
Sólo tiene que comprar un frasco de 1 onza (30 ml) de *ginkgo* y uno
de 2 onzas (60 ml) de espino y combinar las dos tinturas. Mezcle una
cucharadita de esta combinación con un poco de agua y désela a tomar
a su marido tres veces al día.

(*Nota:* La mayoría de los consejos generales mencionados en este
capítulo pueden aplicarse de manera simultánea, como por ejemplo en
el caso de recomendaciones en cuanto a la alimentación o el estilo de
vida. Y cualquiera de los tratamientos con hierbas o suplementos puede
utilizarse de acuerdo con lo señalado por los expertos. Sin embargo, ni
nosotras ni nuestros expertos recomendamos que las diversas hierbas o
suplementos se combinen. No se han estudiado a fondo las interacciones
de distintas hierbas o suplementos para determinar si algunos de estos
pueden ser dañinos cuando se utilizan en conjunto. Por lo tanto, es mejor
que usted consulte al médico antes de combinar hierbas o suplementos
para tratar este problema. Si no reconoce algún término mencionado
aquí, vea el glosario en la página 623).

Problemas de la próstata

Cómo ganar la guerra de la glándula

Nada es seguro excepto la
muerte y los impuestos. Y, en el caso de los hombres, los problemas de
la próstata.

En realidad la pregunta no es si su glándula prostática empezará o no
a dar problemas, sino cuándo empezará a darlos, según indica el Dr.

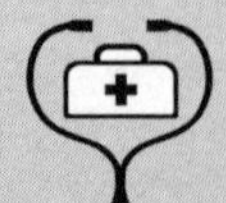

Steven L. Bratman, director médico de la editorial Health en Fort Collins, Colorado.

La función de esta glándula del tamaño de una nuez es fabricar montones del líquido lechoso en el que nadan los espermas. Alrededor del 90 por ciento del líquido eyaculado procede de la próstata, la cual lo secreta y almacena durante la excitación sexual. Cuando un hombre llega al clímax, el líquido es exprimido y bombeado hacia la uretra. Ahí se mezcla con los espermas que vienen de los testículos, y esta combinación es la que sale del pene en el momento del orgasmo.

El trabajo de la próstata es pequeño pero importante. El líquido prostático aísla y protege a los espermas en el entorno hostil con el que se encuentran una vez que salen del pene y comienzan a buscar un óvulo para fertilizarlo.

De acuerdo con los investigadores, el líquido prostático al parecer también cumple con la función de llevarle al cérvix de la mujer un lindo ramo de flores y hablarle dulcemente al oído. De alguna forma lo incita a relajarse y abrirse, sin preocuparse por la flotilla de espermas que se acercan a toda velocidad.

Por desgracia la próstata también engendra cáncer. El cáncer de próstata es el más común en los hombres de más de 50 años de edad. Uno de cada ocho hombres desarrolla cáncer de próstata; de ellos, uno de cada 20 muere a causa del mismo. Al llegar a los 100 años de edad, todos los hombres tienen este cáncer. En términos globales es el segundo cáncer responsable de más muertes en los hombres. A veces este cáncer es virulento y llega de noche, sin luces y en perfecto silencio, para luego lanzar un ataque sorpresivo que acaba con su víctima. Sin embargo, por lo general se desarrolla muy poco a poco. Cuando se detecta a tiempo, se le puede parar en seco en el 91 por ciento de los casos. Si se le descubre después de extenderse a otra parte del cuerpo, puede tratarse, pero sólo por un tiempo. El objetivo principal es detectarlo en una etapa temprana. Además, un hombre con cáncer de próstata debe llevar un estilo de vida saludable. A continuación le ofreceremos algunas sugerencias generales acerca de cómo prevenir el cáncer de próstata, evitando que la próstata de su esposo empiece a darle problemas.

Primero que nada debe hacerse exámenes periódicos. A partir de los 40 años de edad, todos los hombres deben acudir al médico cada dos años para que les haga un tacto rectal. A partir de los 50 años de edad, además del tacto rectal deberán hacerse la prueba del antígeno prostático específico (o *PSA* por sus siglas en inglés) cada dos años, y cada año después de los 60 años de edad.

El tacto rectal es una revisión en la que el doctor se pone un guante, se lubrica el dedo y palpa la próstata lo mejor posible a través de la pared del recto, para ver si tiene bolitas o partes crecidas o endurecidas, entre otras cosas. La prueba del PSA es una prueba de la sangre. Esta prueba encuentra el cáncer que no se detecta mediante el tacto rectal. Aunque todavía no haya cumplido los 50 años de edad, su esposo debe hacerse este prueba si encuentra sangre en su orina, si se le dificulta orinar o si pertenece a un grupo de alto riesgo. Según la Sociedad Contra el Cáncer de los Estados Unidos, entre los grupos de alto riesgo están los hombres afroamericanos, que son dos veces más propensos a padecer esta enfermedad, los hombres cuyas familias tienen antecedentes de cáncer de la prostata y finalmente, los que consumen mucha grasa y hacen poco ejercicio.

Que camine, corra o ande en bicicleta. Simple y llanamente, un hombre con buena forma física tiene menos problemas de la próstata. Por lo tanto, asegúrese de que su marido haga más ejercicio.

Debe orinar frecuentemente. Cuando la vejiga está demasiado llena, la orina se regresa a la próstata con relativa facilidad y la próstata irritada de su esposo se lo hará saber. Por lo tanto, dígale que no se aguante. Es importante sobre todo que "vacíe su vejiga siempre antes de hacer cualquier tipo de ejercicio o de levantar objetos", indica el Dr. E. David Crawford, presidente de la división de Urología del Centro de Ciencias de la Salud en la Universidad de Colorado en Denver. La orina irrita la próstata fácilmente cuando se hace ejercicio.

Levántelo. Ahora ya contará con otra razón para obligar a su cónyuge a levantarse en esos fines de semana en que suele quedarse sentadote sin hacer nada. Al sentarse aplasta la próstata, lo cual no le conviene, ya que la glándula de por sí sufre mucha presión. ¡Así que arriba y a moverse! De seguro usted no tendrá problemas para asignarle tareas que lo mantengan en movimiento.

Aprovechen el amor. La siguiente terapia prostática probablemente les encantará a ambos. Cuando se eyacula regularmente, se evita que la próstata se estanque y se inflame por congestión. Los camioneros, patrulleros motociclistas, ciclistas y otros hombres cuyos genitales están sujetos a vibración constante son particularmente propensos a sufrir esta congestión de la próstata, ya que las vibraciones aparentemente inducen a la próstata a secretar líquido. Y si luego este líquido no encuentra salida, la próstata se congestiona. ¡Pues a tomarse la medicina!

Reduzcan la cantidad de grasa que él consume. Una alimentación alta en alimentos grasos al parecer irrita la próstata y aumenta el riesgo de que un hombre desarrolle cáncer. La grasa saturada es particularmente problemática. Los mejores platos para la salud de la próstata son bajos en grasas y colesterol y ricos en verduras en general, cereales integrales, verduras de hojas verdes y fibra. Los alimentos ricos en vitaminas A, C y E son particularmente saludables para la próstata. Algunas buenas fuentes de vitamina A son la zanahoria, el *squash*, la calabaza (calabaza de Castilla), la batata dulce (camote, *yam, sweet potato*), el albaricoque (chabacano, damasco), el cantaloup (melón chino) y las verduras de hojas color verde oscuro como la espinaca, la col rizada y el brócoli. Para que su compañero consuma vitamina C, déle frutas cítricas, jugos de frutas cítricas, fresas, pimientos (ajíes, pimientos morrones) tanto rojos como verdes, brócoli, melón, repollitos (coles) de Bruselas y coliflor. La vitamina E la podrá obtener a partir del germen de trigo, la crema de cacahuate (maní), las almendras, las semillas de girasol, los camarones, los aceites vegetales y las verduras de hojas verdes.

Sírvale más tomates. Los científicos han estudiado el tomate (jitomate) para ver si serviría como un arma adicional en la lucha contra el cáncer de próstata. Resulta que esta fruta (sí, en términos estrictos el tomate es una fruta, aunque muchos lo consideran una verdura) contiene licopeno, un nutriente antioxidante que parece detener el cáncer de próstata. En un estudio de 48,000 hombres realizado por la Universidad Harvard en Cambridge, Massachusetts, se descubrió que los hombres que comían por lo menos 10 porciones de tomate a la semana reducían en un 45 por ciento su riesgo de sufrir de cáncer de próstata. No importaba que el tomate fuera crudo, cocido o en salsa. Hace falta hacer más estudios para confirmar los poderes anticancerígenos del tomate, pero obviamente estos resultados preliminares son muy prometedores. Por lo tanto, agregue rebanadas de tomate a los sándwiches (emparedados) y ensaladas de su marido. También puede servir más espaguetis con salsa y pizza en casa. Su marido —y quizá su próstata— se lo agradecerán.

Próstata agrandada

Además del cáncer, otro problema común de la próstata es la próstata agrandada. Al llegar a los 45 años de edad, entre el 10 y el 15 por ciento de los hombres tienen la próstata agrandada, afección que en la terminología médica se conoce como hiperplasia prostática benigna (o *BPH* por sus siglas en inglés). Entre los hombres de más de 60 años de edad, el índice sube al 50 por ciento; si un hombre vive mas de 80 años, esta cifra se incrementa al 90 por ciento o más, según agrega el Dr. Bratman.

Cuando la próstata crece de tamaño, oprime la uretra y produce los síntomas de la BPH, que son dificultad para empezar a orinar, un flujo de orina muy débil y la sensación de que la vejiga sigue parcialmente llena aun después de haber terminado de orinar. Además, obliga al hombre a levantarse con frecuencia durante la noche, sólo para quedarse ahí parado —y muy frustrado— frente al inodoro (excusado). En ocasiones también se da un poco de dolor abdominal.

La medicina convencional ofrece dos tratamientos distintos para la BPH. El primero es la cirugía, es decir, se extirpa una porción de la glándula para abrir la uretra. El segundo tratamiento consiste en medicamentos vendidos con receta, como la finasterida (*Proscar*). La cirugía funciona, pero es un método invasivo y la recuperación tarda un poco, según indica el Dr. Donald R. Counts, un médico con consulta privada en Austin, Texas, quien combina la medicina convencional con tratamientos alternativos comprobados.

Los medicamentos vendidos con receta permiten evitar la cirugía, pero en algunos casos son menos eficaces. Además, tanto con la cirugía como con los medicamentos se pueden presentar algunos efectos secundarios alarmantes, como menos interés en el sexo, problemas para eyacular y dificultades para lograr una erección.

Una amplia gama de suplementos naturales pueden ser útiles para proteger a su hombre contra la BPH. No obstante, si su pareja ya presenta cualquiera de los síntomas de la BPH, es importante que vea a un médico de inmediato para recibir el diagnóstico y el tratamiento apropiados. Si sus síntomas son leves o moderados, podrá consultar a un profesional en medicina alternativa para averiguar cuáles de los siguientes suplementos le pueden servir. Sin embargo, antes de tomarlos debe hablar con su médico para asegurarse de que no vayan a interferir con otro medicamento que esté tomando.

A continuación nuestros expertos le ofrecen las mejores opciones naturales para tratar una próstata problemática.

Que pruebe la palmera primero. Ha habido un gran alboroto con respecto al extracto de la baya de la palmera enana (palmita de juncia, *saw palmetto*), y con buena razón, señala el Dr. Bratman, ya que por lo general funciona. Nadie sabe con certeza qué es lo que hace, aunque en teoría evita que la próstata convierta la testosterona, la hormona masculina, en otra hormona parecida que estimula la producción celular. Sin embargo, independientemente de cuál sea su mecanismo de acción, las pruebas nos indican que la palmera enana realmente puede hacer que una próstata agrandada se encoja. Déle a su media naranja 160 miligramos en forma de cápsula dos veces al día. Busque un extracto estandarizado que contenga entre un 85 y un 95 por ciento de ácidos grasos y esteroles.

No obstante, es importante que le advierta a su esposo que la palmera enana, al igual que otras hierbas e incluso los medicamentos vendidos con receta, no brinda una cura permanente. Su marido la tendrá que seguir tomando continuamente. La buena noticia es que los estudios le han encontrado efectos secundarios más leves a la palmera enana que a la finasterida. En su consulta, el Dr. Counts ha observado que esta hierba es tan eficaz como el medicamento vendido con receta, pero sin sus efectos secundarios.

Que opte por la ortiga. La ortiga (*nettle*) también trabaja para encoger la próstata. "La ortiga tiene las mismas posibilidades que la palmera enana", explica el Dr. Bratman. Déle a su cónyuge de 200 a 400 miligramos del extracto de la *raíz* seca de ortiga (*nettle root extract*) en forma de cápsula tres veces al día por tiempo indefinido. Asegúrese de comprar el extracto de la raíz. También encontrará cápsulas de *hojas* secas de ortiga, pero estas contienen compuestos muy diferentes y se usan para tratar otras afecciones, como por ejemplo las alergias.

Ayúdelo a lo africano. El *pygeum* es un extracto de la corteza de un árbol africano. "Ha sido extensamente investigado y es eficaz", afirma el Dr. Bratman.

Déle a su compañero de 50 a 100 miligramos de *pygeum* en forma de cápsula dos veces al día por tiempo indefinido. Si ya han tratado un par de remedios herbarios sin mucha suerte, que no se den por vencido, sugiere el Dr. Counts. Algunas veces las hierbas funcionan mejor en combinación que solas. La palmera enana y el *pygeum* son buenos ejemplos de ello.

Busque una marca que contenga ambas hierbas (por ejemplo, *Solaray* o *Jarrow*), recomienda el Dr. Counts. La cápsula debe proporcionar alrededor de 320 miligramos de palmera enana y más o menos 100 miligramos de *pygeum*.

Sánelo con semillas. La semilla (pepita) de calabaza (calabaza de Castilla, *pumpkin*) desde hace tiempo ha sido un remedio tradicional contra la BPH en países como Bulgaria, Turquía y Ucrania. Actualmente se utiliza a nivel mundial, según indica Tim Hagney, N.D., un naturópata de Anchorage, Alaska. La semilla de calabaza funciona al aportar ácidos grasos esenciales, los cuales causan un efecto antiinflamatorio y pueden ayudar a aliviar los síntomas de la próstata agrandada. También parece confundir el mecanismo que convierte la testosterona en una hormona que hace crecer la próstata. Por si fuera poco, esta semilla es rica en cinc, un mineral que fomenta la salud de la próstata. No obstante, los ácidos grasos de la semilla son frágiles; el calor e incluso la luz los destruyen fácilmente. Muela la semilla cruda y fresca y espolvoréela sobre el cereal y otros alimentos antes de servírselos a su hombre.

Si su media naranja prefiere el sabor de la semilla tostada, puede comprarla así o tostarla usted misma en el horno. Esparza las semillas en un molde poco profundo y métalas al horno a 350°F (175°C) por 5 minutos o hasta que las semillas adquieran un tono café muy claro. "La semilla de calabaza tostada sabe bastante bien —afirma el Dr. Hagney—. Su sabor es muy parecido al de la semilla de girasol y se siguen obteniendo los beneficios del cinc que contiene, pues el calor no afecta este mineral". Déle a su marido cinco gramos (más o menos una cucharada) de semillas al día.

Que pruebe el polen. Érase una vez que el polen de pasto (*grass pollen*) se conseguía sólo a través de compañías de ventas por correo. Debido a la creciente demanda de esta hierba, ahora está disponible en algunas tiendas de productos naturales y farmacias, indica el Dr. Bratman.

Por lo general las tabletas contienen polen de centeno (*rye pollen*), pero a veces el remedio herbario puede hacerse de otros pastos, como el fleo (*timothy*) o el maíz (elote, choclo). Tenga esto presente y no le dé estos pólenes a su esposo si es alérgico a los pastos (céspedes). Si no tiene este problema, el tratamiento le podría funcionar bien si no ha obtenido resultados con ningún otro. "Esto es lo bueno de todas las hierbas que se usan para tratar la BPH —dice el Dr. Bratman—. Si no se obtienen resultados con una, es posible probar otra. Todas son bastante seguras y tardan más o menos el mismo tiempo —de uno a tres meses— para que se note una mejoría en los síntomas de la BPH". Déle a su cónyuge de 25 a 40 miligramos en forma de tabletas tres veces al día.

Mejórelo con un mineral. Como señalamos anteriormente, se considera el mineral cinc muy importante en lo que refiere a la salud prostática. "De todos los tejidos del cuerpo, la próstata tiene una de las concentraciones más altas de cinc. El cinc abunda en el semen y en el líquido lechoso no denso que secreta la glándula prostática hacia la uretra justo antes de la eyaculación para prevenir infecciones", explica Thomas Kruzel, N.D., un naturópata de Portland, Oregon.

En un estudio se demostró que el cinc reduce el tamaño de la próstata y alivia las molestias en la mayoría de los hombres que lo toman. Por su parte, en un estudio de laboratorio se encontró que el cinc inhibe la actividad de una enzima crítica que convierte la hormona masculina testosterona en dihidrotestosterona (o *DHT* por sus siglas en inglés). Es más, otros estudios de laboratorio han demostrado que el cinc influye en una hormona que ayuda a controlar la producción de DHT. Al ayudar a disminuir la producción de este factor de crecimiento, aunque sea de forma indirecta, el cinc cuida la próstata.

Si su compañero tiene BPH, debe consultar a un médico para que le indique la dosis apropiada de cinc. Cualquier dosis mayor de 20 miligramos al día sólo debe tomarse bajo supervisión médica. De acuerdo con la gravedad de su afección, el doctor le podrá recetar hasta 60 miligramos al día. Tal cantidad de cinc debe tomarse en dosis divididas, según advierte Ian Bier, N.D., Ph.D., un naturópata de Portsmouth, Nueva Hampshire.

Ayúdelo con ácidos. Algunos naturópatas creen que los hombres que agregan suplementos de ácidos grasos a su alimentación pueden revertir la BPH y despedirse de sus síntomas irritantes.

El cuerpo humano es capaz de sintetizar todos los ácidos grasos excepto dos. Estos dos provienen de alimentos vegetales y se conocen como ácidos grasos esenciales. En nuestro cuerpo actúan como componentes de unas sustancias llamadas prostaglandinas, las cuales regulan la inflamación, el dolor y la hinchazón. Uno de estos ácidos es el linoleico, un ácido graso omega-6, mientras que el otro, el ácido alfa-linolénico, pertenece al grupo de los ácidos grasos omega-3. "Los ácidos grasos esenciales pueden inhibir el crecimiento celular en la próstata, impidiendo así que se agrande. Vuelven a equilibrar la proporción de ácidos grasos en la glándula", afirma el Dr. Bier.

Si su hombre está recibiendo algún tratamiento por BPH, el Dr. Krunzel recomienda que le dé de 1,000 a 2,000 miligramos de aceite de pescado diariamente por una o dos semanas.

Cuando lo que se quiere es mantener la salud de la próstata en lugar de tratar la BPH, el experto recomienda una dosis de 500 a 1,000 miligramos. Acuérdense de consultar al médico antes de que su media naranja empiece a tomar cápsulas de aceite de pescado.

Otros ácidos que alivian. En algunos estudios se ha demostrado que la combinación de los aminoácidos alanina, ácido glutámico y glicina alivia muchos síntomas de la BPH. "Hay muchos aminoácidos presentes en la glándula prostática, pero estos tres en particular son clave para desarrollar y mantener la salud de la próstata", dice el Dr. Kruzel. En un estudio se les dio esta combinación de suplementos a 45 hombres. Al final del estudio los investigadores observaron una reducción en las visitas nocturnas al baño en el 95 por ciento de los participantes. El 81 por ciento dijeron que no sentían el deseo de orinar con la misma frecuencia y el 73 por ciento hicieron menos viajes al baño durante el día.

Para aliviar los síntomas, el Dr. Kruzel sugiere los productos combinados que contengan hierbas y vitaminas, así como 50 miligramos de alanina (*alanine*) y glicina (*glycine*) y entre 50 y 100 miligramos de ácido glutámico (*glutamic acid*). El naturópata recomienda tomar dos cápsulas dos veces al día por entre 10 y 14 días, y luego reducir la dosis a una cápsula una o dos veces al día, como dosis de mantenimiento.

Es posible que su esposo tenga que acudir a un profesional en medicina holística para obtener esta fórmula específica, pero algunos productos similares están disponibles en el mercado. El Dr. Kruzel recomienda hablar con un doctor antes de que su marido empiece a tomar estos aminoácidos.

(*Nota:* La mayoría de los consejos generales mencionados en este capítulo pueden aplicarse de manera simultánea, como por ejemplo en el caso de recomendaciones en cuanto a la alimentación o el estilo de vida. Y cualquiera de los tratamientos con hierbas o suplementos puede utilizarse de acuerdo con lo señalado por los expertos. Sin embargo, ni nosotras ni nuestros expertos recomendamos que las diversas hierbas o suplementos se combinen. No se han estudiado a fondo las interacciones de distintas hierbas o suplementos para determinar si algunos de estos pueden ser dañinos cuando se utilizan en conjunto. Por lo tanto, es mejor que usted consulte al médico antes de combinar hierbas o suplementos para tratar este problema. Si no reconoce algún término mencionado aquí, vea el glosario en la página 623).

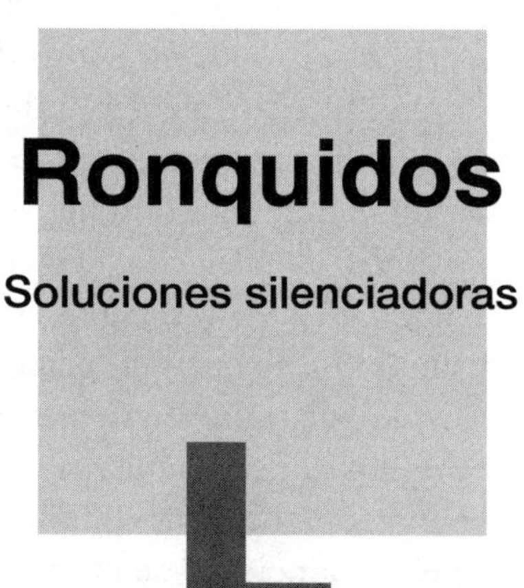

Ronquidos

Soluciones silenciadoras

Los ronquidos demuestran que la necesidad es la madre de las invenciones. Debe ser uno de los remedios más necesarios en el mundo, pues se han registrado al menos 140 dispositivos antirronquidos en la Oficina de Patentes y Marcas Registradas de los Estados Unidos. Ninguno de ellos funciona mejor que simplemente quedarse despierto, pero los inventores siguen esforzándose. Estos

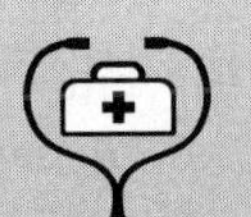

CUÁNDO CONSULTAR AL MÉDICO

Los ronquidos pueden afectar la paz familiar seriamente al interrumpir el sueño de los demás y generar resentimientos. Si los ronquidos de su esposo están afectando su relación, es motivo suficiente para que él acuda al médico. Además, roncar también puede poner en peligro su salud física. Si despierta con la sensación de no haber descansado y a menudo tiene sueño durante el día, es posible que padezca apnea del sueño. La apnea es una afección potencialmente peligrosa en la que los períodos de ronquidos muy fuertes se alternan con otros en los que la respiración se obstruye completamente. Si usted sospecha que los ronquidos de su compañero se deben a esta afección, dígale que consulte al médico para que lo evalúe.

datos nos revelan mucho acerca de las dificultades con las que una mujer se topa cuando trata de silenciar a un roncador.

Cuando se duerme, los músculos de la garganta se relajan, la lengua se desliza un poco hacia atrás y las vías respiratorias se estrechan. Normalmente esto no representa ningún problema. No obstante, si la abertura está tan constreñida que se debe jalar duro para respirar, el aire hace vibrar los tejidos blandos del paladar. El fuertísimo sonido de succión que resulta de ello se parece al ruido que produce el viento al pasar por un cañón estrecho, de acuerdo con el Dr. Neil Kavey, director del Centro para los Trastornos del Sueño en el Centro Médico Columbia-Presbyterian de la ciudad de Nueva York.

También puede haber una obstrucción que bloquee el libre flujo del aire al fondo de la garganta y la nariz. Algunas de las cosas que pueden actuar como obstáculos respiratorios son unos músculos de la garganta flácidos, una papada e incluso un paladar blando mal formado.

Las alergias son otra importante causa de ronquidos, según indica la Dra. Connie Catellani, directora médica del Centro Miro de Medicina Integral en Evanston, Illinois. Tanto las alergias a los alimentos como la fiebre del heno pueden provocar una hinchazón crónica de las vías nasales, lo cual conduce a que los senos nasales se estén drenando constantemente. Ambos problemas —independientemente de su causa— son fuentes seguras de ronquidos.

Si los ronquidos de su esposo se deben a una alergia, deberán averiguar la causa y él tendrá que hacer todo lo posible por evitarla, afirma la Dra. Catellani.

Ahora bien, todas las personas roncamos de vez en cuando: cuando estamos extremadamente cansados, cuando nos acostamos boca arriba o bien después de una noche de tomar cerveza con nuestras amistades. No obstante, si su marido ronca todas las noches, a un volumen tal que usted no deja de quejarse o que un compañero de trabajo se rehusa a compartir el cuarto con él durante un viaje de negocios, es posible que tenga un problema, opina el Dr. Kavey.

Busque las siguientes señales de advertencia: un sueño inquieto (vueltas y vueltas en la cama) y una somnolencia exagerada durante el día, según dice William Finley, Ph.D., director del Centro para los Trastornos del Sueño en el Centro Médico St. Mary's de Knoxville, Tennessee. Las personas que roncan mucho a menudo padecen una afección conocida como apnea (lo cual en griego significa "sin aliento"), término que se refiere a un bloqueo total de las vías respiratorias, que literalmente las sofoca. Es posible que su cónyuge tenga que luchar por respirar y se despierte frecuentemente durante la noche, aunque quizá no se dé cuenta de estas interrupciones nocturnas de su sueño, dice el Dr. Finley.

"La apnea es un verdadero riesgo para la salud que se ha asociado con problemas del corazón, presión arterial alta (hipertensión), derrames cerebrales y accidentes automovilísticos causados cuando el conductor se queda dormido mientras está manejando —dice el Dr. Finley—. Y muchas personas que roncan mucho, quienes ahora sólo presentan un bloqueo parcial de las vías respiratorias, con el tiempo llegarán a desarrollar una apnea severa". De acuerdo con un estudio realizado por investigadores suecos, aunque no se tenga apnea del sueño, los ronquidos fuertes pueden dañar los músculos de la garganta.

Remedios para el ruido

Inclínelo. Si su compañero ronca en la cama pero no al quedarse dormido en el sillón reclinable (butacón, reposet), es posible que el problema se deba a la inclinación de su cuerpo. Cuando se acuesta completamente en la cama, es más probable que la gravedad jale su lengua hacia su garganta, según indica el Dr. Kavey.

Trate de inclinar la cama colocando ladrillos o bloques del tamaño de un directorio telefónico debajo de la cabecera. O bien su hombre puede dormir con una almohada adicional bajo la cabeza. Quizá este ángulo cambie la posición de sus vías respiratorias ligeramente y suavice el flujo del aire.

Alto al humo y la cerveza. Las noches de parranda siempre terminan con un sueño ruidoso. Fumar hincha los tejidos de la garganta y estrecha las vías respiratorias, mientras que el alcohol relaja los músculos del cuello de tal forma que aumenta la probabilidad de que se colapsen parcialmente durante la noche, según explica el Dr. John Galgon, director médico de la Clínica para los Trastornos del Sueño del Hospital Lehigh Valley en Allentown, Pensilvania.

No hay que tomar por la noche antes de acostarse y por supuesto es buena idea dejar de fumar, por muchas razones relacionadas con la salud, afirma el Dr. Galgon. "Los fumadores casi siempre tienen los tejidos de la garganta hinchados e inflamados".

Péguele. Los doctores del sueño les dicen dilatadores nasales externos. Quizá usted los haya visto: son los pedacitos de cinta adhesiva especial que los jugadores de fútbol americano se ponen en la nariz. "Los dilatadores abren una parte de la nariz que normalmente está estrecha —explica el Dr. Finley—. Aumentan el flujo del aire, que es lo que único que algunas personas necesitan". Los dilatadores nasales como *Breathe Right* se consiguen en las farmacias. Sin embargo, no ayudan a los hombres con apnea, ya que el origen de este trastorno se encuentra en la garganta y en el control de la respiración, no en la nariz.

Déle té si tiene alergias. Los herbolarios consideran la ortiga (*nettle*) como una planta rica en minerales y muy útil para tratar diversas afecciones. Es particularmente buena para aliviar la inflamación respiratoria provocada por las alergias, de acuerdo con Steven Rissman, N.D., un naturópata de American WholeHealth en Cherry Creek, Colorado. Usted le puede dar un té de ortiga a su media naranja. Para prepararlo, vierta una taza de agua hirviendo sobre una cucharada de hojas secas de ortiga. Tape la taza, deje la mezcla en infusión por 5 minutos, cuele la hierba y sirva el té. Si su marido tiene alergias, comience con una taza al día por varios días, pues la ortiga posiblemente haga empeorar sus síntomas. Después podrá tomar hasta tres tazas diarias. Sólo asegúrese de que una de ellas se la tome justo antes de acostarse, para que pueda disfrutar sus efectos "destapanarices" mientras duerma.

Que se destape la nariz. Si despierta por la mañana con la boca seca, el problema tal vez esté en su nariz, no en su garganta, indica el Dr. Galgon. Muchos de los hombres que roncan tienen el tabique desviado, congestión crónica, goteo postnasal o pólipos nasales que los obligan a respirar por la boca. Su esposo deberá tratar de destaparse la nariz con un rocío nasal o medicamento antialergias vendido sin receta. Los rocíos nasales pueden ser eficaces pero también causan adicción. Por lo tanto, adviértale que no los use más de tres veces al día ni por más de tres días consecutivos, advierte el Dr. Galgon.

Que haga gárgaras y una limpieza nasal herbaria. La corteza de roble (*oak bark*) es una hierba astringente que contiene compuestos químicos solubles en agua llamados taninos. Los taninos pueden proteger las membranas mucosas inflamadas de la garganta y la nariz y ayudar a secar las secreciones que contribuyen a los ronquidos. Para obtener estos beneficios, a menudo se recomienda una infusión de corteza de roble para hacer gárgaras y como enjuague nasal, según el Dr. Rissman.

Si no encuentra la corteza de roble, una infusión de raíz de mahonia (*Oregon grape root*) prácticamente tiene los mismos efectos. Además de ser astringente, esta hierba también posee un efecto antimicrobiano, afirma el Dr. Rissman, el cual es útil cuando una infección incipiente se está preparando al interior de unos senos nasales inflamados.

Para preparar una infusión fuerte, comience con dos cucharadas de cualquiera de estas hierbas secas y cúbralas con una taza de agua hirviendo. Deje la mezcla en infusión por 15 minutos como máximo y cuélela sobre una taza o tazón (recipiente) provisto de un pico para verter. Deje que la infusión se enfríe a temperatura ambiente antes de usarla.

Las gárgaras son fáciles: su cónyuge sólo tiene que darle un pequeño trago al líquido, inclinar la cabeza hacia atrás y "gargarear" a placer antes de escupir el líquido. Enjuagarse las vías nasales (lavado nasal) es un poco más difícil, pero también es la parte más eficaz del tratamiento contra los ronquidos. Dígale a su compañero que haga una concha con la mano y le ponga alrededor de dos cucharadas de infusión. Con la cabeza erguida, debe llevar la mano hasta una ventana de la nariz y presionar la otra ventana de la nariz con la otra mano para mantenerla cerrada. Luego debe inhalar suavemente para que el líquido le suba por la nariz

Cómo las mujeres británicas evitan que sus esposos ronquen

Imagínese tratar de dormir en una de las calles más transitadas de Londres a la hora de mayor tráfico. Esto es esencialmente lo que Julie Switzer tuvo que hacer por más de 30 años. Con sus 92 decibeles, los ronquidos de su esposo Melvyn eran equivalentes al ruido que se escucha en medio de un tráfico intenso o incluso al de un trueno. De hecho eran tan fuertes que inscribió su nombre en *El libro de los récords Guinness*.

Personas de todo el mundo les enviaron remedios a la pareja Switzer, pero nada les funcionó hasta que probaron unas gotas homeopáticas que contienen barbasco (*wild yam, Dioscorea villosa*) y jengibre común (*Zingiber officiale*). Melvyn dejó de roncar. . . por fin.

El remedio que la pareja Switzer usó —llamado *Y-Snore Antisnoring Nose Drops*— es sólo una de las diversas estrategias que pueden ayudar a acabar con los ronquidos, de acuerdo con la Dra. Toni Bark, una homeópata de los suburbios de Chicago, Illinois. Por fortuna en los Estados Unidos estas gotas se consiguen en las farmacias.

y luego sacarlo por la boca. Es posible que al principio chisporrotee, pero dígale que lo siga intentando. Una vez que aprenda a hacerlo, el lavado nasal realmente le caerá bien, pues le descongestionará tanto la nariz como los senos nasales.

Corriendo se cura. Cuando los músculos de las vías respiratorias altas pierden su tono y fortaleza a causa del envejecimiento o la falta de actividad, es más probable que se cuelguen durante el sueño, según el Dr. Finley.

Un ejercicio aeróbico vigoroso y buena forma física pueden devolverles su tono y firmeza a los músculos de las vías respiratorias altas. El ejercicio aeróbico activa los músculos que dilatan las vías respiratorias altas, de modo que se jala más aire; al hacerlo también se fortalecen los músculos de las vías respiratorias altas.

En el caso de las personas con sobrepeso, bajar de peso muchas veces conduce a una mejoría notoria del problema de los ronquidos, ya que se elimina la grasa de las paredes de las vías respiratorias altas, indica el Dr. Finley. "Las personas que tienen buena forma física, como por ejemplo los corredores, rara vez se presentan en el centro para los trastornos del sueño quejándose de ronquidos fuertes o pausas en la respiración al dormir", señala este experto.

A la mayoría de las personas, el ejercicio aeróbico —como caminar a buen paso, correr o jugar baloncesto— hecho entre 30 y 40 minutos al día tres o cuatro veces a la semana bastará para mejorar su forma física. Dígale a su hombre que escoja un ejercicio que realmente disfrute, pues de otro modo es poco probable que lo siga haciendo por el tiempo suficiente para tonificar sus músculos flácidos y bajar de peso, afirma el Dr. Finley. Como ventaja adicional, una buena forma física se asocia con un mejor sueño y un mejor descanso, de acuerdo con el especialista.

Que duerma de lado. Si su media naranja duerme boca arriba hay más probabilidad de que ronque. Para evitar que quede boca arriba, rellene un calcetín (media) con bolitas de poliestireno (un material de empaque) y cósalo en la espalda de una camisa de piyama que le quede entallada, sugiere el Dr. Kavey. Cada vez que se acueste boca arriba, el calcetín lleno de bolitas se le encajará y lo obligará a voltearse de lado, según explica el Dr. Kavey. "Algunas personas recomiendan rellenar el calcetín con pelotas de tenis, pero pueden llegar a ser muy pesadas".

Que pruebe un dispositivo antirronquidos. Un dentista especializado en este tipo de tratamiento le puede hacer a su marido un dispositivo bucal que le jale la mandíbula hacia adelante. Si su esposo despierta cansado y con dolor de cabeza y sabe que ronca mucho, pídanle a su médico que les recomiende un buen centro para los trastornos del sueño. Ahí se le evaluará y probablemente le indicarán que use un ventilador con máscara que ejerza una presión positiva continua sobre sus vías respiratorias (o *CPAP* por sus siglas en inglés), lo cual le mantendrá abiertas las vías respiratorias y le permitirá dormir sin roncar.

A perder para resolver el problema. La mayoría de las personas que roncan son hombres con sobrepeso y cuellos gruesos. Si su cónyuge carga algunos kilitos de más alrededor de la cintura, lo más probable es que también tenga depósitos de grasa al fondo de la garganta, lo cual estrecha el espacio disponible detrás de su lengua. Cuando se duerme, los músculos de su garganta se relajan y estrechan este espacio aún más, haciendo que ronque, afirma el Dr. Galgon. Si su compañero quiere dejar de roncar debe tratar de bajar un poco de peso. "A veces perder sólo entre 25 y 30 libras (entre 11 y 14 kg) significa una gran diferencia para algunos pacientes", indica el Dr. Galgon. (Para mayor información acerca de cómo perder peso, vea los capítulos "Panza", en la página 276, y "Sobrepeso", en la página 560).

(*Nota:* La mayoría de los consejos generales mencionados en este capítulo pueden aplicarse de manera simultánea, como por ejemplo en el caso de recomendaciones en cuanto a la alimentación o el estilo de vida. Y cualquiera de los tratamientos con hierbas o suplementos puede utilizarse de acuerdo con lo señalado por los expertos. Sin embargo, ni nosotras ni nuestros expertos recomendamos que las diversas hierbas o suplementos se combinen. No se han estudiado a fondo las interacciones de distintas hierbas o suplementos para determinar si algunos de estos pueden ser dañinos cuando se utilizan en conjunto. Por lo tanto, es mejor que usted consulte al médico antes de combinar hierbas o suplementos para tratar este problema. Si no reconoce algún término mencionado aquí, vea el glosario en la página 623).

Tabaquismo

Cómo cancelar los cigarrillos

La nicotina, una de las sustancias más propensas a crear adicción en el mundo, obliga a más de 47 millones de estadounidenses a seguir dándole fumadas a un cigarrillo tras otro. Sólo alrededor del 23 por ciento de los fumadores son capaces de dejarlo.

Que no cometa
este error mortal

Si su esposo está usando un parche de nicotina con o sin bupropión, no debe fumar, pues le podría causar un infarto en el acto. "La nicotina constriñe los vasos sanguíneos que alimentan el músculo del corazón y puede causar latidos irregulares. Por lo tanto, el exceso de nicotina puede provocar un infarto", según explica Paul Roberts, R.Ph., un farmacéutico del Grupo Médico Kaiser-Permanente en Santa Rosa, California, quien da cursos para dejar de fumar. Algunos de los síntomas del consumo excesivo de nicotina son visión borrosa, náuseas, babeo, vómito y dolor de cabeza. "La persona que al usar un parche fuma y sufre estos síntomas debe llamar al servicio de emergencia (911) de inmediato, quitarse el parche y apagar el cigarrillo, por supuesto", indica Roberts.

Si su compañero presenta estos síntomas y no está fumando, es posible que el parche sea demasiado fuerte para él. Debe quitárselo y llamar al médico. "Nunca se debe recortar el parche para disminuir la dosis —advierte Roberts—. La nicotina puede escapar por el extremo recortado, lo cual puede ser muy peligroso. Si se desea se puede doblar una parte del parche hacia atrás. La potencia del parche depende del área que se mantenga en contacto con la piel".

Si su esposo siente la necesidad de fumar todos los días, si prende su primer cigarrillo menos de 10 minutos después de haberse despertado o si presenta síntomas de abstención cuando trata de dejar de fumar, padece una adicción a la nicotina.

Cuando una persona inhala el humo de un cigarrillo, la droga viaja a su cerebro y provoca la liberación de unos neurotransmisores (las sustancias químicas que transportan los mensajes del cerebro al cuerpo) que lo hacen sentirse bien. No obstante, después de un tiempo su cerebro empieza a depender de la nicotina para liberar estas sustancias que lo hacen sentir bien. En algún momento necesitará más nicotina para obtener los mismos efectos placenteros. Si no toma la droga, su cerebro entra en estado de abstención, lo cual lo hace sentirse irritable y francamente enfermo.

El tabaquismo interviene en casi todas las enfermedades graves que atacan al cuerpo humano. El cáncer de pulmón y las enfermedades del corazón son los dos males más importantes, pero también se le ha asociado con el cáncer de páncreas, la demencia, el cáncer de colon y los derrames cerebrales. En un estudio llevado al cabo por la Facultad de Medicina del Hospital Royal Free en Londres, los investigadores realizaron un seguimiento de 7,735 hombres de edad madura durante 15 años. Sólo el 42 por ciento de los fumadores resultaron tener una expectativa de vida de 73 años, en comparación con el 78 por ciento de los no fumadores. Además, los fumadores reportaron más trastornos del sueño e impotencia que los no fumadores.

Si su esposo prueba las estrategias para dejar de fumar que presentamos en este capítulo pero no logra romper con el hábito, debe buscar ayuda, según dice Douglas E. Jorenby, Ph.D., profesor de Psicología de la Universidad de Wisconsin en Madison. Muchos hospitales y clínicas ofrecen cursos para dejar de fumar donde podrá adquirir las habilidades necesarias para salir adelante, además de tener la oportunidad de reunirse con otros posibles exfumadores que saben exactamente por lo que está pasando.

Ayuda para ponerle un alto al humo

En lo que se refiere al tabaquismo, el poder de la medicina de mamá es bastante limitado. No es como una cortada o un cardenal (moretón, magulladura) que usted pueda tratar y remediar. Sin embargo, lo que sí puede hacer es apoyar a su marido y ofrecerle las siguientes estrategias para quitarse el vicio. El tabaquismo no se cura tan fácilmente como un cardenal, pero si su cónyuge se esfuerza y cuenta con la ayuda de usted podrá dejar el cigarrillo para siempre.

Aconséjele que se imponga un plazo. Indíquele a su compañero que escoja una fecha importante, como su cumpleaños o algún día festivo próximo, como el primer día de su vida sin fumar. De esta forma no podrá seguir diciendo siempre que lo dejará algún día. . . algún día que quizá nunca llegue. Al escoger una fecha también se estará dando un poco de tiempo para prepararse para la época difícil que tendrá que pasar. "En realidad les va mejor a las personas si se les da un tiempo para prepararse. Hay que darse un período de una o dos semanas", dice el Dr. Jorenby.

Que lo deje de tajo. No es la manera más eficaz de dejar de fumar, pues sólo 5 de cada 100 personas que dejan el cigarrillo de la noche a la mañana son capaces de quitarse el vicio. No obstante, dejar los cigarrillos de tajo —en lugar de fumar cada vez menos hasta dejarlos por completo— definitivamente es la manera *más barata* de dejar de fumar. Y tal vez le funcione a su hombre, afirma el Dr. Jorenby. "Si nunca se ha tratado de dejar de fumar antes, hacerlo de tajo es una excelente forma de empezar —indica—. En caso de que funcione, saldrá barato y no habrá necesidad de utilizar muchos recursos".

Debe distraerse. Sin importar cuál sea el método que su media naranja utilice para dejar de fumar, de vez en cuando el cigarrillo se le va a antojar de forma casi incontrolable. La mejor manera de ganarles a los antojos es teniendo lista una defensa, asegura el Dr. Jorenby. Primero deberá averiguar dónde y cuándo es más probable que le entre el antojo de fumar. Los momentos clásicos incluyen justo después de despertarse, al conducir su carro y después de comer. Luego debe pensar en qué va a hacer cuando le dé el antojo: tomar un vaso grande de agua, respirar profundamente varias veces para relajarse, mascar chicle. Cualquier cosa que lo distraiga de su deseo de prender un cigarrillo.

"Los antojos pueden ser bastante fuertes cuando llegan, pero no duran mucho. Al cabo de unos minutos, el antojo desaparecerá aunque no haya fumado un cigarrillo. Al tener una distracción lista y a la mano, se puede evitar el antojo y dejar que se le pase", afirma el Dr. Jorenby.

A eliminar. La noche anterior a la fecha que su marido haya fijado para dejar de fumar, ayúdele a tirar todas sus cajetillas de cigarrillos y a limpiar los ceniceros. La colilla que tiene un aspecto tan desagradable ahora que su esposo cuenta con una cajetilla nuevecita lucirá mucho más atractiva en cuanto trate de dejar de fumar, advierte el Dr. Jorenby. También es importante que "saqueen" todos los lugares donde pudiera haber escondido alguna cajetilla, como los clósets, los cajones de su escritorio o cualquier otro lugar donde sin querer haya dejado una cajetilla. Busquen los cigarrillos por toda la casa.

Quizá el otoño pasado su cónyuge guardó una cajetilla de cigarrillos en la bolsa del abrigo y nunca más se acordó de que ahí estaban. Si los llega a encontrar en un par de meses se convertirán en una tentación dura de resistir. No dejen un solo cigarrillo rondando por ahí.

Puede probar un parche. Según el Dr. Jorenby, si su compañero fracasa en el intento de dejar de fumar de tajo puede probar uno de los muchos parches de nicotina vendidos sin receta (como *Nicoderm*). También puede probar un chicle (goma de mascar) de nicotina como *Nicorette*, el cual hace lo mismo que el parche. Estos productos fáciles de usar se venden en la mayoría de las farmacias y no se necesita una receta médica para comprarlos.

Otro medicamento que puede probar. Si su hombre ha tratado de dejar el cigarrillo una docena de veces sin lograrlo de forma permanente, quizá quiera considerar el bupropión, un antidepresivo vendido con receta bajo la marca *Zyban* como auxiliar para dejar de fumar.

Un estudio encontró que casi el doble de los fumadores que usaron bupropión fueron capaces de abstenerse del tabaco, en comparación con quienes usaron ya sea un parche de nicotina o un placebo. (Un parche de nicotina proporciona suficiente nicotina a través de la piel para disminuir los síntomas de la abstención y ayudar a las personas a perder la costumbre de inhalar el humo, lo cual daña el corazón y los pulmones).

"El bupropión tiende a disminuir la intensidad de los síntomas de abstención", indica la Dra. Myra Muramoto, profesora de Medicina Familiar y Comunitaria en la Universidad de Arizona en Tucson. El bupropión afecta las sustancias químicas del cerebro que regulan el humor. Un beneficio adicional de este medicamento es que evita el aumento de peso que a menudo se da cuando alguien deja de fumar.

Si bien el bupropión puede producir algunos efectos secundarios, principalmente insomnio y dolor de cabeza, tales efectos por lo general desaparecen poco después de haber dejado de tomar el fármaco. (El tratamiento con este fármaco normalmente dura alrededor de 9 semanas).

Puede probar una hierba "levantaánimo". Muchos fumadores también están ligeramente deprimidos, afirma William Page-Echols, D.O., un osteópata de Full Spectrum Family Medicine en East Lansing, Michigan. De acuerdo con este experto, fumar puede ser una forma de automedicación. "La nicotina afecta el humor de manera evidente, y los fumadores la utilizan para manipular su estado de ánimo. Por lo tanto tiene sentido pensar que debería ser posible usar hierbas de la misma forma para ayudar a una persona a dejar de fumar". El *Zyban*, que mencionamos en el consejo anterior, se apoya en esta teoría. Los efectos "levantaánimos" del *Zyban* se parecen a los producidos por otro medicamento, antidepresivo llamado fluoxetina, también conocido como *Prozac*.

Por su parte, se ha demostrado que la hierba corazoncillo (hipérico, campasuchil, yerbaniz, *St. John's wort*) influye en el humor de forma semejante. Si bien no existen estudios científicos que lo comprueben, el Dr. Page-Echols piensa que los efectos del corazoncillo se parecen lo suficiente a los del bupropión como para que este remedio herbario ayude a los fumadores a dejar el vicio. "He tenido mucho éxito al usarlo con mis pacientes —dice—. Es más barato y produce menos efectos secundarios".

Déle a su media naranja 300 miligramos de extracto estandarizado de corazoncillo en forma de cápsula tres veces al día, para un total de 900 miligramos diarios. El número de cápsulas que deba tomar dependerá de la fórmula que compre. Empiece a darle la hierba dos semanas antes de la fecha que haya escogido para dejar de fumar, sugiere el Dr. Page-Echols. Así habrá tiempo para que el corazoncillo se acumule en su cuerpo y le resultará más fácil dejar los cigarrillos que sin la hierba. Una vez que ya no esté fumando podrá seguir tomando la hierba por unos 3 ó 4 meses y luego disminuir la dosis gradualmente hasta dejarla por completo.

Debe evitar los bares. "Si tuviera un dólar por cada uno de mis pacientes que ha sufrido una recaída en un bar, sería rico y ya me habría retirado", dice el Dr. Jorenby.

Los cigarrillos y el alcohol van de la mano. Y los bares están llenos de humo y fumadores, lo cual somete la fuerza de voluntad a una prueba realmente heroica. Aconséjele a su marido que evite esta tentación por lo menos durante unas cuantas semanas, si no es que más, recomienda Ken Leonard, Ph.D., científico investigador sénior y psicólogo clínico en el Instituto para la Investigación de las Adicciones en Buffalo, Nueva York. Cuando haya dejado el vicio y las imágenes, los olores y la amplia disponibilidad de cigarrillos ya no lo afecten, podrá volver a sentarse en el bar.

Aliéntelo a hacer una lista de ventajas. Es importante que su pareja tenga bien claro por qué quiere dejar de fumar. Quizá desee ver crecer a sus nietos, participar en una carrera de atletismo o sólo respirar con más facilidad y sentirse más sano de nuevo. Dígale que anote estas razones en una hoja de papel o una tarjeta y que la guarde en su billetera (cartera). La próxima vez que sienta estar a punto de darle una fumada a un cigarrillo deberá sacar su lista y recordar por qué quiere dejar el hábito. En el momento en que un antojo casi incontrolable por un cigarrillo asalta a un fumador, no siempre le resulta obvio por qué decidió dejarlo. Es vital que su media naranja recuerde todo lo que puede ganar si deja de fumar, según dice el Dr. Jorenby.

Un contraataque para los antojos. Dígale a su marido que tome un gotero de una mezcla de tinturas de *ginseng* siberiano, regaliz (orozuz, *licorice*), avena sativa (*oatstraw*) y lobelia cada vez que se le antoje fumar. (Un gotero equivale aproximadamente a 15 gotas). "Las hierbas que comúnmente se utilizan para contrarrestar una adicción son las que en esencia apoyan las glándulas suprarrenales", explica Nancy Welliver, N.D., directora del Instituto de Herbolaria Médica en Calistoga, California.

Cada glándula suprarrenal (tenemos dos) es un pequeño órgano triangular adherido a la parte superior de un riñón. Estos complejos pequeñines se encargan de liberar las hormonas que estimulan a otros órganos y así afectan la frecuencia cardíaca, el metabolismo, la circulación y la digestión. En opinión de los herbolarios, es importante apoyar la función de las glándulas suprarrenales para recuperarse de factores estresantes crónicos como la adicción a la nicotina.

Vaya a la tienda de productos naturales y compre un frasco de 2 onzas (60 ml) de cada una de las siguientes tinturas: *ginseng* siberiano, regaliz y avena sativa; así como un frasco de 1 onza (30 ml) de tintura de lobelia. Si su esposo tiene la presión arterial alta, use 1 onza de toronjil (melisa, *lemon balm*) y 1 onza de espino (marzoleto, *hawthorn*) en lugar del regaliz, ya que este puede agravar la presión arterial alta. Vacíe el contenido de los frascos en una taza de medir grande o en un tazón (recipiente) provisto de un pico para verter. Guarde los frascos vacíos. Agite el líquido suavemente para mezclar las tinturas bien y luego use un pequeño embudo para llenar los frascos con la nueva mezcla "antiantojos" de tinturas.

Cuando a su esposo le entre el ansia de fumar, sólo tiene que agregar un gotero de la mezcla a medio vaso de agua y tomársela. Si no tiene agua a la mano, puede tomarse la tintura sin diluir poniéndosela directamente debajo de la lengua, dice la Dra. Welliver; sin embargo, dígale que se prepare, porque es de sabor muy fuerte. Esta mezcla puede tomarse hasta 10 veces al día. Si su cónyuge siente la necesidad de tomarla con más frecuencia, puede mezclar medio gotero con una cantidad menor de agua y tomarlo hasta 20 veces al día. Después del primer par de semanas deberá empezar a disminuir la cantidad de lobelia e incrementar la de *ginseng* siberiano. Por lo general esta mezcla se puede tomar por un período de dos semanas a dos meses.

(*Nota:* Una tintura o *tincture* es un líquido herbario muy concentrado. Se prepara al remojar las hojas de una hierba en alcohol o glicerina —lo cual extrae sus propiedades medicinales— durante al menos seis semanas. Las tinturas se venden en las tiendas de productos naturales en botellitas pequeñas provistas de goteros para administrar las dosis. Asegúrese de guardarlas siempre fuera del alcance de los niños).

Respirar hondo ayuda. Dígale a su compañero que inhale y luego exhale muy lentamente. Esta técnica le ayudará a calmarse y a resistir la tentación de encender un cigarrillo. "Se trata de una técnica de relajación que puede ayudarlo a manejar los antojos causados por el estrés", dice el Dr. Jorenby. En lugar de buscar un cigarrillo la próxima vez que esté estresado, deberá recostarse, relajarse y respirar hondo hasta que desaparezca el deseo de fumar.

Puede neutralizar las ganas con naranja. Comenzar el día con un vaso de jugo de naranja (china) es una buena forma de controlar el antojo de fumarse un cigarrillo por la mañana, según indica el Dr. Jorenby. Cuando la mayoría de los jugos de frutas cítricas se combinan con el tabaco, producen un resabio de lo más desagradable. Muchos pacientes le han comentado al Dr. Jorenby que el simple hecho de pensar en fumarse un cigarrillo después de tomarse un vaso de jugo de naranja les revuelve el estómago. Aconséjele a su hombre que siempre tenga un poco de jugo de fruta cítrica a la mano y que le dé un sorbo cuando sienta que le va a empezar a dar un antojo. Sin embargo, no debe tomar jugo de naranja para evitar estos antojos si se está tratando con chicle de nicotina, según advierte el Dr. Jorenby. El jugo de frutas cítricas modifica las sustancias químicas en la boca e inhibe la eficacia del chicle. Deberá esperar al menos 20 minutos después de haberse tomado un vaso de jugo de fruta cítrica o cualquier bebida ácida, como café o refresco (soda) de cola, antes de mascar el chicle.

Que corra a combatir los cigarrillos. El ejercicio puede ayudarle a su media naranja a eliminar el deseo de fumar desde antes de que le nazca. Un estudio realizado por la Facultad de Medicina de la Universidad de Wisconsin encontró que los exfumadores que hacían ejercicio aeróbico con regularidad indicaron que su antojo de fumar era menos intenso que el de quienes no hacían ejercicio, según señala el Dr. Jorenby. Otra ventaja aún más importante, agrega el experto, es que el ejercicio hecho con regularidad disminuye el estrés y podrá ayudar a su marido a mantener su peso en lugar de subir, como les sucede a muchas personas cuando tratan de dejar de fumar.

(*Nota:* La mayoría de los consejos generales mencionados en este capítulo pueden aplicarse de manera simultánea, como por ejemplo en el caso de recomendaciones en cuanto a la alimentación o el estilo de vida. Y cualquiera de los tratamientos con hierbas o suplementos puede utilizarse de acuerdo con lo señalado por los expertos. Sin embargo, ni nosotras ni nuestros expertos recomendamos que las diversas hierbas o suplementos se combinen. No se han estudiado a fondo las interacciones de distintas hierbas o suplementos para determinar si algunos de estos pueden ser dañinos cuando se utilizan en conjunto. Por lo tanto, es mejor que usted consulte al médico antes de combinar hierbas o suplementos para tratar este problema. Si no reconoce algún término mencionado aquí, vea el glosario en la página 623).

Torceduras

Curas para las coyunturas

Los ligamentos conectan los huesos y los cartílagos entre sí como las bisagras de una puerta, lo cual nos permite disfrutar de un amplio margen de movimiento en las rodillas, los tobillos, los codos, los hombros y las muñecas. No obstante, el movimiento permitido por este tejido conjuntivo flexible tiene su límite. Cuando los ligamentos se vencen, se sufre una torcedura, también conocida como esguince.

Si se toma una cuerda delgada y se jala de ella con suficiente fuerza, sus fibras empiezan a desgarrarse. Si la cuerda se sigue jalando, sus fibras

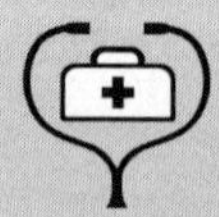

La mayoría de las torceduras se curan solas, pero si usted nota que en el caso de su esposo el dolor, la hinchazón, la debilidad o la inestabilidad van en aumento, encárguese de que vaya a ver a un médico.

pueden llegar a romperse por completo en algún momento. De igual forma ocurre con una torcedura: la presión jala los ligamentos y termina por desgarrarlos o romperlos. La ruptura del ligamento a su vez causa hinchazón, dolor e inestabilidad en la articulación.

Los cirujanos ortopédicos clasifican las torceduras de acuerdo con tres categorías: la torcedura de primer grado es un desgarre pequeño; la de segundo grado es un desgarre parcial más grande y la de tercer grado es un desgarre completo. Sin importar de qué grado sea la torcedura, el tratamiento sigue siendo el mismo y consiste simplemente en esperar. "Incluso un desgarre completo sanará por sí solo", afirma el Dr. Quinter Burnett, un cirujano ortopédico del departamento de atletismo de la Universidad del Oeste de Michigan en Kalamazoo. Con el tiempo, tejidos cicatrizales vuelven a conectar los ligamentos rotos. Si la articulación está muy hinchada es preciso acudir al médico para que le saque una radiografía y descarte la posibilidad de que se haya fracturado un hueso, según advierte el Dr. Burnett.

Tratamientos antitorceduras

A continuación le diremos qué es lo que ofrece la medicina de mamá cuando su marido regrese cojeando después de un duro partido de fútbol o de lo que sea que le haya causado la torcedura.

Primero que nada debe reposar. Si se utiliza un ligamento torcido, un desgarre parcial se puede convertir en uno total. Su esposo debe dejar de inmediato que el área torcida descanse y no mover ni usar la articulación afectada por varios días, según indica el Dr. Burnett.

Congélela. Coloque una compresa de hielo envuelta con una toalla delgada sobre la torcedura y déjesela de 15 a 20 minutos, recomienda el Dr. Burnett. Los vasos sanguíneos se contraen con el frío, por lo que el hielo hace que baje la hinchazón.

Vuelva a aplicarle la compresa de hielo a su compañero cada dos horas por 36 horas, dice el Dr. Kevin Pugh, profesor de Ortopedia en la Universidad de Kentucky en Lexington.

Véndelo. No se trata de poner en oferta al hombre de su vida, sino de ponerle una venda a su articulación torcida. Use una venda tipo *Ace* o cualquier pedazo de tela que ejerza una presión moderada, aconseja el Dr. Pugh. Una vez transcurridas las primeras 36 horas, la venda le servirá para que la articulación no se le hinche tanto cuando empiece a moverse. La presión de la venda hace que disminuya el flujo de la sangre desde los vasos sanguíneos dañados y reduce la hinchazón.

Que se eleve. Cuando se sufre un desgarre de ligamentos, la sangre puede encharcarse en los vasos rotos, causando hinchazón y cardenales (moretones, magulladuras). Al elevar el área lesionada arriba del nivel del corazón, el flujo de la sangre se hace más lento. Dígale a su cónyuge que se recueste en el piso y eleve la parte lesionada apoyándola sobre unos cojines, sugiere el Dr. Burnett. Esta medida resulta más eficaz si la parte lesionada queda arriba del nivel del corazón.

Debe descansar. . . por un tiempo. Es importante que su pareja mantenga inmóvil la articulación lesionada por varios días después de haber sufrido una torcedura. Sin embargo, después de eso las torceduras se curan más rápido si la articulación se usa, según dice el Dr. Burnett. Por lo tanto, después de que hayan pasado unos cuantos días deje que se levante a caminar un poco, pero muy lentamente. Su marido debe dejarse guiar por el dolor; es decir, si le duele demasiado y no puede usar la articulación, debe reposar unos días más. Por el contrario, si su articulación aguanta un poco de presión con un mínimo de dolor, que la use con cuidado, indica el Dr. Burnett.

"Consuéldelo". Puede ser difícil encontrarlas, pero las hojas de consuelda (*comfrey*) alivian las torceduras amoratadas e hinchadas, asegura Eve Campanelli, Ph.D., una profesional en medicina familiar holística con consulta privada en Beverly Hills, California. Búsquelas en una tienda homeopática o trate de cultivarlas en su jardín. Triture un manojo de hojas, colóquelas sobre la torcedura y manténgalas en su lugar con una venda durante toda la noche, señala la Dra. Campanelli. Si prefiere las

UN "TRATATORCEDURAS" HERBARIO

Este linimento casero calienta, promueve la circulación y ayuda a sanar las torceduras, los esguinces y los moretones (cardenales, magulladuras). "Después de aplicárselo se sentirá mejor", asegura Phoebe Reeve, una herbolaria de Winchester, Virginia, gran partidaria de utilizar las hierbas comunes para preparar remedios caseros.

La vitamina E que contiene esta fórmula ayuda a evitar que el aceite se oxide y se arrancie. La mezcla, ya sea caliente o a temperatura ambiente, puede aplicarse sobre las áreas adoloridas todas las veces que sea necesario.

4	onzas (120 ml) de aceite de alazor (cártamo) o de *canola* (o cualquier otro aceite vegetal fresco)
2	cucharadas de hojas de menta (hierbabuena) secas o 4 cucharadas de hojas de menta frescas, picadas
1	pedazo de 2 pulgadas (5 cm) de jengibre fresco, picado en trozos grandes
8–10	clavos de olor
1	cápsula de vitamina E líquida

Coloque el aceite vegetal, la menta, el jengibre, los clavos de olor y la vitamina E en un frasco de vidrio de cuello ancho y agítelo para mezclar los ingredientes. Ponga el frasco junto a una ventana soleada o en algún lugar caliente y seco de 7 a 10 días, para que el aceite extraiga las propiedades curativas de las hierbas. Agítelo de vez en cuando. Luego cuele la mezcle, póngala en un frasco nuevamente y guárdela en el refrigerador.

Para acelerar el proceso, caliente el aceite vegetal a fuego lento, agregue la menta, el jengibre y los clavos y deje que hiervan a fuego muy lento de 20 minutos a 1 hora. Deje que la mezcla se enfríe antes de agregar la vitamina E. Luego cuele todo, vierta el aceite en un frasco y guárdelo en el refrigerador.

tinturas, la experta sugiere que le dé a su esposo la dosis de tintura o pildoritas homeopáticas (chochitos) de consuelda que indique la etiqueta del producto, cada 15 minutos durante la primera hora después de que se haya torcido. Una vez transcurrida la primera hora, continúe con la dosis recomendada en el frasco tres veces al día hasta que se cure la torcedura. Este remedio se encuentra en las tiendas de productos naturales u homeopáticos. La consuelda no debe usarse sobre piel agrietada. Asimismo evite usarla por períodos prolongados o si su cónyuge tiene la piel sensible, pues puede provocar una reacción alérgica.

(*Nota:* Una tintura o *tincture* es un líquido herbario muy concentrado. Se prepara al remojar las hojas de una hierba en alcohol o glicerina —lo cual extrae sus propiedades medicinales— durante al menos seis semanas. Las tinturas se venden en las tiendas de productos naturales en botellitas pequeñas provistas de goteros para administrar las dosis. Asegúrese de guardarlas siempre fuera del alcance de los niños).

Ayúdelo con árnica. Este remedio casero se usa en muchos hogares latinos y con buena razón, pues reduce la hinchazón, el amoratamiento y el dolor, según Andrea D. Sullivan, Ph.D., una naturópata de Washington, D. C. La crema de árnica se obtiene prácticamente en cualquier tienda de productos naturales u homeopáticos. Aplíquela sobre el área de la torcedura lo más pronto posible. Debe aplicarse tres o cuatro veces al día por cinco días, dice la Dra. Sullivan. No use árnica sobre heridas abiertas o piel agrietada. Además, puede causar una dermatitis alérgica si su compañero tiene la piel sensible o si se usa por períodos prolongados.

Medidas preventivas

Que se ligue. Este ejercicio rápido y sencillo no evitará por completo que su hombre vuelva a torcerse el tobillo, pero puede reducir la probabilidad de que esto ocurra. Dígale a su media naranja que encuentre una liga o tubo de goma (hule) de 6 pulgadas (15 cm) o que compre ligas de resistencia en alguna tienda de artículos deportivos. Para hacer este ejercicio, su marido debe sentarse con los pies juntos y colocarse la liga alrededor de los pies, de modo que quede entre los dedos y el arco de los pies, indica el Dr. Burnett. Luego debe doblar las rodillas ligeramente. Sin despegar los talones debe hacer girar los pies lentamente, separándolos entre sí, y luego volverlos a juntar. El Dr. Burnett recomienda hacer de 10 a 20 repeticiones. Este ejercicio se puede hacer diariamente o por lo menos tres días a la semana. Fortalece los músculos alrededor de la articulación del tobillo, de manera que se les brindará mayor protección a los ligamentos la próxima vez que sean víctimas de un ataque, según afirma el Dr. Burnett.

Que se cuide. Durante una o dos semanas después de la torcedura, su esposo deberá usar una venda protectora —como una venda *Ace*, por ejemplo— alrededor de la torcedura. Debe ponérsela de modo que esté apretadita, pero no al grado de provocarle hinchazón. Otros productos, como los bragueros (abrazaderas, corsés, *braces*) inflables o de amarres, también sirven para proteger la parte del cuerpo que se haya torcido. Después de unas cuantas semanas sólo tendrá que usar la venda cuando esté practicando algún deporte o vaya a forzar la articulación lesionada. Deberá seguir tomando esta precaución por dos o tres meses, advierte el Dr. Burnett.

Debe estirarse antes de ejercitarse. Cuando uno se clava directamente en una actividad atlética sin hacer ejercicios de calentamiento primero, los ligamentos sencillamente pueden romperse de golpe, según indica Michael Bemben, Ph.D., profesor de Ciencias del Ejercicio en la Universidad de Oklahoma en Norman. En cambio, dígale que empiece corriendo lentamente unos cinco minutos o que se vaya en bicicleta al partido de *softball* de su empresa. Una vez que se haya elevado su temperatura corporal deberá dedicar unos cuantos minutos a estirar sus músculos. La mayor temperatura corporal calienta los músculos y ligamentos, permite que se estiren con mayor facilidad y disminuye la probabilidad de que se lesionen.

(*Nota:* Si no reconoce algún término en este capítulo, vea el glosario en la página 623).

Úlceras

Tácticas para tapar los agujeros estomacales

El actor estadounidense Lorne Greene, a quien se le identificó más con el papel del viudo Ben Cartwright en el programa de televisión *Bonanza*, tuvo que internarse en un hospital en 1987 para que le hicieran una cirugía por una úlcera perforada. Contrajo neumonía y nunca se recuperó. Lamentablemente, para los *fans* del actor, los médicos no sabían entonces lo que saben ahora. Las úlceras distaron mucho de ser una bonanza para el actor Lorne Greene, pues indirectamente lo mataron.

El año en que murió Greene, nadie había oído hablar de la *Helicobacter pylori*. No fue sino hasta varios años después que unos médicos australianos encontraron esta bacteria en el revestimiento estomacal de muchas personas con úlceras pépticas y la identificaron como causa de las mismas. Hasta entonces se creía que las úlceras eran producto del estrés y una mala alimentación.

Los antibióticos que atacan la *H. pylori* han cambiado la forma en que los doctores tratan las úlceras. Al mismo tiempo han salvado vidas y les han permitido a muchas más personas vivir sin el dolor punzante y el ardor que caracterizan este trastorno. No obstante, en opinión de Mark J. S. Miller, Ph.D., profesor de Pediatría y Fisiología en el Colegio Médico de Albany en Nueva York, si bien los antibióticos resultan muy útiles en la lucha contra las úlceras, no son un "curalotodo". La *H. pylori* se está volviendo cada vez más resistente a algunos de los antibióticos que se usan para acabar con ella; además, aun cuando funcionan es posible reinfectarse.

También se debe tomar en cuenta que en el 30 por ciento de las personas que tienen úlceras pépticas esta bacteria no es la causa. Según explica el Dr. Miller, en estos casos es más probable que las úlceras estén ligadas al uso crónico de fármacos antiinflamatorios cáusticos no esteroídicos (como la aspirina) tomados para tratar afecciones como el dolor de cabeza.

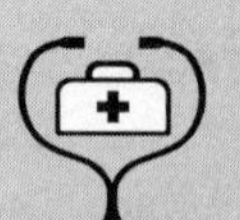

Si los remedios caseros no surten efecto en el lapso de dos semanas y su esposo sigue padeciendo dolor abdominal y ardor, dígale que vaya con el médico. En algunos casos las úlceras pueden convertirse en cáncer del estómago. Si su esposo presenta dolor abdominal o indigestión crónica durante la comida o después de comer, debe acudir al médico de inmediato.

Las úlceras no necesariamente son graves, pero el dolor que producen es notorio por despertar a la gente a la medianoche. No obstante, las molestias son episódicas. Duran un par de días o semanas, desaparecen y vuelven a regresar. A veces las úlceras crecen tanto o hacen tanto daño que también producen sangrado y mucha cicatrización. Si su esposo llega a encontrar sangre en su excremento (el cual en este caso sería negro) o bien tiene un fuerte dolor de estómago y mucha fiebre, deberá acudir al médico, indica el Dr. David Peura, gastroenterólogo y profesor de Medicina en el Centro para las Ciencias de la Salud de la Universidad de Virginia en Charlottesville.

"La mayoría de las úlceras se curan solas —afirma el Dr. Peura—. No obstante, sólo los antibióticos pueden acabar con el problema subyacente, es decir, la presencia de la *H. pylori*. Si esto no se soluciona, es muy probable que se desarrolle otra úlcera en el futuro". Por lo tanto, si su esposo tiene una úlcera, llévelo al médico para que le hagan una prueba para determinar si tiene *H. pylori*.

Para deshacerse de la *H. pylori* hay que tomar tres medicamentos en serie durante dos semanas. Por su parte, el dolor y el malestar de un ataque de úlcera pueden combatirse de muchas maneras.

Ayuda antiúlceras

Adminístrele antiácidos. Para un rápido alivio del dolor estomacal causado por lo que usted sospecha que pudiera ser una úlcera, déle un antiácido a su marido, sugiere el Dr. David Rooney, médico familiar de Southern Chester County Family Practice Associates en Oxford, Pensilvania. (Siga las instrucciones que aparezcan en la etiqueta del producto).

"Los antiácidos le pueden ayudar a aguantar el 'período de averiguación'. Si el dolor desaparece en dos semanas y no regresa, lo más probable es que no exista una úlcera. Por el contrario, si se tiene que seguir tomando la medicina después de dos semanas es posible que se trate de una úlcera y hay que ir con el médico", aconseja el Dr. Rooney.

No existe mucha diferencia entre los distintos antiácidos que pueblan las repisas de la farmacia, según el Dr. Rooney. "Compre el que esté en oferta", dice.

Cuide lo que coma. Ciertos alimentos pueden irritar las úlceras. Uno de los más destacados es la leche, que durante mucho tiempo se utilizó como remedio casero contra las úlceras. "La leche no es buena para las úlceras porque las proteínas que contiene estimulan la secreción de ácidos estomacales —explica el Dr. Peura—. Por lo general les decimos a las personas que simplemente se fijen en cuáles son los alimentos que les causan malestar y los eviten".

De hecho las alergias a los alimentos pueden empeorar los síntomas de las úlceras y la leche es uno de los principales culpables. Otros alérgenos incluyen el maíz (elote, choclo) y el trigo. A su compañero le convendrán más los cereales integrales con un menor contenido de gluten, como el arroz integral, el millo (mijo, *millet*) o el alforjón (trigo sarraceno, *buckwheat*), señala Priscilla Skerry, una naturópata y homeópata con consulta privada en Portland, Maine.

Que meriende. La comida puede ser parte del problema, pero también de la solución. Todo depende de su cónyuge. Si siente molestias a altas horas de la noche, una merienda (botana, refrigerio, tentempié) de pan o galletas (*crackers*) puede servirle de esponja para absorber el ácido estomacal y brindarle un alivio temporal, afirma Thomas Gossel, Ph.D., profesor de Farmacología en la Universidad del Norte de Ohio en Ada.

Debe relajarse. Los estudios que han tratado de relacionar las úlceras y el estrés no han llegado a resultados concluyentes, pero sí es seguro que el estrés puede agravar una úlcera, según dice la Dra. Skerry. (El problema no es tanto el estrés como su reacción ante el mismo).

Ya sea mediante el ejercicio, alguna técnica de relajación o la meditación, es importante que su hombre se tome un tiempo diariamente para desestresarse. Su estómago se lo agradecerá, al igual que todas las personas que lo rodean, incluyéndola a usted.

Recurra al repollo. Un litro de jugo de repollo (col) crudo y fresco tomado a lo largo del día puede ayudar en algo, según la Dra. Skerry. El repollo es rico en glutamina, un aminoácido no esencial. "La glutamina ayuda a la regeneración de las células estomacales sanas y estimula la producción de mucina, la cual protege el revestimiento estomacal", explica la Dra. Skerry.

Para preparar el jugo, rebane un repollo verde común y páselo por el exprimidor de jugos (juguera), indica la Dra. Skerry. "No sabe mal", afirma la naturópata.

Opte por lo homeopático. El *Arsenicum album* es un remedio homeopático disponible en las tiendas de productos naturales que puede ayudar a aliviar el ardor, el dolor y la ansiedad que a menudo acompañan una úlcera. Déle a su marido tres pildoritas (chochitos) de *Arsenicum album* 30X o 30C cuando sus síntomas sean agudos, aconseja la Dra. Skerry. "De ser necesario puede repetir la dosis después de media hora, pero si los síntomas no han mejorado al cabo de una hora suspenda el tratamiento, porque significa que no es el remedio correcto".

Rásquelo con la uña. La uña de gato (*cat's claw*) llegó a promoverse erróneamente como cura para el cáncer, pero recientemente algunos estudios de laboratorio muy prometedores se han concentrado en sus posibilidades curativas con respecto a las úlceras, indica el Dr. Miller. Y él debe de saberlo, ya que junto con un colega se encuentra a cargo de uno de estos estudios en el Colegio Médico de Albany.

La uña de gato combate las úlceras de diversas maneras. En primer lugar se trata de un antiinflamatorio potente que calma el tejido ulcerado al evitar que el sistema inmunitario ataque el revestimiento estomacal. Su segunda acción tiene que ver con el desarrollo de cáncer de estómago a largo plazo. Casi no se habla de él, pero el cáncer de estómago es uno de los tipos de cáncer que más víctimas ha cobrado alrededor del mundo. Los estudios indican que la uña de gato inhibe los efectos tóxicos de los compuestos implicados, al parecer, en las mutaciones genéticas en el estómago que pueden conducir al cáncer.

Para aprovechar los beneficios de la uña de gato hay que averiguar cómo ha sido fabricada. La dosis recomendada —300 miligramos en forma de cápsula dos veces al día con las comidas— se refiere a la uña de gato atomizada, es decir, molida hasta lograr una finura excepcional. Si

CÓCTEL DE FRUTAS ANTIÚLCERAS

En su libro *La farmacia natural*, James A. Duke, Ph.D., un herbolario y etnobotánico de Fulton, Maryland, ofrece un delicioso remedio casero contra las úlceras. Cada ingrediente de este cóctel de frutas y hierbas contiene grandes cantidades de compuestos calmantes que combaten las úlceras. (Trate de ser especialmente generosa con el jengibre, pues en esta humilde especia se concentran 11 compuestos antiúlceras). ¡Ojalá que todas las medicinas fueran tan sabrosas!

Plátanos amarillos (guineos, bananas)
Piña (ananá)
Arándanos
Canela molida
Jengibre (*ginger*) molido
Clavos de olor molidos
Miel (opcional)

Pique los plátanos amarillos y la piña; las cantidades y proporciones variarán de acuerdo con el número de raciones que quiera preparar y la fruta que más le guste a su esposo. Póngalos en una fuente y agregue los arándanos. Sazone el cóctel a gusto con las especias y si quiere, endúlcelo con miel.

la hierba sólo se ha pulverizado, o sea que está menos refinada, la dosis debe incrementarse a 1,500 miligramos dos veces al día con los alimentos. La diferencia se debe a que se digiere una menor cantidad de sus principios activos cuando se ingiere la versión menos procesada, según explica el Dr. Miller. La mejor forma es la liofilizada (*freeze-dried*); en este caso, una sola tableta de 90 miligramos contiene 3,000 miligramos de uña de gato micropulverizada, dice el experto. Para averiguar cuál compró, revise la etiqueta o abra una cápsula y vierta la hierba pulverizada en un vaso de agua. Si la mayor parte de la hierba cae al fondo del vaso sin disolverse, se trata de hierba pulverizada y su media naranja tendrá que tomar la dosis más alta, indica el Dr. Miller.

Aliméntelo con ajo. El ajo posee fuertes propiedades antibióticas, según afirma James S. Sensenig, N.D., profesor del Colegio de Medicina Naturopática en la Universidad de Bridgeport en Connecticut. Los estudios lo han comprobado. Unos científicos del Centro Fred Hutchinson para la Investigación del Cáncer en Seattle, Washington, expusieron la *H. pylori* al ajo y encontraron que la mataba de forma consistente. A diferencia de lo que sucede con los antibióticos, la bacteria no desarrolló ninguna resistencia contra el ajo.

Hablemos del sabor. Para la mayoría de las personas, comer ajo crudo no es una experiencia agradable. Es picante y fuerte. Pero no hay problema: puede hacer un puré de ajo, o bien machacarlo y untarlo sobre pan tostado seco o galletas saladas. "Así se disimula su sabor fuerte. En realidad sabe bastante bien", afirma el Dr. Sensenig. Y si lo que la preocupa es el aliento a ajo, vea el consejo "antiajo" en la página 413.

Mejórelo con manzanilla. Este tradicional remedio latinoamericano contra el estómago descompuesto también ayuda contra las úlceras, siempre y cuando se use la variedad alemana. (De todos modos, casi todos los consejos en este libro que recomiendan la manzanilla se refieren a la variedad alemana). Las propiedades curativas de la manzanilla alemana (*German chamomile*) al parecer provienen de tres fuentes diferentes: sus aceites volátiles, que son antiinflamatorios; sus flavonoides, que son antiespasmódicos; y sus mucílagos, que alivian la irritación de la membrana mucosa del estómago. Para preparar un té de flor de manzanilla, compre un poco de la hierba seca. Vierta una taza de agua caliente sobre una cucharadita de la hierba y déjela en infusión de 5 a 10 minutos. Luego deje que se enfríe ligeramente. Déle a su esposo tres o cuatro tazas de este té al día y dígale que se lo tome lentamente.

Regálele regaliz. El regaliz (orozuz, *licorice*) contiene unos flavonoides capaces de reducir la inflamación provocada por la úlcera, según dice el Dr. Sensenig. El regaliz desglicirricinado (o *DGL* por sus siglas en inglés) es una forma modificada de la raíz de regaliz que no contiene ácido glicirrícico, un compuesto que puede elevar la presión arterial y agotar las reservas de potasio en el cuerpo. Las pastillas de DGL no producen estos efectos secundarios y son una manera relativamente agradable de tomarse el medicamento. Compre pastillas masticables y dígale a su esposo que las mastique lentamente, manteniendo el compuesto en su boca por cuando menos un minuto para absorber una mayor cantidad de sus principios activos y cosechar todos los beneficios que ofrece. Póngalo a masticar una o dos pastillas de DGL de cuatro a seis veces al día. También puede tomar una o dos cápsulas de 400 miligramos antes de cada comida.

Pautas para prevenirlas

Que se aleje del humo. Esta es otra razón más para dejar de fumar, pero ahora no tiene nada que ver con la salud de los pulmones. "Fumar acaba con la saliva, nuestro propio antiácido interno", explica el Dr. Peura. Sin una saliva saludable, el ácido del estómago no puede neutralizar los alimentos que lo irritan. Además, fumar estimula la producción de ácido, lo cual puede agravar el dolor de la úlcera y retardar su curación, agrega el Dr. Peura.

Cuidado con la aspirina. Muchos hombres toman una aspirina al día para combatir las enfermedades cardíacas, y es una buena idea. No obstante, alrededor del 1 por ciento de las personas que toman aspirina regularmente acaban con problemas de úlceras.

Su cónyuge sólo debe tomar una dosis diaria de aspirina y otros analgésicos bajo la supervisión de un médico, quien lo tiene que examinar de vez en cuando para ver si presenta señales de una úlcera. "La preocupación no es tanto que el medicamento le cause una úlcera sino que la haga sangrar, lo cual puede ser muy grave", advierte el Dr. Peura.

Si a su marido le hace falta un analgésico, mejor déle acetaminofén, sugiere el Dr. Peura. Este medicamento le brindará alivio sin irritar su estómago.

(*Nota:* La mayoría de los consejos generales mencionados en este capítulo pueden aplicarse de manera simultánea, como por ejemplo en el caso de recomendaciones en cuanto a la alimentación o el estilo de vida. Y cualquiera de los tratamientos con hierbas o suplementos puede utilizarse de acuerdo con lo señalado por los expertos. Sin embargo, ni nosotras ni nuestros expertos recomendamos que las diversas hierbas o suplementos se combinen. No se han estudiado a fondo las interacciones de distintas hierbas o suplementos para determinar si algunos de estos pueden ser dañinos cuando se utilizan en conjunto. Por lo tanto, es mejor que usted consulte al médico antes de combinar hierbas o suplementos para tratar este problema. Si no reconoce algún término mencionado aquí, vea el glosario en la página 623).

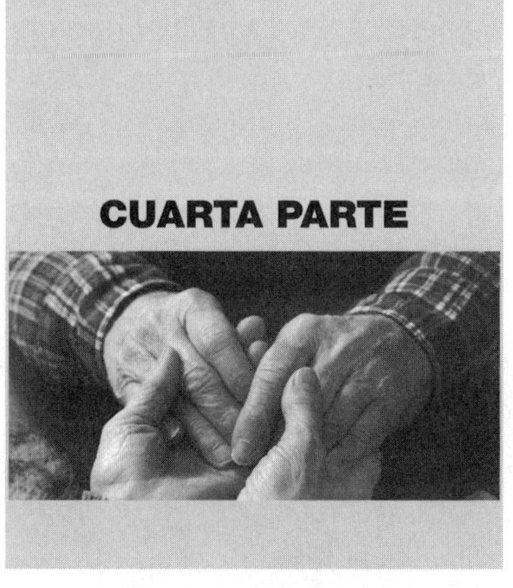

CUARTA PARTE

La medicina de mamá para personas mayores

Artritis

Actividades y protecciones para sus articulaciones

En esencia la artritis es un problema de empaques. Las articulaciones son unas bisagras asombrosas y complejas revestidas de cartílago. Otros tejidos, como músculos y tendones, las mantienen unidas. Las lubrica una sustancia aceitosa llamada líquido sinovial, liberada por el revestimiento sinovial.

Cuando su pariente tiene osteoartritis, o sea, el tipo de artritis que con mayor frecuencia suele coincidir con el envejecimiento, el cartílago que rodea sus articulaciones comienza a hacerse más delgado o incluso a desaparecer. Sin embargo, no es culpa de su familiar. Es más, no siempre puede prevenirse. Quizá la raíz del problema sea el exceso de uso. "La osteoartritis se debe a años de desgaste o uso excesivo de las articulaciones", afirma el Dr. Arnold Katz, un reumatólogo del Centro Médico Regional de Overland Park en Overland Park, Kansas. La obesidad también puede contribuir al desarrollo de osteoartritis en las articulaciones que deben soportar peso.

En segundo lugar está la artritis reumatoide. Es mucho menos común y de origen más misterioso que la osteoartritis, pero resulta igual de dolorosa. La artritis reumatoide es una enfermedad inflamatoria. En algunas personas aparece entre los 30 y los 40 años, pero es más común que se manifieste entre los 40 y los 60 años. Por razones que aún no se comprenden del todo, el sistema inmunitario del cuerpo ataca las articulaciones, las cuales resienten las terribles consecuencias de tal embestida.

La medicina de mamá cuenta con muchas tácticas para ayudar a prevenir el dolor y asegurar la movilidad tanto de las articulaciones afectadas por la osteoartritis como de las afectadas por la artritis reumatoide.

Lo mejor es moverse. Para mantener a raya el dolor de la artritis es importante que su pariente empiece un programa de ejercicios, señala el Dr. Dale L. Anderson, un médico de Minneapolis, Minnesota, quien se especializa en aliviar el dolor. "Las personas que padecen osteoartritis

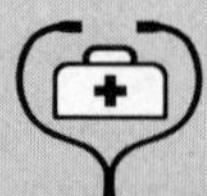

> ## CUÁNDO CONSULTAR AL MÉDICO
>
> Si cualquiera de las articulaciones de su pariente se pone roja, se hincha o le duele por varias semanas, llévelo al doctor, sugiere el Dr. Robert Swezey, director médico del Centro para la Artritis y el Dolor de Espalda en Santa Mónica, California. Asimismo asegúrese de hacer una cita con el médico si su ser querido tiene las manos de vivo color rojo e hinchadas o si no puede coger bien las cosas. "Haga lo que haga, no posponga la visita al médico si su familiar siente dolor —afirma el Dr. Swezey—. Un diagnóstico temprano y preciso le ayudará inmensamente".

deben mantenerse activas, pues de otro modo las articulaciones afectadas se debilitarán aún más y la capacidad aeróbica global de las personas disminuirá", según dice.

Si su pariente tiene más de 60 años, debe comenzar con actividades aeróbicas de bajo impacto, como por ejemplo caminatas de 20 minutos o ejercicios en la piscina (alberca) al menos tres o cuatro veces a la semana, según indica William Pesanelli, un fisioterapeuta y director de los servicios de rehabilitación de la Universidad de Boston en Massachusetts. El programa de ejercicio aeróbico debe diseñarse de acuerdo con la capacidad física de la persona, afirma Pesanelli. "Si alguien ha permanecido inactivo por un período considerable no sugerimos que trate de correr en el maratón de Boston. Más bien hay que empezar con algo como cinco minutos de caminar un par de veces a la semana, incrementando la distancia gradualmente conforme empiece a sentirse más cómodo".

Contrarréstela con chile. Diversos estudios han demostrado que la crema de capsaicina, el principio activo del chile, alivia el dolor de la artritis cuando se aplica regularmente, según el Dr. Jeffrey R. Lisse, profesor de Medicina en la Universidad de Texas en Galveston. Esta crema la podrá usted comprar sin receta médica. Siga las instrucciones que aparezcan en la etiqueta, lávese bien las manos después de untársela a su familiar y no permita que la crema entre en contacto con los ojos ni con otra membrana mucosa de su ser querido, porque arde como loca. Por supuesto hay que mantenerla fuera del alcance de los niños.

Ayúdelo a que se "aligere". Según el Dr. Anderson, la artritis empeora con mayor rapidez en las personas con sobrepeso. "Al perder de 5 a 10 libras (2.2–4.5 kg) se aligera considerablemente la carga sobre las articulaciones que soportan peso, es decir, la cadera, las rodillas, los tobillos y los pies", dice. (Para mayor información acerca de cómo perder peso, vea el capítulo "Sobrepeso" en la página 560).

Que cambie el camino. Siempre se recomienda caminar, pero es importante no tomar siempre el mismo camino. "Al recorrer el mismo trayecto día tras día se 'aterriza' sobre la misma parte del pie todos los días, sometiendo las rodillas y la cadera a un esfuerzo idéntico día con día", explica el Dr. Anderson. Tanto para mantener vivo su interés como por el bien del ejercicio, aconséjele a su ser querido que se lance en pos de nuevos terrenos, como colinas, campos y brechas, además de calles o aceras (banquetas) llanas.

Debe caminar, no marchar. De acuerdo con el Dr. Anderson existen dos tipos de caminadores en este mundo: los que caminan de manera suave y los que caminan "duro". Los que caminan con suavidad se deslizan a través de la habitación como el bailarín y actor Gene Kelly, sin someter sus talones, tobillos, pies o rodillas a un esfuerzo excesivo. Por el contrario, quienes caminan duro tienen el hábito de golpear el piso con los talones o las plantas de los pies.

Si su pariente sufre artritis y camina "duro", dígale que trate de caminar de forma más suave, más deslizante. Debe tratar de *colocar* sus pies al caminar en lugar de *dejarlos caer*. También puede imaginarse que se desliza sobre una capa de aire o que es un títere, con la cabeza y los hombros colgados de hilos que lo enderezan. Se sentirá como si estuviera caminando sobre el aire y les ahorrará un grave desgaste a las articulaciones que soportan su peso, según promete el Dr. Anderson.

Puede pescar una solución al problema. Si su familiar tiene artritis reumatoide, sírvale más salmón u otros pescados de agua fría, como arenque o sardinas, sugiere el Dr. Katz. Estos pescados son ricos en ácidos grasos omega-3, un tipo de grasa que realmente alivia el dolor y la hinchazón de una articulación artrítica.

Pregunte por otros aceites. Si a su ser querido no le gusta el pescado, el Dr. Katz le recomienda ir a la tienda de productos naturales más cercana. Busque cualquiera de los siguientes aceites: de prímula (primavera) nocturna (*evening primrose oil*), de semilla de lino (aceite de linaza, *flaxseed oil*) o de pescado (*fish oil*). Todos estos aceites contienen los mismos ácidos grasos omega-3 que los pescados de agua fría. Si usted le da a su pariente una cucharadita diaria de cualquiera de estos aceites, tal vez le consiga un ligero alivio de algunos aspectos inflamatorios de su artritis, indica el Dr. Katz. Si prefiere darle cápsulas, siga las instrucciones del fabricante que aparezcan en la etiqueta.

Supérenlo con suplementos. Algunos estudios sugieren que el sulfato de glucosamina (*glucosamine sulfate*), un suplemento alimenticio, hace crecer el cartílago y retarda la progresión de la enfermedad. De acuerdo con Walter Crinnion, N.D., un naturópata de Kirkland, Washington, 500 miligramos de sulfato de glucosamina tomados tres veces al día antes de los alimentos les "funcionan de maravilla" a sus pacientes con osteoartritis. Sin embargo, no hay que esperar que el dolor desaparezca de la noche a la mañana. Se trata de un lento proceso de reconstrucción natural de una parte dañada del cuerpo.

El Dr. Crinnion les recomienda a sus pacientes que tomen 1,500 miligramos diarios de este suplemento por unos seis meses y que luego disminuyan la dosis a entre 500 y 1,000 miligramos al día, "según cómo se sienta su cuerpo". Si su familiar no siente ningún alivio con la dosis de mantenimiento de 500 miligramos, vuelva a incrementársela a 1,000 miligramos al día, sugiere el experto. Según el Dr. Crinnion es importante asegurarse de que la etiqueta diga "*glucosamine sulfate*" al comprar el suplemento. "Existen otras formas de glucosamina en el mercado, pero no funcionan igual de bien", afirma.

Atáquenla con un arbolito. Es posible que la *boswellia*, un extracto del olíbano, sea la clave para aliviar el dolor de la artritis sin efectos secundarios indeseables, según C. Leigh Broadhurst, Ph.D., una consultora en nutrición e investigadora herbaria de Clovery, Maryland. Al interior de este árbol fragante se encuentran ciertas sustancias químicas llamadas ácidos boswéllicos. Diversos estudios indican que estos ácidos detienen la inflamación desde sus etapas tempranas, al impedir que el cuerpo produzca las sustancias bioquímicas que inician el proceso del dolor. En otras palabras, en lugar de tratar de detener el tren cuando ya está corriendo por las vías a 100 millas (160 km) por hora, la *boswellia* apaga sus motores cuando apenas está saliendo de la estación.

La corteza de este árbol cultivado en las áridas colinas de la India se

    La medicina de mamá para personas mayores

corta para recolectar una gomorresina aromática que se usa para hacer un extracto estandarizado. Se ha demostrado que este extracto mejora la afluencia de sangre a las articulaciones y previene la descomposición de los tejidos afectados por cualquier tipo de artritis. Para aliviar un dolor crónico, déle a su ser querido 450 miligramos en forma de cápsulas cuatro veces al día. Su pariente podrá tratar su artritis con *boswellia* por tiempo indefinido sin correr ningún riesgo.

Salud a través de la sazón. La curcumina (*curcurmin*), una potente sustancia antiinflamatoria que se encuentra en la cúrcuma (azafrán de las Indias, *turmeric*), no es un fármaco, pero funciona como tal, explica la Dra. Broadhurst. "Si por fuerza del destino sólo pudiera contar con una planta medicinal escogería la cúrcuma", dice la Dra. Broadhurst. Si bien la cúrcuma se utiliza desde hace miles de años en la India para cocinar o teñir así como con fines medicinales, en los Estados Unidos no se le hizo ningún caso hasta la década de los 70. Cuando la ciencia moderna finalmente le prestó atención obtuvo resultados asombrosos.

Un estudio clínico que comparó la curcumina con un popular fármaco antiinflamatorio llamado fenilbutazona (*Butazolidin*) la encontró igualmente eficaz para tratar la artritis. Para aliviar el dolor y la inflamación crónica, déle a su pariente de mayor edad una o dos cápsulas de 400 a 500 miligramos del extracto tres veces al día. La curcumina se puede tomar por tiempo indefinido para tratar la artritis.

Otro condimento curativo. A diferencia de muchos medicamentos para la artritis que hacen estragos en el sistema digestivo, el jengibre es un calmante estomacal. Durante mucho tiempo se le usó para tratar las náuseas, pero estudios más recientes indican que ayuda a aliviar los achaques y dolores de la artritis, afirma la Dra. Broadhurst.

De acuerdo con un estudio de investigación realizado en Dinamarca, las tres cuartas partes de un grupo de personas con artritis que tomaron una dosis diaria de jengibre reportaron sentir algo de alivio del dolor y la hinchazón, sin efecto secundario alguno. Para obtener los mejores resultados medicinales busque raíz de jengibre fresca de cultivo orgánico, la cual se consigue en las tiendas de productos naturales o bien en los supermercados que venden alimentos de cultivo orgánico. Si el jengibre está viejo, arrugado, mohoso o ha sido químicamente tratado, no rinde la misma cantidad de principios activos. Para que siempre lo tenga a la mano, pele el jengibre y córtelo en gruesas rodajas. Colóquelas en un frasco limpio, agregue una cantidad suficiente de vodka para cubrir el jengibre (a manera de conservante) y tape el frasco. Así preparado, el jengibre se puede guardar en el refrigerador por tiempo indefinido. Cuando su familiar lo quiera comer, saque una rodaja y rállela. Su ser querido debería comer aproximadamente una cucharadita de jengibre rallado todos los días.

Gánele con guayaco. El guayaco (*guiacum*) es una hierba que actúa de manera específica contra el dolor y la hinchazón producidos por la artritis reumatoide, según afirma Keith Robertson, un herbolario médico de Glasgow, Escocia. Estimula la afluencia de sangre hacia el área afectada y elimina las células muertas y dañadas por la inflamación.

Para aprovechar esta hierba hay que preparar una decocción, término que por lo general se refiere al proceso de hervir en agua las raíces o la corteza de una hierba a fin de obtener un té que se cuela y se toma. Para preparar una decocción de guayaco, agregue una cucharadita de trozos de madera de guayaco a una taza de agua en una cacerola y espere a que suelte el hervor. Déjela hervir a fuego lento de 15 a 20 minutos y cuélela. Los días en que su ser querido tenga mucho dolor e inflamación, déle hasta tres tazas de esta decocción.

"Congele" a su ser querido. Si su pariente tiene hinchada una articulación —sobre todo después de haber realizado alguna actividad física—, póngale un poco de hielo envuelto en una toalla delgada alrededor de la articulación afectada, sugiere Keith Jones, el entrenador del equipo de baloncesto de los Rockets de Houston. "Déjele el hielo sobre la parte afectada por unos 15 a 20 minutos después de que hizo ejercicio, para disminuir las molestias y también para reducir la hinchazón al mínimo", dice Jones.

Como alternativa para las compresas de hielo, Pesanelli le recomienda aplicar un paquete de chícharos (guisantes, arvejas) congelados al área afectada, ya que adoptan la forma de la articulación adolorida. Después de haber usado la bolsa de chícharos una vez, puede meterla al congelador para que se congele nuevamente y esté lista para utilizarse otra vez. No obstante, debido a que las bacterias llegan a multiplicarse rápidamente en los alimentos descongelados que se vuelven a congelar, asegúrese de marcar la bolsa claramente para que no los vaya a usar sin querer a la hora de preparar la cena.

(*Nota:* La mayoría de los consejos generales mencionados en este capítulo pueden aplicarse de manera simultánea, como por ejemplo en el caso de recomendaciones en cuanto a la alimentación o el estilo de

   LA MEDICINA DE MAMÁ PARA PERSONAS MAYORES

vida. Y cualquiera de los tratamientos con hierbas o suplementos puede utilizarse de acuerdo con lo señalado por los expertos. Sin embargo, ni nosotras ni nuestros expertos recomendamos que las diversas hierbas o suplementos se combinen. No se han estudiado a fondo las interacciones de distintas hierbas o suplementos para determinar si algunos de estos pueden ser dañinos cuando se utilizan en conjunto. Por lo tanto, es mejor que usted consulte al médico antes de combinar hierbas o suplementos para tratar este problema. Si no reconoce algún término mencionado aquí, vea el glosario en la página 623).

Claudicación intermitente

Conceptos circulatorios

En los tiempos de antaño, los médicos escaseaban. Con frecuencia se empleaban remedios caseros y algunos de estos eran realmente extraños. Por ejemplo, al investigar este tema de casualidad encontramos esta cura para una pierna adolorida: "Frote la pierna con trementina y siéntese frente a la hoguera hasta que le empiece a cosquillear". Por fortuna, este remedio cuestionable fue sólo un destello en la oscuridad que nunca prendió fuego. . . por así decirlo.

Hoy en día existen remedios naturales mucho más seguros para la claudicación intermitente, un dolor persistente en las piernas que afecta a 1 de cada 10 estadounidenses mayores de 70 años. La afección recibió este nombre por el emperador romano Claudio quien tenía una cojera bastante notoria, al igual que muchas de las personas que padecen esta enfermedad. La claudicación intermitente se debe al endurecimiento de las arterias que llevan sangre y oxígeno a las extremidades inferiores. La presión arterial alta (hipertensión), la diabetes, el tabaquismo y el colesterol alto —es decir, los mismos factores relacionados con el estilo de

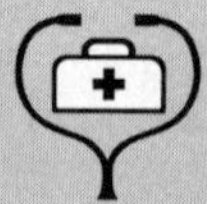

CUÁNDO CONSULTAR AL MÉDICO

Puede ser peligroso no hacerle caso a un dolor persistente, según el Dr. Jay D. Coffman, jefe de medicina vascular periférica en el Centro Médico de la Universidad de Boston, Massachusetts. "Muchas personas que padecen claudicación intermitente también presentan un endurecimiento de las arterias coronarias y son más susceptibles de sufrir tanto infartos como derrames cerebrales".

Recuérdele a su pariente que le mencione al médico cualquier dolor que le dé en la pierna incluso cuando no esté haciendo ejercicio, recomienda el Dr. Steven Santilli, cirujano vascular en el Centro Médico del Departamento de Veteranos y profesor de Cirugía en la Universidad de Minnesota, ambos con sede en Minneapolis. También infórmele al médico si su ser querido repentinamente tiene problemas para caminar la misma distancia que siempre o si sus piernas empiezan a dolerle de forma consistente después de haber caminado una distancia corta, agrega el experto.

---

vida que fomentan las enfermedades cardíacas— contribuyen al desarrollo de este mal. La claudicación intermitente llega a provocar una sensación de ardor y un dolor muy parecido al de los calambres en las piernas, los pies, la cadera, los muslos e incluso los glúteos.

Por lo general el dolor aparece después de haber caminado una distancia corta, a menudo una sola cuadra. La molestia suele desaparecer después de haberse parado unos minutos a descansar. Y cuando se tiene claudicación intermitente, el dolor se repite al reanudar el esfuerzo. Conforme las arterias se van tapando cada vez más, la distancia que se puede recorrer antes de sentir dolor empieza a disminuir gradualmente.

"La claudicación intermitente definitivamente afecta la calidad de vida. Sin embargo, hasta el 90 por ciento de las personas que la tienen nunca se lo comentan al médico. La mayoría creen que se trata de una parte normal del envejecimiento. Piensan: 'Ni modo, ya no puedo hacer lo que hacía antes'", afirma el Dr. Steven Santilli, cirujano vascular en el

Centro Médico del Departamento de Veteranos y profesor de Cirugía en la Universidad de Minnesota, ambos con sede en Minneapolis.

Esta actitud fatalista no se justifica, de acuerdo con el Dr. Santilli. "Unos cuantos cambios en el estilo de vida, como dejar de fumar y hacer ejercicio con regularidad, pueden causar un impacto enorme sobre esta afección. En realidad no hay motivo alguno por el cual una persona tenga que vivir con claudicación intermitente", dice. A continuación le daremos algunas sugerencias eficaces para que usted le ayude a su ser querido a agarrar el paso nuevamente.

¡Camínalo! Así dice el salsero Gilberto Santarosa en sus canciones para incitar a su orquesta a tocar con más sabor. La frasecita aparentemente no se aplica sólo en el contexto musical sino también en el médico, por lo menos en lo que se refiere a la claudicación intermitente. Resulta que caminar —la misma actividad que por lo general provoca el dolor asociado con este mal— también es una de las formas más seguras de ponerle fin, según los médicos.

"Algunas personas me ven como si estuviera loco cuando les digo que necesitan salir más a caminar, no menos. Quieren pastillas. Pero la verdad es que realmente no contamos con un medicamento contra la claudicación que sea tan eficaz como caminar", señala el Dr. Jay D. Coffman, jefe de medicina vascular periférica en el Centro Médico de la Universidad de Boston, Massachusetts.

Caminar mejora la capacidad de los músculos de las piernas para extraer el oxígeno de la sangre, explica el Dr. Santilli. Por lo tanto, si su pariente camina más en lugar de menos, los músculos de sus piernas aprenderán a usar el oxígeno de forma más eficiente y será menos propenso a desarrollar calambres y dolor en las piernas.

El Dr. Santilli sugiere que su pariente aparte alrededor de una hora al día, cinco días a la semana, para salir a caminar. Debe evitar detenerse en cuanto sienta las primeras punzadas de dolor. En cambio, tiene que dejar que el dolor se haga un poco más intenso, escoger una meta cercana, como el siguiente poste de luz, y hacerse la promesa de alcanzarla antes de descansar. Una vez que se le pase el dolor debe reanudar la caminata. Cuando le vuelva a surgir el dolor debe buscar otra meta, pero que sea un poco más ambiciosa que la primera, digamos a la distancia que hay entre dos postes de luz, más o menos. Debe continuar así hasta completar la hora.

Dígale a su familiar que no se preocupe por la cantidad de veces que tenga que detenerse ni por la velocidad a la que camine, indica el Dr. Santilli. Al principio, algunas de las personas que prueban este método tienen que pararse a descansar cada dos o tres minutos. No importa. Si su ser querido persiste en el esfuerzo por varias semanas, el dolor que siente disminuirá y la distancia que pueda recorrer entre un descanso y otro irá aumentando, promete el cirujano. De hecho, los investigadores han encontrado que muchas personas con claudicación intermitente son capaces de duplicar la distancia que caminan en tan sólo dos o tres meses si emplean esta técnica.

Acompáñelo. Un compañero de caminatas puede alentar a su pariente a seguir caminando y reforzar su determinación por ganarle la batalla a la claudicación intermitente. ¿Y quién mejor que usted? Pero si por cuestiones de tiempo usted no puede, pídale al esposo o la esposa de su ser querido, a un amigo o amiga o a uno de sus hijos que lo acompañe. Además de los beneficios directos que la caminata ofrece para la salud, la compañía de otra persona es excelente para cultivar las relaciones familiares o amistosas.

Que camine bajo techo. En lugar de saltarse la caminata los días de calor o frío extremo, su familiar puede ir a un centro comercial techado para cumplir con su rutina de ejercicio en la comodidad de un lugar de temperatura controlada, recomienda el Dr. Coffman.

Contraatáquela con este combatiente circulatorio. "Por lo general pensamos en el *ginkgo* (biznaga) como una hierba para el cerebro, pero en realidad es excelente para la circulación en general", dice Mindy Green, una herbolaria de Boulder, Colorado. En efecto se han realizado al menos 13 estudios sobre la capacidad del *ginkgo* para ayudar a las personas con claudicación intermitente. La Comisión E de Alemania, encargada de evaluar la seguridad y eficacia de las hierbas, llegó a la conclusión de que en cuatro de estos estudios el aumento en la distancia que las personas podían caminar sin dolor era significativo, desde el punto de vista estadístico, además de clínicamente relevante. Déle a su ser querido tabletas o cápsulas estandarizadas en la dosis recomendada por el fabricante.

Acuda a este viejo amigo. El ajo es un remedio casero muy popular no sólo entre los latinos sino a nivel mundial. A veces la gente le atribuye *demasiados* poderes curativos y lo usa para casi todo, pero no se puede negar que se trata de una hierba útil que sí parece ayudar en el caso de la claudicación intermitente. No se sabe exactamente por qué, pero según Terry

Willard, Ph.D., una herbolaria clínica de la ciudad canadiense de Calgary en Alberta, el ajo al parecer ayuda a estimular la circulación en todo el cuerpo. Las cápsulas de ajo son la forma más fácil —y menos olorosa— de consumirlo. Déle dos cápsulas a su pariente dos o tres veces al día hasta que desaparezcan sus síntomas, y luego por entre 2 y 6 meses más.

Otros suplementos sanadores. El aminoácido arginina (*arginine*) interviene en la producción del óxido nítrico, un compuesto químico liberado por las células que revisten las paredes de las arterias. El óxido nítrico permite que los vasos sanguíneos se relajen y se ensanchen y de esta forma ayuda a la circulación, según explica Decker Weiss, N.M.D., un naturópata del Instituto Cardíaco de Arizona en Phoenix. La dosis estándar de arginina es una cápsula de 500 miligramos, que se toma un máximo de tres veces al día.

Además de la arginina el Dr. Weiss recomienda el magnesio, un mineral esencial. Al magnesio se le conoce por su capacidad para relajar los músculos que envuelven los vasos sanguíneos, por lo que puede ayudar a dilatar las arterias que ya han sido tapadas por depósitos de colesterol.

Si su ser querido se está tratando algún problema cardíaco con fármacos, por ejemplo con diuréticos, es posible que esté sufriendo una carencia de magnesio. Otras personas que a veces también presentan una carencia de magnesio son las que toman los medicamentos digitálicos comúnmente recetados para el corazón, como la digitoxina (*Crystodigin*) o la digoxina (*Lanoxin*). Algunos indicios de una carencia de magnesio son debilidad muscular, náuseas e irritabilidad.

La mayoría de las personas pueden ingerir hasta 350 miligramos de magnesio en forma de suplemento sin ningún problema, indica el Dr. Weiss. El naturópata recomienda tomar este mineral en forma de orotato o glicinato de magnesio (*magnesium orotate* o *magnesium glycinate*).

Adminístrele antioxidantes. Las personas que sufren de claudicación intermitente normalmente se sienten mejor en general si toman nutrientes antioxidantes como las vitaminas E y C, las cuales pueden ayudar a prevenir las etapas tempranas de la arteriosclerosis (endurecimiento de las arterias), según afirma el Dr. Weiss.

La vitamina E se utiliza desde hace muchos años para tratar la claudicación intermitente. En un estudio realizado en Suecia, los investigadores encontraron que los síntomas disminuyen al administrarles a las personas afectadas un suplemento de 300 unidades internacionales (UI) de vitamina E al día.

Sin embargo, los suplementos de vitamina E al parecer no reducen los síntomas de la claudicación intermitente en los fumadores. Es muy posible que la vitamina no sea capaz de contrarrestar totalmente los efectos nocivos que el tabaquismo produce en el sistema circulatorio, señala el Dr. Weiss. Si su pariente fuma, tendrá que quitarse el vicio primero. De hecho, una vez que se deja de fumar, la claudicación intermitente con frecuencia desaparece con el tiempo.

A muchos de sus pacientes con arteriosclerosis, el Dr. Weiss les da de 400 a 800 UI de vitamina E y de 1,000 a 3,000 miligramos de vitamina C al día. La vitamina E ayuda a prevenir la oxidación de las lipoproteínas de baja densidad (o *LDL* por sus siglas en inglés), es decir, del colesterol "malo", lo cual constituye un primer paso para bloquear el colesterol. Por su parte, la vitamina C regenera la vitamina E y también ayuda a que las células que revisten las paredes de los vasos sanguíneos produzcan óxido nítrico, el cual mantiene los vasos sanguíneos abiertos y dilatados. En lo que se refiere a la vitamina E, de acuerdo con el Dr. Weiss usted debe darle a su familiar una marca de vitamina E cuya lista de componentes incluya el d-alfa-tocoferol natural (*natural d-alpha-tocopherol*) y los tocoferoles mezclados (*mixed tocopheroles*). Muchas marcas proporcionan una versión sintética de vitamina E, por lo que es importante revisar la lista y asegurarse de que cuente con los componentes señalados por el Dr. Weiss.

Acuda a los aliados de la alacena y los remedios del refri. "El jengibre (*ginger*) asimismo puede ser una adición maravillosa al programa de tratamiento de la claudicación intermitente, sobre todo si la persona también padece artralgia o dolor en las articulaciones", afirma el Dr. Weiss. Al igual que el *ginkgo* (biznaga), el jengibre ayuda a evitar que las plaquetas de la sangre se vuelvan demasiado pegajosas, lo cual permite que la sangre siga fluyendo bien. La mayoría de los estudios de investigación que se han hecho sobre el jengibre usan alrededor de 1,000 miligramos diarios de raíz de jengibre en polvo, cantidad que equivale más o menos a lo que se obtiene de una rebanada de ¼ de pulgada (0.6 cm) de raíz fresca. Su ser querido puede tomar el jengibre por períodos prolongados sin ningún problema, indica el Dr. Weiss.

Otro alimento común, la piña (ananá), también ofrece cierto alivio cuando se toma en forma de suplemento. Una enzima de la piña, la bromelina (*bromelain*), ayuda a evitar que la sangre se coagule con demasiada facilidad y es posible que asimismo contribuya a disolver los coágulos existentes. "Yo la recetaría si alguien con problemas circulatorios también hubiera tenido problemas de formación de coágulos en las piernas, como por ejemplo una tromboflebitis", asegura el Dr. Weiss. Déle bromelina a su pariente entre los alimentos; si la toma junto con estos la bromelina no haría efecto, pues el cuerpo la usaría para digerir la comida. Una dosis diaria que comúnmente se emplea en los estudios de investigación es de 60 a 160 miligramos. El Dr. Weiss generalmente les recomienda a sus pacientes que tomen una cantidad mucho mayor —500 miligramos— dos veces al día, por el tiempo que sea necesario. Si un médico supervisa el tratamiento usted puede darle esta cantidad a su familiar. Sin embargo, fíjese muy bien en cómo reacciona al suplemento; si observa cualquier reacción negativa, suspenda el uso de este suplemento de inmediato.

Que termine con el tabaco. De acuerdo con el Dr. Santilli, en los fumadores la probabilidad de desarrollar claudicación intermitente aumenta al doble en comparación con las personas que no fuman. El tabaquismo constriñe los vasos sanguíneos y dificulta el buen funcionamiento de los músculos de las piernas. Aunque su ser querido haya fumado desde hace años, si lo deja ahora mejorará la circulación en sus piernas y sentirá menos dolor, promete el cirujano. (Para mayor información acerca de cómo usted le puede ayudar a su pariente a dejar de fumar, vea el capítulo "Tabaquismo" en la página 303).

Recórtele la grasa. El consumo excesivo de grasa, la cual tapa las arterias, sólo empeora la claudicación intermitente, explica el Dr. Santilli. Esto se debe a que una alimentación alta en grasa puede hacer que se endurezcan las arterias, lo cual a su vez provoca la claudicación intermitente. Por cada bocado de carne que coma, déle a su familiar cuatro bocados de frutas, verduras, frijoles (habichuelas) y cereales. De esta forma ayudará a que su ser querido se acostumbre a consumir menos grasa. Si es incapaz de renunciar por completo a alimentos como el queso fundido, los maduros o el chicharrón, dice el Dr. Santilli, consiéntalo dándoselos una vez al mes.

(*Nota:* La mayoría de los consejos generales mencionados en este capítulo pueden aplicarse de manera simultánea, como por ejemplo en el caso de recomendaciones en cuanto a la alimentación o el estilo de vida. Y cualquiera de los tratamientos con hierbas o suplementos puede utilizarse de acuerdo con lo señalado por los expertos. Sin embargo, ni nosotras ni nuestros expertos recomendamos que las diversas hierbas o suplementos se combinen. No se han estudiado a fondo las interacciones de distintas hierbas o suplementos para determinar si algunos de estos pueden ser dañinos cuando se utilizan en conjunto. Por lo tanto, es mejor que usted consulte al médico antes de combinar hierbas o suplementos para tratar este problema. Si no reconoce algún término mencionado aquí, vea el glosario en la página 623).

Degeneración macular

Vea estas posibilidades protectoras para la vista

Según la Asociación para la Degeneración Macular de la ciudad de Nueva York, aproximadamente uno de cada cuatro estadounidenses de más de 65 años y uno de cada tres de más de 75 años padecerá degeneración macular, la causa más común de pérdida de la vista en las personas mayores de 65 años de edad.

Esta enfermedad se debe a la descomposición de la mácula, una parte de la retina del tamaño de un punto que nos permite leer, ensartar una aguja y distinguir otros detalles finos con claridad, según afirma la Dra. Anne Sumers, una oftalmóloga de Ridgewood, Nueva Jersey. Cuando la mácula no funciona correctamente, el resultado es vista borrosa o un área oscura en el centro de la visión.

Es posible que la degeneración macular esté relacionada con el envejecimiento, ya que a menudo aparece a una edad avanzada. No obstante, sigue siendo un misterio qué es lo que la provoca realmente, comenta la Dra. Sumers. Se sospecha que algunos de los factores responsables pueden ser la diabetes, los antecedentes familiares, la arteriosclerosis (endurecimiento de las arterias) y la luz ultravioleta.

No existe cura alguna para la degeneración macular. En algunos casos, la cirugía con rayo láser puede impedir que la enfermedad avance, pero no restaurará la vista que ya se perdió, según señala la Dra. Sumers.

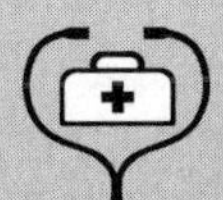

CUÁNDO CONSULTAR AL MÉDICO

Lleve a su pariente al doctor de inmediato en los siguientes casos:

- Si nota parches irregulares de visión borrosa.

- Si tiene o sufre una repentina pérdida de la vista, aunque sólo sea pasajera.

- Si le cuesta trabajo leer o las palabras se ven borrosas sobre la página.

- Si nota un área oscura o vacía en el centro de su visión.

Todos los síntomas anteriores pueden corresponder a la degeneración macular y es importante que un médico los evalúe de inmediato.

Sin embargo, por lo general la visión lateral no se ve afectada, por lo cual las personas a menudo continúan realizando muchas de sus actividades favoritas con la ayuda de auxiliares para la visión, como lupas.

"Un gran número de personas con degeneración macular mantienen una visión funcional por muchos años, la cual les permite ver lo bastante bien como para realizar quehaceres como cocinar y lavar la ropa, aunque quizá no les permita leer el texto impreso de un periódico. Quizá hasta puedan seguir manejando un carro, con la aprobación de su médico —dice la Dra. Sumers—. Las personas que padecen degeneración macular no necesariamente están condenadas a la ceguera. No deben deprimirse cuando les hagan este diagnóstico. Pueden hacer muchas cosas para seguir llevando una vida plena y activa a pesar de la enfermedad".

A continuación le mostraremos algunas de las formas en que usted podrá ayudarle a un ser querido que tiene degeneración macular.

Dígale que debe evitar el sol. Le conviene mucho a su pariente evitar la luz solar directa, la cual somete la retina a un esfuerzo adicional y daña los receptores de luz que se encuentran en los ojos, según afirma el Dr. James G. Ravin, profesor de Oftalmología en el Colegio Médico de

Ohio en Toledo. Siempre que su familiar salga debe usar unos lentes para el sol con filtro de rayos ultravioleta (UV). "Debe tratar de evitar la exposición entre las 10:00 A.M. y las 2:00 P.M., cuando los rayos UV son más intensos. Entre más cerca se viva del ecuador, más hay que proteger los ojos".

Aconséjele que pruebe el alimento favorito de Popeye. La Dra. Sumers recomienda comer de cinco a nueve raciones de frutas y verduras al día, incluyendo al menos una ración de verduras de hojas color verde oscuro. De acuerdo con la oftalmóloga, las verduras de color verde oscuro, sobre todo las espinacas, son el alimento ideal para los ojos, porque contienen una amplia gama de nutrientes como cinc, betacaroteno y magnesio, entre otros, que mejoran la afluencia de sangre a los ojos y protegen la retina de los peores efectos de la degeneración macular.

Las reacciones químicas normales que la luz causa en la mácula pueden activar el oxígeno y con el tiempo dañar la mácula. Algunas vitaminas y minerales, como el betacaroteno, funcionan como antioxidantes, es decir, unas sustancias químicas que contrarrestan el oxígeno activado y posiblemente protejan la mácula de los daños que les puede infligir. Además, el cinc, uno de los minerales más comunes del cuerpo, se concentra en alto grado en los ojos, de forma particular en la retina y los tejidos que rodean la mácula.

"Existe una razón por la que Popeye siempre dice: 'Venzo esas lacras comiendo espinacas' —opina Stuart P. Richer, O.D., Ph.D., optometrista en jefe en el Centro Médico del Departamento de Veteranos en North Chicago—. Las verduras de hojas color verde oscuro son muy importantes para la salud general de los ojos. Yo les digo a mis pacientes que coman el equivalente de 2½ a 5 onzas (70–140 g) o bien entre media taza y una taza de espinacas congeladas al día". Estas cantidades corresponden a la cuarta parte o la mitad de una caja de 10 onzas (280 g). Para variarle un poco, el Dr. Richer sugiere darle a probar a su ser querido hojas de berza (bretón, posarmo, *collard greens*), col rizada o lechuga romana (orejona).

Que valore sus vasos con *ginkgo*. Una de las mejoras formas de evitar que el tejido de los ojos se deteriore es manteniendo la salud de los vasos sanguíneos y capilares que lo alimentan, afirma la Dra. Alice Laule, quien ejerce la medicina holística y la oftalmología en Harrison, Arkansas. Diversos estudios han demostrado que eso es exactamente lo que hace el *ginkgo* (biznaga). Además, esta hierba ayuda a disminuir el número de plaquetas en la sangre, las cuales pueden entorpecer la circulación. Déle a su pariente entre 60 y 80 miligramos en forma de cápsulas o 15 gotas de tintura en una taza de agua fría dos veces al día.

En caso de que decida darle la tintura a su familiar, la Dra. Laule advierte que su sabor no es maravilloso, así que tal vez prefiera diluirla. En lugar de agregar 15 gotas de tintura a una taza de agua, puede ponérselas a uno o dos vasos de agua. "Algunas personas prefieren tomar una cantidad pequeña de algo que sabe realmente desagradable, mientras que otras prefieren tomar mucho de algo con un sabor moderadamente desagradable —afirma la Dra. Laule—. Da lo mismo, siempre y cuando se lo tomen".

Su ser querido puede tomar las cápsulas o la tintura por la mañana y por la noche, ya sea antes o después de los alimentos. Esta hierba se puede ingerir por tiempo indefinido, señala la Dra. Laule.

(*Nota:* Una tintura o *tincture* es un líquido herbario muy concentrado. Se prepara al remojar las hojas de una hierba en alcohol o glicerina —lo cual extrae sus propiedades medicinales— durante al menos seis semanas. Las tinturas se venden en las tiendas de productos naturales en botellitas pequeñas provistas de goteros para administrar las dosis. Asegúrese de guardarlas siempre fuera del alcance de los niños).

La uva puede ser útil. Según la Dra. Laule, la pepita o semilla de la uva (*grapeseed*) es una fuente muy rica de flavonoides. Por lo general las tiendas de productos naturales la ofrecen en forma de una mezcla antioxidante que también contiene vitamina C. Dado que se considera que las vitaminas antioxidantes son imprescindibles para conservar la vista, se trata de una combinación potente para salvar la visión. Déle a su pariente una cápsula de 50 miligramos del extracto dos veces al día. Este remedio se puede tomar continuamente.

Un clavo saca otro clavo y quizás hasta ayude con la vista también. Para preparar un té que proteja la vista de su familiar, vierta 8 onzas (240 ml) de agua hirviendo sobre dos cucharaditas de clavos de olor enteros; si desea le puede agregar una raja (rama) de canela para darle más sabor a la bebida. Deje la mezcla en infusión por unos cuantos minutos, cuele el té y sírvaselo calientito a su ser querido. Puede tomar de una a tres tazas de este té al día.

"Yo recomendaría tres tazas al día en el corto plazo, pero si pretende administrárselo durante más que cuatro a seis meses es mejor darle una o dos tazas al día", afirma C. Leigh Broadhurst, Ph.D., una consultora en nutrición e investigadora herbaria de Clovery, Maryland.

Ojo con estos medicamentos

Según James A. Duke, Ph.D., el experto en hierbas curativas más destacado del mundo y autor del libro *La farmacia natural*, el aceite del clavo de olor es un poderoso antioxidante. Los estudios de investigación han demostrado que ayuda a impedir la descomposición de unas importantes sustancias químicas, las cuales contribuyen a que la retina se mantenga saludable.

Entre más grande, mejor. Los libros y las barajas impresas con letras y números grandes, los controles remotos de botones grandes y muy legibles y otros productos de gran tamaño le servirán a su pariente para seguir realizando las actividades que disfruta, señala la Dra. Sumers. Algunas compañías incluso venden teléfonos con números grandes, así como relojes de pared y calculadoras extragrandes. Pregúntele a su oftalmólogo si estos productos están disponibles en la región donde usted vive. También puede usted pedir un catálogo de artículos diseñados para facilitarles un poco la vida a las personas que no ven bien, escribiendo a

Lighthouse International, 111 East 59th Street, New York, NY 10022. El catálogo de esta agencia no lucrativa dedicada a las personas con visión parcial o ciegas está disponible en versiones de imprenta grande, braille y cinta de audio.

Que se haga el detective. En los muñequitos (caricaturas), los detectives siempre andan siguiendo las pistas con una lupa, táctica que también puede resultarles útil a las personas que padecen degeneración macular. De hecho una lupa de excelente calidad le va a ser absolutamente indispensable a su familiar si desea leer, indica Charles R. Fox, O.D., Ph.D., director de rehabilitación de la vista en la Facultad de Medicina de la Universidad de Maryland en Baltimore. No tiene que comprarla en un centro para la rehabilitación de la vista ni a través de un empresa de venta por correo. La podrán conseguir en Brookstone, The Nature Store o alguna otra tienda de cositas y cachivaches, donde les puede resultar tan buena como si la hubieran conseguido en un centro para los defectos de la vista, y casi siempre más barata, señala el Dr. Fox. Para asegurarse de que estén comprando una lupa de alta calidad, pídale a su ser querido que la acerque a una hoja de papel rayado y que luego la levante hasta que las rayas aumenten de tamaño. Para esto conviene usar un solo ojo. Las líneas deberán verse más grandes, pero con la misma definición. Asegúrense de que no se vean distorsionadas, onduladas ni rotas.

Debe acercarse a la tele. Si la degeneración macular le dificulta a su pariente ver la televisión, dígale que trate de sentarse lo más cerca posible de la pantalla, recomienda el Dr. Fox. "Si la televisión está lejos, el hoyo negro que tiene en el centro de la visión a veces llegará a cubrir toda la pantalla. Conforme se acerque a la televisión, el hoyo negro cubrirá una parte cada vez menor de la pantalla. Por lo tanto, si le sirve sentarse a 3 pies (1 m) de la televisión, que lo haga".

Compre bombillos (focos) de 100 vatios del tipo *soft*. Estos bombillos iluminan el espacio pero sin deslumbrar, indica el Dr. Fox. Asegúrese de que sus lámparas y demás accesorios de iluminación soporten el vataje adicional, pues muchos sólo admiten una potencia máxima de 60 vatios. Podrá encontrar la indicación correspondiente en la etiqueta que viene pegada a la lámpara junto al portalámpara (*socket*) que sostiene el bombillo. También puede ser buena idea ir a una tienda de artículos para el hogar o la oficina a comprar una lámpara de cuello de ganso o de brazo colgante ajustable, para que su ser querido pueda orientar la luz directamente sobre el material que esté leyendo.

Dedíquese a que deje de fumar. Haga todo lo posible para que su pariente se quite el vicio de fumar, enfatiza la Dra. Sumers. Las personas con degeneración macular que fuman tienen una probabilidad tres veces mayor de quedarse ciegas que quienes han dejado de fumar, afirma la oftalmóloga. Los parches y el chicle (goma de mascar) de nicotina que se venden sin receta pueden ayudar a su familiar a dejar de fumar y conservar la vista que aún le queda. (Para mayor información acerca de cómo ayudar a su ser querido a dejar de fumar, vea el capítulo "Tabaquismo" en la página 303).

(*Nota:* La mayoría de los consejos generales mencionados en este capítulo pueden aplicarse de manera simultánea, como por ejemplo en el caso de recomendaciones en cuanto a la alimentación o el estilo de vida. Y cualquiera de los tratamientos con hierbas o suplementos puede utilizarse de acuerdo con lo señalado por los expertos. Sin embargo, ni nosotras ni nuestros expertos recomendamos que las diversas hierbas o suplementos se combinen. No se han estudiado a fondo las interacciones de distintas hierbas o suplementos para determinar si algunos de estos pueden ser dañinos cuando se utilizan en conjunto. Por lo tanto, es mejor que usted consulte al médico antes de combinar hierbas o suplementos para tratar este problema. Si no reconoce algún término mencionado aquí, vea el glosario en la página 623).

Demencia senil

Aumente su agudeza mental y cuídelos mejor

Después de unos cuantos minutos en compañía de sus padres o abuelos, lo más probable es que empiece a escuchar bromas sobre la senilidad, generalmente porque alguien perdió las llaves de su carro o se le olvidó acudir a una cita médica.

Pero a pesar de estas bromas con respecto a la pérdida de la memoria, uno de los muchos miedos que por lo común tenemos es el de perder nuestras facultades mentales conforme envejecemos. Por lo tanto, algo que todas debemos comprender es que existe una diferencia entre las fallas ocasionales de la memoria, que son una parte normal del envejecimiento, y la demencia senil, que representa un grave deterioro de la memoria y del proceso de pensar.

Los problemas de la memoria y la falta de criterio que se manifiestan mediante síntomas como perderse en lugares anteriormente familiares, olvidar citas importantes o girar el mismo cheque dos veces, es decir, cosas que interfieren con la vida diaria, son señales de demencia senil, no del proceso normal de envejecimiento. Antaño estos cambios característicos de las tempranas etapas de la demencia senil se consideraban una parte normal del envejecimiento y se denominaban "senilidad". Ahora se reconoce que la demencia senil se debe a afecciones específicas producidas por la progresiva pérdida de células cerebrales.

La causa más común de la demencia senil es la enfermedad de Alzheimer, que daña las células nerviosas del cerebro y no tiene cura. También puede ser el resultado de un derrame cerebral u otros problemas circulatorios, carencias de nutrientes o incluso los efectos secundarios de algunos medicamentos. No obstante, la buena noticia es que algunos tipos de demencia senil se revierten al recibir un tratamiento oportuno, por lo que es importantísimo que usted lleve a su ser querido a ver al médico al primer indicio de problemas, según indica el Dr. Patricio Reyes, profesor de Neurología en la Facultad de Medicina Thomas Jefferson de Filadelfia, Pensilvania. Y aunque no sea posible revertir los daños físicos, tal vez sí se pueda retardar o incluso detener el avance de los síntomas, explica el neurólogo.

Protección para la mente

Actualmente se vive por más tiempo que antes, gracias a los avances logrados en el campo de la medicina así como a factores relacionados con el estilo de vida, como no fumar y tener una alimentación más sana. No obstante, a la par de la mayor longevidad se han multiplicado los casos de demencia senil, según señala el Dr. Reyes. En opinión de algunos expertos, el cerebro simplemente no está diseñado para mantenerse sano

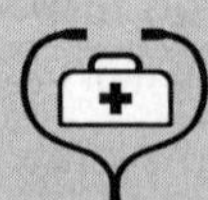

CUÁNDO CONSULTAR AL MÉDICO

En muchos casos la demencia senil se desarrolla muy lentamente, por lo que los familiares de la persona afectada a menudo no se percatan de las primeras señales de advertencia. Es una lástima, porque la atención médica oportuna es fundamental para contrarrestar todo tipo de demencia. Para quienes sufren de la enfermedad de Alzheimer, por ejemplo, tomar las medicinas indicadas desde el principio puede ayudar a retardar el avance de los síntomas. Según la Asociación para la Enfermedad de Alzheimer hay que hacer una cita con el médico si su ser querido presenta cualquiera de los siguientes síntomas.

- Una pérdida reciente de la memoria que afecta su capacidad de trabajar. Por ejemplo, olvidar cosas con mayor frecuencia y no recordarlas más adelante.

- Dificultades para realizar tareas familiares. Por ejemplo, preparar la comida y no sólo olvidar servirla, sino también olvidar que la preparó.

- Problemas de lenguaje. Por ejemplo, olvidar palabras sencillas o sustituirlas por palabras inapropiadas, resultando en oraciones incomprensibles.

- Falta de orientación temporal y espacial. Por ejemplo, perderse en su propia calle y no saber dónde está, cómo llegó ahí ni cómo regresar a casa.

por tantos años. Sin embargo, los estudios de investigación han demostrado que es posible proteger el cerebro de los daños a largo plazo. Y bien vale la pena hacerlo, pues la demencia senil es un mal muy común. En los Estados Unidos, el 10 por ciento de las personas de más de 65 años sufren la enfermedad de Alzheimer, y el porcentaje aumenta a casi el 50 por ciento en el caso de las personas de 85 años o más.

- Falta de criterio o deterioro del mismo. Por ejemplo, olvidar por completo que se encuentra a cargo de un niño o ponerse varias camisas o blusas una encima de la otra.

- Problemas para el pensamiento abstracto. Por ejemplo, olvidar por completo qué significan los números de la chequera y qué se hace con los mismos.

- Pérdida de cosas. Por ejemplo, guardar los objetos en lugares inapropiados, como la plancha en el congelador o el reloj en la azucarera.

- Cambios de humor o comportamiento. Por ejemplo, presentar cambios de humor repentinos sin ningún motivo aparente.

- Cambios de personalidad. Por ejemplo, transformarse de manera radical y sentirse extremadamente confundido, receloso o temeroso.

- Pérdida de iniciativa. Por ejemplo, volverse muy pasivo y necesitar que otros lo motiven para participar en las actividades.

Los médicos no están seguros de qué es lo que causa muchos casos de demencia senil, y hasta ahora los tratamientos médicos han tenido poco éxito. Sin embargo, la medicina de mamá cuenta con tácticas para ayudar a mantener la salud de los vasos sanguíneos y los nervios del cerebro de su ser querido. A continuación se las presentamos.

Ármelo con antioxidantes. El oxígeno es esencial para vivir, pero el cuerpo de manera natural convierte una parte de esta sustancia fundamental en unas moléculas peligrosas llamadas radicales libres. Los radicales libres dañan todos los tejidos del cuerpo, incluyendo los vasos sanguíneos del cerebro. (Para más información sobre los radicales libres, vea "La saturada no vale nada" en la página 396). En opinión de los investigadores, estas moléculas desempeñan un papel decisivo en el desarrollo de la enfermedad de Alzheimer y otras formas de demencia senil.

Diversos estudios de investigación han demostrado que los suplementos de nutrientes que contienen antioxidantes ayudan a prevenir estos daños. Los antioxidantes se encuentran en las frutas, las verduras y otros alimentos, pero es posible que en cantidades demasiado pequeñas para proteger el cerebro completamente. Sin embargo, los suplementos nos permiten obtener las cantidades recomendadas fácilmente. Algunos de los antioxidantes más importantes son los siguientes.

- Vitamina E: "Los médicos están recomendando que las personas que corren el riesgo de desarrollar la enfermedad de Alzheimer tomen 800 UI (unidades internacionales) de vitamina E al día", sugiere el Dr. Stanley Birge, director del Centro de Salud para Adultos de la Tercera Edad de la Universidad de Washington en St. Louis. (Su ser querido corre peligro de desarrollar la enfermedad de Alzheimer si ha bajado 2 pulgadas/5 cm de estatura o más, si es mujer y no tomó estrógenos después de la menopausia, si tiene síntomas de depresión y si no hace ejercicio con regularidad). No obstante, si usted quiere darle a su pariente una dosis diaria de más de 400 UI de vitamina E, primero hable con su médico. Un estudio que utilizó suplementos de dosis baja comprobó un mayor riesgo de presentar un derrame cerebral hemorrágico.

- Vitamina C: "Recomendamos que se tomen 500 miligramos de vitamina C al día —dice el Dr. Birge—. La vitamina C potencia la acción de la vitamina E y también cuenta con sus propios efectos antioxidantes".

- Vitamina D: El cuerpo usa este nutriente para producir una sustancia química llamada acetilcolina, la cual es esencial para mantener la salud de las células cerebrales. "La vitamina D también contribuye a prevenir la depresión y el trastorno afectivo estacional,

Medicina herbaria para la mente

Muchos estudios científicos han encontrado que la hierba *ginkgo* (biznaga) puede ser útil para tratar algunas afecciones relacionadas con la vejez, como la pérdida de la memoria y una irrigación sanguínea deficiente del cerebro. El *ginkgo* ayuda a mejorar la circulación sanguínea en el cerebro al interferir con la actividad de una sustancia conocida como factor activador de plaquetas. Se trata de un detalle importante, porque se piensa que las deficiencias de la circulación contribuyen al desarrollo de la enfermedad de Alzheimer. Si bien no se ha comprobado que el *ginkgo* ayude en el tratamiento de este mal, al menos un estudio de investigación sugiere que puede ser útil para las personas que sufren de esta enfermedad.

En el estudio mencionado, unos investigadores alemanes observaron que las personas que estaban tomando un extracto estandarizado de *ginkgo* reportaron una mejoría significativa en su memoria y tiempo de reacción en comparación con las personas que ingerían placebos.

"Se cree que el *ginkgo* también posee propiedades antioxidantes —dice el Dr. Patricio Reyes, profesor de Neurología en la Escuela de Medicina Thomas Jefferson de Filadelfia, Pensilvania—. No existen pruebas científicas sólidas que demuestren su eficacia, pero creo que tiene potencial".

Los investigadores aún no determinan la dosis ideal de *ginkgo*, según agrega el Dr. Reyes. Por ahora el mejor consejo es que usted le dé a su ser querido cápsulas de *ginkgo* que contengan una dosis estandarizada y que siga las instrucciones que aparezcan en la etiqueta del producto.

los cuales pueden producir los síntomas de la demencia senil", agrega el Dr. Birge.

La Cantidad Diaria Recomendada de vitamina D para los adultos de mayor edad es de 600 UI, lo cual equivale más o menos a la cantidad presente en cinco vasos de leche. Las personas de mayor edad a menudo necesitan más que los demás porque posiblemente sean resistentes a sus efectos, según explica el Dr. Birge. "La mejor manera de consumir más vitamina D es tomando un par de vasos de leche al día y luego un suplemento multivitamínico que brinde unas 400 UI adicionales", indica.

Para saber si un familiar suyo está obteniendo una cantidad suficiente de vitamina D, revísele las uñas. Unas uñas extraordinariamente blandas, delgadas y que se rompen con facilidad son un síntoma común de la carencia de vitamina D o de la resistencia a este nutriente, según señala el Dr. Birge.

- Cinc: El sistema nervioso central necesita cinc para funcionar correctamente. Quizá suene paradójico, pero muchas personas presentan una carencia de cinc por tratar de mantener la salud de su corazón disminuyendo la cantidad de carne roja que comen. "La carne es la principal fuente de cinc", afirma el Dr. Birge. De acuerdo con este experto, es posible cubrir las necesidades corporales de cinc al comer carne unas cuantas veces a la semana y tomar un multivitamínico que contenga este mineral.

De acuerdo con la Asociación para la Enfermedad de Alzheimer, los fármacos antiinflamatorios no esteroídicos (o *NSAID* por sus siglas en inglés) sólo deben tomarse por indicación del médico. Además, si bien es cierto que los NSAID disminuyen el riesgo de desarrollar la enfermedad de Alzheimer, la aspirina no tiene este efecto.

Si es mujer, que considere los suplementos de estrógeno. Para las mujeres que ya pasaron por la menopausia, la terapia de reposición de estrógeno ofrece una muy buena protección contra la demencia senil. Se ha demostrado que esta hormona mejora la circulación sanguínea en el cerebro y estimula el crecimiento de las células nerviosas.

De hecho ciertos estudios de investigación han demostrado que las mujeres presentan más o menos el mismo riesgo que los hombres de desarrollar la enfermedad de Alzheimer, *a menos que* tomen estrógeno. Si ingieren suplementos de estrógeno después de la menopausia pueden

　LA MEDICINA DE MAMÁ PARA PERSONAS MAYORES

disminuir su riesgo de desarrollar la enfermedad entre un 50 y un 70 por ciento, según indica el Dr. Birge. Por desgracia el estrógeno no retarda la evolución del mal en el caso de las mujeres que ya tienen la enfermedad de Alzheimer.

Una desventaja del estrógeno es que en algunas mujeres incrementa el riesgo de desarrollar cáncer de mama. Por lo tanto es importante preguntarle al doctor si los beneficios de esta hormona son definitivamente mayores que sus posibles riesgos.

Que vigile su presión arterial. La presión arterial alta (hipertensión) es una de las principales causas de derrames cerebrales y otras alteraciones vasculares que pueden conducir a la demencia senil, según señala el Dr. Reyes. Encárguese de que su ser querido de mayor edad se revise la presión arterial cuando menos una vez al año o incluso con mayor frecuencia si ya le diagnosticaron presión arterial alta, aconseja el neurólogo.

Haga una lista de los medicamentos y analícela con el doctor. No es raro que las personas de 65 o más años tomen cinco o más medicamentos al mismo tiempo. A veces los fármacos interactúan entre sí y causan efectos secundarios. Los doctores se refieren a esta situación como "polifarmacia" y se trata de una causa común de demencia senil, según afirma el Dr. Reyes.

Entre los fármacos relacionados con la demencia senil están los medicamentos para el corazón y los que se utilizan para controlar la incontinencia. "En algunos casos los síntomas de la demencia senil empiezan, a desaparecer una vez que se cambian o ajustan los medicamentos", dice el Dr. Reyes.

Cómo lidiar con la demencia senil

Vivir con alguien que sufre de demencia senil puede hacer de la vida cotidiana una montaña rusa de las emociones, con todos sus altibajos. Incluso en las etapas más tempranas de la demencia senil es común que las personas se sientan confundidas y asustadas por los cambios que están viviendo. Conforme la enfermedad avanza, su comportamiento se puede ir haciendo cada vez más errático y emotivo.

"No podemos más que adivinar lo que sienten —dice Mary B. Moorhead, una especialista en el cuidado de las personas de la tercera edad y terapeuta familiar radicada en Berkeley, California—. Hemos aprendido que algunas personas con demencia senil saben que algo anda mal con su mente y deben tener la sensación terrible de no entender qué pasa a su alrededor".

Cuidar de alguien con demencia senil inevitablemente se convierte en un trabajo de tiempo completo, según agrega Moorhead. Usted no sólo deberá lidiar con las dificultades físicas y emocionales de su ser querido de mayor edad, sino también con sus propias emociones (y agotamiento). Aproveche los siguientes consejos para hacer un poco más llevadera su vida diaria.

Anote todo. Durante las etapas tempranas de la demencia senil, las personas por lo común son capaces de manejar la mayoría de los pequeños detalles de su vida, pero no todos. Durante esta fase es común que las personas olviden comer o tomar sus medicamentos.

En vista de que usted no estará disponible las 24 horas del día para ayudar a su ser querido, Moorhead recomienda dejarle muchos recordatorios. Si su pariente se encuentra en las tempranas etapas de la demencia senil, usted podría pegar un recado muy visible en la puerta del refrigerador para recordarle que coma su almuerzo, por ejemplo. Quizá hasta termine por pegar en la pared letreros como "cuidado con el último escalón" o "al baño por aquí".

Que cada día sea predecible. El cerebro sólo es capaz de procesar cierta cantidad de información. Durante las etapas intermedia a tardía de la demencia senil, un número excesivo de opciones o el hecho de recibir un exceso de información al mismo tiempo puede confundir y frustrar aun más. Resulta fundamental establecer rutinas y apegarse a ellas, según advierte Moorhead. Por ejemplo, sirva las comidas a la misma hora todos los días. Fije un horario para irse a acostar y para despertar. Este tipo de rutinas le ayudarán a su ser querido a relajarse y a sentirse más cómodo.

Ayúdele a descargar energía. A diferencia de la mayoría de las enfermedades físicas, la demencia senil a menudo afecta la mente sin producir efecto alguno en el cuerpo. En las etapas intermedia a tardía del mal se necesita hacer el mismo ejercicio que siempre, según afirma Moorhead. Si la persona con demencia senil no hace ejercicio, a menudo se agita y se pone inquieta. En algunos casos la falta de ejercicio puede contribuir a una afección llamada "deambular" (*wandering*), que impulsa a las personas a caminar sin rumbo durante horas, muchas veces a altas horas de la noche.

"Llevarlo a caminar a la misma hora todos los días posiblemente baste para controlar el deambular", dice Moorhead.

Compre un brazalete de identificación. Debido a que las personas que se encuentran en las etapas intermedia o tardía de la demencia senil a menudo olvidan dónde están y adónde van, no es raro que salgan por la puerta, caminen por el barrio (colonia) e incluso salgan de la ciudad. "Siempre recomendamos que se les ponga un brazalete con su nombre y número de teléfono, por si se llegan a perder", indica Moorhead. Encontrará brazaletes y collares de identificación en las farmacias. La Asociación para la Enfermedad de Alzheimer también cuenta con un programa llamado Safe Return (Retorno seguro), el cual implica coser etiquetas con esta información en la ropa de las personas que se encuentran en las etapas intermedia a tardía de la demencia senil.

Aprenda a reconocer los factores provocadores comunes. La agitación e incluso la violencia son síntomas comunes en las etapas intermedia a tardía de la demencia senil. Y aunque los miembros de la familia afirmen que su ser querido se agita "sólo porque sí", en la mayoría de los casos tal agitación se debe a una causa específica.

"Para algunos el factor provocador es que los toquen —explica Moorhead—. Para otros es posible que se trate de ciertas palabras o actividades. Sólo hay que tener presente la forma en que su ser querido va a reaccionar. Si se evitan los factores provocadores, se les facilitará la vida a todos".

Distráigalo en lugar de confrontarlo. No es posible sostener una conversación lógica con una persona en las etapas intermedia a tardía de la demencia senil. Tienden a molestarse por todo tipo de cosas, tanto reales como imaginarias. Usted no ganará nada si le explica que su sándwich (emparedado) no está quemado o que no hay nada aterrador escondido en el clóset. Si discute con su pariente, lo único que logrará —si es que logra algo— será aumentar su frustración.

"En lugar de discutir trate de desviar su atención hacia otra cosa —sugiere Moorhead—. Pregúntele si le gustaría salir a caminar o ir a doblar un poco de ropa. A menudo con eso bastará para que olvide lo que lo está molestando".

Trate de anticiparse a sus necesidades. Es imposible meterse en la mente de alguien que se encuentra en las etapas intermedia a tardía de la demencia senil, pero usted puede aprender a predecir su comportamiento.

De esta forma le resultará más fácil prevenir algunas de las causas más comunes de conflicto.

Por ejemplo, una de las tareas más difíciles para una cuidadora es tener que lidiar con la pérdida del control de esfínteres. "Tener que bañar a las personas y cambiarlas de ropa todos los días puede ser increíblemente agotador —afirma Moorhead—. No obstante, a menudo usted podrá encontrar la forma de darle la vuelta a la situación, llevando a su pariente al baño cada dos horas, por ejemplo, o identificando las horas del día en que existe una mayor probabilidad de que tenga un accidente".

Retire los objetos que lo confunden. Un síntoma curioso de la demencia senil en sus etapas intermedia a tardía es que muchas personas olvidan para qué sirven los objetos, pero siguen recordando su forma, que luego asocian con otros objetos. Esto significa, por ejemplo, que una persona que sufre de demencia senil puede ver un bote (cubo) circular de la basura y confundirlo con un inodoro.

"Usted tendrá que dedicar un tiempo a averiguar qué es lo que más confunde a su familiar. Varía de una persona a otra", indica Moorhead. Una vez que haya identificado los objetos que lo confunden, puede optar por retirarlos o bien ponerlos donde su pariente ya no los vea; por ejemplo, saque ese bote de basura del cuarto de su ser querido.

Procure que lleve una vida tranquila. "Si usted invita a sus 10 nietos, el perro se pone a ladrar y todo el mundo anda corriendo por la casa, su pariente se va a sentir agobiado", dice Moorhead. Es mejor que su entorno sea lo más tranquilo y pacífico posible.

Remodele su casa. Pocas cosas asustan más que llegar del trabajo y encontrar todas las hornillas de la estufa prendidas al máximo, o descubrir que el baño se inundó porque el agua se está derramando de la bañadera (bañera, tina). Muchas de las personas que se encuentran en las etapas intermedia a tardía de la demencia senil son físicamente activas, por lo que pueden dedicar todo el día a levantar, encender o abrir las cosas. Tarde o temprano su ser querido terminará lastimándose si usted no toma algunas precauciones. Por ejemplo:

- Quítele las perillas a la estufa cuando no la esté usando.

- Instale pestillos a prueba de niños (*child-proof latches*) en las alacenas de la cocina.

- Levante los juguetes y demás objetos del piso.

- Baje la temperatura del termostato del calentador de agua para que su familiar no se queme, o sea, a menos de 120°F (49°C). Podrá ajustar la temperatura haciendo girar un tornillo (o tornillos) detrás de los paneles removibles en el frente del calentador.

- Fije los tapetes poniéndoles una cubierta de goma (hule) en la parte inferior.

- Coloque las plantas de interior venenosas fuera del alcance de su pariente.

Comuníquese con sencillez y frecuentemente. Diversos estudios de investigación han demostrado que las personas que sufren la enfermedad de Alzheimer tienden a presentar un menor deterioro de sus facultades mentales cuando pasan la mayor parte de su tiempo recordando cosas o simplemente hablando con sus seres queridos. Es posible que ya no puedan hablar con la misma claridad o lógica que antes, pero siguen necesitando el contacto con otros, según indica Moorhead.

Trate de mantener las conversaciones en un nivel con el que su pariente se sienta a gusto. Hable pausadamente. Utilice palabras y oraciones cortas o hágale preguntas sencillas que su pariente pueda responder con un simple "sí" o "no".

Cuídese usted también. "A las personas encargadas de cuidar a enfermos en las etapas intermedia a tardía de la demencia senil les sirve mucho hablar con otros que estén pasando por lo mismo —dice el Dr. Birge—. Póngase en contacto con la oficina local de la Asociación para la Enfermedad de Alzheimer, que cuenta con excelentes grupos de apoyo. Entre más pronto se una a uno de estos grupos, mejor".

Estos grupos no se limitan a los familiares de personas que tienen la enfermedad de Alzheimer, agrega el experto. Independientemente de la forma de demencia senil con la que usted esté lidiando, habrá alguien dispuesto a compartir sus experiencias con usted. En algunas partes de los Estados Unidos quizá encuentre grupos de apoyo en los que se hable español. La Asociación para la Enfermedad de Alzheimer de su área le dirá adónde llamar.

(*Nota:* Si no reconoce algún término en este capítulo, vea el glosario en la página 623).

Dolor de la cadera

Medidas para minimizarlo y manejarlo

El siglo XX no fue muy considerado con la cadera. Entre el mambo, la salsa, el merengue, la cumbia, el *rock*, el *swing* e inventos como el *hula hoop*, nuestras caderas colectivas tuvieron que trabajar bastante. Como sea, todos esos giros y bailes de moda no fueron ni por mucho los peores enemigos de la cadera. Más bien, lo que ayudó a provocar los problemas en las caderas fue lo que en estos tiempos sedentarios *no* hemos hecho. ¿Y de qué se trata? Del ejercicio.

"En realidad, mover la cadera en la pista de baile, caminar a la oficina de correo o sólo hacer unos cuantos ejercicios de estiramiento al día ayuda a mantener fuertes los músculos y los huesos de esta articulación. Sin embargo, nos hemos alejado de estas cosas. La gran mayoría de las personas que viven en los Estados Unidos se han convertido en unos teleadictos inseparables de su sillón. El precio que tendrán que pagar a la larga son unos huesos más delgados y débiles y una mayor probabilidad de fracturarse la cadera", explica Jan I. Maby, D.O., directora del programa de Atención Médica Geriátrica a Domicilio del Centro Médico Mount Sinai en la ciudad de Nueva York.

Sin embargo, nunca es demasiado tarde para cambiar el estilo de vida, lo cual incluye la costumbre de hacer ejercicio con regularidad para aliviar los dolores leves de la cadera, fortalecer los huesos débiles y disminuir la susceptibilidad a fracturarse la cadera, asegura la Dra. Maby. De hecho, muchas de las causas que producen el dolor de cadera en las personas de edad avanzada en los Estados Unidos, como la artritis, la bursitis y la tendinitis, pueden tratarse fácilmente con los siguientes remedios caseros.

Cuente con el calor. El calor es uno de los aliados más poderosos con los que su ser querido cuenta para enfrentar un ocasional dolor de cadera, según afirma el Dr. Scott Marwin, vicepresidente del departamento de ortopedia en el Centro Médico Judío de Long Island, ubicado en New

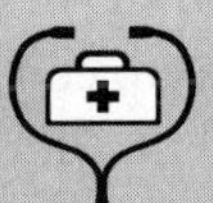

CUÁNDO CONSULTAR AL MÉDICO

En términos generales, cualquier dolor que aparezca en la cadera o cerca de ella, sobre todo si se extiende hacia la ingle, debe ser evaluado por un doctor para descartar que exista un problema grave, como una fractura de la cadera o una degeneración de la articulación, según afirma el Dr. Jacob Rozbruch, cirujano ortopédico y profesor de Medicina en el Colegio de Medicina Albert Einstein en la ciudad de Nueva York. Además, tenga cuidado si su pariente presenta cualquiera de los siguientes síntomas:

- Dolor en la cadera a consecuencia de una caída o lesión, aunque sea leve.

- Dolor que persiste después de un par de semanas, pese a las medidas de autocuidado y los remedios caseros que haya tomado.

- Incapacidad para apoyar el peso de su cuerpo en la cadera.

- Dolor que se presenta al acostarse por la noche o que interrumpe su sueño.

- Dificultades para caminar o moverse.

- Llagas abiertas en los pies o dolor en las piernas.

Hyde Park, Nueva York. Coloque un cojín eléctrico sobre la cadera de su pariente por 20 minutos tres o cuatro veces al día, sugiere este experto. Si no tiene un cojín eléctrico, moje una toalla con agua caliente, exprímala y aplíquela de la misma manera.

"Enfríeselo". Si el calor no da resultado, aplique hielo al punto en el que a su familiar le duele la cadera, para ayudar a reducir tanto el dolor como la hinchazón, sugiere Craig Cisar, Ph.D., profesor de Fisiología del Ejercicio en la Universidad Estatal de San José en California.

Acuérdese de proteger la piel de su ser querido con una toalla para que el hielo no entre en contacto directo con su piel. Le puede aplicar el hielo de 15 a 20 minutos cada hora o dos durante todo el día.

Agarre un antiinflamatorio. Los medicamentos antiinflamatorios extrafuertes que se venden sin receta, como por ejemplo el ibuprofén, muchas veces reducen la hinchazón y alivian el dolor de cadera causado por la artritis, la bursitis y otras lesiones musculares o de las articulaciones, según indica el Dr. Jacob Rozbruch, cirujano ortopédico y profesor de Medicina en el Colegio de Medicina Albert Einstein en la ciudad de Nueva York. Si la dosis recomendada en la etiqueta no surte efecto, avísele al médico. Es posible que su pariente tenga fracturada la cadera o algún otro problema grave subyacente que deba ser evaluado, advierte.

Que se busque un buen bastón. Un bastón o una caminadora (andadera) puede convertirse en el mejor amigo de su familiar si sirve para aliviarle el dolor de cadera y le ayuda a conservar su independencia, señala la Dra. Maby.

Si su ser querido necesita un bastón o una caminadora para lograr una mayor estabilidad al andar, asegúrese de que sea del tamaño correcto, indica el Dr. Marwin. Si el dispositivo de ayuda que elijan le queda mal, su dolor de cadera aumentará en lugar de disminuir. Pídale a su médico que les recomiende una tienda de artículos médicos donde puedan medir a su pariente y proporcionarle un bastón o una caminadora adecuada para sus necesidades.

Para usar su bastón, dígale a su familiar que siga las instrucciones del Dr. Marwin: el bastón se sostiene con la mano opuesta a la cadera lesionada y se mueve hacia delante al mismo tiempo que se da un paso con la cadera lesionada, de modo que el peso se apoye sobre el bastón, lejos de la cadera adolorida. Luego se mueve la cadera sana hacia adelante al dar otro paso.

Que pierda. Deshacerse del sobrepeso puede ayudar a disminuir el esfuerzo al cual se encuentra sometida la cadera, según afirma el Dr. Marwin. De hecho, por cada libra que su ser querido pierda le estará quitando dos o tres libras de presión a su cadera.

"Conforme se envejece, a los músculos se les dificulta cada vez más compensar el exceso de peso. El resultado es que las articulaciones deben soportar una parte cada vez mayor de la carga y se degeneran —explica el Dr. Marwin—. Por lo tanto, mantenerse en un buen peso y en buena

forma física son dos de las mejores cosas que se pueden hacer para conservar la cadera".

Estirarse puede ayudarle. Según el Dr. Rozbruch, los ejercicios de estiramiento a menudo alivian tanto el dolor de cadera como el de espalda, al fortalecer músculos comunes e incrementar la flexibilidad.

Con el tiempo, afirma el cirujano, aflojar la cadera se traducirá en movimientos más fluidos, llenos de gracia y libres de dolor. Indíquele a su pariente que haga los siguientes estiramientos una vez al día. De esta forma logrará poco a poco que los músculos de su cadera se alarguen suavemente. Si empieza a sentir dolor, debe parar. (Si tiene un disco herniado, debe consultar a un médico o fisioterapeuta antes de intentar cualquiera de estos estiramientos).

1. Su familiar debe acostarse en una cama o una colchoneta colocada en el piso, con las rodillas dobladas y los pies apoyados en la pared a una altura de alrededor de 24 pulgadas (60 cm), dejando que su cabeza, tronco y brazos se relajen completamente sobre la cama o el piso. (Sugerencia: entre más lejos se coloque de la pared, más fácil resultará el estiramiento). Puede apoyar la cabeza sobre una almohada o toalla. Sus asentaderas deben permanecer en contacto con el piso. Sin despegar el pie derecho de la pared, dígale que cruce el pie izquierdo sobre el muslo derecho, de modo que el lado externo del pie quede justo debajo de la rodilla derecha. Si no alcanza esta posición, puede cruzar la pierna izquierda más abajo sobre la pierna derecha, tanto como sea necesario.

   A continuación debe levantar el muslo derecho hacia su pecho, entrelazando las manos debajo del muslo. Indíquele que jale su pierna derecha lentamente hacia su pecho hasta donde le sea posible sin dejar de sentirse cómodo, y que mantenga esta posición hasta por un minuto. (Si se le dificulta entrelazar las manos detrás del muslo, que utilice una toalla para acercárselo al pecho sin despegar del piso la cabeza ni los hombros). A continuación debe soltar la pierna derecha y repetir el ejercicio con la izquierda. (*Nota:* Debe sentir este estiramiento en la parte trasera de su muslo izquierdo, la cadera o la parte externa de las asentaderas, no en la baja espalda).

2. Dígale a su ser querido que se acueste boca arriba en una cama o una colchoneta colocada en el piso, con las piernas extendidas y

los pies apoyados juntos en una pared. Puede recostar la cabeza en una almohada o toalla. Debe asegurarse de que los dedos de sus pies apunten hacia el techo. Al exhalar, que jale la rodilla izquierda lentamente hacia su pecho, entrelazando las manos detrás ya sea de la rodilla o del muslo. Debe mantener esta posición hasta por un minuto, respirando de manera uniforme, antes de soltar la pierna y repetir el estiramiento con la derecha. Lo que su pariente debe evitar es que su pierna extendida se doble y se eleve. Lo principal de este estiramiento es que un muslo permanezca en contacto firme con la cama o el piso mientras se estire el otro. Es menos importante que las rodillas alcancen el pecho.

(*Nota:* Si no reconoce algún término en este capítulo, vea el glosario en la página 623).

Dolor del cuello

Reductores de rigidez que terminan con la tiesura

Imagínese un *donut* (dona) que estuvo demasiado tiempo en el horno de microondas. Todavía está calientito y chicloso por dentro, pero ha perdido un poco de elasticidad. Ahora imagínese que una pila de estos *donuts* tuvieran que soportar el peso de un bolo (bola de boliche) de 14 libras (6 kg). No suena como una situación muy prometedora ni para los *donuts* ni para el bolo.

Esa es precisamente la situación en la que nuestros cuellos y cabezas se encuentran desde la adolescencia. La cabeza humana pesa más o menos lo mismo que un bolo, y con el paso de los años la hilera de discos que la apoyan se parecen cada vez más a esa pila de *donuts*. A medida que envejecemos, los discos pierden gran parte del líquido que antes les con-

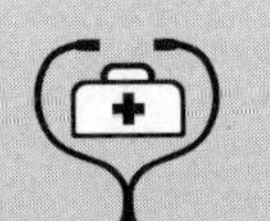

CUÁNDO CONSULTAR AL MÉDICO

Si el dolor de cuello de su pariente persiste aunque cambie de posición y tiene, además, cualquiera de las siguientes quejas, asegúrese de llamar al doctor de inmediato, recomienda la Dra. Karen Rucker, profesora de Medicina Física y Rehabilitación en la Universidad Virginia Commonwealth de Richmond.

- Dolor que baja por sus brazos o manos

- Entumecimiento o cosquilleo en los dedos de las manos o los brazos

- Debilidad muscular repentina o importante; por ejemplo, incapacidad para levantar las piernas o extender los brazos

- Mareos

- Sensación de dolor al mover la mandíbula, lo cual podría señalar un absceso o una infección

- Fiebre acompañada de dolor y rigidez en el cuello

fería tanto fortaleza como la capacidad para amortiguar los golpes, según afirma la Dra. Karen Rucker, profesora de Medicina Física y Rehabilitación en la Universidad Virginia Commonwealth de Richmond. Con eso basta para que las personas de más de 60 años sean más propensas a tener el cuello tieso y acalambrado.

Si combinamos lo anterior con un mayor índice de artritis, osteoporosis y una mala postura, no sorprende que el dolor de cuello tienda a aumentar conforme se envejece.

No obstante, si usted se basa en los siguientes consejos de los expertos para enseñarle a su ser querido de mayor edad a cuidar su cuellito como gallo fino, el dolor, la rigidez, las punzadas y la tortícolis que ahora lo atormentan disminuirán de manera considerable.

Aconséjele que aproveche el momento. Independientemente de lo que su pariente esté haciendo —ya sea que se siente detrás de un escritorio o se ponga a trabajar en algún pasatiempo—, el cuello se le va a poner rígido si permanece en la misma posición por un período prolongado, y eso le causará dolor. Para prevenir esta situación, cómprele un reloj automático (*timer*) y programe la alarma de modo que suene más o menos cada media hora, sugiere la Dra. Mary Ann Keenan, directora de neuroortopedia en el Centro Médico Albert Einstein de Filadelfia, Pensilvania. Su familiar podrá usarlo para recordar que necesita pararse, estirarse un poco y tomar un pequeño descanso.

Que lo estire. Si la causa del dolor que siente su ser querido en el cuello es la tensión, unos cuantos estiramientos le darán alivio. La Dra. Keenan recomienda que su pariente comience por voltear la cabeza hacia un lado y otro; a continuación debe dar varias vueltas completas con la cabeza, primero hacia la derecha y luego hacia la izquierda. Luego indíquele que se coloque la mano derecha en la parte superior de la cabeza para jalarla suavemente hasta la mitad del camino hacia el hombro derecho, lo cual le estirará el cuello, y que repita este estiramiento hacia el otro lado, jalando su cabeza suavemente con la mano izquierda hasta la mitad del camino hacia el hombro izquierdo. Es importantísimo que su familiar realice estos estiramientos con movimientos lentos y suaves. "Cualquier estiramiento rápido presenta una mayor probabilidad de causar un desgarre en un músculo o un ligamento. Hay que hacerlo poco a poco", advierte la Dra. Keenan.

Apúntele que piense en la postura. "Cuando no se adopta una buena postura —de manera particular cuando se está encorvado—, los músculos tienen que trabajar muy duro para mantener erguida la cabeza", afirma la Dra. Rucker. No obstante, su ser querido puede quitarle algo de esta carga de trabajo a su cuello. Dígale que al sentarse o ponerse de pie se asegure siempre de que sus hombros queden justo encima de su cadera; y sus oídos, encima de sus hombros. Su cabeza nunca debe caer al frente, como si fuera un caballo con bridas.

"Que piense en la parte superior de su cabeza —aconseja la Dra. Rucker— y trate de visualizar que está tocando el techo con ella. De esta forma se enderezará, alargará el cuello y estará lo más alto posible".

Que tenga un buen respaldo. Las viejas sillas de oficina contaban solamente con un asiento acojinado y un cojín ovalado que se podía colocar más o menos a la mitad de la espalda. Si su pariente (o incluso usted) sigue usando una de estas sillas pasadas de moda, cámbiela por una cuyo respaldo le llegue hasta los hombros. Este tipo de respaldo ayuda a que la cabeza, el cuello y la espalda se mantengan en posición vertical; además, de vez en cuando es posible reclinar la cabeza sobre el respaldo y así darle al cuello la oportunidad de relajarse, según dice Don Chaffin, Ph.D., profesor del Centro de Ergonomía de la Universidad de Michigan en Ann Arbor.

Aplíquele calor o frío. Usted puede aplicarle una bolsa de agua caliente o una compresa de hielo al cuello de su familiar para aliviarle el dolor. Escoja el remedio que él prefiera. "Ambos funcionan de la misma manera, incrementando la circulación hacia el área", indica la Dra. Keenan.

Cómprele un sostén deportivo. Si su ser querido de mayor edad con dolor de cuello es una mujer de senos grandes, es posible que su sostén (brasier) no le esté dando suficiente. . . sostén, pues, lo cual de seguro le causará dolor en el cuello, la espalda y los hombros. Tal vez le cueste trabajo convencerla de que lo use, pero recomiéndele que pruebe un sostén deportivo o para correr, los cuales ofrecen más apoyo y tienen tirantes más anchos. Los sostenes deportivos están diseñados para distribuir el peso de manera más uniforme.

Que cambie su cartera por una cangurera. Las carteras (bolsas) pesadas que se cuelgan del hombro con una cinta llegan a someter el cuello a un esfuerzo innecesario, según la Dra. Keenan. Una mejor alternativa para su pariente sería una cangurera (*fanny pack*), es decir, una bolsita provista de una especie de cinturón (correa) que se coloca alrededor de la cintura como una bolsa de canguro. La cangurera no somete el cuello a esfuerzo alguno y permite cargar cómodamente lo que por lo común se lleva en la cartera. Cuando la ocasión exija mayor elegancia, su familiar podrá usar una cartera de mano.

Debe dormir con el cuello alineado. Si su ser querido duerme con la misma almohada vieja y plana desde hace años, tírela a la basura, aconseja la Dra. Keenan. Es hora de comprarle una buena almohada que le brinde apoyo. Cómprele una que mantenga alineada su cabeza tanto con la parte media de su espalda (la línea que conecta el centro de su cabeza con la raya de sus asentaderas) como con su columna, ya sea que se acueste boca arriba o de lado. La firmeza de las almohadas —que aparece anotada en la etiqueta— podrá ayudarle en su selección, pero lo mejor es que su pariente las pruebe antes de decidirse por una. Eche una almohada sobre una cama que esté en exhibición en la tienda y pídale a su familiar que se recueste sobre ella. Sigan probando almohadas hasta que encuentren la adecuada.

Sugiérale que mejore sus movimientos. Cualquier movimiento rápido y brusco puede lesionar el cuello o la espalda. Sin embargo, a menudo no nos fijamos en los movimientos que realizamos con el cuello hasta que empezamos a sentir dolor, señala la Dra. Rucker. Dígale a su ser querido que trate su cuello con mucha delicadeza. Si amanece boca arriba, debe darse la vuelta primero hasta quedar de lado antes de levantarse, en lugar de sentarse de golpe. También recomiéndele que tenga cuidado al entrar y salir del carro. Primero debe sentarse en el asiento y luego rotar el cuerpo para meter las piernas al carro. Al salir del auto debe invertir el proceso. "Estas técnicas deben usarse todo el tiempo", según comenta la Dra. Rucker, cuando se trata de reducir al mínimo el daño cotidiano que puede conducir a dolores en el cuello.

(*Nota:* Si no reconoce algún término en este capítulo, vea el glosario en la página 623).

Flebitis

Cómo vencer los problemas en las venas

Un grupo de investigadores británicos que se han dedicado a estudiar a las personas que viajan por avión lo llaman "el síndrome de la clase turista", pero quizá usted lo conozca por su nombre más común: flebitis (una inflamación de las venas, generalmente en las piernas). La flebitis tiende a presentarse en muchas personas sanas que deben permanecer sentadas por mucho tiempo en el avión o el carro, según indica el Dr. Gabriel Goren, cirujano vascular y director del Centro para Trastornos Venosos en Encino, California.

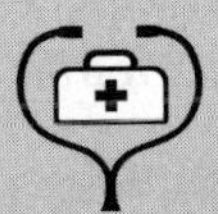

CUÁNDO CONSULTAR AL MÉDICO

Cualquier caso de flebitis necesita ser revisado por un doctor para que determine su gravedad. Si a su ser querido de mayor edad le han diagnosticado una flebitis superficial, llame a su médico si los síntomas siguen presentes después de un período de 7 a 10 días o si la afección vuelve a aparecer. Por otra parte, si usted detecta bolitas, fiebre alta o dolor e hinchazón generalizados en toda la pierna, es posible que su pariente haya desarrollado una flebitis de venas profundas, la cual requiere atención médica inmediata, advierte el Dr. Gabriel Goren, cirujano vascular y director del Centro para Trastornos Venosos en Encino, California.

Si su ser querido padece una trombosis de venas profundas y está tomando medicamentos anticoagulantes, llévelo al hospital si experimenta cualquier sangrado inusual o si presenta señales de hemorragia interna, como dificultad para respirar, hinchazón inexplicable o dolor pectoral, abdominal o articular.

Cuando hay poco espacio para mover las piernas se dificulta la circulación en estas y se impide que la sangre fluya libremente. "Cuando la sangre se encharca y se estanca en las venas, puede coagularse —dice el Dr. Goren—. El coágulo provoca una inflamación y entonces comienza la flebitis".

Sin embargo, no hay que viajar en tercera para que se produzca un ataque de flebitis. Cualquier período de inmovilidad puede provocar un episodio de esta afección, lo cual incluye las épocas en que uno se está recuperando de una lesión, una enfermedad o una cirugía. Conforme envejecemos, especialmente cuando existe alguna enfermedad debilitante, aumenta nuestro riesgo de desarrollar flebitis.

"Existen dos tipos de flebitis: la flebitis superficial y la flebitis de venas profundas (*DVT* por sus siglas en inglés) o trombosis", señala el Dr. Goren. La flebitis superficial por regla general se presenta en las personas que tienen venas varicosas (várices). Justo debajo de la piel de la pierna se nota una vena roja con aspecto de cuerda que se siente dura y caliente y que duele al tocarla, además de que se enrojece la piel a su alrededor.

En el caso de la DVT se experimenta una sensación de pesadez general en la pierna afectada, sobre todo en la pantorrilla; ocasionalmente también se hinchan los tobillos.

Se calcula que el 30 por ciento de los casos de DVT no se diagnostican y desaparecen solos, según afirma el Dr. J. A. Olivencia, director médico del Centro para Venas de Iowa en West Des Moines. No obstante, si un médico llega a detectar este tipo de trombosis de seguro le dará algún tipo de tratamiento al paciente.

Sin importar la forma en que el médico decida tratar esta enfermedad, usted también puede hacer varias cosas para ayudar a un ser querido que padece flebitis superficial. A continuación le explicaremos cómo la medicina de mamá puede ser de ayuda con este problema.

Cuente con el calor. Aplíquele calor húmedo a la parte afectada para aliviar la molestia y acelerar la curación. El calor contribuye particularmente a mejorar la circulación, con lo cual le ayuda al cuerpo a absorber el coágulo con mayor rapidez, explica el Dr. Olivencia. Cubra la parte inflamada con una toalla previamente sumergida en agua caliente y exprimida. Luego coloque un cojín eléctrico o una bolsa de agua caliente sobre la toalla para mantener la temperatura. Haga esto de 20 a 30 minutos por lo menos dos veces al día.

Súbala. Eleve la pierna afectada de su pariente. Esta posición estimulará la circulación y acelerará su curación, según dice el Dr. Olivencia.

Olvide las aspirinas. Para aliviar el dolor y la inflamación en la pierna de su familiar, déle ibuprofén, no aspirina. El ibuprofén funciona mejor que la aspirina por dos razones. Además de ser más eficaz como analgésico, ayuda a contrarrestar la reacción inflamatoria que genera el dolor y la hinchazón de la vena, según explica el Dr. Goren. Las tabletas de ibuprofén vendidas sin receta contienen 200 miligramos por pastilla, lo cual equivale a una dosis relativamente baja. Cuando su ser querido sufra un episodio de flebitis déle 400 miligramos —es decir, dos pastillas— tres veces al día después de los alimentos. Con esto le controlará el dolor y la inflamación.

Ayúdele "a medias". Las pantimedias elásticas o con compresión ayudan a disminuir la hinchazón y alivian en algo las molestias producidas por la flebitis al apretar las venas y reducir al mínimo la acumulación de líquidos en las piernas. Al revisar los paquetes de pantimedias con compresión en la farmacia, usted encontrará que la compresión va de suave a muy alta, en una escala del uno al cuatro. Para aliviar los síntomas de la flebitis superficial, opte por el segundo grado de compresión, es decir, la compresión media, recomienda el Dr. Olivencia. "Las pantimedias llegan a ser muy incómodas si se tiene un coágulo detrás de la rodilla o piernas gruesas. Si le resultan demasiada incómodas a su pariente, que no se obligue a usarlas".

Aconséjele que se mantenga en movimiento. Siempre que su familiar vaya a estar sentado por más que unas cuantas horas, sugiérale que mantenga su circulación andando para disminuir el riesgo de desarrollar flebitis, dice el Dr. Goren. Independientemente de que esté volando de costa a costa o de que vaya a hacer un viaje largo en carro, debe tomar descansos para estirarse las piernas.

Cada hora, su ser querido debe caminar por lo menos tres o cuatro minutos para que la sangre acumulada en sus piernas regrese a su corazón. Mientras esté sentado debe flexionar los músculos de las pantorrillas cada 10 minutos, moviendo los pies hacia arriba y hacia abajo.

Valoren las vitaminas del grupo B. Las enfermedades vasculares son más comunes en las personas que presentan un alto nivel del aminoácido homocisteína. Los estudios de investigación han demostrado que tres de las vitaminas del grupo B —el folato, la vitamina B_6 y la vitamina B_{12}— pueden hacer bajar un nivel elevado de homocisteína, afirma el Dr. James Finkelstein, profesor de Medicina en las Universidades de Howard, George Washington y Georgetown, todas con sede en Washington, D. C.

Para mantener tanto las venas como las arterias de su pariente en un estado óptimo de salud, el Dr. Finkelstein recomienda que diariamente le dé suplementos de 400 microgramos de ácido fólico (el folato en su forma sintética) y 25 miligramos de vitamina B_6. Debido a que las personas de mayor edad corren el riesgo de desarrollar una carencia de vitamina B_{12}, también debe tomar 100 microgramos de vitamina B_{12} al día, según el experto. Algunas buenas fuentes alimenticias de folato son el jugo de naranja (china), las espinacas, los espárragos, las lentejas y los frijoles (habichuelas) blancos pequeños. Por su parte, el plátano amarillo (guineo, banana), el pollo magro (bajo en grasa), la papa y la sandía son buenas fuentes de vitamina B_6. La vitamina B_{12} se encuentra en productos de origen animal como la carne, la leche, el queso y el huevo. Sin embargo, después de los 50 años de edad a algunas personas se les dificulta absorber esta vitamina a partir de los alimentos. Por lo tanto, el Consejo Nacional de Investigación recomienda que coman alimentos enriquecidos con vitamina B$_{12}$, como cereales instantáneos, por ejemplo, o bien que tomen un suplemento de esta vitamina.

(*Nota:* Si a su familiar se le ha diagnosticado la ausencia del factor intrínseco que ayuda a la absorción de la vitamina B$_{12}$, pregúntenle al médico si le serviría recibir inyecciones periódicas de vitamina B$_{12}$).

Emplee la vitamina "combatecoágulos". Según Joseph Pizzorno Jr., rector de la Universidad Bastyr en Seattle, Washington, se han realizado diversos estudios según los cuales la vitamina E brinda protección contra los coágulos. Este nutriente ayuda a prevenir que las plaquetas (unos componentes de la sangre que intervienen en el proceso de coagulación) se peguen entre sí y a las paredes de los vasos sanguíneos. Para reducir la pegajosidad de sus plaquetas, déle a su ser querido de 200 a 600 unidades internacionales (UI) de vitamina E al día.

(*Nota:* Si su ser querido está tomando anticoagulantes no debe ingerir vitamina E. Si bien esta vitamina por lo general se vende en dosis de 400 UI, un pequeño estudio demostró que posiblemente se dé cierto riesgo de sufrir un derrame cerebral cuando se administra una dosis de más de 200 UI de vitamina E. Consulten al médico si su pariente presenta un alto riesgo de padecer un derrame cerebral).

Contrarreste con una crema los problemas de las venas. "La castaña de la India (*horse chestnut*) es una hierba antiinflamatoria muy buena y probadísima como remedio para las venas", opina el herbolario británico Christopher Robbins, miembro del Instituto Nacional Británico de Herbolarios Médicos, quien ejerce la medicina herbaria en Ross-on-Wye, Herefordshire, Inglaterra. Diversos estudios demuestran que el extracto de la castaña de la India reduce considerablemente la sensación de pesadez y la hinchazón en las piernas de las personas que padecen esta dolorosa afección. Por su parte, la caléndula (maravilla, *calendula*) se conoce por sus propiedades antiinflamatorias.

Para preparar esta crema, mezcle cuatro partes de crema de caléndula (que encontrará en la mayoría de las tiendas de productos naturales) con una parte de tintura de castaña de la India; guarde la crema en un frasco con una tapa que ajuste bien. Unte esta crema herbaria directamente sobre la parte inflamada dos o tres veces al día. Al comprar la crema de caléndula, revise la etiqueta para asegurarse de que se trate de la crema herbaria, no de la versión homeopática.

(*Nota:* Una tintura o *tincture* es un líquido herbario muy concentrado. Se prepara al remojar las hojas de una hierba en alcohol o glicerina —lo cual extrae sus propiedades medicinales— durante al menos seis semanas. Las tinturas se venden en las tiendas de productos naturales en botellitas pequeñas provistas de goteros para administrar las dosis. Asegúrese de guardarlas siempre fuera del alcance de los niños).

"Antiinflámelo" con árnica. La Comisión E de Alemania, encargada de evaluar la seguridad y eficacia de las hierbas, ha aprobado el árnica como tratamiento para la flebitis. Las flores de vivo color amarillo del árnica contienen compuestos antiinflamatorios y analgésicos. Además, esta hierba hace que la sangre se mantenga en movimiento al estimular la circulación, de acuerdo con Roy Upton, director ejecutivo de Farmacopea Herbaria de los Estados Unidos, una fundación de instrucción en herbolaria con sede en Santa Cruz, California. La loción de árnica, que por lo general se vende como remedio contra los golpes y los moretones (cardenales, magulladuras), es fácil de encontrar en las tiendas de productos naturales. Unte crema o loción de árnica sobre la vena hinchada hasta cuatro veces al día hasta que el dolor desaparezca.

Trátelo con tinturas. El naturópata australiano Andrew Pengelly, N.D., quien dirige la Clínica Herbaria del Valle en Hunter Valley, Nueva Gales del Sur, recomienda una fórmula en la que se combinan las tinturas de tres hierbas: la caléndula, que es antiinflamatoria; la milenrama (real de oro, alcaina, alcanforina, *yarrow*), que tonifica los vasos sanguíneos; y la equinacia (equiseto, *echinacea*), una hierba antiinfecciosa.

Mezcle dos mililitros de cada tintura y agregue de tres a cinco mililitros de esta mezcla de tinturas a 2 onzas (60 ml) de agua. Para medir, use una cuchara para medir líquidos (*liquid measuring spoon*), la cual se consigue en la farmacia. Mezcle esta combinación de sabor ligeramente amargo con un vaso pequeño de jugo y déselo de beber a su familiar tres veces al día. Siempre y cuando su ser querido asista a consultas periódicas con un profesional calificado que sepa que está tomando este remedio, según el Dr. Pengally se puede aplicar sin ningún problema por el tiempo que sea necesario para aliviar el dolor y la inflamación.

Calme el dolor con esta corteza. Para aliviar el dolor de una vena inflamada, mezcle tres cucharadas de polvo de corteza de roble blanco de América (*white oak bark powder*) con una taza de agua en una cacerola. Póngala a calentar hasta que suelte el hervor y hiérvala a fuego lento por 10 minutos, indica Upton. Deje que el líquido se enfríe un poco, hasta que ya no la queme al tocarlo. Remoje un trapo en este té y colóquelo sobre la parte adolorida, presionando suavemente. Déjelo unos 20 minutos, tiempo durante el cual su pariente deberá mantener las piernas elevadas. Puede repetir este tratamiento tres veces a la semana hasta que el dolor desaparezca. El polvo de corteza de roble blanco de América se consigue en las tiendas de productos naturales.

Bríndele los beneficios de la bromelina. La bromelina (*bromelain*) es una enzima derivada de la piña (ananá) que tiene propiedades antiinflamatorias y anticoagulantes. Por lo tanto ayuda a prevenir los ataques recurrentes de flebitis, según afirma Decker Weiss, N.M.D., un naturópata del Instituto Cardíaco de Arizona en Phoenix. En un estudio que incluyó a 73 personas con flebitis grave que tomaron bromelina además de un analgésico, los investigadores observaron que todos los síntomas de la inflamación disminuyeron, incluyendo el dolor, la hinchazón y la elevada temperatura de la piel.

La dosis típica de bromelina se ubica entre 500 y 1,000 miligramos al día, indica el Dr. Weiss. Para obtener el mejor efecto, déle una dosis dividida a su pariente cuatro veces al día, cuando su estómago esté vacío, aconseja el naturópata. Si se toma junto con los alimentos, la bromelina sólo actúa como enzima digestiva en lugar de ayudar a prevenir la coagulación.

(*Nota:* La mayoría de los consejos generales mencionados en este capítulo pueden aplicarse de manera simultánea, como por ejemplo en el caso de recomendaciones en cuanto a la alimentación o el estilo de vida. Y cualquiera de los tratamientos con hierbas o suplementos puede utilizarse de acuerdo con lo señalado por los expertos. Sin embargo, ni nosotras ni nuestros expertos recomendamos que las diversas hierbas o suplementos se combinen. No se han estudiado a fondo las interacciones de distintas hierbas o suplementos para determinar si algunos de estos pueden ser dañinos cuando se utilizan en conjunto. Por lo tanto, es mejor que usted consulte al médico antes de combinar hierbas o suplementos para tratar este problema. Si no reconoce algún término mencionado aquí, vea el glosario en la página 623).

Incontinencia

Alto a los accidentes

Si su ser querido de edad mayor tiene un problema de incontinencia, quizá le sirva de consuelo saber que se trata de un problema común entre las personas mayores. Pero en realidad no es el tipo de consuelo que necesita, ¿verdad? Lo más probable es que tanto a su pariente como a usted les agradaría más saber si pueden hacer algo al respecto.

Pues bien, sí pueden hacer algo.

"La incontinencia no es normal a ninguna edad —dice el Dr. Neil Resnick, profesor de Medicina en la Universidad Harvard en Cambridge, Massachusetts—. No va en función de la edad ni del sexo. Casi siempre se puede tratar y muchas veces es curable".

Al menos 13 millones de las personas que viven en los Estados Unidos padecen incontinencia urinaria, es decir, la salida involuntaria de orina. Por cierto que esta afección no es nada justa con el sexo femenino. Alrededor de 11 millones del total de 13 millones de personas afectadas son mujeres. De hecho, una de cada tres mujeres experimenta algún grado de incontinencia urinaria en algún momento de su vida.

Además de las soluciones que el médico recomiende, en la mayoría de los casos usted misma podrá ayudarle de varias formas a su familiar de mayor edad.

Que apunte. Antes de que su ser querido vaya con el médico, sería buena idea que por unos dos días llevara un registro de sus hábitos urinarios, aconseja el Dr. Resnick. Dígale que anote la hora en que orina o se le sale la orina, así como las actividades que pudieron haber provocado las fugas de orina, como estornudar, toser o hacer ejercicio. También puede servir que calcule el número de fugas que tiene. Dígale también que apunte si se le salieron unas cuantas gotas de orina, unas cuantas cucharaditas o cucharadas, o bien una cantidad suficiente para mojar una toalla femenina o su ropa. Estas anotaciones le pueden resultar

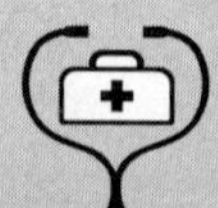

CUÁNDO CONSULTAR AL MÉDICO

En ocasiones la incontinencia es síntoma de un problema subyacente más grave, como un tumor cerebral, un bloqueo uretral, un disco roto o esclerosis múltiple, según advierte el Dr. Neil Resnick, profesor de Medicina en la Universidad Harvard en Cambridge, Massachusetts. En la mayoría de los casos, estas afecciones pueden tratarse si se detectan a tiempo, así que su diagnóstico no debe posponerse.

Si el médico de su ser querido afirma que no se puede hacer nada con respecto a su incontinencia, no acepte su opinión como verdad absoluta, indica el Dr. Resnick. Todo el tiempo se están llevando a cabo estudios para encontrar soluciones nuevas al problema, así que tal vez quieran buscar a un doctor más actualizado en el tema.

útiles al doctor a la hora de determinar de qué tipo de incontinencia se trata así como el tratamiento apropiado.

Sugiérale que aprenda los ejercicios de Kegel. Los ejercicios del músculo pélvico, también conocidos como ejercicios de Kegel, ayudan a muchas mujeres afectadas por los tipos más comunes de incontinencia, según dice el Dr. Resnick.

Los ejercicios de Kegel fortalecen los músculos del piso de la pelvis que apoyan la vejiga. Cuando estos músculos están más fuertes, se pueden apretar para controlar la salida de la orina.

Para hacer los ejercicios de Kegel los músculos del piso de la pelvis se contraen rápidamente, como si se estuviera deteniendo el flujo de la orina. La contracción se sostiene por unos tres segundos y luego los músculos se relajan por un tiempo semejante. Este par de movimientos cuenta como una "repetición". Unos 45 repeticiones diarias hechas durante seis semanas pueden ayudar a controlar la incontinencia, promete el Dr. Resnick. Al igual que la tarea de fortalecer los bíceps o cualquier otro músculo, este proceso lleva tiempo. Pero no vaya a creer que queremos someter a su ser querido a tortura china. No es necesario que haga las 45 repeticiones de una sola vez. Sólo tiene que realizar tres sesiones diarias de 15 repeticiones cada una.

Lo maravilloso de los ejercicios de Kegel es que se pueden hacer en cualquier lugar —en el carro al conducir, durante un juego de cartas (naipes), mientras se lavan los platos— sin que nadie se dé cuenta. Y si se hacen correctamente realmente funcionan, opina el Dr. Resnick.

Recuérdele a su pariente que con los ejercicios de Kegel sucede lo mismo que con cualquier otro programa de ejercicio: según el Dr. Resnick, los efectos benéficos sólo duran mientras se siga haciendo los ejercicios. En un estudio de investigación se observó que las mujeres que hacían los ejercicios de Kegel tres veces por semana lograron el mayor éxito, incluso después de cinco años.

También ayuda programar la hora de ir al baño. Si la incontinencia se debe a la urgencia de orinar, los ejercicios de micción programada, que en inglés se conocen como *"bladder drills"*, pueden ayudar a recobrar el control, según señala el Dr. Phillip Barksdale, un uroginecólogo del Hospital Femenil de Baton Rouge, Luisiana.

Para hacer estos ejercicios, su ser querido tiene que orinar a intervalos fijos de una o dos horas para evitar que se le llene demasiado la vejiga. Una vez que haya logrado mantenerse seco por varios días debe ir aumentando el intervalo, indica el Dr. Barksdale. Si se toma su tiempo, en algún momento deberá ser capaz de controlar su micción y aguantar varias horas sin ir al baño.

"Tonifíquelo" con cola de caballo. La cola de caballo (*horsetail*) es una planta abrasiva que antiguamente se usaba para pulir metales y madera. Esta planta perenne primitiva contiene grandes cantidades de sílice, el cual ayuda a apoyar la regeneración del tejido conjuntivo. Si su familiar padece una incontinencia de esfuerzo ocasionada por un tono muscular débil, una dosis diaria de té de cola de caballo, rico en sílice, combinada con un régimen de ejercicios de Kegel, puede ayudarle a restaurar el tono muscular de su tracto urinario, afirma Lynn Newman, una herbolaria médica de Glen Head, Nueva York.

Una gran proporción del sílice que la cola de caballo contiene es soluble en agua, por lo que se debe tomar en forma de té. Ponga una taza de agua a calentar hasta que hierva, retírela del fuego y agregue media cucharadita de la hierba seca. Deje la mezcla en infusión de 15 a 20 minutos y cuele el té. Su ser querido deberá tomar una taza de este té al día. También puede darle de 10 a 12 gotas de extracto de cola de caballo sin alcohol dos veces al día por un mes. (Pida el extracto de cola de caballo sin alcohol, que en inglés se llama *alcohol-free horsetail extract*, en la tienda de productos naturales). Dado que la cola de caballo a veces irrita el tracto digestivo si se toma por más de seis semanas, Newman recomienda que siga la rutina mensual que delineamos a continuación: déle a su pariente una taza de té diariamente por un mes, suspenda el tratamiento por una semana y vuelva a administrarle el té por otro mes. Si prefiere el extracto de cola de caballo, continúa Newman, agregue cada dosis a una taza de agua y siga el mismo patrón mensual descrito para el té. No obstante, para que su familiar aproveche al máximo los beneficios de esta hierba, su rutina diaria también deberá incluir tres series de 15 repeticiones de los ejercicios de Kegel.

Pruebe la pelusa. Cuando la vejiga está hiperactiva e irritada suele mandar a la gente corriendo al baño. La pelusa (barba) de maíz (pelos de elote, *corn silk*) y la agrimonia (*agrimony*) trabajan en conjunto para aliviar esta irritación, según Claudia Wingo, R.N., una herbolaria médica de College Park, Maryland.

Como tratamiento para la incontinencia causada por irritación de la

Ojo con estos medicamentos

Algunos relajantes musculares, como el dantroleno (*Dantrium*), pueden causar incontinencia al relajar los músculos que sirven de apoyo a la vejiga, señala W. Steven Pray, Ph.D., R.Ph., profesor de Farmacéutica en la Universidad Estatal del Suroeste de Oklahoma en Weatherford. La cafeína también llega a producir el mismo efecto, afirma el Dr. Pray. Esto incluye la cafeína presente en ciertos analgésicos hechos a base de aspirina, como el *Excedrin*.

vejiga, la agrimonia funciona mejor cuando se combina con la pelusa de maíz. En realidad la pelusa de maíz suele conocerse por sus propiedades diuréticos, por lo que más bien parecería aconsejable evitar esta hierba cuando se trata de recobrar el control de la vejiga. Sin embargo, el nutritivo té de los estambres de esta verdura cotidiana contiene mucílago, sustancia que ayuda a aliviar las paredes de las vías urinarias, según explica Silena Heron, N.D., profesora adjunta en el Colegio del Suroeste de Medicina Naturopática y Ciencias de la Salud en Tempe, Arizona.

Sin embargo, puede ser todo un reto encontrar una pelusa de maíz de buena calidad. A menudo es más sencillo recolectarla uno mismo, indica la Dra. Heron. Compre unas mazorcas de maíz (elote, choclo) de cultivo orgánico y guarde la pelusa a la hora de quitarles las hojas. Deseche cualquier parte café o seca. Pique la pelusa y agréguela a ensaladas o séquela en un deshidratador de alimentos o sobre una rejilla bien ventilada. Sabe a maíz fresco.

Para asegurarse de siempre tener a la mano un poco de té listo para tomarse, prepárelo por la noche antes de irse a acostar, sugiere Wingo. Primero haga una mezcla de partes iguales de pelusa de maíz seca y agrimonia. (Una parte puede equivaler, por ejemplo, a una taza de cada hierba.) Por la noche, ponga una cucharada colmada (copeteada) de esta mezcla en un frasco de 1 cuarto de galón (960 ml). Cubra las hierbas con agua hirviendo y deje la mezcla en infusión durante toda la noche. "A la mañana siguiente, tendrá un té bueno y fuerte", afirma la herbolaria. Cuele la bebida antes de dársela a su ser querido, quien deberá tomar tres tazas diarias de este té. Podrá administrarle este remedio diariamente hasta por un año.

El espino quizás sea divino para esta dolencia. El espino (marzoleto, *hawthorn*) suele usarse principalmente para tratar los trastornos cardíacos y circulatorios, pero una dosis diaria de esta hierba también ayuda a curar los músculos, ligamentos y tejidos nerviosos del tracto urinario, de acuerdo con Erik Von Kiel, M.D., D.O., un médico holístico de Allentown, Pensilvania. El espino, que en la Edad Media se conocía como un símbolo de esperanza, es un potente antioxidante cuyo principal beneficio médico proviene de su alto contenido de bioflavonoides.

Para el problema de la incontinencia, el Dr. Von Kiel recomienda el extracto concentrado de esta hierba, que se vende en forma de un jarabe parecido a la brea. Su pariente podrá tomar un cuarto de cucharadita del extracto tres veces al día, o bien usted puede prepararle un té con un cuarto de cucharadita del extracto en una taza de agua tibia. Deje reposar la mezcla por 10 minutos antes de dársela a tomar. Si lo prefiere, puede usar una bolsa de té en lugar del extracto. Ambos tés se toman tres veces al día, al igual que la cucharadita de extracto solo. Es posible que observe cierta mejoría si su familiar toma este remedio regularmente durante una semana, pero por lo común hay que esperar entre uno y tres meses para notar un mayor control de la vejiga. Usted puede administrar la misma dosis, ya sea diariamente o cada tercer día, por un año o más, afirma el Dr. Von Kiel.

Suminístrele este sedante. Si bien a la *kava kava* se le conoce mejor por su capacidad para inducir un estado mental de euforia y calma, de acuerdo con Wingo también es valiosa cuando se trata de apaciguar una vejiga irritada. Conforme se envejece, la vejiga puede volverse hiperactiva y causar contracciones demasiado fuertes para controlarlas, lo cual se conoce como incontinencia por urgencia. Se siente la urgencia irresistible de orinar, pero no se alcanza a llegar al baño antes de que la vejiga libere la orina. Tomar *kava kava* puede ayudar a tranquilizar y calmar tanto la vejiga como la urgencia inmediata de orinar. Sin embargo, no se la dé a su pariente a la hora de acostarse, recomienda la herbolaria, porque puede incrementar la micción durante la noche. Mezcle 30 gotas de tintura de *kava kava* con agua y désela tres veces al día.

Sin embargo, hay que tomar en cuenta varias consideraciones en relación con la *kava kava*. Debido a que produce un efecto sedante, no se la dé a su pariente si ya está tomando algún otro sedante antes de acostarse, advierte el Dr. Tyler. Tampoco debe tomar *kava kava* con alcohol o barbitúricos ni pasarse de la dosis recomendada. Además, debe tener precaución a la hora de manejar o de operar cualquier tipo de máquina, ya que esta hierba es un relajante muscular.

(*Nota:* Una tintura o *tincture* es un líquido herbario muy concentrado. Se prepara al remojar las hojas de una hierba en alcohol o glicerina —lo cual extrae sus propiedades medicinales— durante al menos seis semanas. Las tinturas se venden en las tiendas de productos naturales en botellitas pequeñas provistas de goteros para administrar las dosis. Asegúrese de guardarlas siempre fuera del alcance de los niños).

Hay que cuidar lo que toma y cuándo lo toma. El alcohol y las bebidas que contienen cafeína, como el café y el té, estimulan la producción de orina. Sugiérale a su familiar que limite su consumo de estas bebidas a no más que una o dos tazas diarias o, mejor aún, que las elimine por completo, aconseja el Dr. Barksdale. Estas medidas le ayudarán con sus ejercicios de micción programada, pues la urgencia de ir al baño se hará menos frecuente, indica el uroginecólogo. Asimismo es recomendable que disminuya la cantidad de líquidos que toma en la tarde. Al reducirse la tensión en su vejiga, su pariente se sentirá más cómodo mientras esté descansando de los ejercicios de micción programada que se recomiendan en la página 375.

Ojo con las "sequías". Es posible que su ser querido se sienta tentado a beber menos líquidos a lo largo del día para no tener que ir al baño con tanta frecuencia. No obstante, por razones de salud es importante que siga tomando una cantidad normal de líquidos, asegura el Dr. Barksdale. Si se resiste conscientemente a tomar algo cuando tenga sed, tal privación de líquidos puede conducir rápidamente a la deshidratación, sobre todo si tomamos en cuenta que estamos hablando de una persona de la tercera edad.

El poder de la precisión. De acuerdo con el Dr. Resnick, un terapeuta puede enseñarles a muchas personas con incontinencia a contraer sus músculos pélvicos en el momento de realizar un esfuerzo físico.

"Normalmente se recibe una advertencia que indica que se va a toser o estornudar", afirma el experto. Si su pariente practica hacer un ejercicio de Kegel en ese preciso instante podrá evitar la incontinencia.

El médico debe tratar los factores provocadores. A veces, el tratamiento de una alergia o tos "cura" la incontinencia, según dice el Dr. Barksdale. Una vez que se elimina la causa física, a menudo la incontinencia desaparece.

Que aplique los absorbentes sabiamente. Es común que las personas con incontinencia recurran al uso de diversos productos absorbentes, como toallas femeninas o pañales desechables para adulto.

Si bien los productos absorbentes siguen siendo el medio más usual para lidiar con la incontinencia, es importante que su familiar no llegue a depender de ellos de forma exclusiva. Los doctores Resnick y Barksdale enfatizan que sólo deben usarse junto con los tratamientos que le indique su médico así como sus propias medidas de control.

(*Nota:* La mayoría de los consejos generales mencionados en este capítulo pueden aplicarse de manera simultánea, como por ejemplo en el caso de recomendaciones en cuanto a la alimentación o el estilo de vida. Y cualquiera de los tratamientos con hierbas o suplementos puede utilizarse de acuerdo con lo señalado por los expertos. Sin embargo, ni nosotras ni nuestros expertos recomendamos que las diversas hierbas o suplementos se combinen. No se han estudiado a fondo las interacciones de distintas hierbas o suplementos para determinar si algunos de estos pueden ser dañinos cuando se utilizan en conjunto. Por lo tanto, es mejor que usted consulte al médico antes de combinar hierbas o suplementos para tratar este problema. Si no reconoce algún término mencionado aquí, vea el glosario en la página 623).

Insomnio

Cómo ayudarlos a entregarse a los brazos de Morfeo

Las personas de mayor edad tienen las mismas necesidades de sueño que los demás adultos, es decir, un promedio de aproximadamente ocho horas por noche. Sin embargo, su capacidad para dormir puede verse afectada por diversas razones.

Como parte natural del envejecimiento, las personas de la tercera edad tienden a despertarse más fácilmente. Con el tiempo también es posible que sus ciclos de sueño cambien, de modo que repentinamente tienen más sueño a una hora más temprana de la noche. El insomnio entra en acción cuando se resisten a estas ganas de dormir y se quedan despiertos hasta más tarde, pero luego ya no pueden dormir en la madrugada.

También habrá ocasiones en que su pariente de mayor edad (y probablemente usted también) pase por épocas en que no pueda dormir a causa de los eventos estresantes o preocupantes de la vida diurna. La naturaleza cambiante de la vida, como el tener que acostumbrarse al retiro o el duelo por la muerte de un ser querido, llega a provocar un insomnio de situación o transitorio. Lo importante es que estos períodos se miren desde su debida perspectiva, afirma Michael Vitiello, Ph.D., profesor de Psiquiatría en la Universidad de Washington en Seattle.

El insomnio agota, pero generalmente no se considera un peligro

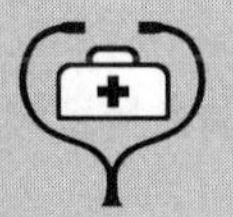

CUÁNDO CONSULTAR AL MÉDICO

Si el insomnio de su ser querido persiste durante más de dos semanas o le hace sentirse tan soñoliento durante el día que afecta su capacidad para realizar tareas importantes como conducir un carro, consulten a un especialista en los trastornos del sueño, sugiere Michael Vitiello, Ph.D., profesor de Psiquiatría en la Universidad de Washington en Seattle. Es posible que su pariente padezca un trastorno de sueño subyacente más grave que deberá ser tratado por un profesional.

grave para la salud. Si se prolonga por más de dos semanas consulte al médico. Mientras tanto le ofreceremos algunos truquitos caseros antiinsomnio del arsenal de la medicina de mamá que usted podrá utilizar para ayudar a su ser querido de mayor edad.

Que reajuste su reloj. El ritmo circadiano es el reloj interno del cuerpo que nos dice a qué horas debemos dormir o estar despiertos. Puede verse influenciado por la exposición del cuerpo a la luz solar. Este dato puede ser muy útil si su pariente empieza a quererse acostar a las 7:00 P.M., pero se despierta a las 3:00 A.M. Tal vez su reloj interno esté descompuesto y necesite un reajuste.

Para volver a ajustar su reloj interno, su familiar debe exponerse lo más posible a la luz del Sol al acercarse el final del día, según recomienda Sonia Ancoli-Israel, Ph.D., directora de la clínica para los trastornos del sueño del Sistema de Asistencia Médica del Departamento de Veteranos en San Diego, California. Esta medida adelantará varias horas el reloj de su cuerpo, de modo que empezará a tener ganas de acostarse a una hora más usual. Dígale a su ser querido que coma su almuerzo al aire libre y salga a caminar por la tarde; cuando tenga que salir por la mañana debe usar lentes de sol, de modo que sus ojos estén expuestos a menos luz. Todas estas estrategias expondrán su cuerpo a la luz del día más tarde, en lugar de más temprano. Empezará a notar los resultados después de unas dos semanas, indica la Dra. Ancoli-Israel.

UN COJÍN HERBARIO

Quizás le parezca un poco raro, pero este pequeño cojín relleno de hierbas que inducen el sueño es una forma segura de caer como piedra. Además, le funciona bien a todo mundo, desde los niños hasta los ancianos, según indica Phoebe Reeve, una herbolaria de Winchester, Virginia. "Es algo hermoso y natural, lo cual es tranquilizante en sí —afirma—. Además, el aroma es fisiológica y psicológicamente soporífero". Es decir, la fragancia relaja el cuerpo tanto como el alma.

Si no encuentra todas estas hierbas secas, cualquier combinación de las mismas o incluso una sola le ayudará a su pariente a dormir mejor. El cojín no debe ser tan grande que pueda recostar la cabeza sobre ella; en cambio, su pariente sólo debe colocárselo cerca de la nariz al acostarse. "También le servirá para tener algo qué abrazar mientras concilie el sueño", dice Reeve.

Un trozo de alguna tela de algodón, como la muselina
1   **cucharada de lavanda (alhucema, espliego, *lavender*)**
1   **cucharada de manzanilla (*chamomile*)**
1   **cucharada de lúpulo (*hops*)**
1   **cucharada de artemisa (altamisa, ajenja, *mugwort*)**
1   **cucharada de pétalos de rosa**

Corte dos pequeños cuadros idénticos de la tela de algodón. (Reeve recomienda pedazos de 4 x 4 pulgadas/10 x 10 cm, pero puede hacer el cojín un poco más grande, si lo prefiere). Junte los derechos de los cuadros de tela y cosa tres lados del cuadro. Voltee el cuadro para que el derecho de la tela quede hacia afuera.

Mezcle la lavanda, la manzanilla, el lúpulo, la artemisa y la rosa. Utilice la mezcla para rellenar la almohada y cósala para cerrarla.

Para reactivar la fragancia de las hierbas, rocíe vodka o cualquier otro tipo de alcohol inodoro de grano sobre la almohada y deje que se seque. Mantendrá su eficacia por un año, más o menos. Al cabo de este tiempo, rellénela con una nueva mezcla de hierbas.

Que se acostumbre. Si su pariente se acuesta y se despierta siempre a la misma hora, los siete días de la semana, su cuerpo se lo agradecerá. Se acostumbrará a ese ritmo y a dormir durante esas horas, explica la Dra. Ancoli-Israel.

Déle valeriana. La raíz de valeriana (*valerian*) le ayudará a su familiar a dormir, según afirma Varro E. Tyler, Ph.D., Sc.D., profesor de Farmacognosia de la Universidad Purdue en West Lafayette, Indiana. La valeriana es una hierba antigua que sirve para ajustar el sueño a lo largo de cierto período, pero no es necesario cultivarla ni moler la raíz.

El Dr. Tyler recomienda comprar un concentrado de valeriana y tomar diariamente una cantidad equivalente a dos o tres gramos. Esta hierba también está disponible en forma de cápsulas. Busque un extracto estandarizado de valeriana (con una concentración al 0.8 por ciento de ácido valérico o *valeric acid*) y siga las instrucciones que aparezcan en la etiqueta del producto. Si su ser querido toma medicamentos para dormir o para regular el estado de ánimo, como diazepam (*Valium*) o amitriptilina (*Elavil*), no debe consumir valeriana. Si la valeriana le produce un efecto estimulante, suspéndasela. En casos poco frecuentes, esta hierba puede provocar palpitaciones cardíacas y nerviosismo en individuos sensibles.

"Apasiónelo". La pasionaria (pasiflora, pasiflorina, hierba de la paloma, *passion flower*), con sus flores exóticas, es una planta maravillosa para adornar la casa. Si se seca, se muele y se incluye en una fórmula herbaria para dormir, también es excelente para aliviar la inquietud nerviosa.

"La pasionaria a menudo se vende en combinación con la raíz de valeriana", dice la Dra. Connie Catellani, directora médica del Centro Miro de Medicina Integral en Evanston, Illinois. Tal combinación no ofrece ningún peligro y funciona mejor que cada una de las hierbas por separado. "Estas hierbas parecen potenciar sus respectivos efectos, lo cual aumenta la probabilidad de que el remedio funcione", continúa la experta. Una hora antes de que le toque a su ser querido irse a acostar, déle de 4,000 a 8,000 miligramos de pasionaria seca en cápsulas, o bien una fórmula combinada de acuerdo con las instrucciones que aparezcan en el paquete. Su pariente podrá tomar estas hierbas por períodos prolongados. Lo más probable es que sólo encuentre cápsulas de pasionaria con una dosis de menos de 1,000 miligramos cada una, de modo que tal vez deba administrarle un buen número de cápsulas para completar la dosis.

Cálmelo con *kava kava*. Para un caso de insomnio agudo, como el causado por la descompensación que el cuerpo sufre después de un largo viaje en avión (en inglés, *jet lag*), quizá quiera darle a su familiar el remedio herbario llamado *kava kava*, comenta el Dr. Tyler. Esta hierba también se vende ya empacada, pero es necesario que lea la etiqueta para asegurarse de que contenga kavapironas o kavalactonas (*kavapirones* o *kavalactones*), los principios activos de la hierba.

Déle entre 60 y 120 miligramos a su ser querido antes de que se acueste, para ayudarle a conciliar el sueño. Debido a que la *kava kava* produce un efecto sedante, no se la dé si su pariente ya está tomando algún otro sedante antes de acostarse, advierte el Dr. Tyler. Tampoco debe tomar *kava kava* con alcohol o barbitúricos ni pasarse de la dosis recomendada. Además, debe tener precaución a la hora de manejar o de operar cualquier tipo de máquina, ya que esta hierba es un relajante muscular.

Acuda a este auxilio antiguo. Casi todos conocemos la manzanilla, una hierba con la que tradicionalmente se tratan los problemas digestivos en Latinoamérica. ¿Qué tiene que ver con el insomnio? Pues que la indigestión es una de sus causas, aunque rara vez se mencione. Si su familiar tiene dificultades para dormir por algo que comió, o si le duele el estómago porque algo le molesta, la acción antiespasmódica de la manzanilla convierte esta hierba en una valiosa cura.

La forma más agradable de tomar la manzanilla probablemente sea como té. Casi en cualquier supermercado conseguirá bolsas de té medidas para tazas individuales; también puede comprar flores secas de manzanilla a granel para preparar el té. Para hacer una taza de té, utilice una cucharada colmada (copeteada) de la hierba y cúbrala con una taza de agua hirviendo. Deje la mezcla en infusión por 10 minutos. Vierta el té en una taza a través de un colador de té o un tamiz de malla, y déle a su ser querido una taza de este té antes de que se vaya a acostar.

La manzanilla es tan suave e inofensiva que su pariente la podrá tomar para pasarse cualquiera de las otras hierbas que inducen el sueño. Además, se puede consumir de forma ininterrumpida y por tiempo indefinido, señala la Dra. Catellani.

Que coma ligerito. Quizá a su familiar le entre el sueño con una comilona nocturna, pero también es posible que le suceda lo contrario. Si es propenso a sufrir acidez (agruras, acedía) o reflujo gastroesofágico, dos problemas que tienden a aumentar con la edad, cenar mucho y ya tarde lo mantendrá despierto, indica la Dra. Phyllis Zee, Ph.D., profesora de Neurología en la Universidad del Noroeste en Chicago, Illinois. Debe tratar de cenar más temprano.

Déle una merienda para que el sueño lo rinda. Por otra parte, si su pariente cena temprano es posible que le vuelva a dar hambre antes de irse a acostar. Y el hambre ciertamente puede mantenerlo despierto. Por lo tanto, déle una merienda (botana, refrigerio, tentempié) para quitarle el hambre antes de que se vaya a dormir, sugiere el Dr. Vitiello, quien también recomienda incluir un poco de leche tibia en esta merienda nocturna, ya que la leche contiene triptofano (una sustancia alimenticia que ayuda a las personas a sentirse soñolientas). Otros alimentos ricos en triptofano son el pavo, el pescado y el plátano amarillo (guineo, banana).

Que haga ejercicio. Se ha demostrado que el ejercicio nos ayuda a dormir bien, según señala la Dra. Zee. Y no es necesario que su familiar se entregue a una extenuante sesión de ejercicios aeróbicos. De hecho, la hora en que se haga el ejercicio es más importante que su intensidad. En los primeros momentos el ejercicio hace que uno esté más alerta. No obstante, de cuatro a seis horas después tanto la temperatura corporal como el metabolismo empiezan a caer, lo cual prepara al cuerpo para dormir, según explica el Dr. Peter Hauri, codirector del Centro para los Trastornos del Sueño de la Clínica Mayo en Rochester, Minnesota.

Su ser querido debe programar sus sesiones de ejercicio de modo que las realice de cuatro a seis horas antes de irse a acostar. De esta forma su temperatura corporal y energía estarán disminuyendo más o menos a la hora en que le toque ir a dormir. Si hace ejercicio con menos tiempo de anticipación estará demasiado animado como para conciliar el sueño.

Que se cuide con lo que toma. Las bebidas con cafeína interrumpen el sueño, por lo que su pariente no deberá tomarlas después del mediodía. También debe evitar las bebidas alcohólicas antes de irse a acostar. En el primer momento el alcohol produce un efecto sedante, pero a medida que el cuerpo lo convierte en energía se vuelve estimulante y lo mantiene despierto durante la noche, según afirma Margaret Moline, Ph.D., directora del Centro para Trastornos del Sueño y la Vigilia en el Hospital Presbiteriano de Nueva York–Centro Médico Cornell en White Plains, Nueva York.

(*Nota:* La mayoría de los consejos generales mencionados en este capítulo pueden aplicarse de manera simultánea, como por ejemplo en el caso de recomendaciones en cuanto a la alimentación o el estilo de vida. Y cualquiera de los tratamientos con hierbas o suplementos puede utilizarse de acuerdo con lo señalado por los expertos. Sin embargo, ni nosotras ni nuestros expertos recomendamos que las diversas hierbas o

Ojo con estos medicamentos

Ciertos medicamentos que suelen recetárseles a las personas de mayor edad pueden interferir con su capacidad para conciliar el sueño, advierte la Dra. Phyllis Zee, Ph.D., profesora de Neurología en la Universidad del Noroeste en Chicago, Illinois. Consulten al médico si creen que los medicamentos que su pariente toma tal vez le estén causando insomnio. Sin embargo, su ser querido *nunca* debe dejar de tomarlos sin la autorización de su médico. He aquí algunos de los sospechosos más comunes cuando se trata de insomnio:

- Antidepresivos como la fluoxetina (*Prozac*)

- Medicamentos para una enfermedad pulmonar crónica o enfisema, tales como la prednisona (*Deltasone*), la teofilina (*Respbid*) y los betabloqueadores como el propranolol (*Inderal*); estos facilitan la respiración pero a veces también resultan tan estimulantes que interfieren con el sueño

- Diuréticos recetados para la presión arterial alta (hipertensión), que pueden interferir con el sueño de forma indirecta porque obligan a levantarse de la cama para ir al baño durante la noche

suplementos se combinen. No se han estudiado a fondo las interacciones de distintas hierbas o suplementos para determinar si algunos de estos pueden ser dañinos cuando se utilizan en conjunto. Por lo tanto, es mejor que usted consulte al médico antes de combinar hierbas o suplementos para tratar este problema. Si no reconoce algún término mencionado aquí, vea el glosario en la página 623).

Mala concentración

Claves para ayudarles a centrarse

Todos los días, más de 10,000 pensamientos diversos e imágenes pasajeras atraviesan la mente de una persona común. Entre ellos puede haber un pedacito de una canción, la breve imagen de un viejo amigo o un fragmento de un chiste.

En la mayoría de los casos expulsamos estos intrusos de nuestro cerebro rápidamente para podernos concentrar en la tarea que estamos realizando. No obstante, conforme envejecemos se nos dificulta cada vez más filtrar las distracciones y atender a un solo proyecto, organizar nuestros pensamientos o seguirle el hilo a una conversación, según explica el Dr. Richard Restak, profesor de Neurología en la Universidad George Washington de Washington, D. C. La mala concentración también puede afectar la memoria. De tal modo, una persona que está lavando la ropa puede olvidar, por ejemplo, que puso agua a hervir en la cocina, hasta que el detector de humo empiece a sonar y se lo recuerde.

"Sólo es una parte natural del envejecimiento —indica el Dr. Restak—. Conforme se envejece, concentrarse en tareas complicadas como leer sencillamente requiere un mayor esfuerzo. Esto no significa que no se puedan llevar a cabo, sino que hace falta desarrollar estrategias nuevas". A continuación le daremos algunas ideas para que usted le ayude a un ser querido de mayor edad que tenga problemas para concentrarse. En algunos casos se trata de remedios naturales que usted le puede administrar, pero también hay varios consejos generales. Si bien usted no puede obligar a su pariente a seguir estos consejos, se los puede mencionar de paso en cualquier conversación sobre el tema y hacerle algunas sugerencias para que logre concentrarse mejor.

Aconséjele que trabaje por períodos cortos. Cuando esté trabajando en un proyecto, su familiar de mayor edad deberá tomar un descanso de 5 a 10 minutos cada media hora. Esta técnica le ayudará a concentrarse, asegura el Dr. Restak. "A medida que envejecemos, las

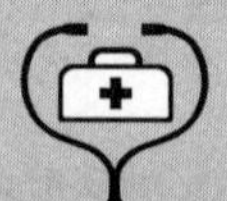

CUÁNDO CONSULTAR AL MÉDICO

Busque atención médica si usted nota que la capacidad de su ser querido para prestar atención o concentrarse disminuye de forma significativa, sugiere el Dr. Richard Restak, profesor de Neurología en la Universidad George Washington de Washington, D. C. Si su pariente se da cuenta de que no puede seguirle el hilo a la trama secundaria de una telenovela o si descubre que llenar el formulario del impuesto sobre la renta de repente le lleva el doble de tiempo que de costumbre, no debe suponer sencillamente que su mente le está fallando. Es posible que alguno de los siguientes problemas médicos —que sí pueden corregirse— estén interfiriendo con su capacidad para concentrarse:

- Pérdida auditiva

- Cambios en la visión

- Mala circulación

- Enfermedades de la tiroides

- Depresión fuerte

sesiones maratónicas de trabajo nos resultan cada vez más difíciles", indica el experto. Su ser querido sencillamente necesita tomar descansos más frecuentes para mantener una buena concentración.

Que haga una cosa a la vez. Es más probable que uno se distraiga si trata de hacer varias cosas a la vez, comenta Michael Chafetz, Ph.D., un psicólogo clínico de Nueva Orleáns, Luisiana.

Debe pensar en lo principal. Su pariente tiene que aprender a resistirse a la tentación de distraerse. Por ejemplo, si está pagando las cuentas y tiene que ir a otro cuarto a buscar los sellos (estampillas), debe hacer eso y regresar inmediatamente a terminar de pagar las cuentas. Si se da cuenta de que se está distrayendo al buscar los sellos, debe hacer una pausa, respirar profundamente y preguntarse: "¿A qué vine en realidad?". Esto le permitirá volver a centrar su atención en lo que necesita hacer, opina el Dr. Chafetz.

Déle un poco de *ginseng*. Uno de los enemigos más grandes de la concentración es la fatiga. "Alguien que está cansado todo el tiempo no puede concentrarse", señala William Warnock, N.D., director del Centro Champlain para la Medicina Natural en Shelburne, Australia. El *ginseng* asiático (*Asian ginseng* o *Panax ginseng*) combate la fatiga, así que usted puede darle a su familiar un extracto que proporcione de 10 a 15 miligramos de ginsenósidos (*ginsenosides*) —los principios activos de la hierba— tres veces al día.

Si usted quiere tratar a su ser querido con *ginseng* por más de 6 a 8 semanas a la vez, sería recomendable dejar de administrarle el remedio por una semana y luego dárselo de nuevo durante entre 6 y 8 semanas. Continúe con este ciclo si le sigue haciendo falta a su pariente.

Adminístrele este auxilio ayurvédico. La hierba *brahmi*, un elemento básico de la antigua medicina ayurvédica de la India, es perfecta para las personas que tienen dificultades para concentrarse debido a su nerviosismo, opina C. Leigh Broadhurst, Ph.D., una consultora en nutrición e investigadora herbaria de Clovery, Maryland. El nombre científico de la *brahmi* es *Bacopa monniera*, pero en algunas partes de la India también se le dice *brahmi* a la *gotu kola* (*Centella asiatica*). Revise el nombre científico de la hierba en la etiqueta para asegurarse de comprar la correcta.

En ocasiones la tensión produce unos cambios químicos en el cerebro que interfieren con la capacidad de retener y recuperar la información. En casos extremos, este problema se vive como un "quedarse congelado" en situaciones difíciles. De acuerdo con la tradición ayurvédica, la *brahmi* ayuda a acabar con este "congelamiento", dice la Dra. Broadhurst.

Existen pruebas de que el desempeño obtenido en exámenes de memoria por personas propensas a preocuparse mejora significativamente después de que toman *brahmi* por cuando menos dos semanas, comenta la experta. Esta mejoría se incrementa aún más al cabo de cuatro semanas. Como sea, no hay motivo para pasar de la dosis recomendada de 100 a 200 miligramos.

Si usted decide tratar a su familiar con esta hierba, déle de 100 a 200 miligramos diarios del extracto estandarizado. Sin embargo, la Dra.

Broadhurst advierte que "no es una hierba cuyos beneficios aumenten al tomarse en mayores cantidades; si uno se excede aunque sea un poco puede causar ansiedad y nerviosismo, o bien puede tener efectos sedantes si se toma una sobredosis muy grande". De acuerdo con la consultora en nutrición, una vez que se hayan aliviado los síntomas agudos de ansiedad de su ser querido quizá sea buena idea disminuirle la dosis a sólo una cada tercer día, cantidad que les parece funcionar a la mayoría de las personas.

Opte por la otra. Si no puede encontrar *brahmi*, la *gotu kola* que mencionamos en el consejo anterior también puede servir para reforzar el funcionamiento de los nervios y la memoria.

La *gotu kola* ayuda a uno a concentrarse al disminuir la ansiedad. Puede darle 100 miligramos a su familiar dos veces al día. El Dr. Warnock recomienda buscar un extracto estandarizado con un 40 por ciento de asiaticósido (*asiaticoside*), que es el principio activo de la hierba. Si le parece necesario prolongar el tratamiento por más de seis a ocho semanas, es mejor suspender el uso de la *gotu kola* por una semana y luego empezar a administrársela nuevamente a su ser querido por otras seis a ocho semanas. Debe seguir este ciclo si a su pariente le hace falta seguir tomándola.

Atiéndalo con *ashwaganda*. La *ashwaganda* es otra hierba básica de la medicina ayurvédica; según la Dra. Broadhurst se le conoce, de hecho, como el *ginseng* de la India. Al igual que la *brahmi*, se cree que la *ashwaganda* ayuda a que las neuronas del cerebro se remodelen para "aprender" y retener recuerdos nuevos. Desde hace siglos, mucho antes de que existiera la investigación científica moderna, se ha utilizado para contrarrestar los problemas de la concentración.

El nombre "*ashwaganda*" suena muy exótico, pero tiene varios parientes que nos resultan muy familiares. De hecho pertenece a la familia de las solanáceas, explica la Dra. Broadhurst, al igual que los tomates (jitomates), las papas y los pimientos (ajíes, pimientos morrones). Se consigue fácilmente y se puede tomar con regularidad sin ningún riesgo para la salud. A su pariente déle una cápsula de 500 miligramos dos o tres veces al día por el tiempo que sea necesario.

Que acalle su mente. La meditación es una manera sencilla y maravillosa de mejorar el poder de la concentración, en opinión de Laura Slap-Shelton, Ph.D., una psicóloga clínica especializada en Neuropsicología del Hospital Jeanes en Filadelfia, Pensilvania. "La mente es un

Ojo con las medicinas

Cualquier medicamento que produce soñolencia puede afectar la concentración, advierte W. Steven Pray, Ph.D., R.Ph., profesor de Farmacéutica en la Universidad Estatal del Suroeste de Oklahoma en Weatherford. Usted y su ser querido deben tener cuidado particularmente con los siguientes:

- **Las pastillas para dormir vendidas sin receta que contienen difenhidramina (*Nytol, Unisom*)**

- **Los antihistamínicos vendidos sin receta que contienen difenhidramina (*Actifed, Benadryl*)**

- **Los medicamentos antipsicóticos, como la risperidona (*Risperdal*) o el haloperidol (*Haldol*)**

- **Los tranquilizantes, como la hidroxicina (*Atarax, Vistaril*)**

- **Los antidepresivos, como la imipramina (*Tofranil*)**

- **Los medicamentos ansiolíticos, como el diazepam (*Valium*), el clordiazepóxido (*Librium*) y otros fármacos conocidos como benzodiazepinas (*benzodiazeprines*)**

lugar muy ruidoso; se habla a sí misma y responde a todo tipo de estímulos provenientes del mundo que la rodea —dice—. La meditación la acalla y puede ayudar a filtrar todas las distracciones irritantes que dificultan la concentración".

Para que su familiar la pruebe, indíquele que se siente en una silla cómoda y comience a inhalar lentamente hasta la cuenta de cuatro a ocho segundos, permitiendo que su diafragma se expanda completamente, dice la Dra. Slap-Shelton. Debe aguantar la respiración por varios segundos y luego exhalar lentamente, sacando la mayor cantidad

LA MEZCLA DE CASSANDRA

Aquí le damos una fórmula de aromatoterapia que ayuda con los problemas de concentración. La diseñó la aromatoterapeuta Victoria Edwards, dueña de Leydet Aromatics en Fair Oaks, California, y le puso "La Mezcla de Cassandra" en honor a su hija.

Edwards elaboró esta fórmula para ayudar a Cassandra a estudiar para un examen final de química. Según Cassandra, esta mezcla le sirvió para aprobar el examen. Describe el aroma como entre picante y a limón, con un efecto "energético y estimulante", particularmente para quienes tienden a ponerse nerviosos en situaciones que los hacen sentirse abochornados.

Su pariente podrá oler la fórmula directamente de la botella o poner una pequeña cantidad en un difusor (*diffuser*), un aparato especial que se usa para esparcir el aroma de los aceites por una habitación. No debe aplicársela directamente a la piel, porque la pimienta negra puede causar irritación.

4   gotas de aceite esencial de pimienta negra
2   gotas de aceite esencial de jara (*cistus*)
6   gotas de aceite esencial de *may chang*

Mezcle los aceites esenciales de pimienta negra, jara y *may chang* en un frasco limpio que cuente con gotero. Agite la mezcla bien antes de usarla.

Es posible que le cueste un poco de trabajo encontrar los aceites esenciales de jara (*Cistus ladaniferus*) y *may chang* (*Litsea cubeba*). Búsquelos en una tienda de productos naturales bien surtida o a través de alguna compañía de ventas por correo.

posible de aire. Para saber si está respirando con el diafragma, que coloque una mano sobre su panza para ver si se está expandiendo y contrayendo mientras respira. Cada vez que un pensamiento que lo distraiga le venga a la mente, lo único que debe hacer es tomar nota de él y olvidarlo, concentrándose sólo en su respiración. Con dos veces al día que haga este ejercicio sencillo, su capacidad para concentrarse mejorará, dice la Dra. Slap-Shelton.

Aconséjele que "juegue" con su mente. Su ser querido debe "ejercitar" su cerebro con un juego de ajedrez o damas chinas, un crucigrama o algún juego de mesa como *Scrabble* por lo menos dos veces a la semana. Estas actividades divertidas que además ponen a trabajar al cerebro ayudarán a mantener su concentración en óptimas condiciones.

(*Nota:* La mayoría de los consejos generales mencionados en este capítulo pueden aplicarse de manera simultánea, como por ejemplo en el caso de recomendaciones en cuanto a la alimentación o el estilo de vida. Y cualquiera de los tratamientos con hierbas o suplementos puede utilizarse de acuerdo con lo señalado por los expertos. Sin embargo, ni nosotras ni nuestros expertos recomendamos que las diversas hierbas o suplementos se combinen. No se han estudiado a fondo las interacciones de distintas hierbas o suplementos para determinar si algunos de estos pueden ser dañinos cuando se utilizan en conjunto. Por lo tanto, es mejor que usted consulte al médico antes de combinar hierbas o suplementos para tratar este problema. Si no reconoce algún término mencionado aquí, vea el glosario en la página 623).

Mal de Parkinson

Ideas para ayudarles a lidiar con este mal cerebral

Érase una vez que sólo pensábamos en sudor, sangre y noqueos dentro del cuadrilátero al oír hablar del campeón de boxeo Muhammad Alí. No obstante, eso cambió en los años 90 cuando el excampeón de peso completo comenzó a presentarse en público con las manos temblorosas, los músculos del rostro tensos y una marcha lenta y pesada, todos ellos síntomas característicos del mal de

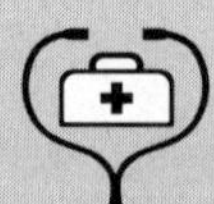

Si usted piensa que su ser querido tal vez tenga el mal de Parkinson, debe saber que "el síntoma más obvio es el temblor", según señala la Dra. Rosabel Young, directora del Programa de Trastornos del Movimiento y Enfermedades Neuromusculares del Centro Médico King-Drew en Los Ángeles, California. No obstante, la Dra. Young también indica que "al menos la cuarta parte de todos los pacientes con el mal de Parkinson nunca desarrollan este síntoma". En cambio, posiblemente usted note que su ser querido de mayor edad parece deprimido o letárgico. Quizás empiece a caerse o a perder el equilibrio, a diferencia de antes, cuando siempre se mantenía firme. A veces los enfermos del mal de Parkinson se quejan de rigidez en los músculos o de un dolor muscular que no se alivia con analgésicos vendidos sin receta. Si su ser querido presenta cualquiera de estos síntomas, llévelo a ver al médico.

Parkinson en sus etapas avanzadas. No se manifiestan en todos los pacientes con la misma intensidad que en el boxeador, pero la mayoría de los afectados conocen la frustración de tener un cuerpo que no sigue las instrucciones de su mente, así como los retos de una enfermedad tan visible.

El mal de Parkinson afecta a alrededor de un millón y medio de personas radicadas en los Estados Unidos. La mayoría de los pacientes desarrollan esta enfermedad a los 50 o más años de edad. Por desgracia los investigadores siguen sin saber con certeza qué es lo que causa el mal, a pesar de décadas de estudio. Una investigación sugirió que ciertas sustancias químicas —entre ellas los pesticidas y un compuesto químico que se utiliza en las refinerías de petróleo— influyen en el mal de Parkinson, pero aún no se ha demostrado nada.

El mal de Parkinson afecta el movimiento y el sentido del equilibrio al atacar y matar progresivamente las células que producen la dopamina, un trasmisor químico que activa las células del cerebro encargadas de controlar la función motriz. Al morir estas células, el cerebro de las personas que sufren del mal de Parkinson ya no cubre sus necesidades de dopamina y con el tiempo la deja de producir por completo. Sin la dopamina, los pacientes experimentan temblores, rigidez y lentitud o ausencia de movimiento.

Los principales tratamientos médicos para el mal de Parkinson estimulan el cerebro para producir o simular la dopamina, de modo que el organismo de la persona piense que la sustancia química está presente aunque en realidad no sea así. Así lo explica la Dra. Rosabel Young, directora del Programa de Trastornos del Movimiento y Enfermedades Neuromusculares del Centro Médico King-Drew en Los Ángeles, California. El medicamento más común, llamado *Sinemet*, engaña el cerebro para que empiece a producir dopamina por su propia cuenta. Cuando las células del cerebro pierden su capacidad para sintetizar la dopamina, los medicamentos del grupo de los agonistas de la dopamina estimulan el cerebro más o menos de la misma forma en que lo haría esta.

Además de tomar medicamentos, algunos pacientes también se someten a cirugía para que se les implante un dispositivo parecido a un marcapasos en el cerebro, el cual estimula los centros motores, según afirma la Dra. Young. Hable con el médico acerca de las opciones quirúrgicas que le pudieran servir a su ser querido.

Cómo puede ayudarle

Por desgracia los medicamentos que se recetan para el mal de Parkinson pueden causar efectos secundarios de los que deben estar conscientes quienes cuidan a la persona que padece esta enfermedad. Algunos de estos efectos se pueden prevenir o manejar de mejor forma si los fármacos se administran en apego a un horario riguroso y si se hacen ciertos ajustes a la alimentación. Los médicos le tienen las siguientes sugerencias.

Cumpla con el horario. "Lo mejor que puede hacer para una persona que sufre del mal de Parkinson es ser obsesiva en cuanto al horario en el que debe tomar sus medicamentos", afirma el Dr. James Tetrud, un especialista en los trastornos del movimiento que trabaja para el Instituto del Mal de Parkinson ubicado en Sunnyvale, California. El flujo constante de *Sinemet* así como de agonistas de la dopamina ayuda a los pacientes a mantener un control más continuo de sus movimientos y sentido del equilibrio.

Combínelos con carbohidratos. Cuando los medicamentos para tratar el mal de Parkinson se administran junto con alimentos los efectos secundarios, particularmente las náuseas, disminuyen, según indica el Dr. Tetrud. Este especialista recomienda que usted le dé sus medicinas a su familiar junto con alimentos ricos en carbohidratos, como pan, cereales o puré de manzana.

Las proteínas pueden ser problemáticas. El fármaco que más comúnmente se receta contra el mal de Parkinson, *Sinemet*, deriva de aminoácidos. Cuando se toma junto con proteínas, ambas sustancias compiten por un lugar en el sistema de transporte que los habrá de llevar del estómago al torrente sanguíneo. El resultado de esta competencia, según la Dra. Young, es que el medicamento se absorbe con demasiada lentitud como para brindar mucho alivio. Ella recomienda que su pariente se espere de 30 a 60 minutos después de haberse tomado su dosis de medicina antes de comer un alimento rico en proteínas.

Hable con el médico sobre la hora. Si alguno de los medicamentos de su ser querido le produce efectos sedantes o insomnio, hable con su médico y pregúntele si será posible cambiar la hora a la que le administra su dosis, recomienda la Dra. Young. A menudo se pueden intercambiar las dosis de modo que el medicamento que causa insomnio se tome por la mañana; y el que provoca efectos sedantes, justo antes de que se vaya a la cama.

La saturada no vale nada. La grasa de origen animal —como la que se encuentra en la carne roja, el huevo o la mantequilla— promueve la oxidación celular. Se trata de un proceso que ocurre naturalmente, aun en ausencia de grasas de origen animal. En esencia ocurre lo siguiente: los seres humanos no podemos vivir sin el oxígeno que respiramos todos los días. Cuando lo inhalamos se combina con ciertos compuestos naturales dentro de nuestro cuerpo para producir determinado tipo de moléculas de oxígeno. Ahora bien, todas las moléculas —sean de oxígeno o no— están hechas de átomos y todos los átomos tienen electrones que giran alrededor de su centro, de la misma forma en que la Tierra gira alrededor del Sol. Cuando el oxígeno que respiramos se combina con los compuestos naturales dentro de nuestro cuerpo, las moléculas que resultan de esa combinación carecen de un electrón, lo cual significa que se han convertido en lo que los científicos llaman radicales libres. Estos empiezan a recorrer el cuerpo tratando de recuperar el electrón perdido. Para lograrlo roban un electrón de otra molécula, la cual a su vez se convierte en un radical libre que sale a robarse un electrón de otra molécula.

Todo este proceso se parece a lo que sucede en las películas de vampiros, cuando un vampiro muerde a un tipo, el tipo se convierte en vampiro y muerde a alguien más que también se convierte en vampiro, y así sucesivamente hasta que todo el pueblo está habitado por vampiros. Los científicos sospechan que esta reacción en cadena, en la que las moléculas roban electrones y producen más moléculas "vampiresas", ocasiona muchas enfermedades. Si usted quiere un ejemplo de la vida real de cómo funciona este proceso, observe un pedazo de metal que se esté oxidando. Eso es esencialmente lo que nos ocurre por culpa de esos malvados radicales libres: nos oxidamos.

El tabaquismo y ciertas grasas de origen animal, como las que se encuentran en la manteca de cerdo y la carne roja, también ayudan a empeorar el proceso de oxidación. Se trata de un grave problema para las personas con el mal de Parkinson, ya que la oxidación puede destruir las células de su cerebro que normalmente producen la dopamina. Por lo tanto, al comer la menor cantidad posible de estos alimentos los pacientes conservan su capacidad para producir dopamina por el mayor tiempo posible, según señala la Dra. Young.

Por ejemplo, la clara de huevo contiene la mayor parte de los nutrientes de este alimento, mientras que la yema carga con la mayor parte de la grasa saturada. A la hora de cocinar usted puede usar más claras y menos huevos enteros. Prepare sus tortillas de huevo y otros platos con más claras y menos yemas, por ejemplo, o bien opte por un producto comercial como *Egg Beaters*, que contiene menos grasa. También déle a su pariente cortes de carne bajos en grasa (como *top round*, en el caso de la carne de res, o *tenderloin*, en el de la carne de cerdo); mejor aún, sírvale carne de ave y pescado con mayor frecuencia, para así ayudar a disminuir su consumo de grasa. Otra forma de ayudar a su familiar es usando sartenes y ollas de teflón y aceite antiadherente en aerosol, en lugar de cocinar con mantequilla o manteca. El sabor de los alimentos sofritos (salteados) en caldo o vino de cocina es tan bueno como el de los alimentos cocinados en mantequilla. Por último, en la mesa trate de usar una pasta untable de aceite vegetal de grasa reducida en lugar de mantequilla de verdad.

Atibórrelo de antioxidantes. De la misma forma en que algunos alimentos fomentan la oxidación celular, otros la previenen. Se trata de aquellos que contienen unos nutrientes llamados antioxidantes. De acuerdo con los científicos, actúan como el líquido que se le pone al metal para evitar que se oxide. Los tres antioxidantes más importantes son la vitamina C, la vitamina E y el betacaroteno. Asegúrese, pues, de que su ser querido con el mal de Parkinson coma abundantes cantidades de espinacas, las cuales contienen betacaroteno; brócoli y naranjas (chinas), que proporcionan mucha vitamina C; y germen de trigo, una magnífica fuente de vitamina E.

Algunas opciones naturales

Si le diagnosticaron el mal de Parkinson a su pariente, debe usted saber que ninguno de los remedios que presentamos a continuación sirve para sustituir los medicamentos que un doctor le vaya a recetar. No obstante, en opinión de algunos profesionales de la medicina estos remedios —si empiezan a administrarse a buen tiempo— ayudan a prolongar el período antes de que su familiar se vea obligado a tomar fármacos. Y si su ser querido ya está tomando medicinas vendidas con receta, estos suplementos ofrecen una manera segura y eficaz de evitar que sus síntomas empeoren. No obstante, asegúrese de mencionarle al médico cualquier suplemento que quiera darle a su pariente, pues algunos de ellos llegan a interactuar con los fármacos vendidos con receta.

Ponga a su pariente en guarda con *ginkgo*. El *ginkgo* (biznaga) mejora la circulación sanguínea hacia el cerebro, pero al parecer también produce otros efectos positivos sobre la materia gris. La popular "hierba para la memoria" en particular les ofrece cierta esperanza a las personas que padecen el mal de Parkinson. Diversos estudios han demostrado que al exponerse los animales a una neurotoxina llamada 1–metil–4–fenil–1,2,3,6-tetrahidropiridina (o *MPTP* por sus siglas en inglés) desarrollan síntomas idénticos a los del mal de Parkinson. Sin embargo, cuando anteriormente se les ha administrado un tratamiento con extracto de *ginkgo* ya no presentan estos síntomas, según señala el Dr. David Perlmutter, un neurólogo de Naples, Florida.

La protección del *ginkgo* se efectúa mediante el proceso llamado "estabilización de membranas". Al estabilizar las membranas de las células nerviosas ayuda a prevenir las fallas de comunicación entre estas. "Permite que las neuronas se comuniquen entre sí con mayor facilidad", concluye el Dr. Perlmutter.

Además, posee propiedades antioxidantes muy útiles. "El *ginkgo* impide la formación de radicales libres que de otro modo serían impulsados a destruir las células del cerebro", dice el Dr. Perlmutter. A su ser querido usted le puede dar 60 miligramos de extracto de *ginkgo* dos veces al día.

Cuídele el cerebro con la coenzima Q_{10}. La coenzima Q_{10} (coQ_{10}) es una sustancia química dotada de una doble personalidad. No sólo ayuda a generar energía dentro de unos cuerpos celulares microscópicos llamados mitocondrias, sino que también funciona como un potente antioxidante. La coQ_{10} se aprovecha principalmente en el tratamiento de las enfermedades cardíacas, pero vale la pena que las personas que padecen el mal de Parkinson también la tomen en cuenta, en opinión de Carl Germano, R.D., un nutriólogo de la ciudad de Nueva York. En un estudio realizado por investigadores de la Facultad de Medicina de Harvard se demostró que la coQ_{10} protege ciertas neuronas del cerebro contra la sustancia que produce los daños del mal de Parkinson, según explica Germano. Déle a su pariente una dosis de 200 miligramos de coQ_{10} una vez al día, junto con alimentos.

El cardo de María le ofrece mejoría. El mal de Parkinson a menudo se define estrictamente como un trastorno del cerebro, pero si sólo se toma en cuenta al cerebro se pueden pasar por alto otras formas de aliviar la enfermedad. "Hay que tener una perspectiva global del asunto —afirma Germano—. Son muchos los caminos que llevan a esta enfermedad". Por lo tanto, también hay muchos caminos hacia la curación.

Cuando el cuerpo está lidiando con los efectos negativos de una posible sobrecarga de toxinas, como pesticidas, por ejemplo, el funcionamiento del hígado es decisivo. De hecho el Dr. Perlmutter piensa que al curarse el hígado es posible lograr una enorme mejoría en las personas que sufren el mal de Parkinson. "Tengo pacientes treintañeros a quienes se les ha diagnosticado esta enfermedad y que han respondido de maravilla a la desintoxicación hepática", indica.

Una hierba ligada a la salud del hígado es el cardo de leche (cardo de María, *milk thistle*). Al parecer tanto la hierba como el extracto que produce, la silimarina, le brindan una protección excelente al hígado. Para cualquiera que diariamente se vea expuesto a sustancias contaminantes como pesticidas y que por lo tanto corra un mayor riesgo de desarrollar el mal de Parkinson, el cardo de leche es una de las varias hierbas que recomienda Germano. Déle a su pariente hasta 300 miligramos diarios de extracto estandarizado de cardo de leche.

Estrategias de estilo de vida que pueden ayudar

Hasta ahí las consideraciones relativas a la alimentación y los medicamentos. En vista de que el mal de Parkinson es una enfermedad que afecta principalmente la forma en que las personas se mueven, una de las cosas más importantes que usted puede hacer para ayudar a un paciente con este mal es alentarlo a mantenerse físicamente activo.

Póngalo en movimiento. "El ejercicio es vital —dice el Dr. Tetrud—. Los estiramientos mantienen flexibles los músculos y el ejercicio aeróbico, que ayuda a incrementar el flujo de sangre, puede contribuir a detener el avance de la enfermedad *y* permitir que los pacientes se sientan más a gusto". La Dra. Young recomienda, por ejemplo, que los pacientes estiren y extiendan sus piernas mientras vean la televisión y que comiencen su día con estiramientos.

De hecho las personas que tienen el mal de Parkinson disponen de muchas formas de hacer ejercicio.

- Por muy sencilla que sea, cualquier tarea cotidiana —como abotonarse la camisa— fortalece y entrena los músculos que hacen falta para realizarla, facilitando su ejecución.

- Menear los dedos de los pies. A las personas con el mal de Parkinson se les "congelan" los músculos a veces, incluso cuando están caminando. Menear los dedos de los pies a menudo sirve para darles un empujoncito a los demás músculos y le ayuda al paciente a reanudar el movimiento.

- Caminar. A veces atravesar un cuarto ya representa un enorme reto para una persona con el mal de Parkinson. Ponga a su pariente a practicar dando pequeños pasos con los pies separados entre sí a una distancia de aproximadamente 10 pulgadas (25 cm). Mantener los pies a esta distancia le ayudará a mejorar su equilibrio. Si acostumbra inclinarse hacia un lado al caminar, la Fundación del Mal de Parkinson recomienda que cargue algo con la mano opuesta para ayudarlo a alinearse y mejorar su equilibrio.

Cuidado con las caídas. En vista de que a las personas con el mal de Parkinson a menudo les cuesta trabajo guardar el equilibrio, la Dra. Young recomienda que su pariente use zapatos que cuenten con una suela de piel con agarre, en lugar de una suela de goma (hule), la cual tiende a pegarse al piso. También sugiere deshacerse de cualquier tapete pequeño que no esté bien sujeto al piso. Otra forma de prevenir las caídas es quitando los umbrales de las puertas.

Raye los pasillos y las escaleras. Marcar los pasillos y las escaleras con rayas perpendiculares quizá suene como una manera poco usual de ayudar a una persona con el mal de Parkinson, pero los pacientes de esta enfermedad se mueven con más lentitud y se sienten desorientados al percibir un espacio vertical largo. En los pasillos, la Dra. Young sugiere utilizar una alfombra con rayas, marcar rayas con cinta adhesiva o incluso pintarlas en el piso para facilitarle a su ser querido cruzar los tramos largos. En las escaleras, usted puede marcar el borde externo de cada escalón con una cinta de color diferente al de la alfombra o la madera, para así ayudarle a su pariente a detectar el borde del escalón y evitar que se caiga.

Tenga paciencia. Uno de los aspectos más frustrantes del mal de Parkinson es la cantidad de tiempo que el paciente tarda en hacer cosas que antiguamente resultaban sencillas. Vestirse, bañarse e incluso comer le llevan mucho más tiempo. Para ayudar a disminuir la frustración de todos los involucrados —tanto de usted como de su ser querido— déle suficiente tiempo para realizar sus tareas cotidianas como para no tener que sentirse apresurado, sugiere el Dr. Tetrud. Una buena pauta es darle aproximadamente cuatro veces más tiempo para cualquier tarea. Si solía vestirse en 15 minutos, por ejemplo, déle 60. Para una comida de 10 minutos, déle 40.

(*Nota:* La mayoría de los consejos generales mencionados en este capítulo pueden aplicarse de manera simultánea, como por ejemplo en el caso de recomendaciones en cuanto a la alimentación o el estilo de vida. Y cualquiera de los tratamientos con hierbas o suplementos puede utilizarse de acuerdo con lo señalado por los expertos. Sin embargo, ni nosotras ni nuestros expertos recomendamos que las diversas hierbas o suplementos se combinen. No se han estudiado a fondo las interacciones de distintas hierbas o suplementos para determinar si algunos de estos pueden ser dañinos cuando se utilizan en conjunto. Por lo tanto, es mejor que usted consulte al médico antes de combinar hierbas o suplementos para tratar este problema. Si no reconoce algún término mencionado aquí, vea el glosario en la página 623).

Músculos adoloridos

Rutas de recuperación

Aunque parezca mentira, los músculos adoloridos en realidad tienen su aspecto positivo, ya que indican actividad: si no se estuviera activo, no dolerían. El dolor muscular es perfectamente normal, según afirma William J. Evans, Ph.D., director del laboratorio de Nutrición, Metabolismo y Ejercicio en la Universidad de Ciencias Médicas de Arkansas en Little Rock. No obstante, agrega este experto, los síntomas son bastante peores cuando se hace demasiado ejercicio muy pronto.

Dado que el ejercicio brinda tantísimos beneficios a la salud, como bajar el nivel de colesterol y ayudar a prevenir la pérdida de huesos y músculos, obviamente su ser querido no querrá que los achaques y dolores le impidan estar activo. El truco está en asegurarse de que no termine quejándose al día siguiente cada vez que haga ejercicio. Para lograr esto se pueden hacer muchas cosas antes, durante y después de una sesión de ejercicios.

La mayoría de las siguientes sugerencias se refieren a los achaques y dolores sordos que aparecen durante una sesión de ejercicio o después de haberlo hecho. Por el contrario, si su pariente experimenta un dolor agudo su cuerpo le está indicando que algo no anda bien. Consulte al médico si siente un dolor muy intenso, recomienda el Dr. Evans. No debe seguir haciendo ejercicio para ver si se le pasa.

"Congélelos". Quizá su familiar se recupere más pronto del dolor muscular si usted le aplica hielo sobre los músculos que le están dando lata, afirma el Dr. Evans. "Los músculos se hinchan un poco cuando se dañan por exceso de uso. El hielo puede ayudar a bajar la inflamación", indica el experto. Envuelva una compresa de hielo con una toalla delgada y colóquesela sobre el área afectada por no más de 20 minutos cada hora. Este tratamiento puede repetirse las veces que hagan falta hasta que el dolor desaparezca. Si no tiene una compresa de hielo a la mano, también

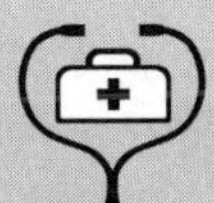

CUÁNDO CONSULTAR AL MÉDICO

Es normal que los músculos acaben algo adoloridos después de una vigorosa sesión de ejercicios o cuando se ha exagerado con una actividad nueva, afirma William J. Evans, Ph.D., director del laboratorio de Nutrición, Metabolismo y Ejercicio en la Universidad de Ciencias Médicas de Arkansas en Little Rock. Sin embargo, si el dolor muscular de su ser querido no se le pasa relativamente rápido sí existe un motivo de preocupación. "Hay que informar al doctor sobre cualquier dolor que persista por más de una semana".

También hay razón para preocuparse si se trata de un dolor agudo, afirma el experto. Si el dolor es intenso o punzante, es posible que su pariente se haya desgarrado un músculo o lesionado alguna articulación. Este tipo de cosas pueden ser bastante dolorosas y resultar en lesiones posteriores, indica el Dr. Evans, por lo que usted debe llevar a su pariente al médico cuanto antes.

puede usar una bolsa de chícharos (guisantes, arvejas) congelados envuelta con una toalla.

Alíviele el dolor con acetaminofén. Otros medicamentos vendidos sin receta probablemente también disminuirán el dolor muscular, pero el acetaminofén (*Tylenol*) es la mejor opción, señala el Dr. Evans. ¿Por qué? Los demás analgésicos que encontrará en los anaqueles de la farmacia —como la aspirina, el ibuprofén, el ketoprofeno y el naproxeno— comparten una desventaja: todos estos fármacos antiinflamatorios impiden que el cuerpo produzca las sustancias químicas que provocan hinchazón y dolor, pero al hacerlo también interfieren con el proceso de reparación muscular del cuerpo.

En cambio, el acetaminofén bloquea los impulsos de dolor en el cerebro mismo y así permite que el proceso de reparación muscular proceda con normalidad, explica el Dr. Evans. Además, es el analgésico que produce el menor número de efectos secundarios cuando se toma en cantidades normales. Sólo asegúrese de seguir las instrucciones que aparezcan en la etiqueta y nunca le dé a su ser querido más de 12 pastillas de 325 miligramos en un solo día.

Aconséjele que recurra a un buen remojo. Cuando los achaques y dolores son particularmente intensos al día siguiente de haber hecho mucho ejercicio, dígale a su pariente que se dé un baño con agua tibia, sugiere Priscilla Clarkson, Ph.D., profesora de Ciencias del Ejercicio en la Universidad de Massachusetts en Amherst. Según ella, su familiar podrá remojarse todo el tiempo que quiera. "El agua tibia ayuda a relajar los músculos y estimula la circulación, lo cual tiene un efecto calmante. El dolor regresará más o menos a los 15 minutos de salirse del baño, pero de cualquier forma es un descanso agradable".

Mejoría con masajes. Un masaje puede disminuir el dolor muscular significativamente y es una alternativa inofensiva si su ser querido prefiere no tomar medicamentos vendidos sin receta. Además, puede disminuir el nivel de cortisol (la hormona del estrés) e incrementar la producción de serotonina, un compuesto de efectos calmantes y analgésicos que se produce en el cerebro, según indica María Hernández-Reif, Ph.D., directora del programa de investigación de la terapia del masaje en el Instituto de Investigación del Tacto de la Facultad de Medicina en la Universidad de Miami. A continuación la Dra. Hernández-Reif ofrece algunos *tips* para que usted le dé un masaje a su pariente.

- Use un aceite o loción para masajes para que la experiencia sea más placentera. Ponga un poco de aceite o loción en la palma de su mano y frote las manos para calentarlas un poco antes de empezar a aplicar el masaje. Con el calor, los músculos se aflojan más rápidamente.

- No escatime la presión. Usted sabrá que no está aplicando suficiente presión si su familiar le dice que el masaje se siente como un cosquilleo ligero. Lo ideal es estimular los músculos un poco, pero no tanto que su ser querido sienta dolor.

- Frote en el sentido correcto. Haga una concha con la mano y deslícela sobre la superficie de la piel. Esto es más eficaz para darle masaje a toda un área extensa al mismo tiempo, por ejemplo, a todo un lado de la pierna desde el tobillo hasta la rodilla. "En las clases de terapia de masaje se enseña a frotar en una sola dirección hacia el corazón", dice la Dra. Hernández-Reif.

(*Nota:* Nunca aplique fuerza en una articulación, advierte la Dra. Hernández-Reif. Puede lastimarla).

Resuélvale el problema de antemano. Desde antes de que los músculos de su pariente se agarroten, usted puede proporcionarles una ventaja en el proceso de curación por medio de la bromelina (*bromelain*), una enzima derivada de la piña (ananá), según afirma Jacob Schor, N.D., un naturópata de Denver, Colorado. "Si ya sé que mañana me va a doler todo el cuerpo —que no me voy a querer ni parar por la mañana— tomo bromelina".

Cuando un músculo se ejercita lo suficiente para que duela, lo que pasa en realidad es que se rompen pequeños pedazos de fibra muscular. Estos pequeños escombros de proteína tapan el músculo y producen dolor e inflamación, así que el cuerpo tiene que efectuar su labor de limpieza. La bromelina ayuda al descomponer y digerir estas proteínas. Una vez eliminados los productos de desecho, el dolor y la rigidez desaparecen, indica el Dr. Schor.

Para acelerar este trabajo de reparación muscular, déle a su familiar 500 miligramos de bromelina tres veces al día entre los alimentos hasta que el dolor desaparezca, sugiere el Dr. Schor. Si la bromelina se toma junto con los alimentos, su capacidad para digerir las proteínas se agota en la comida y no ayuda a eliminar los desechos musculares que están provocando el dolor y la inflamación. No olvide revisar la etiqueta del producto para asegurarse de que tenga una potencia de 1,800 a 2,400 unidades de cuajado de la leche (o *mcu* por sus siglas en inglés). "Cuando esto no aparece en la etiqueta, me hace sospechar —advierte el Dr. Schor—. Quizá la empresa no sepa qué está haciendo o tal vez su producto sea muy débil y no quiere que nadie lo sepa". La potencia de la bromelina a veces se mide también en unidades de disolución de la gelatina (o *gdu* por sus siglas en inglés). Si no encuentra un producto con las mcu en la etiqueta, busque uno que tenga entre 1,080 y 1,440 gdu.

Déle un calmante casero. Para aliviar el dolor muscular en todo el cuerpo, el jengibre (*ginger*) es el remedio indicado, de acuerdo con el Dr. Schor. "Es como una especie de ibuprofén casero". Al jengibre se le conoce muy bien por sus propiedades antiinflamatorias. Al igual que la bromelina, contiene una enzima capaz de descomponer las proteínas, según indica el Dr. Schor. Sólo que en el caso del jengibre se trata de la zingibaína. Además, el jengibre ofrece otras sustancias benéficas, como diversos antioxidantes que ayudan a neutralizar unas moléculas inestables conocidas como radicales libres que andan vagando por todo el cuerpo y contribuyen a generar inflamaciones.

Al tomar el jengibre como suplemento conviene su presentación en cápsulas. Si su ser querido siente mucho dolor, déle seis cápsulas de 500 miligramos de extracto concentrado de jengibre al día, sugiere el Dr. Schor.

Puede neutralizar el dolor con una naranja. Después de una sesión de ejercicio fuerte, la vitamina C puede reducir la hinchazón y el dolor que suelen presentarse al día siguiente, según reporta la Dra. Clarkson. Cuando los músculos se dañan por exceso de uso producen radicales libres, afirma la experta, o sea, diversos tipos de átomos altamente cargados que pueden dañar los tejidos y envejecer las células. De acuerdo con la Dra. Clarkson, los antioxidantes como la vitamina C absorben estos radicales libres antes de que ocasionen demasiados problemas. Por lo tanto, asegúrese de que su pariente obtenga la Cantidad Diaria Recomendada de vitamina C (60 miligramos), recomienda la Dra. Clarkson. Una naranja (china) de tamaño normal contiene más que eso.

Que aprenda algunos estiramientos. Cuando uno se estira antes de hacer ejercicio, los músculos se calientan. Así es posible ayudar a prevenir los diminutos desgarres musculares que resultan en dolor a la mañana siguiente, afirma la Dra. Clarkson.

Antes de que su familiar vuelva a realizar una actividad vigorosa, enséñele la siguiente rutina completa de estiramientos que nos proporcionó Barbara Sanders, Ph.D., presidenta del departamento de Fisioterapia en la Universidad Estatal del Suroeste de Texas en San Marcos. Aconséjele que la incorpore a su rutina de ejercicios. Debe tener en mente que estos estiramientos se hacen de forma lenta y gradual, sin rebotar. Y no debe forzarse tampoco a realizar ningún estiramiento que le duela.

- Círculos con los hombros. Dígale a su ser querido que se pare derecho con la cabeza en alto, la barbilla metida y los brazos colgados junto a su cuerpo. A continuación debe girar los hombros hacia arriba, atrás, abajo y finalmente hacia delante. Que repita este movimiento cinco veces.

- Estiramientos laterales. Su pariente debe pararse con el brazo derecho extendido por encima de la cabeza, el brazo izquierdo cruzado sobre el estómago, las rodillas ligeramente dobladas y los pies separados a la misma distancia que el ancho de sus hombros.

 La medicina de mamá para personas mayores

A continuación indíquele que se incline hacia la izquierda, lo más que cómodamente le sea posible. Debe sostener esta posición por cinco segundos, enderezarse y repetir el estiramiento, para luego invertir las posiciones de los brazos y realizar el mismo estiramiento, pero hacia la derecha.

- Estiramiento de caderas. Dígale a su familiar que se acueste boca arriba, procurando que toda la parte inferior de su espalda se encuentre en contacto con el piso. Con la pierna izquierda extendida, debe colocar la mano derecha debajo de la rodilla de la pierna derecha y llevarse la pierna hacia el pecho, dejando que se le doble la rodilla. Que mantenga esta posición por cinco segundos, para luego soltar la pierna, enderezarla y bajarla al piso. Indíquele que repita el estiramiento una segunda vez y que luego lo realice con la pierna y mano izquierdas.

- Estiramiento del tendón de la corva. Su ser querido debe sentarse en el piso con la pierna derecha relajada y la rodilla derecha doblada, de modo que apoye toda la planta del pie sobre el piso, y extender la pierna izquierda al frente. De lo que se trata es de que toque los dedos del pie izquierdo con las puntas de los dedos de ambas manos. Debe sentir el estirón en el tendón de la corva (el músculo largo en la parte posterior del muslo) de la pierna izquierda. Si no logra alcanzar los dedos de sus pies, puede asir sus tobillos. Dígale que sostenga el estiramiento por 20 segundos, se relaje y luego lo repita. A continuación debe cambiar de posición para extender la pierna derecha y repetir el estiramiento del otro lado.

- Estiramiento de la pantorrilla y del tendón de Aquiles. Indíquele a su pariente que, estando de pie, se coloque a una distancia de entre 3 y 4 pies (90–120 cm) de una pared y se incline hacia la misma, poniendo ambas manos sobre su superficie más o menos al nivel de los hombros. Entonces debe adelantar la pierna derecha, doblando la rodilla. A continuación tiene que inclinarse hacia delante, manteniendo recta la pierna izquierda y el pie izquierdo bien plantado sobre el piso, mientras al mismo tiempo presiona la rodilla derecha hacia la pared hasta sentir un estiramiento agradable en la pierna izquierda extendida. (Es importante que no arquee la espalda). Dígale que mantenga esta posición por 20 segundos y luego repita el estiramiento con la pierna izquierda hacia delante, la rodilla izquierda doblada y la pierna derecha extendida hacia atrás.

- Estiramiento de hombros. Su familiar debe ponerse de pie con los brazos colgados detrás de la parte inferior de su espalda. A continuación tiene que asir su muñeca izquierda con la mano derecha y lentamente separar ambos brazos extendidos de su columna lo más posible sin que le duela, manteniendo la columna lo más erguida posible al mismo tiempo. Indíquele que mantenga el cuello recto, no arqueado, y que sostenga el estiramiento por unos cuantos segundos, para luego relajarse y repetirlo del otro lado, asiendo su muñeca derecha con la mano izquierda.

(*Nota:* Si no reconoce algún término en este capítulo, vea el glosario en la página 623).

Neumonía

Recursos reforzadores y protectores para sus parientes

Si nos imagináramos con neumonía, probablemente nos visualizaríamos tosiendo hasta sacar cachos de pulmón, haciendo un enorme esfuerzo para respirar y con una fiebre tan alta como para cocer un huevo.

No obstante, en el caso de las personas de mayor edad los síntomas de la neumonía muchas veces son otros. La enfermedad no se manifiesta como uno se lo imaginaría, con los clásicos síntomas de fiebre, sudoración profusa, tos, producción de flemas, dolor en el pecho o escalofríos, según indica el Dr. Henry Gong, Jr., profesor de Medicina en la Universidad del Sur de California en Downey.

En cambio, la neumonía se presenta de formas inesperadas y con sín-

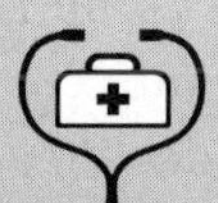

CUÁNDO CONSULTAR AL MÉDICO

Los síntomas de neumonía que las personas de mayor edad presentan a menudo son distintos de los que muestran las personas más jóvenes, según el Dr. Bruce Leff, profesor de Medicina en el Centro Médico Johns Hopkins Bayview de Baltimore, Maryland. Por lo tanto, si su pariente tiene cualquiera de los siguientes síntomas, comuníquese con su doctor cuanto antes:

- Tos (sobre todo si va acompañada de flemas de color)

- Fiebre

- Falta de aliento

- Dolor en el pecho

- Aturdimiento

tomas que al parecer no tienen ninguna relación con ella. Algunas personas repentinamente parecen aturdirse o estar menos conscientes de su entorno o de la gente que las rodea. Otras muestran debilidad y fatiga. Una respiración rápida, un pulso acelerado o la falta de aliento también pueden ser indicios de neumonía. Asimismo llegan a producirse síntomas que normalmente relacionamos con problemas intestinales, como náuseas y diarrea. De hecho es posible que una persona enferma de neumonía presente algunos o todos los síntomas mencionados, pero no tosa ni una sola vez.

Si su ser querido presenta estos síntomas atípicos, debe llevarlo al médico. Si bien en la década de los años 40, con el advenimiento de los antibióticos, se logró que la neumonía dejara de ser la causa principal de muerte en los Estados Unidos, la enfermedad no deja de ser peligrosa, particularmente para las personas de más de 65 años.

Sin importar la edad, las causas de la neumonía son las mismas. Se trata de una infección de los pulmones producida por bacterias, virus o algún otro organismo. Existen más de 30 causas diferentes, pero la neumonía bacteriana es la más común. En este caso, las bacterias que normalmente viven en la garganta cuando uno está sano empiezan a multiplicarse en los pulmones debido a una baja en las defensas. En la neumonía viral, un virus se instala en los pulmones y comienza a multiplicarse. Un sistema inmunitario debilitado también es un factor de riesgo común para contraer una neumonía viral.

En todos los tipos de neumonía, los lobulillos o pequeños sacos que deben llenarse de aire en los pulmones se inundan, en cambio, de pus y líquido, impidiéndole al oxígeno llegar a la sangre. Cuando falta oxígeno en el torrente sanguíneo, las células del cuerpo no funcionan correctamente.

El popular mito de que un resfriado (catarro) puede convertirse en neumonía simplemente no es verdad. Sin embargo, está tan arraigado que el Dr. Bruce Leff, profesor de Medicina en el Centro Médico Johns Hopkins Bayview de Baltimore, Maryland, no ha podido convencer de lo contrario ni siquiera a su propia madre.

Se suele creer que el resfriado puede conducir directamente a la neumonía porque a veces la precede. No obstante, el resfriado sólo se encarga de bajar las defensas inmunitarias. Cuando las defensas andan bajas aumenta la susceptibilidad de contraer otra infección, como la neumonía. Tanto los resfriados como la neumonía se vuelven más comunes durante los meses de invierno, según indica el Dr. Leff.

Cuando se tiene neumonía es *imprescindible* contar con la atención de un médico. Por muy efectiva que sea la medicina de mamá, es peligroso tratar la enfermedad en casa, especialmente en el caso de las personas de mayor edad, dado que la neumonía puede ser mortal.

No obstante, en lugar de combatir una neumonía ya manifiesta, el mejor curso de acción es prevenirla. Esta enfermedad suele atacar cuando las defensas han bajado a causa de otra afección. Por lo tanto, la mejor defensa contra la neumonía es un sistema inmunitario en óptimas condiciones. Y esto es lo que le enseñaremos a lograr en este capítulo, para que usted a su vez les ayude a sus seres queridos de mayor edad a mantenerse sanos.

Valore las vacunas. Pídale al médico que le ponga una vacuna neumocóccica (*pneumococcal vaccine*) a su pariente, sugiere el Dr. Leff. Si bien esta vacuna no forma parte de la medicina de mamá, en vista de que la neumonía es una enfermedad grave no sería buena idea pasar por alto esta importante herramienta de prevención.

Los Centros para el Control y la Prevención de las Enfermedades (o *CDC* por sus siglas en inglés) recomiendan esta vacuna, que brinda protección contra ciertas cepas de neumonía bacteriana, a cualquier persona que tenga más de 65 años, padezca alguna enfermedad crónica o corra riesgo de infectarse a causa de la debilidad de su sistema inmunitario.

Pese a dicha recomendación, sólo alrededor del 28 por ciento de la población estadounidense de más de 65 años se ha vacunado contra la neumonía alguna vez en su vida. En un estudio realizado por los CDC en un asilo para ancianos de Oklahoma, se llegó a la conclusión de que la vacuna probablemente pudo haber prevenido un brote de neumonía que mató a tres personas en ese asilo. Si su familiar tiene más de 65 años, los CDC recomiendan que vaya por un refuerzo si han pasado más de cinco años desde la última vez que se vacunó.

Sólo una advertencia con respecto a esta vacuna: no dé por hecho que no le dará neumonía a su ser querido sólo porque le pusieron la vacuna. Aún corre peligro de contagiarse de una cepa de neumonía bacteriana diferente de la vacuna, o bien de neumonía viral, contra la cual la inyección no protege tampoco, según indica el Dr. Gong. Por lo tanto, si usted sospecha que su pariente tiene neumonía, llévelo con el médico aunque lo hayan vacunado.

Cada invierno, suminístrele la "C". Deirdre O'Connor, una naturópata con consulta privada en Mystic, Connecticut, les dice a todos sus pacientes de edad avanzada que parecen vulnerables a sufrir problemas de las vías respiratorias altas que incrementen su consumo de vitamina C durante los meses de invierno. Ella recomienda un suplemento de 1,000 a 3,000 miligramos al día. Aparte de darle estos suplementos a su ser querido, usted debe asegurarse de que coma grandes cantidades de alimentos ricos en vitamina C, como el brócoli, los repollitos (coles) de Bruselas, los pimientos (ajíes, pimientos morrones) rojos, las batatas dulces (camotes, *yams, sweet potatoes*) y los cítricos.

Hace falta consumir vitamina C para tener un sistema inmunitario sano, explica la Dra. O'Connor. Según ella, diversos estudios han demostrado que este nutriente ayuda a las personas de mayor edad que padecen infecciones respiratorias graves. Sin embargo, el exceso de vitamina C les causa diarrea a algunas personas. Si su pariente es una de ellas, disminúyale la dosis hasta encontrar la cantidad adecuada.

Asegúrese de que consuma este mineral. Es importante que el suplemento multivitamínico diario de su familiar contenga 15 miligramos de cinc, afirma la Dra. O'Connor. Las personas de mayor edad no siempre absorben este mineral de manera adecuada a partir de los alimentos exclusivamente, por lo que algunas desarrollan una carencia del mismo. Las células del aparato inmunitario dependen del cinc a tal grado que no pueden combatir una infección de no contar con este mineral. El cinc se encuentra en todo tipo de carne, incluyendo la de ave, así como en el huevo, los productos lácteos y los ostiones.

Prepárele la "sopa de la inmunidad". Comience con un caldo de verduras básico al que le agregará pimiento rojo, cidrayote (calabaza de invierno, *winter squash*), zanahoria, ajo, cebolla y cualquier otra verdura de color muy vivo. Prepárele esta sabrosa sopita frecuentemente a su ser querido durante el invierno, sobre todo si está enfermo, sugiere la Dra. O'Connor. Contiene unos nutrientes llamados carotenoides (los cuales les dan su color a estas verduras) que mejoran el funcionamiento del sistema inmunitario.

Los carotenoides se encuentran principalmente en las verduras de colores vivos, como las zanahorias y el *squash*. Es mejor obtenerlos a partir de los alimentos, de acuerdo con la Dra. O'Connor, porque los carotenoides naturales se absorben mejor y actúan con mayor eficacia que los suplementos sintéticos.

Arriba el ajo y la cebolla. Durante el invierno, la Dra. O'Connor alienta a las personas a cocinar con mucho ajo y cebolla. Según ella, estos dos alimentos emparentados entre sí tienen propiedades antivirales y antibióticas, por lo que le ayudan al sistema inmunitario a combatir tanto la neumonía viral como la bacteriana. El ajo y la cebolla combinan bien con todos los alimentos, desde un puré de papas hasta la carne o el pescado, y son particularmente buenos cuando se incluyen en la sopa. Muchas personas se preocupan por el mal aliento que pueden provocar, especialmente porque el olor de estos condimentos hasta parece brotar por los poros. Y es cierto. Algunos alimentos de olor muy fuerte y penetrante son absorbidos por el torrente sanguíneo, explica F. Michael Eggert, D.D.S., Ph.D., profesor de Odontología en la Universidad de Alberta en Edmonton, y su olor se trasmite por los poros, además de llegar al aliento a través de los pulmones. Lo bueno es que los aceites volátiles de la menta (hierbabuena) hacen lo mismo. Además de ayudar a matar las bacterias apestosas en la boca, viajan al torrente sanguíneo y de ahí recorren las mismas vías que la cebolla y el ajo.

La menta fresca se consigue en algunos supermercados y puestos de frutas y verduras. Lo único que su pariente tiene que hacer es arrancar unas cuantas hojas de menta, masticarlas lentamente y tragárselas. Dígale que lo repita todas las veces que sea necesario, recomienda el Dr. Eggert. Si prefiere una alternativa más calientita, cómprele cualquiera de los tés de menta disponibles en el mercado y siga las instrucciones que aparezcan en el envase.

Que camine. Aliente a su familiar a salir a caminar a paso rápido por media hora todos los días. No hay garantías, pero es posible que las caminatas diarias ayuden a prevenir la neumonía. "Hacer ejercicio con regularidad ayuda a mantener el buen funcionamiento del sistema inmunitario", dice la Dra. O'Connor.

Si su ser querido prefiere otras actividades, como andar en bicicleta o nadar. . . ¡adelante! Que las disfrute, dice la naturópata. Cualquier ejercicio diario o hecho con regularidad ayuda a que el sistema inmunitario se mantenga fuerte. La Dra. O'Connor también recomienda probar otros tipos de ejercicio, como el yoga.

(*Nota:* La mayoría de los consejos generales mencionados en este capítulo pueden aplicarse de manera simultánea, como por ejemplo en el caso de recomendaciones en cuanto a la alimentación o el estilo de vida. Y cualquiera de los tratamientos con hierbas o suplementos puede utilizarse de acuerdo con lo señalado por los expertos. Sin embargo, ni nosotras ni nuestros expertos recomendamos que las diversas hierbas o suplementos se combinen. No se han estudiado a fondo las interacciones de distintas hierbas o suplementos para determinar si algunos de estos pueden ser dañinos cuando se utilizan en conjunto. Por lo tanto, es mejor que usted consulte al médico antes de combinar hierbas o suplementos para tratar este problema. Si no reconoce algún término mencionado aquí, vea el glosario en la página 623).

Nutrición

Asesoría para que se alimente de manera excelente

Dicen que el amor entra por la cocina, pero los médicos e investigadores han descubierto que la salud también lo hace. Existe una clara relación entre la mala nutrición y diversos problemas de la salud, como enfermedades cardíacas, presión arterial alta (hipertensión), diabetes, osteoporosis y colesterol alto, por mencionar algunos.

Este hecho adquiere aún más importancia cuando estamos hablando de las personas de la tercera edad. Muchos problemas de la salud —particularmente los que acabamos de mencionar— se presentan conforme las personas van envejeciendo.

En este capítulo señalaremos algunas de las necesidades de nutrición básicas de las personas de mayor edad, para que usted le ayude a su ser querido a alimentarse bien. Y en vista de que el mal apetito con

 La medicina de mamá para personas mayores

frecuencia representa un obstáculo importante para que estas personas se nutran bien, le hablaremos de lo que usted puede hacer para lograr que sus parientes de mayor edad coman. Por último, le enseñaremos algunas "defensas alimenticias" que puede emplear en su cocina para proteger a su familiar contra las enfermedades más comunes relacionadas con el envejecimiento.

En primer lugar: lo que necesitan

A continuación desglosaremos los nutrientes básicos que las personas de la tercera edad necesitan y en qué cantidades.

Calorías. A las personas de más de 55 años de edad les hacen falta menos calorías al día para mantener su peso que a los adultos más jóvenes. De tal forma, las mujeres de mayor edad necesitan un promedio de 1,900 calorías (en comparación con las 2,200 calorías que requiere una mujer adulta más joven), mientras que los hombres de mayor edad necesitan 2,300 calorías (en comparación con las 2,900 calorías que le hacen falta a un hombre adulto más joven). "Conforme envejecemos vamos perdiendo masa corporal no adiposa y esta es la que determina el número de calorías que necesitamos", indica Susan Saffel-Shrier, R.D., profesora de Medicina en la Universidad de Utah de Salt Lake City. Y si se lleva un estilo de vida sedentario, agrega, las necesidades calóricas pueden disminuir aún más.

Proteínas. Un hombre de más de 51 años necesita alrededor de 63 gramos de proteínas al día. Una mujer de la misma edad requiere aproximadamente 50 gramos. En ambos casos se trata de la misma cantidad de proteínas que debían consumir entre los 25 y los 50 años de edad. Si bien los requerimientos de proteínas no cambian mucho con la edad, lo que sí cambia a veces es el interés en comérselas, según afirma Pamela Starke-Reed, Ph.D., directora asistente de la División Coordinadora de la Investigación en Nutrición del Instituto Nacional para la Salud en Bethesda, Maryland. "Los alimentos difíciles de masticar, entre los cuales encontramos la mayoría de las carnes, tienden a perder su atractivo, en parte, a medida que envejecemos —explica la Dra. Starke-Reed—, de modo que debemos empeñarnos un poquito más para asegurarnos de estar consumiendo suficiente proteína". De acuerdo con la Dra. Starke-Reed, las carnes magras, incluyendo las de aves, son excelentes fuentes de proteína, pero también lo son el huevo, los productos de soya y los lácteos. Además de que el huevo tiene la ventaja de representar lo que los expertos en nutrición consideran una proteína "perfecta", también se incorpora sin problemas a todo tipo de recetas de fácil digestión.

Vitaminas y minerales. Una alimentación bien equilibrada basada en alimentos bajos en grasa y ricos en nutrientes puede resultar clave para la salud y la longevidad de muchas personas de mayor edad. A la hora de seleccionar los alimentos, tenga presente que la variedad es fundamental para asegurar que la alimentación cubra todas las necesidades de nutrientes esenciales. Algunas vitaminas y minerales —particularmente las vitaminas A, E, C y D y el ácido fólico— se han estudiado específicamente por la influencia positiva que pueden tener en la salud de las personas mayores. Un estudio de investigación incluso ha sugerido que los antioxidantes, entre los cuales encontramos las vitaminas A, E y C, quizá hasta reviertan los efectos del envejecimiento sobre las funciones cognitivas y motrices. Para asegurarse de que la persona de mayor edad a quien usted cuida consuma estas vitaminas en cantidades suficientes, déle muchas frutas frescas, como naranjas (chinas), fresas, toronjas (pomelos) y arándanos, así como verduras de color verde oscuro, como espinacas y brócoli.

Necesita encargarse particularmente de que su ser querido consuma suficiente calcio. Después de los 51 años de edad, tanto los hombres como las mujeres deben agregar 200 miligramos más de este mineral a su alimentación diaria, lo cual da un total de unos 1,200 miligramos. Una taza de leche contiene aproximadamente 300 miligramos de calcio. Otras fuentes muy buenas de este mineral son el yogur, el queso y el salmón rojo de lata. Si usted le prepara la comida a una persona de mayor edad que presenta intolerancia a la lactosa, pregúntele a su médico si puede administrarle un suplemento de calcio. En vista de que nuestro requerimiento de calcio aumenta a medida que envejecemos, es esencial que usted se asegure de incluir una cantidad suficiente de este mineral en la alimentación de su pariente.

Fibra. Las fuentes de proteína son tantas y tan diversas que cumplir con los requerimientos de este nutriente no implica tantos problemas como asegurarse de que la alimentación contenga una cantidad suficiente de fibra, en opinión del Dr. David Reuben, profesor de Medicina en la Universidad de California en Los Ángeles. Una buena meta es consumir 25 gramos de fibra al día, según el Dr. Reuben, "pero no es tan fácil llegar a esta cantidad".

Los cereales —los de caja y también los cereales como grupo alimenticio en general— son insuperables en lo que se refiere a su contenido de fibra por ración. Lea la información que aparece en uno de los costados de la caja de cereal, recomienda el Dr. Reuben, y escoja uno que realmente tenga un alto contenido de fibra. "La mayoría de los cereales contienen entre uno y tres gramos de fibra por ración —explica—, pero algunos, como *Fiber One* y *All Bran*, ofrecen nueve gramos o más por ración. Esto le ayudará a llegar al nivel de fibra que debe alcanzar". Otras buenas fuentes de fibra, aunque no tan concentradas, son el arroz integral (*brown rice*), la avena, la manzana, el aguacate (palta), el arándano, la frambuesa, los frijoles (habichuelas) guisados con tomate (jitomate), las habas blancas (*lima beans*) y las palomitas (rositas) de maíz (cotufo) hechas a presión.

Líquidos. Lo que tal vez deba preocuparla más de la alimentación de su ser querido de mayor edad no tiene nada que ver con la comida. La deshidratación es un problema sumamente común en las personas mayores porque simplemente no tienen sed, ni siquiera cuando su cuerpo necesita líquidos. "Cualquier régimen alimenticio de una persona de mayor edad debe comenzar con asegurarse de que tome el equivalente a ocho tazas de líquidos al día, y de que al menos una parte de estos sean agua sola", indica Alice H. Lichtenstein, D.Sc., profesora de Nutrición en la Universidad Tufts de Boston, Massachusetts.

Muy bien, ¿pero qué debe hacer si su pariente sencillamente no tiene hambre?

Conocer los alimentos saludables y cuántos gramos contienen de cada nutriente desde luego no garantiza que su pariente vaya a aceptar una alimentación saludable. Al igual que otras muchas personas, los adultos de mayor edad a menudo se guían más por el hambre que sienten —o por la ausencia de la misma, lo que es más importante— y por su paladar que por la Asignación Dietética Recomendada.

La causa es fácil de explicar: uno de los problemas que las personas de mayor edad enfrentan cuando se trata de comer es que simplemente no tienen apetito. "Conforme las personas envejecen su sentido del olfato se debilita, y si uno no puede oler tampoco puede saborear —explica la Dra. Starke-Reed—. Esto elimina gran parte de la satisfacción que la persona quizá sintió alguna vez al comer".

Como si no bastara con estas fallas en el funcionamiento de las papilas gustativas, otros factores también pueden hacer que las personas de mayor edad pierdan el apetito, según la Dra. Starke-Reed: problemas dentales, como dientes o mandíbulas adoloridas o dentaduras mal ajustadas; depresión, indigestión y la interacción entre sus medicamentos.

No obstante, si usted se ajusta un poco a la hora de planear el menú podrá ayudar a su pariente de mayor edad a aprovechar sus comidas al máximo.

Solucione el problema con sazón. Como dice el dicho, en gustos se rompen géneros. Por lo mismo no existe una sola especia o hierba que les agrade a todos, según señala Saffel-Shrier. Sin embargo, muchas personas de mayor edad se ven afectadas por un sentido del gusto menos desarrollado. Por lo tanto, les puede ayudar enormemente agregar condimentos que den más picante y sabor a los platos. El ajo, la pimienta, la albahaca, el orégano y la canela son algunos condimentos y especias de sabor fuerte que pueden despertar las papilas gustativas de su ser querido.

Consienta sus dientes. Si usted le hace de comer a una persona de mayor edad con problemas dentales o problemas para pasarse la comida, busque recetas que incluyan alimentos fáciles de masticar. A veces la forma en que un alimento se prepara marca una gran diferencia en cuanto a lo fácil o difícil que será digerirlo, según afirma la Dra. Starke-Reed. Resulta mucho más fácil comer un pan de carne (*meatloaf*) que un filete, por ejemplo. Una cacerola (guiso) de pechuga de pollo cortada en pequeños trozos representará un reto mucho menos difícil de superar que una pechuga de pollo entera asada a la parrilla.

Mate varios pájaros nutritivos de un tiro. Uno de los retos más difíciles que deberá enfrentar al planear las comidas para una persona con problemas de apetito o de digestión será cómo cubrir sus necesidades de nutrición y *a la vez* ofrecerle alimentos lo bastante atractivos como para incitarlo a sentarse a la mesa. Al tratar de cumplir con sus requerimientos de nutrientes, facilítese la vida al escoger alimentos que cumplan con varias necesidades al mismo tiempo, sugiere la Dra. Starke-Reed. "Opte por alimentos que contengan la mayor cantidad posible de nutrientes, porque definitivamente no todas las calorías son iguales". Un vaso de leche, señala la experta, ofrece raciones de proteína, calcio y vitamina D. Una naranja (china) brinda fibra, líquido y calcio, además de diversas vitaminas. Un *donut* (dona) tiene más calorías que ambos y no satisface el requerimiento de ningún nutriente importante.

Aliados alimenticios para afecciones comunes que nos afectan con los años

A continuación señalaremos algunos de los problemas comunes que las personas enfrentan al envejecer y los alimentos con los que usted puede ayudarles a evitarlos.

Pérdida de la memoria. Por extraño que parezca, la pérdida de la memoria y la confusión son afecciones que a menudo se deben a carencias de nutrientes. Por lo tanto, a veces pueden mejorar al realizar unos cuantos cambios en la alimentación. "Las personas de mayor edad que se quejan de sentirse confundidas posiblemente tengan una carencia de vitamina B_{12}", dice Saffel-Shrier. La carencia de hierro también causa problemas de la memoria.

Si su pariente presenta una carencia severa debe tomar un suplemento recomendado por su médico. Algunas buenas fuentes alimentarias de vitamina B_{12} son la carne, el huevo y la leche. Por su parte, para asegurarse de que su pariente consuma más hierro déle carne, pescado, aves, cereales integrales y frijoles (habichuelas).

Osteoporosis. La osteoporosis es otra enfermedad común relacionada con la vejez. Por fortuna se trata de un mal que en la mayoría de los casos puede prevenirse. Su ser querido la evitará si consume una cantidad suficiente de calcio y vitamina D. Después de los 55 años, tanto las mujeres como los hombres deben consumir 1,200 miligramos de calcio al día, lo que equivale aproximadamente a cuatro vasos de leche. Además, la vitamina D que contiene también ayuda a prevenir la osteoporosis. Es probable que su pariente obtenga un poco de vitamina D por exposición al sol. Sin embargo, la capacidad de sintetizar vitamina D a través de la piel disminuye al envejecer. Por lo tanto, la Fundación Nacional para la Osteoporosis recomienda que se consuman cuando menos 400 unidades internacionales (UI) de vitamina D a través de productos lácteos enriquecidos con este nutriente. La yema del huevo, los productos lácteos y los pescados de agua salada son buenas fuentes de vitamina D. Un solo huevo contiene 26 UI, una taza de leche ofrece 98 UI y una lata de 3.75 onzas (105 g) de sardinas tiene la enorme cantidad de 250 UI.

Enfermedades cardíacas. Las personas con enfermedades cardíacas deben incluir abundantes cantidades de frutas y verduras frescas en su alimentación. La Asociación de Cardiólogos Estadounidenses recomienda que más de la mitad de las calorías diarias provengan de alimentos ricos en carbohidratos complejos, como frutas, verduras y cereales. A la hora de seleccionar los alimentos para un ser querido de mayor edad con problemas del corazón, trate de incluir la mayor cantidad posible de alimentos integrales y naturales y la menor cantidad posible de alimentos procesados. Algunos alimentos integrales son las verduras y las frutas crudas así como la carne, también de ave, y el pescado fresco. Los alimentos procesados, como las galletitas (*cookies*), las galletas (*crackers*) y las salsas, por lo general contienen grandes cantidades tanto de sodio como de azúcar y muchas veces también de grasa. Por lo tanto, evite darle estos alimentos a su pariente de mayor edad. Si compra un alimento procesado opte por los productos que mencionen un alimento integral, como un cereal integral, entre sus dos primeros ingredientes. Dado que el orden de los ingredientes obedece a la cantidad de los mismos que se incluye en el producto, los que están hechos en su mayor parte de alimentos integrales son fáciles de detectar al revisar la lista de ingredientes.

Asimismo, las personas con enfermedades cardíacas o que han sufrido un derrame cerebral también deben evitar las grasas saturadas, el colesterol y el sodio. La Asociación de Cardiólogos Estadounidenses recomienda que no más del 30 por ciento del total de calorías provenga de la grasa y que menos del 10 por ciento corresponda a grasa saturada. No es difícil averiguar cuántas calorías provienen de la grasa, siempre y cuando les eche un ojo a las etiquetas de los productos. Vea el número total de calorías por ración y luego el número que aparece después de "calorías que provienen de la grasa" ("*calories from fat*"). Si más de la tercera parte de las calorías de cualquier producto provienen de la grasa, procure que su pariente lo evite; en todo caso, si llegara a comérselo los demás alimentos del día deben ser más bajos en grasa. Los alimentos que contienen o que están hechos de grasa de origen animal, como la leche entera, el huevo, la mantequilla, el queso y las carnes, son los que contienen la mayor cantidad de grasa saturada y colesterol.

Por lo tanto, ayúdele a su ser querido de mayor edad comprando productos lácteos sin grasa, como leche descremada y yogur sin grasa. En lugar de cocinar con aceite y mantequilla utilice agua, caldo, vino de cocina o aceite antiadherente en aerosol. Hornee o cueza los alimentos al vapor en lugar de freírlos. Limite sus raciones de carne roja a no más de 3 a 5 onzas (84–142 g); cuando pueda, déle pescado o ave en lugar de carne roja.

Artritis. La artritis ataca a las personas de cualquier edad, pero la tercera parte de las personas que la padecen tienen 65 años o más. La experiencia les enseña a las personas que tienen esta enfermedad —que en ocasiones llega a ser muy dolorosa— a reconocer qué agrava su malestar y qué lo alivia. A veces los productos lácteos y el aceite de pescado incrementan el dolor en las articulaciones. Sin embargo, dado que tanto los lácteos como el pescado son unas magníficas fuentes de nutrientes, es importante que usted se asegure de que su pariente con artritis consuma suficiente calcio y proteínas a partir de otros alimentos. Algunas fuentes alternas de proteína son todo tipo de carne, el pollo, el *tofu* y los frijoles (habichuelas). Si bien algunos de estos alimentos también contienen calcio, hable con el médico de su ser querido para ver si es recomendable que tome un suplemento de calcio y así asegure obtener una cantidad suficiente de este mineral.

Para disminuir el dolor de la artritis, usted puede darle naranjas, toronjas (pomelos), fresas y otras frutas frescas a su ser querido. Todas ellas contienen vitamina C, que de acuerdo con cuando menos un estudio de investigación alivia el dolor causado por la artritis. También se han estudiado las vitaminas A, E y D, ya que al parecer ayudan a aliviar el dolor causado por la artritis. Las frutas y verduras frescas son ricas en vitaminas A y E, mientras que la leche enriquecida contiene bastante vitamina D. La espinaca es una fuente maravillosa de vitaminas A y E, por lo que bien vale la pena incluirla en la alimentación de su familiar. Además de agregarla a ensaladas y ofrecerla como guarnición, la espinaca se puede incluir en salsas, espagueti, chile con carne (*chili*) y cacerolas (guisos); no cambiará el sabor ni la textura de estos platos, pero sí los enriquecerá con un montón de vitaminas.

(*Nota:* Si no reconoce algún término en este capítulo, vea el glosario en la página 623).

Osteoporosis

Defensas para mantener fuertecitos sus huesitos

ómate tu leche y luego ya puedes salirte a jugar". Fue un buen consejo cuando teníamos seis años. Siguió siendo un buen consejo a los 46 años. Y resulta que es un buen consejo a los 60 o incluso los 86 años, si es que se quiere evitar la osteoporosis.

La osteoporosis, que literalmente significa "hoyos en los huesos", se presenta cuando se pierde más tejido óseo del que se repone. El proceso comienza cuando tenemos treintitantos años de edad. A lo largo de muchos años, esta enfermedad silenciosa, que no produce síntomas ni dolor hasta que un hueso se fractura, va despojando nuestros huesos de su fuerza. Una vez que esta ladrona furtiva ha hecho su trabajo, nuestros huesos pueden quedar tan frágiles que una acción cotidiana como estornudar o levantar la bolsa del mandado puede provocar una fractura.

Si bien las mujeres presentan una probabilidad cuatro veces mayor que los hombres de desarrollar esta enfermedad, el sexo masculino también puede padecer osteoporosis. Las mujeres pierden masa ósea de forma muy acelerada durante los años que siguen a la menopausia, cuando su cuerpo produce menos estrógeno; no obstante, a la edad de 65 ó 70 años hombres y mujeres pierden masa ósea a la misma velocidad, según los expertos, y la absorción de calcio disminuye en ambos sexos. La osteoporosis en los hombres ha sido reconocida como un importante problema de salud pública, pues se calcula que entre 1993 y 2050 se duplicará el número de hombres de más de 70 años.

Las fracturas que resultan de la osteoporosis suelen afectar las caderas, la columna y las muñecas, y el precio que se debe pagar por ellas a menudo es la independencia. Sin embargo, a pesar de que la osteoporosis afecta a casi la mitad de las personas de más de 75 años, los médicos dicen que no es una parte inevitable de la vejez.

De hecho, el tejido óseo tiene la capacidad de renovarse a lo largo de toda la vida. Por lo tanto, bastará que usted le ayude a su ser querido

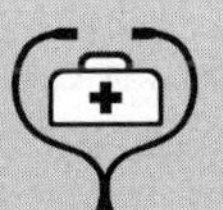

CUÁNDO CONSULTAR AL MÉDICO

Para asegurarse de que su ser querido no vaya a convertirse en una de las personas que apenas se enteran de que tienen osteoporosis cuando su médico les está enyesando un hueso fracturado, llévelo cuanto antes a que le hagan una absorciometría con doble haz de rayos X (*dual-energy x-ray absorptiometry* o *DEXA* por sus siglas en inglés). Este examen sencillo, que dura 15 minutos, mide la densidad ósea y le indicará si su ser querido corre riesgo de desarrollar osteoporosis. En términos generales, el riesgo de desarrollar osteoporosis es particularmente alto si una persona:

- **Es delgada y de huesos pequeños**

- **Ha padecido algún trastorno alimenticio**

- **Tiene antecedentes familiares de osteoporosis**

- **Siente dolor y achaques en los huesos en general**

- **Toma corticosteroides, anticonvulsivos como la fenitoína (*Dilantin*), medicamentos para la tiroides o anticoagulantes**

de mayor edad a hacer unos cuantos cambios en su alimentación y estilo de vida para que logre retardar o incluso detener el avance de la osteoporosis, según afirma el Dr. James Webster, director del Centro Buehler para el Envejecimiento en la Universidad del Noroeste en Chicago, Illinois. Y el momento justo para empezar a combatir la enfermedad, enfatiza el experto, tiene que ser antes de que sus huesos se empiecen a fracturar.

Hay que consumir calcio. Es posible que a su pariente no le guste la leche, pero de todas formas debe cubrir sus necesidades de calcio. Hasta los 65 años, los doctores recomiendan que los hombres consuman 1,000 miligramos de calcio al día, al igual que las mujeres que estén tomando una terapia de reposición de estrógeno (o *ERT* por sus siglas en inglés).

Las mujeres postmenopáusicas que no se encuentren sometidas a una ERT deben consumir 1,200 miligramos de calcio al día, al igual que todas las personas de más de 65 años.

Si su familiar de mayor edad pretende alcanzar o exceder la meta de 1,000 miligramos exclusivamente a través de la alimentación, aconséjele que trate de tomar entre 2½ y 3 vasos de 8 onzas (240 ml) de leche descremada al día. Lo demás lo obtendrá de una alimentación saludable y equilibrada, según indica el Dr. Robert P. Heaney, profesor de Medicina en la Universidad Creighton de Omaha, Nebraska.

La leche viene enriquecida con vitamina D, un nutriente necesario para que el cuerpo asimile el calcio. Por lo tanto, los productos lácteos realmente son la mejor fuente. No obstante, existen otros alimentos que también proporcionan calcio (aunque sin la vitamina D). Se pueden obtener 1,000 miligramos de calcio de 2½ tazas de yogur sin grasa, por ejemplo, o de 5 onzas (140 g) de queso *Cheddar*. Otras buenas fuentes de calcio son las sardinas (con espinas), la berza (bretón, posarmo, *collard greens*), el tofu y el jugo de naranja (china) enriquecido con calcio.

Considere darle suplementos. Lo mejor es que el calcio se obtenga de los alimentos, pero si su ser querido por algún motivo no puede cubrir sus necesidades de este mineral a través de su alimentación, los suplementos le brindarán la cantidad fundamental de calcio que su cuerpo necesita, según afirma el Dr. Webster. Si está enfermo o ha tenido cálculos renales, consulte a su médico antes de darle cualquier suplemento.

Para que absorba el calcio mejor, déle a su pariente suplementos de 500 a 600 miligramos en dosis divididas, de modo que consuma un total de 1,000 a 1,200 miligramos al día, recomienda la Dra. Lee Vliet, profesora de Medicina Familiar y Comunitaria en la Universidad de Arizona en Tucson. "El cuerpo absorberá la cantidad más pequeña mejor que si le administrara la dosis diaria completa de una sola vez".

El carbonato de calcio (*calcium carbonate*) y el citrato de calcio (*calcium citrate*) son dos suplementos comunes que se venden sin receta. De acuerdo con la Dra. Vliet, el carbonato de calcio puede provocar hinchazón abdominal o gases; por su parte, el citrato de calcio no produce estos efectos, pero las tabletas contienen menos calcio, de modo que su ser querido tendría que tomar un mayor número de tabletas. No le vaya a dar suplementos de harina de hueso (*bone meal*) ni de dolomita (*dolomite*), advierte la experta, porque ambas sustancias pueden contener plomo y otros metales tóxicos.

Maximice su consumo de magnesio. El magnesio es otro mineral crucial que ayuda a crear huesos fuertes, mejorar el funcionamiento intestinal, prevenir los calambres en las piernas y mejorar el sueño, según afirma la Dra. Vliet. "Lo triste es que la alimentación de la mayoría de las mujeres estadounidenses presenta una grave carencia de magnesio", señala la experta. Su recomendación es consumir 250 miligramos por la mañana y otros 250 miligramos por la noche. Lo mejor es administrarle el magnesio a su pariente en forma de cápsulas, pues así lo absorberá de forma más eficiente. Si su familiar es una mujer que presenta una pérdida ósea significativa, tiene problemas de estreñimiento o sufre calambres en las piernas por las noches, tal vez tenga que incrementar la dosis a 400 miligramos dos veces al día, sugiere la Dra. Vliet. Hable con el médico antes de darle suplementos de magnesio a su ser querido, ya que este mineral puede causar diarrea. Además, las personas con problemas cardíacos o renales no deben tomar suplementos de magnesio.

Defiéndalo con la "D". El cuerpo necesita vitamina D para absorber el calcio y construir huesos fuertes. Diversos estudios de investigación han demostrado que la densidad mineral aumenta y el número de fracturas disminuye cuando la vitamina D y el calcio se toman juntos. Por desgracia no existen muchas buenas fuentes de ambos nutrientes. Según lo hemos mencionado ya, la leche viene enriquecida con vitamina D, al igual que algunos cereales de caja. Por lo tanto, lea las etiquetas de los productos para ver qué porcentaje de la Cantidad Diaria Recomendada se le está ofreciendo a su familiar. Aparte de esto, la mejor fuente de vitamina D es la luz solar, la cual estimula la producción de esta vitamina por parte del cuerpo. Basta con exponer las manos, la cara y los brazos al sol del verano por 10 minutos, según indica la Dra. Vliet. Sin embargo, las lociones antisolares (filtros solares) con un factor de protección solar (o *SPF* por sus siglas en inglés) de ocho o más impiden la síntesis de vitamina D. Por lo tanto, dígale a su ser querido que se ponga la loción después de 10 minutos al sol para así darle a su cuerpo la oportunidad de sintetizar la vitamina D.

Si su pariente no puede salir de la casa, es importante que consuma cuando menos 400 pero no más que 600 unidades internacionales (UI) de vitamina D dietética al día, recomienda la Dra. Vliet. Una taza de leche enriquecida, ya sea entera, semidescremada o descremada, contiene 100 UI de vitamina D, y la mayoría de los suplementos multivitamínicos proporcionan 400 UI. El exceso de vitamina D puede producir efectos nocivos, como daño a los riñones, así que no le vaya a administrar a su familiar suplementos con más de 400 UI, que es la Cantidad Diaria Recomendada, sin antes consultar al médico.

Que aproveche la "vitamina olvidada". En cierta medida, la vitamina K es un nutriente olvidado. Si bien los medios de comunicación no la mencionan mucho, es muy importante para mantener la salud de los huesos. Esta vitamina ayuda a disminuir la cantidad de calcio que se pierde a través de la orina, según explica Lorilee Schoenbeck, N.D., una naturópata de Middlebury, Vermont.

La vitamina K también es crucial para la formación de la osteocalcina, una proteína que forma la matriz sobre la cual el calcio se fija en los huesos. "La vitamina K es una especie de cimiento sobre el cual se fija el calcio", dice la Dra. Schoenbeck.

La Cantidad Diaria Recomendada de vitamina K es 80 microgramos. Dado que esta vitamina se encuentra en cantidades abundantes en las verduras de hojas verdes y los cereales integrales, una alimentación rica en estos productos cubrirá la cuota diaria de su ser querido.

Por su parte, el boro, un mineral que está presente en muchas frutas y verduras, también ayuda a disminuir la cantidad de calcio y posiblemente de magnesio que se excreta por la orina. Asimismo es posible que ayude a elevar el nivel de estrógeno ligeramente, lo cual también puede prevenir la pérdida ósea, según afirma la Dra. Schoenbeck. No obstante, debido a este efecto de incrementar el nivel del estrógeno, las mujeres con cáncer de mama deben evitarlo, advierte la experta. De acuerdo con ella, una cantidad diaria segura para las mujeres sin antecedentes de cáncer de mama son tres miligramos.

Debe acudir a la actividad. Los ejercicios en los que el cuerpo debe soportar su propio peso ayudan a fortalecer los huesos. Dígale a su pariente que se ponga a hacer cualquier tipo de ejercicio —caminar, correr, aeróbicos, levantamiento de pesas— que obligue a sus huesos y músculos a trabajar contra la gravedad.

El ejercicio estimula los huesos para que produzcan tejidos nuevos, indica el Dr. Webster. Lo ideal sería que todos siguiéramos la recomendación del Colegio Estadounidense para la Medicina Deportiva de hacer un mínimo de 20 minutos de ejercicios aeróbicos al día cuando menos tres veces por semana. Sin embargo, en el caso de algunas personas de mayor edad simplemente no es realista pedirles que hagan tanto ejercicio a la vez, explica el Dr. Webster.

Si su familiar no está en condiciones de caminar o levantar pesas por 20 minutos, el Dr. Webster recomienda que divida sus sesiones de ejercicio en "momentos de movimiento". Cualquier ejercicio que lo obligue a soportar su propio peso, levantar pesas o hacer fuerza contra alguna resistencia le ayudará, señala el Dr. Webster. Un ejemplo de un "momento de movimiento" práctico sería una caminata de 10 minutos alrededor de la cuadra, o bien 5 minutos de levantar pesas de una libra (0.5 kg) para fortalecer los bíceps. Vea con su ser querido la forma de que incorpore un número suficiente de "momentos de movimiento" a su rutina diaria para sumar un total de 20 minutos de ejercicio aeróbico.

No obstante, tampoco debe facilitarse la cosa demasiado, advierte el Dr. Webster, quien señala: "Hacer lo más que pueda le dará los mejores resultados". Caminar le fortalecerá los huesos de la cadera y la parte inferior de la espalda, indica el experto, pero le servirá aún más si se pone unas pesas ligeras en los tobillos.

No debe esforzarse demasiado. Tal vez le parecerá que nuestros expertos se están contradiciendo, pero en realidad no es así. Según ellos, no es bueno hacer ejercicio sin esforzarse mucho porque no se le exigiría lo suficiente al cuerpo. Por otra parte, tampoco conviene esforzarse demasiado y lastimarse. Se trata de establecer un equilibrio en el que se sepa que el cuerpo está "trabajando", pero *sin* exceder los límites de la condición física. Por lo tanto, convenza a su pariente de hacer ejercicio, pero cuide de que no vaya a hacer nada que someta sus huesos a un esfuerzo repentino o excesivo.

De acuerdo con el Dr. Webster, él o ella debe tener cuidado al levantar objetos pesados y evitar, además, los ejercicios que le exijan a la columna doblarse al frente o torcerse. Estos movimientos tienden a producir fracturas por compresión en la columna. En cambio, los objetos pesados deben levantarse con los músculos del muslo, es decir, haciendo una sentadilla (cuclilla).

No sorprende que los doctores a menudo les recomienden a sus pacientes de huesos quebradizos que renuncien al golf, al tenis y al baloncesto, en vista de los movimientos de torsión relacionados con estos deportes así como su impacto en las articulaciones. Pregúntele a su médico qué tipo de ejercicio puede hacer su familiar para conservar sus huesos sin arriesgarse, o bien pídale que los mande con un fisioterapeuta especializado en osteoporosis.

Cualquiera que sea la actividad que su ser querido elija, dígale que lo importante es reducir al mínimo la probabilidad de que se fracture un hueso. Y recuérdele también, sugiere el Dr. Webster, que los beneficios del ejercicio sólo le durarán mientras siga con su programa.

Las proteínas también protegen. Los huesos no están hechos sólo de calcio. En realidad, la matriz ósea —un tejido cerrado que sostiene al calcio— incorpora una gran cantidad de proteínas. De acuerdo con los expertos, la alimentación de la población estadounidense de edad avanzada con frecuencia es baja en proteínas, lo cual representa un factor de riesgo adicional para el desarrollo de la osteoporosis.

El Dr. Webster sugiere que usted le agregue un sobre de desayuno "instantáneo" o algún otro suplemento proteínico a un vaso de leche semidescremada o descremada y que se lo dé a su pariente dos veces al día para aumentar la fuerza de sus huesos. Entre el 30 y el 40 por ciento de la alimentación de su familiar debe consistir en proteína, dice el experto, según el cual la pechuga de pollo despellejada es una fuente buena y barata de proteína.

Contrarreste las caídas. Cuando se tiene osteoporosis, los huesos se fracturan con mayor facilidad al ocurrir una caída. Si usted quiere disminuir el riesgo de que su ser querido sufra una fractura debilitante debe prevenir las caídas, según los doctores.

Remediar las situaciones arriesgadas es un aspecto importante de cambiar la forma en que su pariente hace las cosas, afirma la Dra. Kay Solar, una ginecóloga con consulta privada en Baton Rouge, Luisiana. La mejor manera de lograrlo es que usted se siente con su familiar a evaluar su rutina diaria. Su ser querido tiene que pensar en las cosas que está a punto de hacer, ya sea lavar los trastes o ir por el periódico, para ver si con ello somete sus huesos a un esfuerzo adicional. Debe evitar los movimientos bruscos y aprender a moverse despacio y con prudencia.

Piense en el entorno de su pariente en el trabajo o la casa. ¿Hay algo con lo que se pueda tropezar o que lo pueda hacer caer? De ser así, corrija el problema, recomienda la Dra. Solar. En la cocina, guarde los artículos de uso frecuente en un lugar que pueda alcanzar fácilmente. Que evite subirse a banquillos (taburetes). Coloque barandales (pasamanos) a ambos lados de las escaleras. Deshágase de los tapetitos.

Que limite las bebidas "eliminacalcio". Si su familiar toma café, té o refrescos (sodas) con cafeína, debe limitarse a dos o tres tazas diarias, indica la Dra. Solar. Si se pasa de esta cantidad, la cafeína actúa como diurético y elimina el calcio del cuerpo.

Demasiada sal no es buena si padece este mal. Al igual que la cafeína, el exceso de sal hace que el cuerpo excrete calcio. Revise las etiquetas de los productos alimenticios, aconseja la Dra. Solar. Su ser querido debe evitar los alimentos que contengan más de 300 miligramos de sal por ración, limitando su consumo de sodio a 2,400 miligramos diarios.

(*Nota:* Si no reconoce algún término en este capítulo, vea el glosario en la página 623).

Palpitaciones cardíacas

Cómo ayudarles a regular su ritmo

Las palpitaciones cardíacas en realidad indican una pequeña disfunción en el sistema eléctrico del corazón. Cada impulso eléctrico provoca un latido del corazón. Si algo interfiere con la trasmisión de estos impulsos eléctricos puede haber latidos irregulares. Esta condición se siente como si el corazón estuviera latiendo fuertemente o incluso con violencia, como si se estuviera acelerando o bien como una especie de revoloteo ligero en el pecho. También se llega a sentir como si el corazón se hubiera saltado un latido. No obstante, aunque el corazón deje de funcionar bien por un momento, por lo común vuelve a la normalidad igual de rápido.

Cuando hay palpitaciones cardíacas significa, pues, que el corazón decidió marchar al ritmo de otro son. Sin embargo, esto casi nunca es motivo de preocupación. "A menudo no hace falta ningún tratamiento. Rara vez se trata de una afección muy grave", afirma el Dr. Gary Francis, director de la unidad de terapia intensiva coronaria de la Fundación Clínica de Cleveland en Ohio.

Si su ser querido tiene palpitaciones cardíacas muy de vez en cuando,

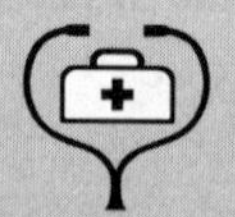

En el caso de palpitaciones cardíacas ocasionales, su ser querido no necesita ir con el médico, opina el Dr. Gary Francis, director de la unidad de terapia intensiva coronaria de la Fundación Clínica de Cleveland en Ohio. Sus latidos por lo general volverán a la normalidad bastante pronto. No obstante, a veces las palpitaciones son indicio de algún problema cardíaco más grave. Si su pariente tiene antecedentes de enfermedades cardíacas, deben acudir al médico de inmediato en cuanto empiece a sentir las palpitaciones cardíacas. E incluso si su familiar no está enfermo del corazón, comuníquese con su doctor en los siguientes casos:

- Si tiene otras molestias o dolor en el pecho.

- Si siente que le falta el aliento o se marea.

- Si le empiezan a dar más palpitaciones cardíacas que lo normal.

usted puede dar por hecho que goza de perfecta salud, agrega el Dr. Francis. De todas formas es posible tomar ciertas medidas para que su corazón recupere su ritmo normal si los latidos llegan a salirse de tiempo. Y lo mejor es que usted le podrá ayudar a su pariente a dar unos cuantos pasos para que su tambor siempre mantenga un ritmo constante.

Que tosa. La próxima vez que su familiar sienta palpitaciones cardíacas, dígale que tosa. Ayudado por el esfuerzo de la tos, a veces el corazón vuelve a agarrar su ritmo normal, indica el Dr. Robert March, profesor de Cirugía Cardiovascular en el Centro Médico Rush-Presbyterian–St. Luke's en Chicago, Illinois. "Una buena tos puede romper con el patrón de las palpitaciones".

Hay que sentarse y ponerse cómodo. Si el corazón de su ser querido empieza a latir un poco a destiempo, indíquele que se siente, sugiere el Dr. Michael A. Brodsky, profesor de Cardiología del Centro

Médico de la Universidad de California en Irvine. De ser posible debe elevar los pies, agrega el Dr. Brodsky, tomándose un momento para relajarse y dejar que los latidos de su corazón regresen a la normalidad.

El agua ayuda. Cuando su pariente sufra palpitaciones cardíacas, también puede decirle que se moje la cara con agua fría (pero no helada). El agua fría activa una parte del sistema nervioso que podría devolver su frecuencia cardíaca a la normalidad, según explica el Dr. Brodsky. Otra cosa que puede hacer es tomar un vaso de agua fría a sorbos lentos, lo cual también ayudará a parar las palpitaciones.

Aconséjele que respire más lento. Con frecuencia las palpitaciones cardíacas se deben al estrés o a la ansiedad, advierte el Dr. March. Si este es el caso de su familiar, debe inhalar profundamente y luego exhalar despacio, repitiendo estas respiraciones hasta que se tranquilice. Es posible que el simple acto de aliviar la tensión le ayude a su corazón a agarrar el paso nuevamente.

Puede probar la presión. Un movimiento llamado la maniobra de Valsalva puede terminar con las palpitaciones cardíacas, explica el Dr. Francis. Para hacerla, su ser querido debe pincharse la nariz y cerrar la boca. Luego debe soplar al mismo tiempo que mantiene cerradas la nariz y la boca. La presión que de esta manera se acumule en su nariz y boca puede obligar a su corazón a regresar a su ritmo normal, afirma el Dr. Francis.

Ayúdele. Hasta ahora estos consejos han sido cosas que su pariente debe hacer por sí mismo. Sin embargo, usted también puede ayudarle de manera directa. Siéntese con su familiar y háblele para que se tranquilice, mientras esperan a que su corazón vuelva a la normalidad, sugiere el Dr. Brodsky. Por supuesto también puede pedir ayuda de urgencia si cree que le hace falta a su ser querido, indica el cardiólogo. Y si no requiere atención médica le estará ayudando a tranquilizarse, lo cual a su vez servirá para que se le pasen las palpitaciones.

Debe huirle al alcohol. En el caso de algunas personas, un solo trago basta para provocarles palpitaciones cardíacas. Si a su pariente le dan palpitaciones cardíacas después de haber tomado alcohol tendrá que despedirse de las copas, advierte el Dr. Brodsky.

Algunas personas presentan palpitaciones cardíacas después de haber tomado una sola copa; otras, después de varias; y otras más no tienen ningún problema con el alcohol. "Cada persona tiene su propio límite", indica el Dr. Brodsky. Por eso es importante que tanto usted como su familiar estén conscientes de su límite y cuiden de que no pase de él.

Que se controle con el café. Dígale a su ser querido que tome la menor cantidad posible de café, sugiere el Dr. Brodsky. A algunas personas el café y otros productos con cafeína, como los refrescos (sodas) o el chocolate, les causan palpitaciones cardíacas; a veces una pizca de cafeína basta para que empiece la arritmia. Sin embargo, no les pasa igual a todos. "Algunas personas huelen el café y empiezan a tener palpitaciones cardíacas —señala el Dr. Brodsky—. Otras pueden tomar hasta 15 tazas al día sin ningún problema".

Fumar no conviene para nada. La nicotina a veces provoca latidos irregulares del corazón, advierte el Dr. March. Por el bien de la salud general de su corazón así como para controlar sus palpitaciones cardíacas, es importante que su pariente deje de fumar. (Para sugerencias acerca de cómo ayudar a su familiar a dejar de fumar, vea el capítulo "Tabaquismo" en la página 303).

(*Nota:* Si no reconoce algún término en este capítulo, vea el glosario en la página 623).

Problemas de la memoria

Opositores del olvido

Elvis está vivo. Pie Grande deambula por los bosques. Los extraterrestres aterrizaron. Sí, los mitos modernos abundan. Pero pocos se han difundido tanto y nos hacen tanto daño como las ideas equivocadas con respecto al envejecimiento y la memoria. Sólo échele un vistazo a estos cuentos:

- Perdemos 10,000 neuronas al día, y algún día se nos acabarán.

- Nuestra memoria empeora conforme envejecemos y no hay nada que podamos hacer al respecto.

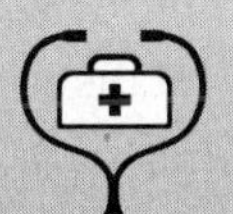

CUÁNDO CONSULTAR AL MÉDICO

Lleve a su ser querido con el doctor en cualquiera de los siguientes casos:

- Si se pierde al conducir el carro por un camino conocido

- Si llega a olvidarse completamente de citas importantes

- Si cuenta los mismos relatos una y otra vez a la misma persona en la misma conversación

- Si tiene ratos en que se siente confundido con respecto a la hora que es o el lugar donde se encuentra

- Si no puede hacer operaciones financieras sencillas (como sacar el saldo de su chequera), que siempre había manejado con facilidad en el pasado

- Si experimenta un cambio de personalidad

- Si tiene dificultades al hablar, como no poder decir el nombre de un objeto

- Si ocurre un cambio repentino en sus habilidades artísticas o musicales

Todas las anteriores son posibles señales tempranas de la enfermedad de Alzheimer.

- Cuando andamos olvidadizos, algo anda mal con nuestro cerebro.

Ninguna de estas afirmaciones es cierta. De todas formas, miles de personas de más de 60 años —y también más jóvenes— las siguen creyendo, según afirma el Dr. Barry Gordon, Ph.D., un neurólogo conductual en la Facultad de Medicina de la Universidad Johns Hopkins en Baltimore, Maryland.

"Estos mitos acerca de la memoria hacen que las personas de más de 60 años tengan una actitud fatalista con respecto a estos problemas, la cual a menudo es muy dañina para su autoestima —indica el Dr. Gordon—. Si bien es cierto que la memoria de muchas personas empeora con la edad, también es cierto que algunos de estos problemas son reversibles. Una cuantas estrategias sencillas para lidiar con el problema pueden ayudarles".

Si alguien sufre una leve pérdida de la memoria, no necesariamente significa que su cerebro se esté pudriendo, advierte el Dr. Gordon. Quizá se trate de un problema simple y fácil de remediar. A continuación le mostraremos algunas formas sencillas en que la medicina de mamá le podrá ayudar a su ser querido a agilizar su memoria.

Que ejercite su mente. Para mantener una buena memoria conforme se envejece es fundamental hacer ejercicios mentales con regularidad, como aprenderse de memoria nombres, la lista del supermercado y otras informaciones importantes, según indica Alan S. Brown, Ph.D., profesor de Psicología en la Universidad Metodista del Sur en Dallas, Texas.

"A los sesenta y tantos, setenta y tantos y ochenta y tantos años, las personas tienden a dejar de practicar el uso de su memoria en la misma medida en que lo hacían cuando eran más jóvenes —dice el psicólogo—. Por ejemplo, muchas personas de esta edad dependen de listas y se trata de una buena técnica, siempre y cuando no se utilice de forma exagerada. No obstante, si se llega a depender demasiado de las listas, puede reducirse la capacidad para concentrarse y recordar".

Por lo tanto, al menos una vez a la semana aliente a su pariente de mayor edad a tratar de hacer una lista mental en lugar de escrita para ir de compras, limpiar la casa o encargarse de los mandados del día. Aprender estas tareas de memoria es uno de los mejores — y también más sencillos— ejercicios que puede hacer, de acuerdo con el Dr. Brown.

Aconséjele que aproveche lo aeróbico. Los ejercicios aeróbicos, como caminar a paso rápido o nadar, llegan a mejorar la memoria en un 20 o hasta un 30 por ciento, señala el Dr. Gordon. No obstante, recomienda que consulten a un médico antes de que su familiar comience cualquier programa de ejercicio.

A dormir. Cuando uno está cansado, cuesta más trabajo poner atención y la capacidad para recordar se ve afectada, explica Janet Fogler, una trabajadora social clínica de los Servicios Geriátricos Turner del Sistema de Salud de la Universidad de Michigan en Ann Arbor.

Dormir bien por la noche también ayudará al cerebro de su ser querido a procesar y almacenar información nueva, agrega el Dr. Gordon. La mayoría de las personas duermen de seis a ocho horas todas las noches, pero las necesidades precisas de sueño suelen variar. El experto sugiere que su pariente trate de dormir lo suficiente como para sentirse bien descansado al despertar.

"Supleméntele" la memoria. Un buen suplemento multivitamínico y de minerales le brindará a su familiar muchos de los nutrientes antioxidantes y antiinflamatorios que requiere para ayudar a controlar la pérdida de la memoria, de acuerdo con el Dr. Steven J. Bock, un médico familiar, acupunturista y director del Centro de Medicina Progresiva en Rhinebeck, Nueva York. Busque un suplemento que le brinde un consumo diario de cuando menos 10,000 unidades internacionales (UI) de vitamina A, 15,000 UI o más de betacaroteno y otros carotenoides, de 50 a 100 miligramos de la mayoría de las vitaminas del grupo B, 1,000 miligramos de vitamina C, 200 UI de vitamina E, 20 miligramos de cinc, 2 miligramos de cobre, de 2 a 3 miligramos de manganeso, 200 microgramos de selenio y 200 microgramos de cromo.

Que consiga estos compuestos. Los fosfolípidos son unos compuestos que forman parte del revestimiento externo o membrana de las neuronas y que participan en la comunicación entre una neurona y otra. Sin embargo, el nivel de estos compuestos disminuye con la edad, lo cual posiblemente afecte la memoria. En vista de que los fosfolípidos no están presentes en abundancia en los alimentos, la mejor forma de obtenerlos es por medio de un suplemento diario, según indica el Dr. James Hughes, director médico del Centro Hilton Head para la Longevidad en Bluffton, Carolina del Sur. Busque un suplemento que contenga los siguientes fosfolípidos: fosfatidilserina (*phosphatidylserine*), colina (*choline*) e inositol. Cada cápsula del suplemento debe contener de 200 a 300 miligramos de estos fosfolípidos. Estos suplementos se consiguen en las tiendas de productos naturales.

Que le agregue grasa. Seguramente se ve raro este consejo en un libro escrito por las editoras de la revista *Prevention en Español,* ya que siempre estamos diciendo que se debe consumir *menos* grasa. Sin embargo, en este caso no nos referimos a la grasa alimenticia sino a los ácidos grasos esenciales (o *EFA* por sus siglas en inglés), los cuales también son un importante componente de las membranas de las neuronas y pueden ayudar a proteger la memoria, según explica el Dr. Bock. Este experto recomienda tomar dos cucharadas al día de aceite de semilla de lino (aceite de linaza, *flaxseed oil*), el cual es rico en EFA.

Otro nutriente para la mente. El nutriente acetilcarnitina (*acetyl-carnitine*) puede ayudar a mejorar la memoria, según indica el Dr. Alan Brauer, fundador y director del Centro Médico TotalCare en Palo Alto, California. Los científicos tienen la teoría de que este nutriente aumenta la producción de energía en el cerebro, mejora la función de los "receptores de glutamato" en este órgano, los cuales son los responsables del aprendizaje, y detiene la formación de lipofucina, una especie de "mancha de la edad" de las neuronas que puede interferir con la función de la memoria. El Dr. Brauer recomienda tomar de 250 a 2,000 miligramos de acetilcarnitina al día.

Qué debe pedirle al médico

La mayoría de los doctores de medicina convencional no cuentan con ningún tratamiento para la pérdida de la memoria relacionada con la vejez y sin conexión con la enfermedad de Alzheimer, según afirma el Dr. Alan Brauer, fundador y director del Centro Médico TotalCare en Palo Alto, California. No obstante, si su pariente tiene problemas de la memoria, pídale al médico las siguientes atenciones importantes.

Evaluación para descartar una enfermedad o dolor crónico. "Para tratar la memoria, lo primero que un médico debe buscar e intentar corregir es algún trastorno físico", señala el experto.

Pruebas hormonales. La testosterona, el estrógeno, la progesterona, el cortisol, la deshidroepiandrosterona (o *DHEA* por sus siglas en inglés) y muchas hormonas más afectan la memoria; a menos que sus niveles de estas hormonas sean saludables, su familiar no conseguirá una mejora significativa de su memoria.

Una fuente para fabricar neurotrasmisores. Los neurotrasmisores son unas sustancias químicas que transportan mensajes de una neurona a otra. Por lo tanto, cuando el nivel de estos neurotrasmisores anda bajo, la memoria se ve afectada.

El suplemento llamado dimetilaminoetanol (o *DMAE* por sus siglas en inglés) suministra un compuesto llamado metilo que el cuerpo necesita para fabricar neurotrasmisores, según explica el Dr. Ross Hauser, director de medicina física y rehabilitación en el Servicio de Rehabilitación Médica Caring ubicado en Oak Park, Illinois. Este suplemento se encuentra en las tiendas de productos naturales. Adminístrele a su ser querido la dosis recomendada en la etiqueta. Según el Dr. Hauser, el DMAE también puede ayudar a levantar el ánimo y aumentar la energía física.

Evaluación para descartar una depresión clínica. La depresión clínica es la causa médica más común de pérdida de la memoria.

Evaluación de la memoria. Busque a un médico que sepa aplicar un examen de evaluación de la memoria que su ser querido pueda realizar ahí mismo en la consulta; de esta forma, el médico se lo podrá hacer repetidamente durante el tratamiento, para ir llevando un registro de sus avances.

Medicamentos vendidos con receta. En las dosis apropiadas (por lo general pequeñas), los siguientes medicamentos pueden mejorar la memoria: mesilato de ergoloide (*Hydergine*), clorhidrato de selegilina (*Eldepryl*), vasopresina (*Pitressin* o *Pressyn*) y piracetam (*Nootropyl*).

Evaluación de los suplementos de nutrientes. El Dr. Brauer revisa los suplementos que toman sus pacientes y los modifica, en caso necesario.

Factores asociados con el estilo de vida. Una buena evaluación de la memoria debe incluir preguntas sobre la rutina de ejercicios, la alimentación y los niveles de estrés a los que su ser querido se encuentra expuesto, así como consejos para ayudarle a adoptar un estilo de vida adecuado para mejorar su memoria.

Que no se olvide de esta planta. La hierba vincapervinca (hierba doncella, *periwinkle*) puede acelerar la actividad cerebral. Uno de los extractos de la semilla de vincapervinca actúa como un fuerte potenciador de la función de la memoria al mejorar la afluencia de sangre al cerebro. Un estudio que se realizó con un grupo de secretarias observó que al tomar esta hierba, cuyo nombre científico es *Vinca major*, estas mujeres experimentaron una mejoría del 40 por ciento en su capacidad para recordar secuencias de palabras. Adminístrele de 20 a 40 miligramos diarios del extracto de la hierba a su pariente, recomienda el Dr. Hauser.

Otra hierba para la memoria de la que nos acordamos. El *ginkgo biloba* (biznaga) ayuda a proteger la memoria de dos formas, señala el Dr. Brauer: mejora la afluencia de sangre al cerebro y es un potente antioxidante. De acuerdo con el Dr. Brauer, usted puede darle a su familiar de 120 a 240 miligramos de este suplemento una vez al día, en forma de cápsulas.

Dígale que derrote el desorden. Si su ser querido siempre deja tiradas las cuentas, las llaves del coche y sus anteojos (espejuelos) en la casa o la oficina, le costará trabajo encontrar sus cosas por la sencilla razón de que no estaba prestando atención al dejarlas por ahí, indica Fogler. Debe designar un ganchillo para las llaves y siempre colgarlas ahí. También debe tirar las revistas y los periódicos viejos por lo menos una vez a la semana. Asimismo sería buena idea tener cerca un bote (cubo) de basura al revisar la correspondencia, para poder tirar inmediatamente lo que no le sirva, sugiere Fogler.

Que aguante un momento. No sólo las personas de mayor edad sino todos hemos pasado en algún momento unos instantes de ansiedad en los que no recordamos si le dimos de comer al gato o si apagamos la plancha. Por lo general esto indica que estábamos distraídos. Si así le ocurre a su ser querido, aconséjele que siempre haga una pausa, respire profundamente y se relaje antes de salir corriendo por la puerta, según recomienda Danielle Lapp, una investigadora del entrenamiento de la memoria en la Universidad Stanford. Además, debe tomarse un momento para hacerse unas preguntas, como por ejemplo: ¿a dónde voy?, ¿qué estoy haciendo?, ¿qué necesito?, ¿he olvidado algo importante?.

Aliéntelo a hablar solo. Algunas personas piensan que si alguien habla solo está medio loco, pero en realidad hablar consigo al realizar alguna tarea nos ayuda a poner atención y hace que recordemos las cosas mejor, afirma Fogler. Al arreglar la casa, por ejemplo, su pariente literalmente puede ir mencionando en voz alta todo lo que haga: "Estoy guardando la ropa vieja en una caja de cartón blanca marcada con una X roja. Ahora la estoy llevando al sótano. La estoy poniendo en el piso detrás de las sillas azules para el jardín que sacamos durante el verano". Cuando quiera buscar la caja podrá repetir sus pasos mentalmente y lo más probable es que no tenga problemas para encontrarla, de acuerdo con Fogler.

Que convierta lo ordinario en extraordinario. Un buen recordatorio puede ser poco convencional e incluso raro, afirma Fogler. La próxima vez que su familiar necesite recordar un mandado, sugiérale que ponga una media (calcetín) en el refrigerador. Puede usted estar segura de que al toparse con la media la siguiente vez que abra el refri recordará lo que tenía que hacer.

También puede tratar de hacer una conexión. Es posible que conforme envejezca le cueste más trabajo a su ser querido recuperar la información, pero no debe darse por vencido, según dice Lapp. Recomiéndele que trate de organizar sus ideas, o sea, que mantenga el escáner de su memoria concentrado en el tema que está tratando de recordar. Si no le viene a la mente el título de una película debe seguir hablando de ella, por ejemplo, nombrando a todos los actores y actrices que recuerde. Tal vez esto le ayude a acordarse del dato que está buscando, opina la investigadora.

Recomiéndele el relajamiento. Diversas técnicas de relajación, como la respiración profunda, pueden disminuir el estrés y mejorar la capacidad para recordar, indica Lapp. Aquí le decimos cómo su pariente puede hacerlo, si lo quiere probar. Dígale que se siente cómodamente, sin tensar los músculos, y que cierre los ojos, soltando los brazos y las piernas. Con la boca cerrada, debe inhalar de forma profunda y gradual a través de la nariz hasta llenar sus pulmones. A continuación debe exhalar lentamente por la nariz hasta expulsar todo el aire de sus pulmones.

Mientras siga respirando profundamente, indíquele que escuche el ritmo del aire al entrar rápido y luego salir despacio, con un sonido que se asemeja a las olas rompiéndose suavemente sobre la arena; que visualice el movimiento de las olas, escuche su sonido y huela el olor de la brisa marina. Que disfrute estas sensaciones. Podrá aplicar esta técnica de visualización todas las veces que quiera, sobre todo cuando se sienta tenso y tenga problemas para recordar las cosas, indica Lapp. Dígale a su familiar que la pruebe en el trabajo o al esperar su turno en una fila. La visualización que forma parte del ejercicio le bastará para disminuir su ansiedad cuando tenga dificultades para recordar alguna información.

(*Nota:* La mayoría de los consejos generales mencionados en este capítulo pueden aplicarse de manera simultánea, como por ejemplo en el caso de recomendaciones en cuanto a la alimentación o el estilo de vida. Y cualquiera de los tratamientos con hierbas o suplementos puede utilizarse de acuerdo con lo señalado por los expertos. Sin embargo, ni nosotras ni nuestros expertos recomendamos que las diversas hierbas o suplementos se combinen. No se han estudiado a fondo las interacciones de distintas hierbas o suplementos para determinar si algunos de estos pueden ser dañinos cuando se utilizan en conjunto. Por lo tanto, es mejor que usted consulte al médico antes de combinar hierbas o suplementos para tratar este problema. Si no reconoce algún término mencionado aquí, vea el glosario en la página 623).

Problemas de movilidad

Métodos móviles para movilizarles

Movilidad equivale a libertad. Cada paso es una declaración de independencia. Cada vez que su ser querido se pone de pie, se convierte en una estatua de la libertad.

"Sin movilidad, la calidad de la vida disminuye significativamente", afirma Sandy O'Brien-Cousins, Ed.D., profesora de Gerontología del Ejercicio en la Universidad de Alberta en Edmonton, Canadá. Unas articulaciones rígidas no necesariamente pararán en seco a una persona de mayor edad, pero definitivamente le exigirán más energía para hacer las cosas. Con el tiempo es posible que tenga problemas para moverse y pierda su independencia.

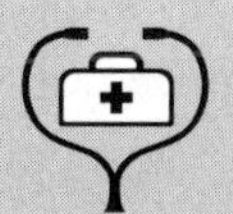

CUÁNDO CONSULTAR AL MÉDICO

Cualquier problema de movilidad, incluyendo la dificultad para caminar, debe ser evaluado por un médico. Podría indicar una afección subyacente más grave, según advierte la Dra. Helen Schilling, directora médica del Instituto de Rehabilitación HealthSouth-Houston en Texas. Es particularmente importante que lleve a su ser querido a ver al doctor lo antes posible en cualquiera de los siguientes casos:

- Si se cayó.

- Si tiene dificultades para sentarse o para pararse de una silla.

- Si se recarga en los muebles o las sillas para equilibrarse y evitar una caída.

- Si se muestra renuente a salir de casa sin alguien en quien pueda apoyarse para no perder el equilibrio.

"Se nos enseña que está bien llevarla con más calma conforme envejecemos —señala Wayne Phillips, Ph.D., profesor de Ciencias del Ejercicio en la Universidad Estatal de Arizona en Tempe—. Se considera como recompensa por haber trabajado duro toda la vida. Sin embargo, llevarla con calma después de los 60 años no es una recompensa sino un castigo, pues ocasiona gran parte de la pérdida de movilidad que solemos atribuir al envejecimiento. Es posible disminuir el riesgo de desarrollar estos problemas con tan sólo mantenerse activo". O sea, realmente hay que hacerle caso al dicho norteamericano que dice "muévalo o piérdalo". Al seguir activo, su ser querido se estará ayudando a conservar todos los elementos —músculos, huesos, flexibilidad y equilibrio— que necesita para mantener su movilidad, explica el Dr. Phillips.

"Los estudios de investigación han demostrado que incluso las personas que ya rebasaron los 90 años pueden mejorar su movilidad. Algunas de ellas solían usar caminadoras (andaderas), bastones o sillas de ruedas. No obstante, cuando agregaron ejercicios con pesas y otras actividades a su vida diaria, fueron capaces de rehabilitarse y de dejar los dispositivos de apoyo", indica Bryant Stamford, Ph.D., director del Centro de Fomento para la Salud y el Bienestar en la Universidad de Louisville en Kentucky.

Aquí le ofrecemos unos cuantos consejos que usted podrá compartir con su pariente de mayor edad para mejorar su movilidad.

Hay que mantenerse activo. Tal vez parezca obvio, pero realmente es fundamental. Su familiar debe encontrar formas de utilizar más energía y de ser más activo, ya sea haciendo las cosas un poco más rápido o durante más tiempo que lo normal, sugiere el Dr. Phillips.

Por ejemplo, si su ser querido quiere hacer las cosas más rápido que lo normal y por lo general tarda 20 minutos en aspirar la casa o juntar las hojas en el jardín, puede tratar de acabar en 15 minutos, dice el Dr. Phillips.

Si su pariente quiere usar más energía tardándose más de lo normal en hacer las cosas, debe ver cómo dividir una sola tarea en muchas. En lugar de apilar la ropa doblada en las escaleras y dejarla ahí para luego subirla toda en un solo viaje, puede llevar cada prenda al piso de arriba en cuanto termine de doblarla. Al guardar las compras del supermercado, puede colocar cada artículo sobre la mesa, luego pasarlos uno por uno a la encimera (mueble de cocina) y finalmente poner cada artículo en su lugar. Si a su familiar le gusta trabajar en el jardín, dígale que se arrodille y se ponga de pie cada vez que arranque una mala hierba. ¿Va a pintar la casa? Que suba y baje por la escalera más veces de lo que haría falta en realidad.

Que sea más independiente. "Demasiada gente quiere rescatar a las personas de mayor edad en situaciones difíciles", opina el Dr. Stamford. Si tanto usted como su ser querido concuerdan en que sería bueno que fuera más independiente, traten de encontrar formas en que usted deje de ayudarle tanto. Quizá pueda permitir que cargue las bolsas del supermercado o haga otras tareas *sin* su ayuda. Es importante que usted se resista a la tentación de ayudarle en estos casos. A veces es un poco difícil determinar qué cosas puede hacer su pariente, lo cual depende de su estado físico. Si quieren poner en práctica esta sugerencia, quizá lo mejor sería sentarse a discutir qué actividades realizará solo y luego consultar al médico para asegurarse de que no haya problema. Por otra parte, si su familiar realmente necesita ayuda para realizar alguna tarea, no debe sentir vergüenza de pedirla.

Esta estrategia ofrece el beneficio de evitar que su ser querido se debilite por permanecer inactivo. Después de todo, explica el Dr. Stamford, "la única manera de mejorar en el esfuerzo de levantar y cargar cosas es haciéndolo. Si uno deja que los demás hagan demasiadas cosas

Ojo con estos medicamentos

Un sinfín de fármacos vendidos con y sin receta pueden dificultarle a su ser querido moverse con seguridad, según indica la Dra. Helen Schilling, directora médica del Instituto de Rehabilitación HealthSouth-Houston en Texas. Por lo tanto, hable con el doctor o el farmacéutico antes de que su pariente empiece a tomar cualquier fármaco o combinación de fármacos, sugiere la experta. Tenga especial cuidado si su familiar toma propoxifeno, acetaminofén o algún otro analgésico vendido con receta. Estos fármacos pueden provocar soñolencia y restarles firmeza a los pasos de su ser querido. También tenga cuidado con:

- El alcohol

- Los medicamentos ansiolíticos vendidos con receta que se conocen como benzodiazepinas (*Valium, Xanax*)

- Las fenotiazinas (*Thorazine*), que se emplean para tratar trastornos nerviosos, mentales y emocionales

- Los antihistamínicos, incluyendo la difenhidramina (*Benadryl*)

por uno, se debilitará. A medida que se debilite, más cosas se convertirán en un reto difícil de superar".

Sáquelo a pasear. Según el Dr. Stamford, caminar es el movimiento por excelencia, ya que pone a trabajar todos los músculos y fortalece los huesos. Entre más pueda caminar su pariente, mejor, dice el experto. Aunque sólo alcance a caminar dos o tres minutos al día, se estará "encaminando" hacia un estilo de vida más activo. Lo importante es consultar al médico antes e ir incrementando la intensidad del ejercicio poco a poco.

Regálele este libro y algunos más. El Dr. Stamford recomienda que su familiar de mayor edad adquiera el hábito de cargar una caja de libros de un cuarto a otro. Esto le ayudará a adquirir la fuerza muscular que necesita para mantenerse móvil. Sólo tiene que colocar suficientes libros en la caja de modo que pese más o menos lo mismo que una bolsa del supermercado. Cada vez que salga de un cuarto, debe levantar la caja sosteniéndola de la base con ambas manos y asegurándose de mantener la espalda recta. Debe sostener la caja más o menos a la altura de su pecho, con los codos doblados a un ángulo de 90 grados.

Que se levante de la silla. Para hacer este ejercicio de movilidad, su ser querido necesitará una silla estable con brazos firmes. Primero debe sentarse. Luego tiene que colocar las manos sobre los brazos de la silla e impulsarse con los brazos y las piernas hasta quedar de pie. A continuación debe bajar el cuerpo lentamente hasta volver a quedar sentado. El Dr. Stamford sugiere que su pariente repita el ejercicio por lo menos dos veces siempre que vaya a sentarse.

Dígale que se tire al piso. Bueno, no tirarse exactamente. No sería muy recomendable. Lo que sí le conviene a su familiar es acostarse boca arriba en el piso y luego tratar de pararse, de la forma que sea. Así ejercitará prácticamente todos los músculos de su cuerpo, según afirma el Dr. Stamford, quien recomienda repetir esto tres o cuatro veces al día.

"La mayoría de las personas se voltean para quedar acostados boca abajo y hacen una plancha (lagartija). Es un ejercicio excelente, pues se usan las manos y las rodillas. Además, hay que equilibrarse —dice—. Realmente es uno de mis ejercicios favoritos".

Que levante los objetos comunes que haya en casa. De esta forma, su ser querido fortalecerá la parte superior de su cuerpo y mejorará su movilidad, según indica el Dr. Stamford. El médico recomienda comenzar con un objeto que pueda levantar 10 veces sin ningún problema, como un frasco de 18 onzas (504 g) de crema de cacahuate (maní). Luego debe ir sumando una repetición diaria hasta llegar a levantarlo 25 veces. Después puede tratar de levantar 10 veces un objeto un poco más pesado y repetir el ciclo.

También debe estirarse. Los estiramientos pueden mejorar la flexibilidad y la movilidad de su pariente, de acuerdo con la Dra. O'Brien-Cousins. Sugiérale que trate de hacer los siguientes estiramientos dos veces al día. Debe sostener cada estiramiento de 15 a 20 segundos.

(*Nota:* Si no reconoce algún término en este capítulo, vea el glosario en la página 623).

Estiramiento de muñecas ▶

Su familiar debe sentarse en una silla estable y extender un brazo al frente. Con la otra mano, se toma los dedos de la primera mano y los jala hacia su cuerpo hasta sentir el estiramiento en los dedos y la palma de la mano. Que estire la otra mano de la misma manera y repita el ejercicio una vez con cada mano.

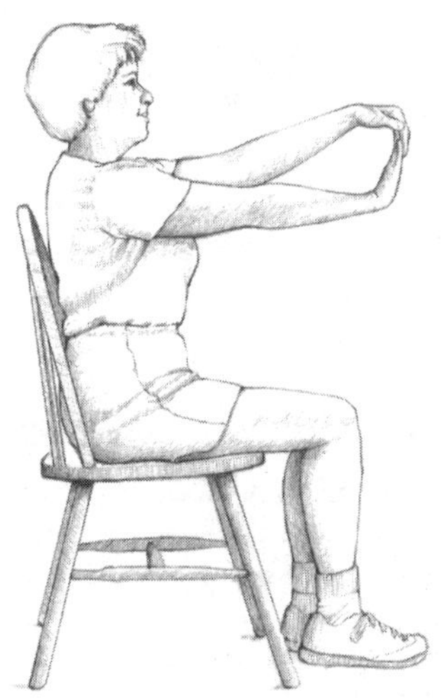

◀ Estiramiento de hombros

Dígale a su ser querido que se siente en el borde de una silla estable. Debe entrelazar los dedos de las manos detrás de la espalda, de modo que sus palmas queden vueltas hacia fuera, y doblarse hacia abajo desde la cintura lo más que pueda, manteniendo la cabeza arriba de las caderas y los ojos al frente, no viendo el piso. Sentirá este estiramiento en los hombros.

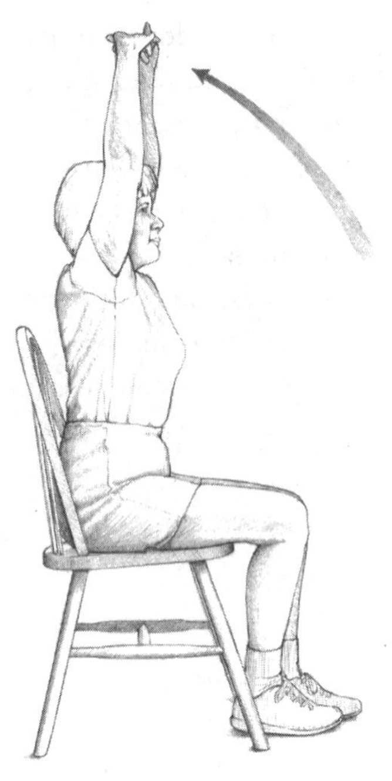

◀ Estiramiento de la parte superior del tronco

Su pariente debe sentarse en una silla estable, entrelazar los dedos delante del cuerpo con las palmas de las manos vueltas al frente y estirar los brazos hasta percibir cierta presión en el dorso de las manos, las muñecas y los brazos. Con los dedos entrelazados, que eleve los brazos encima de su cabeza por unos momentos. Sentirá el estiramiento en la parte superior de la espalda y los hombros.

Estiramiento de pantorrillas ▶

Su ser querido debe pararse con las plantas de los pies bien apoyadas en el piso y las piernas rectas, a unos cuantos pies de una encimera (mueble de cocina) o algún otro mueble sólido que no se mueva. Debe inclinarse al frente hasta que las palmas de sus manos descansen sobre el borde del mueble, con los dedos de los pies apuntando directamente al frente y las caderas también haciendo presión al frente. No debe arquear la espalda. Sentirá el estiramiento en la parte de atrás de las pantorrillas.

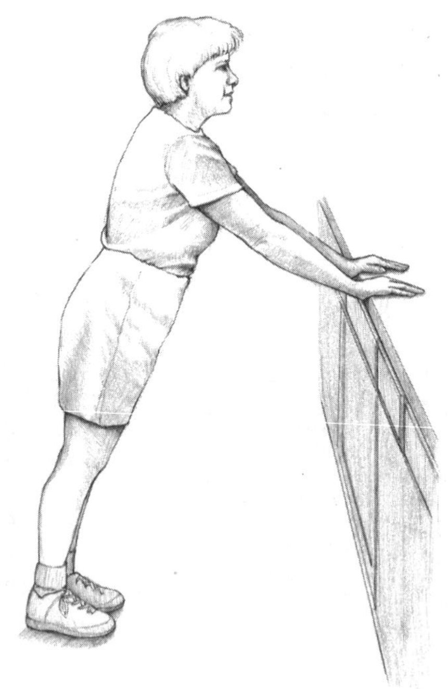

◄ Estiramiento de caderas

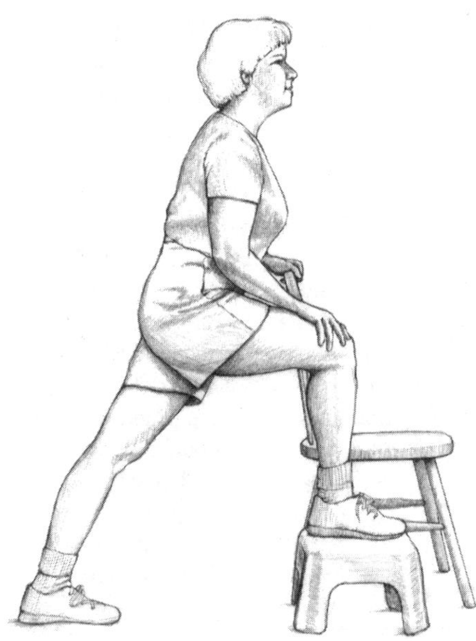

Para este estiramiento, su ser querido tiene que ponerse de pie al lado de una silla estable y colocar una mano sobre el respaldo de la silla para equilibrarse, apoyando un pie sobre un banquillo (taburete) estable o un escalón bajo. Con el otro pie debe dar un paso hacia atrás, de modo que sus pies queden separados entre sí, pero no tanto que se le dificulte mantener el equilibrio. Con los dos pies apuntando al frente debe recargar su peso hacia delante, apoyándose en la rodilla doblada, y colocar una mano sobre esta. Sentirá el estiramiento arriba de la rodilla doblada, en la parte de delante de la cadera y en la pantorrilla de la pierna trasera. Que cambie de posición y repita el estiramiento doblando la pierna contraria.

Estiramiento de balanceo ►

Dígale a su ser querido que se pare a varios pies de distancia de un mueble estable que le llegue más o menos a la altura de la cadera, como un escritorio, colocando las manos en la parte superior del mueble para equilibrarse. A continuación debe apoyar el peso de su cuerpo en un pie y balancear la otra pierna suavemente hacia atrás, repitiendo la secuencia de 10 a 12 veces, hasta que se sienta más flexible. Luego tiene que cambiar de posición para repetir el estiramiento con la pierna opuesta.

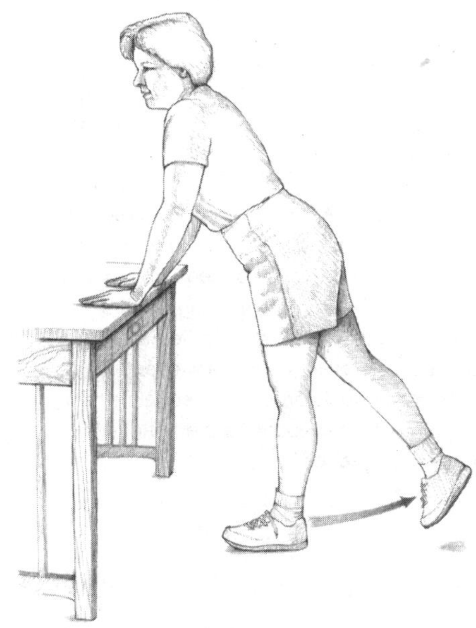

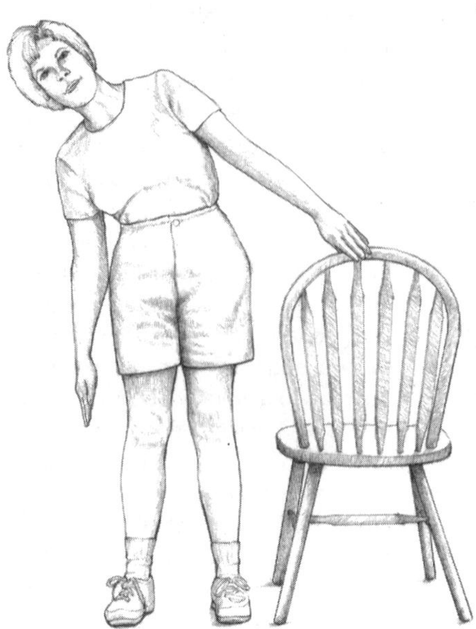

◀ Estiramiento del tronco

Su pariente debe pararse con la espalda recta, la cabeza erguida, las plantas de los pies apoyadas en el piso y los pies separados a la misma distancia que el ancho de sus hombros, descansando la mano izquierda sobre el respaldo de una silla estable para equilibrarse. Después debe doblarse lentamente hacia su lado derecho, deslizando la mano derecha por la pierna del mismo lado hacia la rodilla. Dígale que trate de mantener alineado el cuerpo, es decir, que no se incline al frente ni hacia atrás, y que repita el estiramiento del otro lado. Deberá sentirlo a lo largo de la parte lateral del tronco.

Estiramiento de enfriamiento ▶

Su familiar debe pararse detrás de una silla estable, con las plantas de los pies apoyadas en el piso y los pies separados a la misma distancia que el ancho de sus hombros. A continuación tiene que colocar las manos sobre el respaldo de la silla para equilibrarse y doblar las rodillas lentamente, manteniendo la espalda recta y las plantas de los pies bien apoyadas en el piso. Debe bajar el cuerpo unas cuantas pulgadas al mismo tiempo que exhale y se relaje. Que regrese lentamente a la posición inicial y se relaje nuevamente. Debe repetir este estiramiento unas cinco veces.

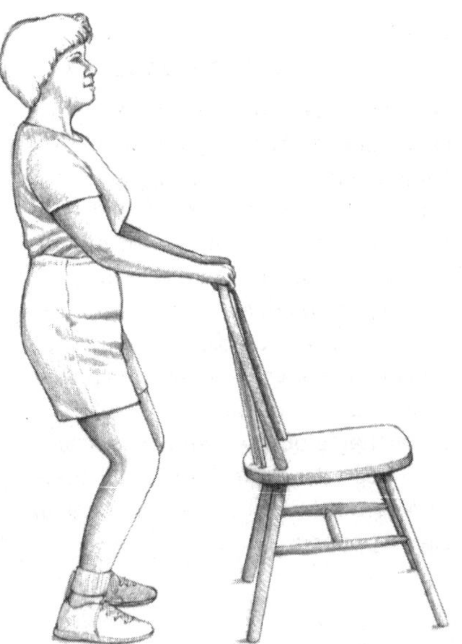

Visión nocturna

**Échele una ojeada a estas opciones
que se oponen a la oscuridad**

Cegado por una explosión, Charles McNider creía que su prometedora carrera de médico e investigador había terminado para siempre. Sin embargo, una noche se encontraba sentado a solas en la sala oscura de su casa cuando un búho se estrelló contra la ventana. ¡McNider se arrancó las vendas de los ojos y descubrió que podía ver en la oscuridad!

Al poco tiempo se transformó en el Dr. Medianoche, el héroe de una revista de tiras cómicas (muñequitos) de los años 40 que usaba gafas protectoras especiales para ver cuando había luz. Armado con bombas oscurecedoras que soltaban una nube negra dentro de la cual sólo él podía ver, luchaba contra enemigos malvados como el Espectro Funesto y el Asaltante Celeste. "Estoy ciego y aun así puedo ver —declaró el Dr. Medianoche—. La ciudad se viste de noche, pero para mí siempre es de día. ¡No existen rincones lo suficientemente oscuros para que en ellos se esconda la maldad, ni sombras lo bastante profundas para que los ojos siempre vigilantes del Dr. Medianoche no las penetren!"

No obstante, en la vida real la medianoche definitivamente no es la mejor hora para un par de ojos entrados en años. "Existe un sinnúmero de razones por las cuales casi todas las personas de 20 años quieren salir a carretera de noche y casi todas las personas de 60 años no quieren hacerlo —dice la Dra. Anne Sumers, una oftalmóloga de Ridgewood, Nueva Jersey—. En primer lugar, a medida que se envejece los ojos necesitan más luz para funcionar correctamente. En segundo lugar, los lentes de los ojos son menos traslúcidos a los 60 años que a los 20. En tercer lugar, conforme se envejece las pupilas dejan de dilatarse tan bien como solían hacerlo. Y para ver bien de noche tienen que abrirse mucho. Por lo tanto, el resultado global es que resulta mucho más difícil enfocar la vista en los objetos y ver de noche conforme se envejece".

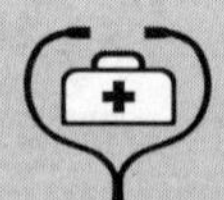

Si bien nadie igualará jamás las habilidades nocturnas del Dr. Medianoche, hay muchas formas sencillas en que la medicina de mamá puede ayudar a su ser querido de mayor edad a mejorar su visión nocturna, aunque tenga 60, 70 o incluso 80 años de edad. Ahora le diremos cómo.

Hágase la luz. De acuerdo con la Asociación Optométrica de los Estados Unidos, para ver bien en la oscuridad una persona común de 60 años necesita siete veces más luz que una de 20. Por lo tanto, ilumine las habitaciones de su casa con bombillos (focos) de neodimio (*neodymium*) de 60 ó 100 vatios, según sugiere Bruce Rosenthal, O.D., jefe de los programas que Lighthouse International, una organización para la rehabilitación de la vista con sede en la ciudad de Nueva York, dedica a los defectos de la vista. Este tipo de bombillo brinda un mayor contraste y deslumbra menos que uno normal, de modo que su pariente verá mejor de noche. Los bombillos de neodimio se consiguen en las tiendas especializadas en iluminación o a través de algunas empresas de ventas de catálogo por correo.

Recomiéndele a su familiar que al caminar en la oscuridad utilice una lámpara de campamento portátil para iluminar por donde vaya pisando, indica Charles R. Fox, O.D., Ph.D., director de rehabilitación de la vista en la Facultad de Medicina de la Universidad de Maryland en Baltimore. Las lámparas de campamento —disponibles en la mayoría de las tiendas de artículos deportivos— son mejores que las linternas porque brindan un arco de luz más amplio, lo cual facilita desplazarse de un lugar a otro, según afirma el experto.

Que doble e incline. Hay lámparas de piso o de mesa que se pueden hacer girar o doblar para ajustar la luz de acuerdo con las necesidades del momento. Este tipo de iluminación también le ayudará a su ser querido a superar sus problemas de visión nocturna, según opina el Dr. Rosenthal.

Si su pariente está leyendo, por ejemplo, sugiérale que ajuste la lámpara de modo que quede a una distancia de aproximadamente 12 pulgadas (30 cm) de la página, pero sin que lo deslumbre, sugiere el Dr. Rosenthal. Busque lámparas con reflectores integrados (*built-in reflectors*) que ayuden a incrementar la iluminación.

Que visualice para ver mejor. La imaginación nos puede ayudar a mejorar nuestra visión nocturna, según afirma Robert-Michael Kaplan, O.D., un optometrista y el autor de libros acerca de cómo mejorar la vista. El Dr. Kaplan sugiere la técnica siguiente: dos veces al día, cuando la luz natural esté baja —dos horas antes o después de que salga el sol y dos horas antes o después de que se ponga el sol— hay que tomarse un momento para cerrar los ojos y mover la cabeza lentamente hacia la izquierda y luego la derecha. Mientras se haga esto se respira profundamente de 5 a 10 veces y se visualiza cómo los rayos de luz entran a los ojos y activan las partes de la vista responsables de que se vea bien de noche. Se requieren menos de dos minutos al día para hacer este ejercicio.

Quizá mejore con mirtillo. Algunos médicos piensan que los problemas de la visión nocturna se deben a la falta de rodopsina, una sustancia química producida por los bastones de los ojos, los fotorreceptores que nos ayudan a ver cuando la luz es tenue. Si hay una carencia de rodopsina, la visión nocturna será menos que perfecta.

Según se cuenta, durante la Segunda Guerra Mundial los pilotos británicos comían jalea de mirtillo (*bilberry*), una especie de arándano que crece en el norte de Europa, para contrarrestar la ceguera nocturna. Al buscar el principio activo de estas bayas oscuras, los investigadores encontraron unas sustancias químicas llamadas antocianinas. "El arándano, la baya de saúco, el ráspano y la uva morada también contienen este pigmento", afirma el Dr. Robert Abel, hijo, profesor clínico de Oftalmología en la Universidad Thomas Jefferson de Filadelfia, Pensil-

Ojo con estos medicamentos

La pilocarpina (*Isopto Carpine*, *Pilocar*), los bloqueadores beta-adrenérgicos (*Betagan*) y otros medicamentos que se emplean para tratar el glaucoma pueden producir dificultades temporales de visión nocturna durante hasta cuatro horas después de haberlos tomado, según W. Steven Pray, Ph.D., R.Ph., profesor de Farmacéutica en la Universidad Estatal del Suroeste de Oklahoma en Weatherford. Si esta disminución en la vista le causa problemas a su pariente, pregúntele a su médico si le puede recetar algún otro fármaco que no le ocasione este efecto secundario. Otros medicamentos que pueden afectar la visión nocturna son:

- Las gotas para la nariz y los ojos que contienen esteroides como la beclometasona (*Vancenase*)

- Los antidepresivos que contienen trazodona (*Desyrel*), imipramina (*Tofranil*) o amitriptilina (*Elavil*)

- Los antihistamínicos, incluyendo productos vendidos sin receta como doxilamina (*Nyquil*), difenhidramina (*Benadryl*) y clorfeniramina (*Chlor-Trimeton*)

vania. Según el Dr. Abel, las antocianinas benefician los ojos al convertirse en rodopsina dentro del cuerpo.

Lo más probable es que no encuentre mirtillo ni jalea de mirtillo en su supermercado local. Sin embargo, sí es posible que consiga cápsulas de mirtillo en una tienda de productos naturales o farmacia. Trate a su pariente con una dosis de entre 100 y 500 miligramos de mirtillo dos veces al día. El Dr. Abel sugiere que pruebe el remedio antes de salir por la noche, pues el efecto de la fruta debe notarse en un lapso de 20 minutos. Dígale a su familiar que lo pruebe durante uno o dos meses para ver si le funciona. Si es así, podrá seguir tomando una dosis de 100 miligramos antes de salir por la noche.

Suave con el acelerador. Muchos problemas de visión nocturna no se hacen evidentes hasta que uno se pone detrás del volante, según afirma Gary Mancil, O.D., un profesor del Colegio Sureño de Optometría ubicado en Memphis, Tennessee.

Las luces bajas de un carro iluminan, por ejemplo, hasta una distancia de 100 pies (30 m) al frente del vehículo, según explica Steve Creel, oficial de relaciones públicas de la Policía de Caminos de California. Cuando se va a 65 millas (105 km) por hora, se avanza a una velocidad aproximada de 100 pies por segundo. Por lo tanto, aun con una vista perfecta y en condiciones inmejorables de tránsito, los faros (focos, luces) del automóvil no son de gran ayuda a esta velocidad. Por eso es muy importante que se maneje más despacio de noche, sobre todo si hace mal tiempo. Para probar la velocidad a la que uno va, Creel sugiere escoger un objeto ubicado a cierta distancia y empezar a contar hasta alcanzarlo. Si cuenta de cuatro a seis segundos antes de llegar al objeto está conduciendo a una velocidad segura, pero si llega en menos de dos segundos no se hubiera podido detener con seguridad de haberse encontrado con ese objeto a la mitad del camino, indica Creel. Así que aconséjele a su ser querido que no le pise tanto al acelerador.

"Sólo porque el límite de velocidad sea de 55 ó 65 millas (90 ó 105 km) por hora no significa que se tenga que conducir a esa velocidad", advierte Creel. Posiblemente no se trate de una velocidad segura para su pariente, sobre todo si tiene dificultades para ver de noche.

Dejarse ver también ayuda a ver mejor. Creel recomienda limpiar todas las luces del carro regularmente, en especial los faros, porque de noche son el único medio del que disponemos para comunicarnos con los otros conductores.

"Cuando se tienen problemas de visión nocturna, probablemente se conducirá más lento que otras personas que van por el mismo camino. Por lo tanto, es igualmente importante que lo vean a uno —afirma Creel—. Una buena regla práctica a seguir es que es hora de limpiar todas las luces cuando las partes del parabrisas que los limpiadores no alcanzan están cubiertas de mugre".

Debe buscar puntos de referencia. De noche es más difícil leer los señalamientos. Por lo tanto, cuando su familiar vaya a conducir a algún lugar que no conozca deberá conseguir indicaciones detalladas que incluyan muchas gasolinerías, supermercados y otros puntos de referencia, sugiere el Dr. Mancil. Además, debe revisar un buen mapa antes de salir y llevarlo consigo, por supuesto. Si su ser querido se encuentra en una calle oscura, podrá orillarse, encender la luz interior del carro y revisar el mapa.

Que no lo hipnoticen los faros. Cuando vengan carros de frente, aconséjele a su pariente que mire hacia la derecha y siga el borde del camino hasta que los otros vehículos hayan pasado. Desviar la mirada de esta forma evitará que los faros lo deslumbren al aproximarse.

Recomiéndele que use lentes oscuros. Siempre que su pariente haga una parada en una gasolinería, restaurante u otro lugar muy iluminado, sugiérale que se ponga unos lentes oscuros antes de bajar del carro, dice el Dr. Fox. De esta forma no le costará tanto trabajo adaptarse nuevamente a la oscuridad una vez que se vuelva a poner detrás del volante. Por supuesto debe asegurarse de quitarse los lentes oscuros antes de emprender el camino otra vez.

Consígale unos anteojos para ver de noche. A veces los problemas para ver de noche sólo son señal de una miopía que va en aumento, indica la Dra. Sumers. Pregúntele al optometrista u oftalmólogo si la vista de su familiar mejoraría después de ponerse el sol si contara con unos anteojos (espejuelos) nuevos especialmente recetados para actividades nocturnas como conducir.

Que sean antirreflejantes. Pregúntele a un especialista en problemas de la vista si sería conveniente ponerles un recubrimiento antirreflejante a los anteojos de su pariente, sugiere el Dr. Rosenthal. Este recubrimiento disminuye el deslumbramiento, aumenta la cantidad de luz que entra a los ojos y puede mejorar la visión nocturna.

(*Nota:* Si no reconoce algún término en este capítulo, vea el glosario en la página 623).

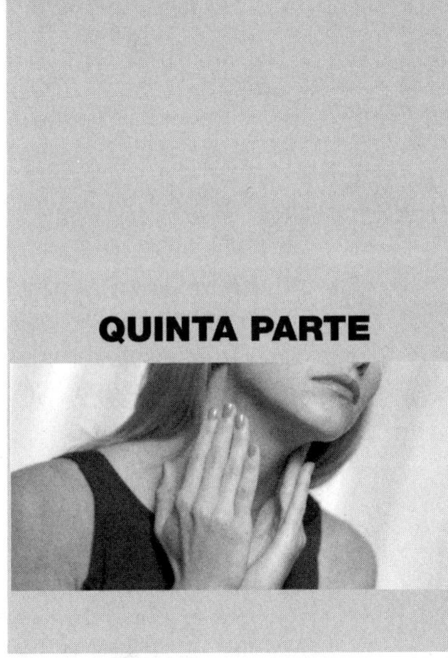

La medicina de mamá para mamá misma

Anemia

Soluciones sanguíneas

Los diccionarios médicos mencionan 90 tipos diferentes de anemia. Hay diversos factores que pueden causar esta enfermedad, como infecciones bacterianas o virales o carencias de nutrientes. Todos ellos tienen el efecto de disminuir el volumen total de sangre en el cuerpo y de reducir el número de glóbulos rojos, los cuales contienen la hemoglobina, una proteína que se encarga de transportar el oxígeno en la sangre. El oxígeno nos da energía. Por lo tanto, si cualquier cosa deteriora la calidad y la cantidad de glóbulos rojos el resultado es que una se siente fatal. Cansada todo el tiempo. Pálida. Friolenta. Sin vida.

Aquí es donde entra en juego el hierro (o la ausencia del mismo). Cada molécula de hemoglobina contiene un átomo de hierro que se liga al oxígeno en los pulmones y lo transporta al corazón, los músculos y los demás tejidos del cuerpo. Si el nivel de hierro es bajo, el cuerpo produce menos glóbulos rojos, que además son más pequeños. Por lo tanto, hay menos hemoglobina.

El término *anémica* muchas veces se usa como adjetivo para describir a una persona que carece de energía o vitalidad. Y esto tiene su lógica, pues la persona que sufre una anemia por carencia de hierro realmente anda exhausta siempre.

La anemia causada por carencia de hierro es la más común en las mujeres en edad fértil. Al menstruar se pierden sangre y hemoglobina y, junto con la sangre, también hierro. La mujer que presenta un sangrado abundante durante la menstruación regularmente pierde grandes cantidades de hierro. También el embarazo produce anemia a veces, porque la sangre se desvía hacia el feto, además de que una cantidad considerable se pierde durante el parto. Muchas de las mujeres que se someten a dietas drásticas o que siempre están cuidando su peso no comen lo suficiente como para asegurar una cantidad suficiente de hierro en su

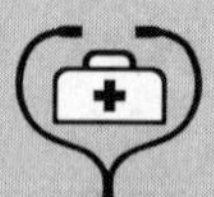

sangre. Por otra parte, la anemia causada por carencia de hierro es rara en las mujeres que ya pasaron por la menopausia. Después de esta, lo que puede representar un problema es, por el contrario, el exceso de hierro.

Una causa menos frecuente de anemia es la carencia de alguna vitamina del grupo B, como ácido fólico, vitamina B_6 o vitamina B_{12}.

Medidas de la mesa para arrasar con la anemia

Si sus pruebas de sangre demuestran que padece una anemia por carencia de hierro, su médico probablemente le recomendará estrategias para mejorar la calidad y la cantidad de hierro que consume. La medicina de mamá cuenta con varias que le ayudarán.

Cuente con la carne de res. Coma una ración de 3 onzas (84 gramos) de carne de res al día, sugiere el Dr. Barry Skikne, profesor de Hematología de la Universidad de Kansas en la ciudad de Kansas.

Compre cortes magros, tales como *ground sirloin, flank steak* o *top round*. Por ejemplo, tres onzas de *top round* asado le proporcionan 2.5 miligramos de hierro. (Usamos los nombres en inglés de los cortes porque en Latinoamérica los cortes son distintos a los de los Estados Unidos y queremos asegurar que usted compre el adecuado). También puede comprar cortes más baratos de carne de res, como *strip* o *chuck steak*, y quitarles la grasa, según indica Fergus Clydesdale, Ph.D., jefe del departamento de Ciencias de los Alimentos de la Universidad de Massachusetts en Amherst.

Contrarréstela con esta combinación. Prepárese una sopa minestrón con carne de res molida y espinacas. La minestrón, o *minestrone* como originalmente se le dice en italiano, es una sopa espesa hecha de verduras y arroz o pasta. Además de proporcionarle una gran cantidad de hierro hemo, que el cuerpo absorbe fácilmente, la carne incrementará su absorción del compuesto de hierro que no contiene hemo, el cual se encuentra en verduras como las espinacas, según afirma el Dr. Skikne.

Pruébela en pincho. La carne en brochetas, a la que se le dice "carne en pincho" en el Caribe y "alambre de carne" en México, ayuda a mejorar la absorción de hierro al combinar la carne con verduras ricas en vitamina C, como por ejemplo el pimiento (ají, pimiento morrón) verde y el tomate (jitomate).

Si es vegetariana, valore las legumbres y los alimentos de soya. Los vegetarianos cuentan con varias opciones para cubrir sus necesidades de proteína y asegurarse un nivel adecuado de hierro, según explica Allan Magaziner, D.O., presidente del Centro Médico Magaziner en Cherry Hill, Nueva Jersey. Por ejemplo, 3 onzas de tofu, un alimento de soya, proporcionan 8.5 miligramos de hierro. Y ¾ taza del cereal *Cream of Wheat*, calientito y saludable, brinda 7.7 miligramos. Quizá también desee probar la quinua, un cereal peruano rico en proteínas. Lo venden en las tiendas de productos naturales.

Complemente su consumo de hierro con naranja. Si toma jugo de naranja (china) con los alimentos, la vitamina C de la fruta le ayudará a su cuerpo a absorber el hierro, según el Dr. Clydesdale. De tal modo, si acompaña su tofu, sus verduras o sus cereales instantáneos para desayunar, enriquecidos con hierro, con un vasito de rico jugo de naranja, le estará ayudando a su cuerpo a absorber la mayor cantidad posible de hierro.

Suplementos que sanan

Las mujeres necesitan 18 miligramos de hierro al día. Como ya hemos indicado, si usted cuida lo que come puede satisfacer sus requerimientos de hierro mediante una alimentación rica en carne, cereales enriquecidos y alimentos vegetales que contengan mucho hierro, como los frijoles (habichuelas) colorados y los albaricoques (chabacanos, damascos). Si no se cuida es posible que no alcance a cubrir sus necesidades de hierro absorbible, particularmente si es vegetariana, ya que es más difícil absorber el hierro que se obtiene de fuentes vegetales. Y si su flujo menstrual es particularmente abundante, es decir, si presenta sangrado abundante durante cinco días, es posible que la cantidad de sangre que pierda la obligue a tomar un suplemento diario aunque su consumo de hierro dietético sea el adecuado, según advierte el Dr. Magaziner. De tal modo, en el caso de algunas mujeres tiene sentido tomar un suplemento polivitamínico y de minerales a diario.

Fuentes potentes de hierro

Para tener un nivel saludable de hierro en la sangre es importante comer más alimentos ricos en este. Aquí señalamos los porcentajes de algunas de las mejores fuentes dietéticas. Las siglas en inglés *"DV"* se refieren a la Cantidad Diaria Recomendada de hierro en cada alimento.

Alimento	Ración	Hierro (mg)	DV (%)
Semillas de calabaza (pepitas), secas y sin cáscara	⅔ taza	13.8	77
Almejas al vapor	Unas 20	11.9	66
Ostras (ostiones) orientales al vapor	Unos 6 medianos	10.2	57
Tofu firme, crudo	¼ bloque	8.5	47
Quinua cruda	½ taza	7.9	44
Cream of Wheat cocido	¾ taza	7.7	29
Frijol (habichuela) de soya hervido	½ taza	4.4	25
Codorniz	1 ave	4.2	23

LA MEDICINA DE MAMÁ PARA MAMÁ MISMA

El consumo diario de suplementos de hierro puede provocar diarrea o estreñimiento, por lo que la mayoría de los expertos no lo recomiendan a menos que el médico personal, mediante una prueba de sangre, confirme que hace falta. Si este es el caso, su doctor puede optar por el siguiente tratamiento. Tome 300 miligramos de sulfato ferroso (*ferrous sulfate*) al día por siete días, pero sólo mientras esté menstruando. (Consulte con su médico antes de hacer esto, para asegurarse de que tomar cantidades adicionales de hierro sea lo apropiado para usted). El sulfato ferroso (un suplemento barato que se vende sin receta médica) le

Alimento	Ración	Hierro (mg)	DV (%)
Casabe (mandioca)	4 onzas (112 gramos)	4.1	23
Carne de venado asada	3 onzas (84 gramos)	3.8	21
Estofado de carne de res magra en su jugo	3 onzas	3.2	18
Espinaca picada cocida	½ taza	3.2	18
Flank steak magro en su jugo	3 onzas	3.0	16
Papa al horno	1	2.8	15
Frijoles colorados hervidos	½ taza	2.6	14
Filete de *sirloin* magro, asado	3 onzas	2.6	14
Filete de *top round* magro, asado	3 onzas	2.5	14
Carne de res extra-magra molida, asada	3 onzas	2.0	11
Perejil crudo picado	½ taza	1.9	10
Calabaza (calabaza de Castilla) de lata	½ taza	1.7	9
Albaricoque (chabacano, damasco) seco	¼ taza	1.5	9
Espagueti enriquecido cocido	½ taza	1.0	5
Pasas sin semilla	¼ taza	0.85	5

proporciona el hierro que necesita en los momentos en que más lo nece-
sita, sin correr el riesgo de que llegue a niveles tóxicos. Así lo explica el
Dr. Allan Erslev, profesor de Medicina en el Hospital de la Universidad
Thomas Jefferson en Filadelfia, Pensilvania.

Agregue este acompañante para absorberlo mejor. Antes de acostarse, tome las tabletas de hierro solamente con jugo de naranja. No las
tome con nada más, porque la absorción de hierro se inhibe al tomarlas
con leche o alimentos, según el Dr. Skikne.

Cuida'íto con el calcio. Si usted toma suplementos tanto de hierro
como de calcio, deje pasar tres horas entre uno y otro. De acuerdo con el
Dr. Clydesdale, cuando se toman al mismo tiempo los suplementos de
calcio pueden impedir la absorción del hierro.

Opciones del botiquín natural

Como lo indicamos anteriormente, si su médico confirma que usted
padece de anemia causada por una carencia de hierro, probablemente le
recetará suplementos de hierro en forma de sulfato ferroso. Sin embargo,
un herbolario elegirá otro camino. Por una parte, los herbolarios y otros
expertos cuestionan qué tan bien el cuerpo absorbe los suplementos de
hierro inorgánico (obtenidos de fuentes químicas, no vegetales ni animales) como el sulfato ferroso. También señalan que los suplementos de
hierro pueden causar efectos secundarios como el estreñimiento. Es más,
ciertas pruebas sugieren que la ingestión de altos niveles de hierro durante períodos prolongados incrementa la formación de radicales libres,
unas moléculas que se apoderan del oxígeno en el cuerpo y contribuyen
a la aparición de padecimientos como el cáncer de colon y las enfermedades del corazón.

"Existen dudas sobre su toxicidad y con respecto a si el hierro
inorgánico puede llegar a agravar la afección que supuestamente debe
curar", opina Cascade Anderson Geller, una herbolaria de Portland,
Oregon.

En vez de recetarle suplementos de hierro, un herbolario le indicará,
por ejemplo, que coma más verduras de hojas de color verde oscuro así
como otros alimentos ricos en hierro. También es posible que le recomiende algunos remedios herbarios. A continuación nuestros expertos
ofrecen algunas opciones herbarias que usted puede probar, siempre y
cuando obtenga primero la aprobación de su médico.

   LA MEDICINA DE MAMÁ PARA MAMÁ MISMA

Derrótela con el diente. "El diente de león (amargón, *dandelion*) es un excelente aliado herbario para tratar la anemia", dice Ryan Drum, Ph.D., un herbolario de la Columbia Británica, Canadá.

"El diente de león es una buena fuente de hierro y magnesio, el cual puede ayudar a su cuerpo a utilizar el hierro de mejor forma —explica el Dr. Drum—. Pero parece que el diente de león también consiente al hígado y mejora la producción de bilis, una sustancia esencial para ayudarle a su cuerpo a absorber los nutrientes".

"Convierta el diente de león en un delicioso aliño (aderezo) para ensaladas", sugiere el Dr. Drum. Corte las hojas de la planta justo en la corona, enjuáguelas completamente para eliminar toda la tierra y eche unos cuantos manojos a la licuadora (batidora). Agregue un poco de aceite y vinagre (en las mismas proporciones que emplea para hacer su aliño favorito) y sazónelo al gusto con las hierbas y especias de su elección. Licúe la mezcla hasta que el diente de león se haya hecho puré. Vierta la cantidad de aliño que desee sobre una ensalada de verduras de hojas de color verde oscuro, como por ejemplo col rizada, espinacas y perejil. (Sin embargo, asegúrese de que el diente de león que utilice provenga de un jardín que no haya sido rociado con pesticidas).

Liquídela con lengua de vaca. "La raíz de lengua de vaca (*yellow dock*) acaba rápidamente con la anemia", afirma el Dr. Drum. Sin embargo, tiene un sabor amargo que puede ser todo un reto disfrazar, según agrega el experto. Por lo tanto, pruebe lo siguiente: ralle de 3 a 5 gramos (alrededor de 1 cucharadita) de raíz seca de lengua de vaca y agréguela a cualquier platillo preparado con *curry*, jengibre o comino. De acuerdo con el Dr. Drum, las especias cancelarán por completo el sabor amargo de la hierba. Otra opción es llenar dos o tres cápsulas de gelatina tamaño "00" con raíz de lengua de vaca rallada y tomarlas diariamente. (Estas cápsulas se consiguen en las tiendas de productos naturales; "00" es una medida estándar). O simplemente tome las cápsulas que se venden en las tiendas siguiendo las instrucciones que aparezcan en la etiqueta del producto. "Según lo que he observado, es posible ponerle fin a la anemia en más o menos un mes si toma lengua de vaca regularmente", dice el Dr. Drum.

(*Nota:* La mayoría de los consejos generales mencionados en este capítulo pueden aplicarse de manera simultánea, como por ejemplo en el caso de recomendaciones en cuanto a la alimentación o el estilo de vida. Y cualquiera de los tratamientos con hierbas o suplementos puede utilizarse de acuerdo con lo señalado por los expertos. Sin embargo, ni nosotras ni nuestros expertos recomendamos que las diversas hierbas o suplementos se combinen. No se han estudiado a fondo las interacciones de distintas hierbas o suplementos para determinar si algunos de estos pueden ser dañinos cuando se utilizan en conjunto. Por lo tanto, es mejor que usted consulte al médico antes de combinar hierbas o suplementos para tratar este problema. Si no reconoce algún término mencionado aquí, vea el glosario en la página 623).

Candidiasis vaginal

Aproveche este arsenal antiinfeccioso

Muchas mujeres están demasiado familiarizadas para su gusto con la intensa picazón (comezón), el ardor y el flujo blanquecino, parecido al requesón, que acompañan la candidiasis vaginal. De hecho se calcula que el 75 por ciento de las mujeres contraen al menos una infección de este tipo a lo largo de sus vidas.

Si bien la candidiasis vaginal puede presentarse en cualquier momento, muchos casos se dan justo antes de la menstruación, cuando se rompe el equilibrio normal entre los organismos "buenos" y "malos" en la vagina. Este equilibrio bacteriano también puede verse afectado por los cambios hormonales que ocurren durante el embarazo o la menopausia, por el uso de anticonceptivos orales o antibióticos o cuando las defensas bajan después de haber combatido un resfriado (catarro) u otro tipo de infección viral. Cualquiera de estas circunstancias es ideal para que una levadura llamada *Candida albicans*, un tipo de hongo, se reproduzca aceleradamente en la vagina.

La candidiasis vaginal también se ha asociado con el uso de ropa interior de nilón y trajes de baño húmedos. La ropa húmeda, ajustada o

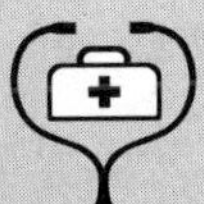

CUÁNDO CONSULTAR AL MÉDICO

Si nunca le han diagnosticado la candidiasis vaginal, está embarazada o tiene diabetes, debe consultar a su médico para que él determine la causa exacta de sus síntomas. Podría tener otro tipo de infección que requiera de un tratamiento diferente. Si la picazón y las molestias no se calman después de dos o tres días de estar usando antibióticos y los remedios naturales recomendados en este capítulo, consulte a su médico. Por otra parte, si sus síntomas incluyen dolor en la parte inferior del abdomen, fiebre o dolor al orinar, consulte a su médico de inmediato, indica la Dra. Margaret Polaneczky, profesora de Ginecología del Hospital de Nueva York/Centro Médico Cornell en la ciudad de Nueva York.

pegajosa atrapa el calor y la humedad, proporcionando así el entorno perfecto para el crecimiento de los hongos, según explica la Dra. Mary Lake Polan, Ph.D., profesora de Ginecología y Obstetricia de la Universidad Stanford en Palo Alto, California.

La candidiasis vaginal sólo es un tipo de vaginitis y puede asemejarse a las infecciones de las vías urinarias o a las enfermedades de trasmisión sexual. De hecho, las mujeres se autodiagnostican erróneamente cuando menos la mitad de las veces, según afirma Betsy Foxman, Ph.D., profesora de Epidemiología de la Universidad de Michigan en Ann Arbor.

"Los datos sugieren que la mayoría de las mujeres que creen tener candidiasis vaginal en realidad tienen otra cosa o nada —agrega el Dr. Paul Nyirjesy, profesor de Obstetricia y Ginecología en la Universidad Temple de Filadelfia, Pensilvania—. Es muy importante que le hagan un diagnóstico preciso antes de comenzar un tratamiento".

Por lo tanto, si es la primera vez que experimenta los síntomas de una infección vaginal, si está embarazada o si padece alguna afección adicional como diabetes, consulte a su médico. Él podrá tomarle una muestra y mandar hacer exámenes de laboratorio para determinar si tiene una candidiasis vaginal causada por levaduras u otro tipo de infección vaginal.

Prescripciones para el "picapica"

Si la causa de sus molestias realmente son las levaduras, es casi seguro que su médico le recete un antibiótico o le recomiende un medicamento antifúngico de los que se venden sin receta. (Los más conocidos son el *Gyne-Lotrimin* y el *Monistat-7*). Sin embargo, se ha encontrado que los antibióticos vendidos sin receta sólo funcionan en poco más de la mitad de los casos, según declara la Dra. Helene Leonetti, una obstetra y ginecóloga con consulta privada en Bethlehem, Pensilvania.

Si necesita ayuda adicional para defenderse de la candidiasis vaginal, pruebe las siguientes recetas de la medicina de mamá.

"Yogurícese". Para aliviar la picazón externa, apliquese una compresa de yogur. Ponga media taza de yogur natural sobre un paño o toalla limpia y colóquesela en la parte externa de la vagina por 15 minutos. Enjuáguese el yogur con agua tibia y séquese con aire tibio utilizando el secador de cabello para asegurarse de quedar completamente seca, recomienda la Dra. Leonetti.

Remédielo con un remojo. La sal de mar tiene la capacidad de matar la *Candida*, indica Virginia Frazer, N.D., una naturópata de Kennewick, Washington. Una vez al día disuelva una taza de sal de mar en una bañadera (bañera, tina) llena de agua tibia y revuélvala; luego métase al agua y póngase a remojar. Repita el procedimiento hasta que desaparezcan los síntomas.

Hágase un lavado vaginal. Los lavados vaginales no se les recomiendan a las mujeres sanas porque pueden desequilibrar el ambiente normal de la vagina. Sin embargo, durante un ataque de candidiasis vaginal el pH de la vagina ya está desequilibrado. En este caso, hacerse una limpieza interna con la ligera acidez de una solución de vinagre realmente puede servir, según explica la Dra. Mercedes Cameron, una doctora familiar del Hospital St. Mary's en Grand Junction, Colorado.

Utilizando una bolsa estándar para lavados vaginales, hágase un lavado vaginal con dos cucharadas de vinagre blanco por 1 cuarto (960 ml) de agua dos veces al día durante dos días. Si nota una mejoría, sígase haciendo lavados vaginales hasta que los síntomas desaparezcan, pero nunca por más de una semana. Si no observa mejoría alguna después de dos días es posible que su problema no sea una candidiasis vaginal causada por levaduras, por lo que será hora de consultar a su médico, indica la Dra. Cameron.

Un arma homeopática para combatir el ataque de las levaduras

Para ayudar a aliviar la candidiasis vaginal cuando la acompañan una sensación de ardor, una gran cantidad de flujo blanco de apariencia similar al requesón y una picazón terrible, quizá quiera probar un remedio homeopático llamado *Kreosotum*, según sugiere Judyth Reichenberg-Ullman, N.D., una naturópata del Centro de Medicina Homeopática del Noroeste en Edmonds, Washington. De acuerdo con los profesionales, los remedios homeopáticos como el *Kreosotum* curan los síntomas de las enfermedades mediante dosis muy diluidas de la misma sustancia que los provocó. Las dosis minúsculas que se emplean en la homeopatía no hacen daño y a menudo pueden servir, según afirma la Dra. Reichenberg-Ullman. Ella sugiere tomar una dosis 6X de *Kreosotum* hasta tres veces al día hasta que los síntomas disminuyan. (La notación 6X es una medida estándar que se emplea en la homeopatía y se refiere a la potencia del remedio, la cual aparece en la etiqueta). Los remedios homeopáticos se venden en la mayoría de las tiendas de productos naturales en forma de tabletas, pildoritas o gránulos (chochitos). Si no nota mejoría alguna después de tres dosis, pruebe otro remedio.

Cambie de condones. Cómprele unos condones de poliuretano (*polyurethane*) a su compañero. Una alergia a los condones de látex puede aumentar la susceptibilidad a las infecciones vaginales, de acuerdo con la Dra. Margaret Polaneczky, profesora de Ginecología del Hospital de Nueva York/Centro Médico Cornell en la ciudad de Nueva York. Si usted utiliza condones como método anticonceptivo y padece candidiasis vaginal con frecuencia, quizá sería buena idea probar unos que no sean de látex.

Recurra a estos remedios
para evitar la reaparición

La candidiasis debería de ser como las paperas, contra las que se desarrolla inmunidad después de haberlas padecido una sola vez. Pero lo sentimos mucho, porque no es así. De hecho sucede todo lo contrario, pues según los médicos si se tiene candidiasis vaginal una vez lo más probable es que la enfermedad se repita. Como sea no hay que desesperarse, porque ahora le daremos algunas prescripciones naturales para defenderse de tales episodios recurrentes o tenaces.

Ármese con ácido. Los supositorios de ácido bórico (*boric acid suppositories*) tratan la candidiasis vaginal con eficacia, sobre todo en el caso de las infecciones más resistentes, según el Dr. Nyirjesy.

Compre una bolsa o caja de ácido bórico y un paquete de cápsulas de gelatina del número 1 en la farmacia o la tienda de productos naturales. Llene las cápsulas con el ácido bórico e insértese un supositorio en la vagina por la mañana y otro antes de acostarse, durante dos semanas, recomienda el Dr. Nyirjesy.

(*Precaución:* El ácido bórico es venenoso, por lo que nunca hay que ingerirlo ni dejar las cápsulas al alcance de los niños, advierte el Dr. Nyirjesy).

Alterne el ácido bórico con acidófilos. Algunos médicos creen que la mejor manera de mantener el delicado equilibrio bacteriano en la vagina de la mujer es combinando los supositorios de ácido bórico con supositorios de acidófilos (*acidophilus suppositories*). Alterne un supositorio de ácido bórico por la mañana con uno de acidófilos (disponibles en las tiendas de productos naturales) por la noche durante cinco días, sugiere Judyth Reichenberg-Ullman, N.D., una naturópata del Centro de Medicina Homeopática del Noroeste en Edmonds, Washington. No utilice estos supositorios durante su menstruación, pues esto podría romper el equilibrio bacteriano en lugar de prevenir una infección.

Agarre un poco de ajo. "El ajo es una de las mejores cosas que puede tomar para aliviar las infecciones vaginales", afirma la naturópata Tori Hudson, N.D., profesora del Colegio Nacional de Medicina Naturopática en Portland, Oregon. En su opinión, el ajo actúa como antifúngico y además mejora el funcionamiento del sistema inmunitario.

Según la Dra. Hudson, dos cápsulas de ajo al día son suficientes para protegerla contra las levaduras. Es mejor tomar cápsulas con capa entérica (busque un suplemento de ajo que diga *"enteric-coated"*), porque este recubrimiento evita que los principios activos del ajo se descompongan en el estómago. Busque cápsulas de ajo que contengan 4,000 miligramos de alicina-alina (*allycin-aline*), su agente antifúngico.

Emplee equinacia. En un estudio realizado en Alemania se encontró que sólo en el 10 por ciento de las mujeres que tomaron extracto de equinacia (equiseto, *echinacea*) además de un medicamento antifúngico se repitió la candidiasis vaginal. El estudio en cuestión comparó a este grupo de mujeres con otras que sólo tomaron el medicamento antifúngico. Casi el 60 por ciento de las mujeres de este último grupo presentaron infecciones recurrentes.

Liquide las levaduras con hidraste. Otra hierba excelente para combatir las levaduras es el hidraste (sello dorado, acónito americano, *goldenseal*), según afirma Lorilee Schoenbeck, N.D., una naturópata del Centro Champlain de Medicina Natural en Middlebury, Vermont. Al igual que la mahonia (*Oregon grape*), el hidraste contiene berberina, una sustancia química que cuenta con propiedades antibióticas y resulta particularmente eficaz contra las levaduras. Usted puede comprar la equinacia y el hidraste por separado o en cápsulas que combinan ambas hierbas. Cualquiera que sea el producto que escoja, tómelo diariamente según las instrucciones que aparezcan en la etiqueta. Si las cápsulas contienen 450 miligramos de una mezcla de equinacia e hidraste, la dosis típica sería de dos o tres cápsulas al día con agua. Sin embargo, no tome hidraste si está embarazada.

No se lave con jabón. El interior de la vagina nunca debe lavarse con jabón, pues se podría dar una reacción alérgica que a su vez pudiera desencadenar una candidiasis vaginal, según la Dra. Leonetti. Y no se preocupe por la limpieza de su vagina, pues cuenta con un mecanismo de autolimpieza, por lo que no es necesario usar jabones ni lociones.

Póngase pantaletas de algodón. Las levaduras son felices en un ambiente oscuro, húmedo y mojado, como el que producen la ropa interior y las pantimedias de nilón. La ropa interior de algodón disminuye la capacidad de las levaduras para multiplicarse, explica la Dra. Leonetti.

Alto a lo apretado; mejor opte por lo holgado. Es posible vestirse muy a la moda con ropa más holgada, la cual tiene la ventaja de impedirles la entrada a los hongos que causan la candidiasis vaginal, los cuales se desarrollan muy bien en el ambiente creado por prendas de vestir entalladas que restringen la libertad de movimiento, dice la Dra. Leonetti.

Duerma desnuda. Dormir desnuda o cuando menos sin ropa interior sirve para "orear" la vagina e impide que las bacterias que causan las infecciones vaginales tengan un lugar donde reproducirse, indica la Dra. Leonetti.

Despídase de lo dulce. No tiene que hacerlo siempre, pero es recomendable evitar los dulces durante un mes. Nadie sabe con certeza si comer azúcar en demasía realmente provoca candidiasis vaginal, pero si usted ha observado que le da candidiasis cada vez que se extralimita con los chocolates, los médicos recomiendan que evite las confituras azucaradas durante un mes para ver si el problema desaparece.

(*Nota:* La mayoría de los consejos generales mencionados en este capítulo pueden aplicarse de manera simultánea, como por ejemplo en el caso de recomendaciones en cuanto a la alimentación o el estilo de vida. Y cualquiera de los tratamientos con hierbas o suplementos puede utilizarse de acuerdo con lo señalado por los expertos. Sin embargo, ni nosotras ni nuestros expertos recomendamos que las diversas hierbas o suplementos se combinen. No se han estudiado a fondo las interacciones de distintas hierbas o suplementos para determinar si algunos de estos pueden ser dañinos cuando se utilizan en conjunto. Por lo tanto, es mejor que usted consulte al médico antes de combinar hierbas o suplementos para tratar este problema. Si no reconoce algún término mencionado aquí, vea el glosario en la página 623).

Cuidadoras de ancianos

Cómo cuidarse a sí misma mientras los cuida a ellos

Hace tiempo ella le daba de comer, le cambiaba el pañal, la vestía, la cuidaba, la amaba y la protegía de los peligros. Ahora, décadas después, le toca a usted.

"El cuidado de ancianos involucra, en su mayor parte, a mujeres que cuidan a mujeres —afirma Thomas Humphrey, director ejecutivo de Children of Aging Parents (o *CAPS* por sus siglas en inglés), una fundación no lucrativa con sede en Levittown, Pensilvania—. Las cuidadoras de hoy suelen ser mujeres de 34 a 49 años de edad que probablemente dedicarán más años al cuidado de un pariente anciano de los que dedicaron a criar a sus propios hijos".

Usted sabrá que se ha convertido en una cuidadora cuando:

- Una linda ancianita muy parecida a su mamá está permanentemente resguardada en su cuarto de visitas.

- Tiene que adaptar su casa como para evitar que un niño se haga daño, pese a que sus hijos hace mucho que ya pasaron por la pubertad.

- En lugar de pañales *Pampers* para su bebé, está comprando pañales *Depend* para la incontinencia de su papá.

- Piensa que ha tenido un buen día cuando su suegra, que vive con usted, recuerda su nombre.

- No recuerda la última vez que fue al cine, leyó un libro o se dio un baño de burbujas.

"Es bueno sentir que la necesitan a una, dar amor y realizar tareas que valen la pena —opina la Dra. Barbara Wich, una doctora que trabaja en el Hospital William F. Middleton de la Administración de Veteranos en Madison, Wisconsin—. Pero las cuidadoras pueden acabar sumamente agotadas, pues la suya es una ocupación inexorable que requiere de su atención las 24 horas del día".

El agotamiento no es el único problema que puede acosar a las cuidadoras, según advierte Dale A. Lund, Ph.D., profesor de Gerontología en la Universidad de Utah de Salt Lake City. "El cuidado de ancianos puede conducir a depresiones, problemas conyugales, enfermedades del corazón y grandes cantidades de culpa, enojo y resentimiento".

Dentro de sus posibilidades, las cuidadoras deben lograr un equilibrio entre sus propias necesidades y las de la persona a la que están cuidando, indica la Dra. Wich. Si le suena casi imposible, siga leyendo.

Cómo prepararse

Si usted todavía cuenta con sus padres u otros familiares ancianos muy queridos, es probable que en algún momento se convierta en su cuidadora. Hay cuidadoras de larga distancia, de tiempo completo, de medio tiempo y también ocasionales. Sin importar qué tipo de cuidados les vaya a ofrecer en el futuro, comience a hacer planes desde ahora para asegurarse de que usted pueda seguir con su vida cuando llegue el momento.

Afronte los asuntos más difíciles. Ahora, antes de que necesiten cuidados, es el momento de hablar sobre el futuro con sus seres queridos ancianos, recomienda la Dra. Wich. "Ponga una fecha para discutir de valores y otros asuntos difíciles, para que usted esté enterada de lo que su pariente anciano quiere en caso de que ya no pueda hablar por sí mismo —aconseja la experta—. Hable de qué le gustaría que pase en caso de enfermedad, discapacidad o muerte. Pídale que le explique sus deseos claramente. Sugiérale que elabore por adelantado una guía, ya sea un poder notarial médico o un testamento en vida, en la que haga una descripción con valor jurídico de sus deseos. Puede obtener estos formatos con su médico y hacerlos valer por medio de su abogado".

Haga cambios ahora. Si un anciano se está volviendo frágil pero aún es capaz de cuidarse solo, considere cambiar su lugar de residencia ahora, aunque parezca un poco prematuro, aconseja la Dra. Wich. "Sugiérale que se mude de una casa demasiado grande a otra de un tamaño más manejable. Contemple incluir su nombre en la lista de espera de algún asilo. Pueden pasar años antes de que avance hasta el principio de la lista de alguno de los mejores asilos, y no le estará haciendo daño a nadie al

   La medicina de mamá para mamá misma

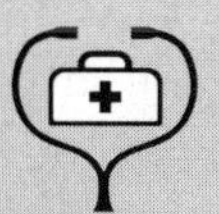

CUÁNDO CONSULTAR AL MÉDICO

El trabajo de la cuidadora puede conducir a depresiones. Si tiene problemas para dormir, nota que están cambiando sus hábitos alimenticios o empieza a carecer de interés por la vida, podría estar enfrentando un problema más grave, advierte Mary Amanda Dew, Ph.D., profesora de Psiquiatría en la Universidad de Pittsburgh en Pensilvania. Si estos síntomas persisten durante dos semanas o más, consiga ayuda profesional.

decir 'no' si su nombre llega al principio de la lista antes de que ustedes estén listos".

Prevenga los accidentes en casa. "No espere a que su pariente anciano se torne frágil para instalar dispositivos de seguridad en su casa —advierte la Dra. Wich—. Instale barras de apoyo en el baño y barandales en las escaleras. Asegúrese de que las luces de la casa sean brillantes y adecuadas, particularmente en la cocina, los baños, las escaleras y el exterior de la casa. Quite los tapetes resbaladizos e instale alfombras antiderrapantes en los pisos. Elimine los objetos que obstruyen el paso y las superficies desiguales, para que los lugares por donde se camine estén despejados. Ajuste el calentador de agua a una temperatura de 120°F (49°C) o menos. Instale detectores de humo y asegúrese de que funcionen".

Continúe las actividades sociales. "Aliente a su pariente anciano a mantener sus sistemas de apoyo, como el club de *bridge*, las actividades de la iglesia o lo que sea que le agrade hacer —recomienda la Dra. Wich—. Averigüe cuáles son las actividades recreativas para ancianos que se ofrecen en su comunidad y aliéntelo a asistir. Póngase en contacto con su agencia local de atención a las personas de la tercera edad para pedirles información y referencias. Asimismo hay periódicos, centros para ancianos e iglesias que pueden tener información sobre los recursos disponibles en su área en cuanto a apoyo social y actividades amenas dirigidas a personas mayores".

Piénselo bien. Si su ser querido anciano experimenta estallidos violentos, tiene problemas de abuso de sustancias, fuma en la cama, se pierde o muestra otras conductas peligrosas, necesita estar bajo supervisión constante, indica la Dra. Wich. "Aceptar a un individuo de este tipo en su casa puede crear exigencias conflictivas y estresantes. Usted estallará muy pronto, además de correr el riesgo de destruir su relación consigo misma, el anciano, sus hijos y su esposo", advierte la Dra. Wich. Lo mismo ocurre en caso de que el anciano necesite atención las 24 horas del día o sufra de una incontinencia incontrolable, explica la Dra. Wich.

Piense en alternativas que le resulten aceptables tanto a usted como al anciano. Los servicios profesionales de cuidado son costosos, así que hará falta anticipar los planes para financiarlos. Infórmese acerca de recursos comunitarios, el financiamiento que ofrece *Medicare*, los servicios de asistencia médica, las opciones de pago en escala descendente y la asistencia que proporciona la Administración de Veteranos, en caso de que el anciano reúna los requisitos necesarios para este tipo de ayuda.

Busque apoyo. Para pedir ayuda con el cuidado de un anciano, póngase en contacto con la organización Children of Aging Parents (Hijos de Padres que Están Envejeciendo) en 1609 Woodbourne Road, Suite 302A, Levittown, PA 19057. (Esta organización ofrece algunas hojas informativas en español y puede conseguirle un intérprete si usted no habla bien el inglés). Si su ser querido anciano vive lejos de usted, póngase en contacto con la National Association of Professional Geriatric Care Managers (Asociación Nacional de Administradores Profesionales del Cuidado Geriátrico) en 1604 North Country Club Road, Tucson, AZ 85716. (Algunos de los empleados de esta asociación hablan español). También hay otras dos organizaciones que pueden ofrecerle ayuda, a saber: la Alzheimer's Association (Asociación de la Enfermedad de Alzheimer), también conocida como Alzheimer's Disease and Related Disorders Association (Asociación de la Enfermedad de Alzheimer y Trastornos Afines), 919 North Michigan Avenue, Suite 1000, Chicago, IL 60611, (800) 272-3900; y la National Stroke Association (Asociación Nacional de Derrames Cerebrales), 96 Inverness Drive East, Suite I, Englewood, CO 80112. (La Asociación de la Enfermedad de Alzheimer ofrece folletos en español sobre cómo cuidar a una persona con esta enfermedad y tiene representantes que hablan español que pueden contestar preguntas por teléfono. La Asociación Nacional de Derrames Cerebrales ofrece algunos folletos en español).

Ayuda para evitar el agotamiento

En su papel de cuidadora usted necesita 10 veces más energía que la mayoría de las mujeres. A continuación le ofrecemos un plan de vida diseñado específicamente por el Dr. Michael Janson, director del Centro de Medicina Preventiva en Barnstable, Massachusetts, para que las cuidadoras disfruten de más energía, aguante y vitalidad.

Sáltese el cafecito. "En el caso de algunas mujeres, una sola taza de café por la mañana puede quitarles el sueño por la noche", indica el Dr. Janson.

Modere las copitas. "Una copa de vino (5 onzas/150 ml) o una cerveza (12 onzas/360 ml) a la hora de la cena, de una a tres veces por semana, puede beneficiar su salud. Pero una cantidad mayor puede afectar su desempeño, incluso al día siguiente", prosigue el Dr. Janson.

Evite los refrescos por completo. "El azúcar, el ácido fosfórico y la cafeína que contienen los refrescos (sodas) extraen el calcio de su organismo", advierte el Dr. Janson.

Bájele a los dulces. "Demasiada azúcar puede causar un efecto devastador en una mujer estresada —dice el Dr. Janson—. Provoca fluctuaciones en el nivel de azúcar en la sangre, las cuales a su vez pueden causar cambios de humor". Consuma con confianza el azúcar natural de las frutas, pero evite los dulces, las galletitas, los pasteles (bizcochos, tortas, *cakes*) y el helado. "Y tenga cuidado con los alimentos 'con edulcorante natural' —afirma el experto—. A menudo contienen jugo de fruta altamente concentrado u otros edulcorantes que producen efectos similares a los del azúcar refinada. Incluso es fácil excederse con edulcorantes naturales como la miel de abeja o el sirope de arce (*maple*), por lo que deberá leer las etiquetas de los alimentos y evitar productos que contengan ingredientes como fructosa o glucosa".

Tome un suplemento polivitamínico y de minerales por dosis divididas. "Yo les recomiendo a las cuidadoras que todos los días tomen un buen suplemento polivitamínico de alta potencia —dice el Dr. Janson—. Busque el tipo de suplemento que se divide en dosis de cuatro a seis pastillas al día, disponible en las tiendas de productos naturales".

Tome de 400 a 500 miligramos de magnesio al día. "El magnesio es un suplemento importante para las mujeres que se encuentran bajo estrés, porque ayuda a mitigar el nerviosismo y la irritabilidad", afirma el Dr. Janson.

Dése unas vacaciones de 30 minutos

U n descanso de media hora puede ser un sueño imposible cuando se está cuidando a alguien que sufre la enfermedad de Alzheimer. "Lo que más necesitan las cuidadoras es un poco de tiempo para sí mismas", afirma Dale A. Lund, Ph.D., profesor de Gerontología en la Universidad de Utah de Salt Lake City. Por este motivo, el Dr. Lund participó en el desarrollo de *Video Respite* (Un respiro en video), una serie de videos que simulan la visita de una persona cálida y afectuosa. Cada video ofrece experiencias interactivas sencillas, como viejas canciones familiares o recuerdos de momentos festivos. Algunos incluso cuentan con un perro amistoso como protagonista o enseñan a realizar ejercicios suaves con las manos. "Estos videos pueden calmar a las personas que se encuentran en las etapas moderadas o avanzadas de la enfermedad de Alzheimer", dice el Dr. Lund.

"Si la persona puede ver la televisión es probable que disfrute estos videos una y otra vez", dice el Dr. Lund. Esto le puede ofrecer a usted, la cuidadora, la oportunidad de sumergirse en una bañadera (bañera, tina) de agua caliente, leer un libro o no hacer nada. Los videos duran de 25 a 55 minutos y su costo varía entre $35 y $58 dólares cada uno.

Para mayor información, escriba a Innovative Caregiving Resources (Recursos Innovadores para el Cuidado de los Ancianos) a la dirección P.O. Box 17332, Salt Lake City, UT 84117. (Esta empresa vende un video en español pero no tiene empleados que lo hablen, así que si usted no habla o escribe el inglés sería mejor que una pariente o amiga suya que sí lo hable o escriba se comunique para pedir el video).

(*Nota:* La dosis recomendada de 500 miligramos excede la Cantidad Diaria Recomendada de magnesio, que es de 400 miligramos. Si usted decide probar estos suplementos —particularmente si tiene alguna enfermedad del corazón o del riñón—, consulte a un médico que esté dispuesto a vigilar su estado de salud regularmente. Si le da diarrea al tomar estos suplementos, disminuya la dosis hasta que desaparezcan los síntomas).

Elimine el estrés con ejercicio. El estrés de cuidar a una persona mayor puede dejarnos agotadas. Una de las mejores formas de aliviar el estrés es mediante el ejercicio, porque estimula la producción de endorfinas, unas sustancias químicas cerebrales que producen una sensación de bienestar.

Muchos tipos de ejercicio sirven para vencer el estrés, entre ellos andar en bicicleta, correr o caminar de prisa. Incluso los quehaceres domésticos y el trabajo de jardinería pueden ser buenas opciones, al igual que cualquier otra actividad que ponga a trabajar su corazón y la haga sudar.

En términos generales debe hacer ejercicios cuatro o cinco veces a la semana, con una intensidad que la haga sudar al menos ligeramente por más o menos media hora. "Entre más sude, mejor —dice el Dr. Janson—, pero no llegue al punto de que le falte demasiado el aliento". Si puede, trate de salir de la casa para hacerlo. "Aunque es posible usar una bicicleta estacionaria, es importante que las cuidadoras se den un respirito fuera de la casa. Si no puede salir a andar en bicicleta o correr, hágase la promesa de inscribirse en un gimnasio y de acudir regularmente a hacer ejercicio", aconseja el Dr. Janson.

(*Nota:* Si no reconoce algún término en este capítulo, vea el glosario en la página 623).

Depresión

Auxilios para alegrarse

La Organización Mundial de la Salud pronostica que para el año 2020 la depresión habrá ocupado el segundo lugar en la lista de las enfermedades más incapacitantes del mundo, después de las enfermedades cardíacas. Y si continúa la tendencia actual, la mayoría de las víctimas serán mujeres. En la actualidad, las mujeres presentan una probabilidad tres veces mayor de desarrollar una depresión que los hombres.

"Hay épocas en la vida de las mujeres en que parecen ser particularmente vulnerables a la depresión", indica Laura Epstein Rosen, Ph.D., supervisora de capacitación en terapia familiar de la Clínica de Necesidades Especiales del Centro Médico Columbia-Presbyterian en la ciudad de Nueva York. A veces este riesgo tiene su origen en factores biológicos, como cuando fluctúan los niveles hormonales justo después del parto o poco antes de la menopausia. En otras ocasiones la causa es externa: la muerte de un familiar, el divorcio, la pérdida de un empleo o algún otro evento importante en la vida.

Incluso una situación cotidiana de conflicto puede expresarse mediante una leve depresión, señala Susan Heitler, Ph.D., una psicóloga clínica de Denver, Colorado. "Cuando usted quiere X y su pareja quiere Y, tienen un problema", explica. Si usted cede repetidamente en sus deseos para que su pareja obtenga lo que quiere, sin buscar un acuerdo que los satisfaga a ambos, es posible que a la larga termine pagando un precio emocional.

La depresión leve a menudo se manifiesta como un sentimiento muy negativo de dolor, culpa, desaliento e impotencia. Los casos más severos también pueden incluir otros síntomas como pérdida de apetito, falta de sueño y dificultades para concentrarse.

La buena noticia es que la depresión se trata fácilmente una vez que se reconoce. "Si usted sabe en qué momentos es vulnerable a la depre-

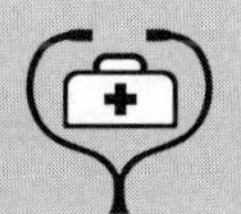

CUÁNDO CONSULTAR AL MÉDICO

Lea y conteste las dos preguntas siguientes.

1. ¿Ha pasado por un período definido en su vida durante el cual se sintió triste e infeliz o perdió el placer y el interés por la vida?

2. ¿Ha padecido al menos cinco de los siguientes ocho síntomas durante dos semanas o más?

   - Cambios en el apetito o de peso

   - Problemas para dormir

   - Exceso de fatiga

   - Exceso de agitación o letargo

   - Pérdida de interés o placer en las actividades normales

   - Sentimientos de culpa

   - Lentitud de pensamiento o falta de decisión

   - Pensamientos suicidas

Si usted contestó afirmativamente a ambas preguntas —y sobre todo si ha pensado en suicidarse—, consulte a su médico. Es posible que esté sufriendo una depresión grave que requiere atención profesional, según indica Gary Emery, Ph.D., director del Centro para Terapia Cognitiva de Los Ángeles en California.

sión y reconoce sus señales y síntomas, podrá conseguir la ayuda que necesita", asegura la Dra. Rosen.

Es más, la depresión puede servir para llamarle la atención sobre algún aspecto de su vida que debe evaluar y cambiar, comenta la Dra. Margaret Jensvold, directora del Instituto de Investigaciones sobre la Salud de la Mujer en Rockville, Maryland. "Si usted encuentra que repetidamente se siente molesta o triste a causa de la misma situación, necesita hacer las paces con esta, de una u otra manera", sugiere la experta.

Ayuda anímica para volver a ser feliz

Para tratar una depresión grave tendrá que ver a un médico, quien tal vez le recomiende una combinación de terapia hablada y fármacos antidepresivos. Las siguientes opciones de la medicina de mamá deben de ayudarle a vencer la depresión leve.

Tome el té "terminatristeza". Los estudios de investigación sugieren que el corazoncillo (hipérico, yerbaniz, campasuchil, *St. John's wort*) es igualmente efectivo que los fármacos antidepresivos que comúnmente recetan los médicos, pero con la ventaja de que produce menos efectos secundarios. Los compuestos que contiene esta hierba de flores amarillas al parecer estimulan las células del cerebro.

Para preparar este té, vierta una taza de agua hirviendo sobre una o dos cucharaditas colmadas (copeteadas) de la hierba seca (disponible en las tiendas de productos naturales). Deje la mezcla en infusión por 10 minutos. Luego cuele el té y déjelo enfriar un poco antes de tomárselo. Tome de una a dos tazas de este té todos los días.

Debido a sus propiedades estimulantes, el corazoncillo no se debe de tomar a la hora de irse a dormir, advierte Varro Tyler, Ph.D., profesor de Farmacognosia de la Universidad Purdue en West Lafayette, Indiana. Esta hierba también aumenta la sensibilidad a la luz del Sol, lo cual provoca que la piel se queme con mayor facilidad. Por lo tanto, mientras la esté tomando limite el tiempo que pase bajo el sol y utilice una loción antisolar (filtro solar) en todas las áreas expuestas.

"Vitaminícese" para vencerla. Las carencias más comunes que sufren las personas deprimidas son de vitaminas del grupo B y de vitamina C, indica el Dr. C. Norman Shealy, Ph.D., director del Instituto Shealy, una clínica de medicina holística en Springfield, Misuri.

Las vitaminas del grupo B ayudan a vigorizar las células del cerebro y producen unas sustancias químicas muy importantes para elevar el estado anímico. Por ejemplo, la vitamina B_6 interviene en la producción de la serotonina, un compuesto químico del cerebro que tiene un impacto directo sobre el estado de ánimo y las emociones.

Otra vitamina del grupo B relacionada con la depresión es el folato, la forma del ácido fólico que está presente en la naturaleza. De hecho, la depresión se considera como el síntoma más común de la carencia de folato. Unos investigadores de la Facultad de Medicina de Harvard encontraron que hasta un 38 por ciento de los adultos a quienes les diagnosticaron depresión tenían bajos niveles de folato en la sangre.

Otra vitamina igualmente importante para levantar el ánimo es la C. Cuando el nivel de esta vitamina anda bajo es posible que usted se sienta abatida, según explica el Dr. Ray Sahelian, un médico de Marina del Rey, California. La vitamina C es un auxiliar para la síntesis de la serotonina así como de otros dos compuestos químicos esenciales asociados con el cerebro, la dopamina y la noradrenalina. Todas estas sustancias le levantan el ánimo, la mantienen alerta y preservan su impulso sexual.

Para una depresión entre leve y moderada quizá sea buena idea tomar un suplemento polivitamínico y de minerales de alta potencia todos los días, después de haber consultado a su doctor, sugiere el Dr. Shealy. También recomienda tomar diariamente tiamina, riboflavina, niacina y vitamina B_6 en dosis de 100 miligramos cada una, además de 400 microgramos de ácido fólico, 100 microgramos de vitamina B_{12} y 2,000 miligramos de vitamina C en dosis divididas.

Pruebe esta pastillita natural. Otro suplemento natural que tal vez presente ciertas ventajas en comparación con los fármacos antidepresivos vendidos con receta es el 5-hidroxitriptófano (o *5-HTP* por sus siglas en inglés). Se trata de un compuesto natural que el cuerpo produce a partir del triptofano, un aminoácido que se encuentra en muchos alimentos. También es el precursor de la serotonina, lo cual significa que la producción de serotonina aumenta cuando el 5-HTP está presente.

Cuando usted toma 5-HTP en forma de suplementos, su cuerpo absorbe el compuesto a través del tracto gastrointestinal y luego lo manda de viaje hasta su cerebro, donde se convierte en serotonina, explica el Dr. Sahelian.

Si le han diagnosticado una depresión y cuenta con la aprobación de su doctor, puede tomar 50 miligramos de 5-HTP por la noche, indica el Dr. Sahelian. Sin embargo, no recomienda dosis mayores, pues cualquier cantidad de más de 50 miligramos puede causar sueños vívidos, pesadillas y náuseas.

Alimente su ánimo. Coma seis comidas pequeñas espaciadas entre sí a intervalos de tres horas a lo largo del día. Apegarse a este horario ayuda a mantener más estable el nivel de azúcar en la sangre. "A algunas personas, un nivel bajo de azúcar en la sangre puede provocarles una

Un ejercicio de visualización para confrontar el conflicto

La depresión a menudo se origina en un problema no resuelto con otra persona, ya sea un cónyuge, un hermano o hermana o un compañero de trabajo. El siguiente ejercicio —recomendado por Susan Heitler, Ph.D., una psicóloga clínica de Denver, Colorado— puede ayudarles a ambos a lidiar con la situación, salir adelante y ser felices.

- Reconozca que sus sentimientos negativos son una depresión.

- Busque la causa de su depresión. Pregúntese cuál es el conflicto o la situación frustrante que se oculta detrás de sus sentimientos de tristeza.

- Visualícese saliendo del conflicto; para ello siga estos sencillos pasos.

1. Cierre los ojos y pregúntese: "Si estuviera enojada con alguien, ¿con quién sería?".

2. Permita que la imagen de la persona con quien está enojada aparezca sobre su pantalla mental.

depresión", señala la Dra. Jensvold. Por supuesto debe asegurarse de que cada una de estas seis comidas esté bien equilibrada. Opte por comer cereales integrales, frutas, verduras y productos lácteos sin grasa o bajos en grasa.

Córtele el paso a la cafeína y ahuyente el azúcar. "Entre más grave sea su depresión, mayores serán los beneficios que obtendrá de eliminar la cafeína y el azúcar de su alimentación, aunque no estamos seguros de la razón", afirma Larry Christensen, Ph.D., profesor de Psicología en la Universidad de Alabama del Sur en Mobile.

3. Haga de cuenta que usted es Alicia en el país de las maravillas. Acaba de probar las gotas que la harán crecer. Se va haciendo cada vez más grande, hasta rebasar en estatura a la persona con quien tiene el conflicto.

4. Desde su nueva perspectiva de poder, vuelva a evaluar a la otra persona y lo que cada uno de ustedes quiere.

5. Utilice lo que ahora puede ver de esa persona para descubrir posibilidades nuevas de resolver su conflicto de una forma que los beneficie a ambos.

Para entender la manera en que este ejercicio ayuda a resolver los conflictos, piense en una mujer que se cree pequeña e impotente en relación con su esposo. Debido a la imagen que tiene de sí misma es probable que no sea capaz de actuar con firmeza cuando surja un problema, y correrá peligro de deprimirse si lo deja sin resolver.

Si ella se visualiza más grande y poderosa que su esposo, quizá descubra cosas de él que nunca se hubiera imaginado. "Por ejemplo, el lenguaje corporal de su esposo tal vez le indique que en realidad él se siente asustado o inseguro —señala la Dra. Heitler—. Entenderlo mejor puede ayudarla a idear soluciones para el problema que los beneficien a ambos".

Lo más probable es que usted ya conozca a los culpables de introducir cafeína en su cuerpo: el café, el té, los refrescos (sodas) de cola y el chocolate. En cuanto al azúcar, evite los dulces, los alimentos horneados y las demás golosinas. Según el Dr. Christensen, el azúcar que se encuentra de forma natural en las frutas y otros alimentos lo puede comer sin problemas.

Si sus síntomas mejoran después de dos semanas de abstención, intente volver a introducir la cafeína y el azúcar una a la vez. Quizá descubra que puede tolerar una pero no la otra.

Muévase para mejorarse. Haga algún tipo de ejercicio aeróbico (el que pone a latir su corazón y acelera su respiración) de 20 a 30 minutos cuando menos tres días a la semana. "Cualquier mujer deprimida que se obliga a hacer ejercicio notará una mejoría definitiva en su opinión acerca de sí misma —opina el Dr. Robert S. Brown, Sr., Ph.D., profesor de Psiquiatría en la Universidad de Virginia de Charlottesville—. El esfuerzo y la intensidad del ejercicio están en proporción directa a los beneficios físicos y emocionales que recibirá". O sea, se sentirá mejor si suda un poco más.

Anote sus sentimientos. "Llevar un diario puede ayudarla a resolver su depresión", señala la Dra. Jensvold. Esta técnica le permite articular su infelicidad, ventilarla y hacer las paces con ella.

Acuda a sus amigas para que la apoyen. "Necesita tener una o dos amigas a quienes llamar cuando esté triste, alguien que pueda darle el regalo de escucharla", dice la Dra. Jensvold. Pero asegúrese de compartir buenos momentos con esas personas también, agrega la experta.

(*Nota:* La mayoría de los consejos generales mencionados en este capítulo pueden aplicarse de manera simultánea, como por ejemplo en el caso de recomendaciones en cuanto a la alimentación o el estilo de vida. Y cualquiera de los tratamientos con hierbas o suplementos puede utilizarse de acuerdo con lo señalado por los expertos. Sin embargo, ni nosotras ni nuestros expertos recomendamos que las diversas hierbas o suplementos se combinen. No se han estudiado a fondo las interacciones de distintas hierbas o suplementos para determinar si algunos de estos pueden ser dañinos cuando se utilizan en conjunto. Por lo tanto, es mejor que usted consulte al médico antes de combinar hierbas o suplementos para tratar este problema. Si no reconoce algún término mencionado aquí, vea el glosario en la página 623).

Dolores de cabeza por tensión y migrañas

Calmantes para su coco

A veces la vida parece presentarnos un dolor de cabeza tras otro, desde las cuentas hasta la suegra. Pero en honor a la verdad hay que admitir que la mayoría preferimos estas molestias menores al dolor persistente y retumbante que de vez en cuando se instala en nuestra cabeza, rehusándose tercamente a salir de ahí.

Los dolores de cabeza se dan por un sinnúmero de razones. Los puede provocar un factor emocional como la depresión o la ansiedad, o bien algo como la presión arterial alta (hipertensión), según indica el Dr. Seymour Diamond, director de la Clínica Diamond para el Dolor de Cabeza en Chicago, Illinois. Unos senos nasales tapados o inflamados también pueden ser la causa de un dolor de cabeza. Incluso un cambio en sus hábitos alimenticios o patrones de sueño puede resultar en dolor de cabeza, porque altera el reloj interno de su cuerpo, según explica Joseph P. Primavera III, Ph.D., un psicólogo del Hospital de la Universidad Thomas Jefferson en Filadelfia, Pensilvania.

No obstante, los dolores de cabeza más comunes son los causados por tensión. Casi todas las personas —de hecho, alrededor del 90 por ciento de la población de los Estados Unidos— han padecido un dolor de cabeza por tensión en algún momento de sus vidas, de acuerdo con el Dr. Fred D. Sheftell, fundador y codirector del Centro de Nueva Inglaterra para el Dolor de Cabeza en Stamford, Connecticut. El dolor suele comenzar en los músculos que se encuentran en la parte trasera de la cabeza y la nuca, desde donde avanza hacia la frente. También se llegan a sentir leves punzadas en las sienes o justo detrás de los ojos.

Los dolores de cabeza por tensión generalmente se deben al estrés, pero cosas como una postura encorvada al sentarse o el hecho de esforzar la vista para contemplar el monitor de la computadora también pueden provocarle este dolor. Afortunadamente estos dolores de cabeza por lo común no duran más que unas cuantas horas y a menudo responden a

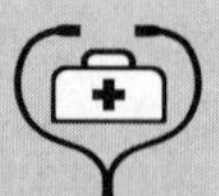

CUÁNDO CONSULTAR AL MÉDICO

Si cualquiera de los siguientes síntomas acompañan su dolor de cabeza, pídale a alguien que la lleve a la sala de urgencias de inmediato, recomienda el Dr. Seymour Diamond, director de la Clínica Diamond para el Dolor de Cabeza en Chicago, Illinois: desmayos; convulsiones; derrame de un líquido transparente o de sangre por la nariz o las orejas; vómito; tortícolis, náuseas y fiebre; problemas del habla, la coordinación o la visión; debilidad o entumecimiento de un lado del cuerpo; fiebre de 101°F (38.3°C) o más; una sensación de letargo inmediatamente después de haber sufrido una lesión en la cabeza.

los analgésicos vendidos sin receta o incluso a una simple relajación, según señala el Dr. Sheftell.

Por otra parte están las migrañas (jaquecas), que según el Dr. Diamond pueden durar de cuatro horas a tres días. La duración del dolor sólo magnifica su intensidad. Una migraña suele comenzar como un dolor sordo que va evolucionando hasta convertirse en un tormento realmente agobiante caracterizado por fuertes punzadas. A veces el dolor va precedido por un aura, un fenómeno visual que consiste en líneas de colores brillantes, centelleos de luz, puntos o manchas. El dolor en sí normalmente afecta un solo lado de la cabeza. Pero también es posible que sienta un malestar general acompañado de náuseas, entumecimiento, debilidad y extrema sensibilidad a la luz y el ruido.

Aproximadamente el 65 por ciento de las mujeres que sufren migrañas las padecen más o menos durante la época de su menstruación. El Dr. Diamond atribuye este hecho a los cambios en el nivel de la hormona estrógeno que ocurren a lo largo del ciclo menstrual. Los científicos aún no han podido explicar cómo funciona el asunto. Sin embargo, de alguna forma estos cambios hormonales hacen a las mujeres más susceptibles a sufrir una reacción química en cadena debido a la cual los vasos sanguíneos que alimentan el cerebro se encogen rápidamente para luego expandirse, produciendo así el dolor. Por razones similares, algunas mujeres que se someten a la terapia de reposición hormonal durante o después de la menopausia también padecen migrañas durante el intervalo en que no están tomando estrógeno. Por ejemplo, si una mujer toma hormonas por 21 días y luego descansa por 7 días, es posible que le dé un dolor de cabeza durante los 7 días en que no está tomando los fármacos.

Recetas naturales para el dolor de cabeza por tensión

Los dolores de cabeza causados por tensión responden bien a ciertas hierbas. Cuando el dolor se instale en su cabeza, recurra a alguno de los siguientes remedios herbarios para aliviarse. (Todas estas hierbas se venden en las tiendas de productos naturales y algunas farmacias).

Mejórese con este mezcla. Prepárese un té calmante de hierbas con partes iguales de betónica (*betony*), manzanilla (*chamomile*), verbena (*vervain*) y lavanda (alhucema, espliego, *lavander*). Todas estas hierbas son tónicos que alivian el dolor, relajan el cuerpo suavemente y le ayudan a liberar la tensión. Pueden mejorar la forma en que su cuerpo maneja el estrés y —si las toma regularmente— ayudan a disminuir la frecuencia de sus dolores de cabeza por tensión, según explica Elizabeth Wotton, N.D., una naturópata de Plymouth, Massachusetts.

Para preparar el té, simplemente deje una cucharadita colmada (copeteada) de la mezcla de hierbas en infusión durante 10 minutos en 1 cuarto de galón (960 ml) de agua recién hervida, indica la Dra. Wotton. Cuele las hierbas y deje que el té se enfríe antes de tomarlo. Si quiere aliviar un ocasional dolor de cabeza por tensión, tome de una a dos tazas. Si usted es propensa a los dolores de cabeza causados por tensión, tome hasta cuatro tazas al día.

Repárese con un remojo. Deje dos cucharadas de lavanda y dos cucharadas de toronjil (melisa, *lemon balm*) en infusión en una taza de agua caliente por 10 minutos y luego vierta el té en una bañadera (bañera, tina) llena de agua tibia, sugiere la Dra. Wotton. Sumérjase en este baño herbario por 20 minutos.

Aplíquese un aceite. Si le duele la parte frontal de la cabeza puede optar por el aceite esencial de menta (hierbabuena, *mint*), ya que los efectos estimulantes de su aroma ayudan a mejorar la circulación y le restan fuerza al dolor. Utilice aceite esencial de lavanda si el dolor la atacó

Vencedores vitamínicos de las migrañas menstruales

¿A caso sus migrañas (jaquecas) son tan predecibles como sus períodos? No es ninguna coincidencia. En el caso de muchas mujeres, los cambios hormonales que experimentan mes con mes sientan las bases para una migraña que puede atacar tanto antes de la menstruación como durante la misma. Sin embargo, usted tiene el poder de disminuir la probabilidad de que le dé una migraña durante su período por medio de los siguientes suplementos de vitaminas y minerales, recomendados por el Dr. Fred D. Sheftell, fundador y codirector del Centro de Nueva Inglaterra para el Dolor de Cabeza en Stamford, Connecticut.

- Tome de 200 a 400 miligramos de riboflavina al día. Es probable que la riboflavina intervenga en el funcionamiento del sistema de energía de su cerebro, mejorando su capacidad para parar el dolor provocado por la migraña.

- Tome 50 miligramos de vitamina B_6 al día durante la semana anterior a su período. A continuación aumente la dosis a 100 miligramos diarios hasta que termine su

en la parte de atrás de la cabeza, pues las propiedades relajantes de su aroma ayudan a aliviar los espasmos musculares.

Para usar cualquiera de estos aceites, humedezca la punta de su dedo con menos de una gota de aceite. Luego únteselo sobre las sienes, la frente y la nuca, según recomienda Michael Scholes, director de la Escuela Michael Scholes de Estudios Aromáticos en Los Ángeles, California. Si el aceite está teniendo efecto sentirá un ligero hormigueo. En

menstruación. La vitamina B_6 estimula la producción de serotonina, una sustancia química del cerebro que estrecha los vasos sanguíneos y así impide la aparición de la migraña. Sin embargo, no siga tomando la vitamina B_6 durante el resto del mes, pues una dosis de 50 miligramos a 2 gramos diarios de esta vitamina, tomada durante un tiempo prolongado, puede resultar en inseguridad al caminar y en el entumecimiento de los pies.

- Tome 400 unidades internacionales de vitamina E al día. La vitamina E ayuda a estabilizar el nivel de la hormona estrógeno en su cuerpo. Además, las propiedades antioxidantes de esta vitamina le brindan otros beneficios.

- Tome de 200 a 400 miligramos de magnesio al día. Los estudios de investigación han demostrado que las mujeres que sufren de migrañas durante la menstruación tienden a presentar un nivel bajo de este mineral en sus células cerebrales.

  (*Nota:* Si usted tiene alguna afección del corazón o del riñón, consulte a su médico antes de tomar suplementos de magnesio. Además, una dosis diaria de suplementos de magnesio de 350 miligramos o más puede provocarles diarrea a algunas personas).

- Tome un suplemento polivitamínico diario además de lo mencionado. De esta forma estará segura de cubrir todas sus necesidades de nutrientes.

caso necesario, repita la aplicación al cabo de una hora. Ambos aceites esenciales se consiguen en las tiendas de productos naturales.

Medidas para minimizar las migrañas

De todos los dolores de cabeza que hay, las migrañas son de los más dolorosos y tercos. Pero usted no tiene por qué resignarse a vivir con el dolor. Los siguientes remedios de la medicina de mamá pueden ayudarla a controlar la migraña y sus síntomas.

Pruebe esta planta. Si cuando le da una migraña siente que la parte superior de la cabeza le va a estallar, quizá le sirva la hierba matricaria (margaza, *feverfew*), de acuerdo con David Winston, un herbolario de Washington, New Jersey, y otros colegas suyos. Según Winston, los estudios de investigación han demostrado que una pequeña cantidad de matricaria alcanza a prevenir la migraña. Esta hierba contiene una sustancia llamada partenólido que colabora con otros compuestos de la planta para mantener estable el nivel de serotonina, un mensajero neural, en las plaquetas de la sangre. Y la serotonina ayuda a disminuir el dolor.

"Recomiendo tomar diariamente media cucharadita de tintura de matricaria (también conocida como extracto de matricaria) hecha de la hoja entera (el frasco normalmente indica si la tintura está hecha con hojas enteras) o 500 miligramos de matricaria en cápsulas una vez al día", indica Lisa Alschuler, N.D., una naturópata de la Universidad Bastyr en Bothell, Washington.

(*Nota:* Una tintura o *tincture* es un líquido herbario muy concentrado. Se prepara al remojar las hojas de una hierba en alcohol o glicerina —lo cual extrae sus propiedades medicinales— durante al menos seis semanas. Las tinturas se venden en las tiendas de productos naturales en botellitas pequeñas provistas de goteros para administrar las dosis. Asegúrese de guardarlas siempre fuera del alcance de los niños).

Cuídese a lo chino. El *ginkgo* (biznaga) mejora la irrigación sanguínea del cerebro, ayuda a mantener el tono vascular y evita que los vasos sanguíneos liberen sustancias químicas inflamatorias. Por lo tanto, esta hierba ayuda a prevenir la vasoconstricción y la isquemia (deficiencia de sangre) que llegan a acompañar una migraña clásica, según explica la Dra. Tieraona Low Dog, una doctora familiar del Hospital de la Universidad de Nuevo México en Albuquerque.

Para prevenir las migrañas, la Dra. Alschuler recomienda tomar una cápsula estandarizada de 40 miligramos de extracto de *ginkgo* dos o tres veces al día.

No obstante, se ha demostrado que el *ginkgo* a veces presenta interacciones potencialmente nocivas con ciertos fármacos (los inhibidores de la monoaminooxidasa o *MAO* por sus siglas en inglés), y nunca debe tomarse junto con aspirinas u otro medicamento antiinflamatorio no esteroídico.

Congele su cabeza. Aplíquese hielo durante 10 minutos sobre la parte de la cabeza que le duela. Algunas mujeres encuentran que el frío alivia sus migrañas mejor que el calor. El hielo ayuda a estrechar los vasos sanguíneos dilatados y también a bloquear los mensajes de dolor que el cuerpo envía al cerebro. Si a usted le dan dolores de cabeza con mucha frecuencia, el Dr. Robert Kunkel —quien pertenece a la sección dedicada al dolor de cabeza en la Fundación Clínica de Cleveland en Cleveland, además de ser presidente de la Fundación Nacional del Dolor de Cabeza— sugiere llenar un vaso desechable con agua y colocarlo en el congelador. Así, cuando necesite una compresa fría sólo tendrá que cortar 1 pulgada (2.5 cm) de la parte superior de la taza y frotarse la cabeza con el hielo. También puede comprar compresas de gel y tenerlas en el congelador para que estén listas cuando se le ofrezcan.

Tómese un cafecito. La cafeína del café ayuda a estrechar los vasos sanguíneos dilatados del cerebro, según Patricia Solbach, Ph.D., directora del Centro de Investigación Clínica del Centro Menninger para la Investigación Clínica en Topeka, Kansas. Pero tenga cuidado: su dolor puede empeorar si exagera el consumo de café. Limítese a una taza de 5 onzas (150 ml) al día, cantidad que contiene aproximadamente 100 miligramos de cafeína.

Pautas preventivas

Para usted que es propensa a sufrir dolores de cabeza, existen algunas estrategias que le servirán para disminuir la frecuencia e intensidad de estas molestias.

Lleve un diario de sus dolores de cabeza para averiguar su causa. Cuando le dé un dolor de cabeza, tome nota de todo lo que comió durante las 24 horas anteriores; de qué estaba haciendo cuando el dolor se instaló bajo su cráneo; de si está estresada, se acerca la fecha de su menstruación o cualquier otro factor que usted piense pueda relacionarse con su dolor de cabeza, sugiere el Dr. Primavera. Al cabo de dos semanas revise sus apuntes para averiguar si su dolor sigue algún tipo de patrón. De esta forma podrá empezar a eliminar o controlar sus causas.

Evite los embutidos. Evite las carnes curadas, como las salchichas tipo Frankfurt (de Viena), la salchicha de Bolonia (*bologna*) o el salami. Todos estos alimentos contienen nitritos, los cuales les provocan migrañas a algunas personas. Otros causantes comunes de dolores de cabeza son el glutamato monosódico, el cual se encuentra en la comida china, las carnes frías tipo fiambre y los platillos congelados; el aspartame, un edulcorante artificial conocido bajo el nombre de marca *NutraSweet*; y la tiramina, un aminoácido presente en los quesos añejos, el arenque en escabeche así como las vainas de las habas blancas (*lima beans*) y los tirabeques (chícharos, guisantes o arvejas mollares, *snow peas*). En términos generales, si usted termina con migraña más de la mitad de las veces que come cierto alimento, ya no lo debe de consumir, recomienda el Dr. Sheftell.

Limítese a una copita al día. Las bebidas alcohólicas, particularmente el vino tinto y la cerveza, tienen fama de provocar migrañas, lo cual se debe a que el alcohol dilata los vasos sanguíneos. De hecho, si a usted le dan migrañas de forma consistente después de haber tomado algo, debe renunciar al alcohol por completo, aconseja el Dr. Diamond. Por cierto, una copa equivale a 12 onzas (360 ml) de cerveza, 5 onzas (150 ml) de vino o un cóctel preparado con 1½ onzas (45 ml) de alcohol.

(*Nota:* La mayoría de los consejos generales mencionados en este capítulo pueden aplicarse de manera simultánea, como por ejemplo en el caso de recomendaciones en cuanto a la alimentación o el estilo de vida. Y cualquiera de los tratamientos con hierbas o suplementos puede utilizarse de acuerdo con lo señalado por los expertos. Sin embargo, ni nosotras ni nuestros expertos recomendamos que las diversas hierbas o suplementos se combinen. No se han estudiado a fondo las interacciones de distintas hierbas o suplementos para determinar si algunos de estos pueden ser dañinos cuando se utilizan en conjunto. Por lo tanto, es mejor que usted consulte al médico antes de combinar hierbas o suplementos para tratar este problema. Si no reconoce algún término mencionado aquí, vea el glosario en la página 623).

Estreñimiento

Un surtido de soluciones

La oferta de laxantes es muy amplia hoy en día y cada uno de ellos promete funcionar con mayor rapidez y suavidad que los demás. Todos afirman ser el mejor. Entonces, ¿cuál recomiendan los médicos?

A decir verdad, ninguno. Si dependemos de laxantes para poner en marcha las cosas, por así decirlo, en algún momento podemos desarrollar un estado que los doctores llaman intestino perezoso. Esto significa que se pierde la capacidad de hacer de vientre de forma natural. Los doctores sólo recomiendan los laxantes para aliviar el estreñimiento en situaciones excepcionales, como durante un viaje, por ejemplo, para tratar los efectos secundarios de un tratamiento temporal con fármacos o con motivo de cualquier otra circunstancia pasajera. Así lo indica la Dra. Anne Simons, profesora de Medicina Familiar y Comunitaria en el Centro Médico de la Universidad de California en San Francisco.

De hecho, si usted hace de vientre al menos una vez cada tercer día, de acuerdo con la Dra. Simons ni siquiera sufre de estreñimiento. Sólo si va al baño con menor frecuencia o si de repente pasa de una vez al día a una vez por semana, se puede decir que tiene un problema.

El estreñimiento por lo común se debe a la mala nutrición, o sea, a un exceso de alimentos procesados, como las papitas fritas, las galletitas (*cookies*) y otras meriendas (botanas, refrigerios, tentempiés), y muy pocos alimentos ricos en fibra, como cereales, frutas y verduras. La falta de ejercicio también influye, al igual que recortar el tiempo que pasa en el baño, lo cual le impide terminar de evacuar bien.

Las mujeres a veces se estriñen durante su menstruación, ya sea por cambios hormonales (el cambio en el equilibrio entre el estrógeno y la progesterona reduce la motilidad del intestino) o debido al antojo incontrolable de comer alimentos ricos en grasa y azúcar, según afirma la Dra. Simons. El estreñimiento también es frecuente durante el primer

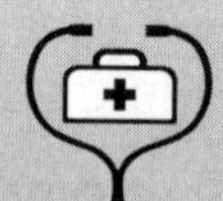

CUÁNDO CONSULTAR AL MÉDICO

Consulte a su médico si de repente la ataca un dolor constante o unos retortijones (cólicos) que no desaparecen al aliviarse el estreñimiento, recomienda la Dra. Anne Simons, profesora de Medicina Familiar y Comunitaria en el Centro Médico de la Universidad de California en San Francisco.

También debe consultar al médico si observa un cambio pertinaz y considerable en sus evacuaciones, como una gran disminución en su frecuencia, digamos de dos veces al día a una vez cada cuatro días. Esta indicación reviste particular importancia después de los 40 años de edad, cuando incrementa su riesgo de contraer cáncer de colon, según el Dr. Joel Mason, profesor de Gastroenterología en la Universidad Tufts de Boston.

Por último, si sigue estreñida después de 2 semanas, con menos de una evacuación cada tercer día y dolor abdominal o sangre en el excremento, pídale a su médico que la revise. Si bien lo más probable es que se pueda remediar fácilmente, también es posible que se trate de un síntoma de algo más grave, como la enfermedad inflamatoria del intestino o algún otro trastorno intestinal.

trimestre del embarazo, cuando el útero se expande y hace presión sobre el abdomen y la pelvis.

Estrategias "eliminaestreñimiento"

Si el estreñimiento se ha apoderado de su intestino, las siguientes medidas de la medicina de mamá le permitirán recobrar la regularidad de sus evacuaciones de manera natural.

Coma al menos una ración de frutas y una ración de verduras con cada comida. Las frutas y verduras contienen grandes cantidades de fibra, y la fibra incrementa el volumen y el contenido de agua del excremento, explica la Dra. Simons. De esta forma se facilita su paso por el intestino. Entre las frutas, dos buenas fuentes de fibra son la frambuesa (ocho gramos de fibra por media taza) y la ciruela seca (seis gramos por media taza). En cuanto a las verduras, puede optar por la batata dulce (camote, *yam, sweet potato*), de la que cada una contiene alrededor de tres gramos de fibra, o bien por las coles (repollitos) de Bruselas (con dos gramos por media taza).

Pruebe la solución de la semilla. Tome una cucharadita de semilla de lino (linaza, *flaxseed*) entera mezclada con 8 onzas (240 ml) de agua o jugo con cada comida por dos o tres días o hasta que sus síntomas mejoren. Aunque la semilla de lino no se disuelve completamente, es fácil de pasar. Y también es rica en fibra, de modo que ayudará a incrementar el volumen y el contenido de agua de su excremento. La semilla de lino entera se encuentra en las tiendas de productos naturales, según indica el Dr. Mitchell Fleisher, profesor de Medicina Familiar en el Centro de Ciencias de la Salud de la Universidad de Virginia en Charlottesville.

O saboree otra semilla sanadora. Tome una cucharadita colmada (copeteada) de semillas de *psyllium* en polvo, mezcladas con 8 onzas de agua o jugo con cada comida hasta que sus síntomas desaparezcan. Después de tomarse el vaso de agua o jugo con las semillas, siempre debe tomar otro vaso de agua o jugo, según advierte el Dr. Joel Mason, profesor de Gastroenterología en la Universidad Tufts de Boston.

Consuma cáscara. La hierba cáscara sagrada muy bien puede ser el laxante más popular del mundo, de acuerdo con Theresa MacLean, R.Ph., N.D., una naturópata de Berwick, Nueva Escocia, Canadá. Incluso es uno de los componentes de varios laxantes vendidos sin receta.

La cáscara sagrada contiene unos compuestos conocidos como antraquinonas, las cuales estimulan las contracciones intestinales que interpretamos como ganas de ir al baño. Tome de 15 a 20 gotas de tintura de cáscara sagrada una vez al día. Sin embargo, la cáscara sagrada no se debe de tomar durante períodos prolongados, advierte la Dra. MacLean. El tratamiento no debe durar más de dos semanas como máximo.

(*Nota:* Una tintura o *tincture* es un líquido herbario muy concentrado. Se prepara al remojar las hojas de una hierba en alcohol o glicerina —lo cual extrae sus propiedades medicinales— durante al menos seis semanas. Las tinturas se venden en las tiendas de productos naturales en botellitas pequeñas provistas de goteros para administrar las dosis. Asegúrese de guardarlas siempre fuera del alcance de los niños).

Fíjese en esta fruta. El jugo de limón es un laxante suave muy bueno para prevenir el estreñimiento, según la Dra. MacLean. Además, es barato. Si está estreñida pero por alguna razón no puede ir a una tienda de hierbas medicinales, diríjase al supermercado o puesto de frutas y verduras más cercano y compre unos cuantos limones. Exprima la mitad de un limón fresco en un vaso con agua y tómeselo 15 minutos antes de cada comida.

"Aceite" sus intestinos. El aceite de ricino (*castor oil*) se extrae de las semillas de la planta *Ricinus communis* o higuerilla (ricino). Es de color ligeramente amarillento o a veces incoloro. Su resabio persistente no es muy agradable, pero funciona, según afirma Varro E. Tyler, Ph.D., Sc.D., profesor de Farmacognosia de la Universidad Purdue en West Lafayette, Indiana. Uno de los componentes del aceite, al disociarse, forma una sustancia que se pone a trabajar en los intestinos tanto delgado como grueso.

Una receta herbaria para aliviar al intestino testarudo

Ciertos tés de hierbas se encargan de convencer suavemente al intestino de volver a entrar en acción. Uno de ellos, el *Smooth Move*, contiene una mezcla de hierbas (hoja de sena, sen o *senna*; raíz de regaliz, orozuz o *licorice*; jengibre o *ginger*; canela e hinojo o *fennel*) que pone en movimiento al excremento sin provocar efectos secundarios, según explica el Dr. Mitchell Fleisher, profesor de Medicina Familiar en el Centro de Ciencias de la Salud de la Universidad de Virginia en Charlottesville. Sugiere tomar de una a dos tazas diarias de este té por tres o cuatro días. El *Smooth Move* se consigue en las tiendas de productos naturales y algunas farmacias.

Tome de una a dos cucharaditas en ayunas. Obtendrá resultados en unas 8 horas, aproximadamente.

Derrótelo con el diente. El amargor del diente de león (amargón, *dandelion*) puede estimular las contracciones del colon y hacer avanzar el excremento por el intestino, según indica Patricia Howell, una herbolaria de Atlanta, Georgia. Agregue de uno a tres goteros de tintura de raíz de diente de león a ¼ taza de agua. (Un gotero equivale aproximadamente a 15 gotas). Beba la mezcla lentamente, reteniendo cada trago en la boca por alrededor de un minuto. El sabor amargo estimulará el flujo de bilis. Tómela tres veces al día, sugiere Howell.

Si lo demás falla, pruebe el regaliz (orozuz, *licorice*). "El té de raíz de regaliz afloja hasta el intestino más obstinadamente estreñido —dice Douglas Schar, un herbolario de Londres, Inglaterra—. Si usted toma té de regaliz y come unas ciruelas secas antes de acostarse, no tendrá problema alguno para hacer de vientre a la mañana siguiente". Para preparar este té, hierva una cucharada de raíz de regaliz en una taza de agua por 30 minutos. Cuele el té y déjelo enfriar un poco antes de tomárselo.

Prescripciones preventivas

La buena noticia con respecto al estreñimiento es que es fácil de evitar. Las siguientes estrategias le ayudarán.

Ponga sus intestinos a funcionar con fibra. Consuma al menos 25 gramos de fibra al día (la Cantidad Diaria Recomendada). Para ello basta con comer al menos cinco raciones de frutas y verduras y dos raciones de cereales integrales. Además de estos alimentos, puede probar una ración de media taza de kiwi (3 gramos de fibra), cebada (2.9 gramos) o brócoli (2.3 gramos).

Agarre bastante agua. Tome al menos ½ onza (15 ml) de agua por cada libra (0.45 kg) de peso corporal al día. Por ejemplo, una mujer que pesa 140 libras (63.5 kg) deberá tomar 70 onzas (2.1 litros) de agua, o sea, poco menos de nueve vasos de 8 onzas (240 ml) cada uno. El agua ayuda a mantener blando el excremento y de esta forma se facilita hacer del baño, según explica el Dr. Fleisher.

Sáquese a pasear. Camine de 15 a 20 minutos todos los días. Los científicos no lo han sabido explicar, pero caminar estimula el funcionamiento de los intestinos y les ayuda a vaciarse con regularidad, de acuerdo con la Dra. Simons.

Entrénese. Sentarse en el inodoro (excusado) por unos 10 minutos después de cada comida le enseña al cuerpo a evacuar a la misma hora todos los días. Además, después de haber comido el sistema digestivo se encuentra en estado de alerta, listo para procesar la comida y desechar los desperdicios. Si se apega a este horario, afirma la Dra. Simons, en unas cuantas semanas le darán ganas de ir al baño automáticamente después de comer. Sin embargo, si no logra hacer de vientre después de 10 minutos no se fuerce, pues el esfuerzo genera sus propios problemas.

(*Nota:* La mayoría de los consejos generales mencionados en este capítulo pueden aplicarse de manera simultánea, como por ejemplo en el caso de recomendaciones en cuanto a la alimentación o el estilo de vida. Y cualquiera de los tratamientos con hierbas o suplementos puede utilizarse de acuerdo con lo señalado por los expertos. Sin embargo, ni nosotras ni nuestros expertos recomendamos que las diversas hierbas o suplementos se combinen. No se han estudiado a fondo las interacciones de distintas hierbas o suplementos para determinar si algunos de estos pueden ser dañinos cuando se utilizan en conjunto. Por lo tanto, es mejor que usted consulte al médico antes de combinar hierbas o suplementos para tratar este problema. Si no reconoce algún término mencionado aquí, vea el glosario en la página 623).

Fatiga crónica

Auxilios para "arrancar"

L a energía es algo difícil de describir, pero la mayoría de las personas la obtienen fácilmente. Basta con meterse a la ducha (regadera) por la mañana para que todo su cuerpo se despierte. Una taza de café a media tarde los ayuda a recobrar las energías.

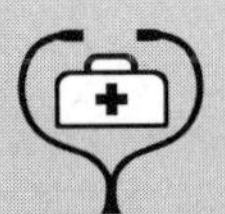

CUÁNDO CONSULTAR AL MÉDICO

Si durante un mes usted siente una gran fatiga sin motivo aparente, consulte a su médico. También vaya a ver al médico si sigue cansada a pesar de haber tratado de recuperar su energía de muchas formas, indica el Dr. Alexander C. Chester, profesor de Medicina en la Universidad de Georgetown en Washington, D. C.

Unas cuantas horas de buen sueño después de un día difícil las mandan a la batalla del día siguiente con renovados bríos.

Ahora, imagínese no dormir nunca toda la noche. Nunca sentirse totalmente despierta ni llena de vigor, sin importar el número de duchas que se dé o las tazas de café que se tome. Una experiencia así la sumergiría en la "dimensión desconocida" de la fatiga crónica.

Afortunadamente el problema de la fatiga crónica no es tan grave como las situaciones en las que se encontraban los personajes de aquel programa de televisión. Sin embargo, se le puede considerar una "dimensión desconocida" porque nadie conoce su causa ni se ha descubierto un medicamento que la cure.

Lo que sí saben los expertos es que este mal la mayoría de las veces se origina en un sinnúmero de factores. Algunos de ellos son la mala alimentación, las enfermedades virales, un sistema inmunitario débil, el estrés e incluso problemas con los senos nasales. Antaño los médicos solían distinguir entre una fatiga crónica simple y el verdadero síndrome de la fatiga crónica. No obstante, actualmente entramos a la categoría de las crónicamente fatigadas aunque no presentemos todos los síntomas clásicos del síndrome de la fatiga crónica: fallas en la memoria y mala concentración, una constante irritación de la garganta, dolor en las articulaciones y músculos, dolores de cabeza y falta de sueño.

Tal vez no exista una cura para este mal, pero no hay por qué desesperarse si usted lo padece. De acuerdo con los médicos, la mayoría de las personas se recuperan en algún momento, pero el proceso puede tardar hasta cinco años. La buena noticia es que unos cuantos cambios en su rutina, con respecto a lo que come y a su horario de comidas, por ejemplo, o bien un poco de actividad al aire libre a la hora indicada, bastarán para que usted recupere parte de la energía perdida. A continuación le daremos unos consejos que le permitirán recargar sus pilas y abandonar esa dimensión desconocida tan fatigosa, por decirlo de alguna manera.

Primero que nada, hay que mover el esqueleto

Parece mentira, pero según los expertos el ejercicio es uno de los principales remedios contra la fatiga crónica. Quizá usted tenga la impresión de que no puede levantar ni un dedo, mucho menos una mancuerna. Pero la verdad es que mover su cuerpo y establecer una rutina de ejercicio le ayuda a recobrar su vigor físico y mental. Las mujeres que sufren de fatiga crónica pierden condición física por no hacer ejercicio y pasar mucho tiempo acostadas, explica el Dr. Daniel Hamner, un fisiatra con consulta privada en la ciudad de Nueva York.

Lo mismo les ocurre a los astronautas, indica el Dr. Nelson Gantz, jefe del departamento de medicina del Sistema de Salud Pinnacle en Harrisburg, Pensilvania.

¿Recuerda a la astronauta Shannon Lucid? Después de haber pasado 188 días consecutivos en el espacio, apenas le alcanzó la fuerza para salir del transbordador espacial por su pie. De hecho bastan pocos días en el espacio para que muchos astronautas pierdan tanta condición física que deben sacarlos cargando, explica el Dr. Gantz.

De acuerdo con los expertos, la clave del ejercicio bien hecho es ponerse metas pequeñas. Las siguientes ideas le servirán para empezar.

Empiece paso a pasito. El Dr. Hamner aconseja seguir esta indicación al pie de la letra: camine cinco minutos a paso moderado, un día sí y otro no. Conforme se vaya sintiendo cómoda con esta cantidad de ejercicio, trate de aumentar la duración de sus caminatas por dos o tres minutos a la semana. Si no quiere caminar, también puede utilizar una bicicleta fija por cinco minutos o nadar.

Las mañanas son mejores. Para la mayoría de las personas que sufren de fatiga crónica, la mejor hora para los ejercicios es a primera hora de la mañana, según comenta el Dr. Hamner. Y no se preocupe:

no agotará la energía que necesita para el quehacer doméstico u otras actividades. "A la larga, el ejercicio en realidad le dará más energía", opina el fisiatra.

Aproveche los días soleados. La falta de luz solar al parecer incrementa la fatiga, sobre todo durante el invierno, cuando los días son más cortos, según explica Allan Magaziner, D.O., presidente del Centro Médico Magaziner en Cherry Hill, Nueva Jersey. Su glándula pineal, un órgano del tamaño de un chícharo (arveja, guisante) que se encuentra en su cerebro, necesita luz natural para secretar la melatonina, una hormona que le ayuda a dormir y la hace sentirse mejor. Por lo tanto, cuando pueda trate de salir a caminar cinco minutos a primera hora de la mañana para aprovechar los rayos del Sol.

Anótelo en su diario de ejercicios. Apunte cómo se siente justo después de haber hecho ejercicio, esa misma mañana o tarde, esa noche y al día siguiente. Después de unas cuantas semanas vuelva a leer sus anotaciones. Con el tiempo usted deberá observar que sus niveles de energía aumentan.

Un poco de fatiga es normal durante el primer par de semanas de hacer ejercicios. No obstante, si siente un dolor constante o recurrente en las articulaciones, consulte a un médico antes de continuar, sugiere el Dr. Gantz.

Acepte ciertas limitaciones. Muchas de las personas que sufren fatiga crónica solían ser muy activas, indica el Dr. Hamner. "Cuando no hacen ejercicio de la forma en que lo hacían antes, tienen la impresión de no estar haciendo ejercicio en realidad, se desalientan y piensan: '¿Para qué lo hago?'. No se derrote antes de comenzar", recomienda el médico. Unos pocos minutos de ejercicio bastarán para aminorar su fatiga.

Otros "conquistacansancios"

No sorprende que las mujeres que padecen fatiga crónica sean tan incapaces de preparar la comida desde cero como de volar a Marte impulsadas por su propia fuerza. Tienden a alimentarse de pizzas congeladas, espaguetis de lata y otros alimentos procesados, señala el Dr. Magaziner. El problema es que una alimentación basada en productos que no requieren preparación escasea en frijoles (habichuelas), frutas, verduras, cereales integrales y otros alimentos ricos en vitaminas y minerales. Sin

(continúa en la página 504)

Despeje sus senos nasales y esquive la fatiga

¿Quién hubiera pensado que pudiera haber un vínculo entre los problemas de los senos nasales y la fatiga crónica? No obstante, un número altísimo de personas que padecen fatiga crónica también tienen problemas crónicos de los senos nasales, de acuerdo con el Dr. Alexander C. Chester, profesor de Medicina en la Universidad de Georgetown en Washington, D. C.

"Muchos casos de fatiga crónica están ligados a la sinusitis", afirma el Dr. Chester. En muchos casos la sinusitis se presenta como enfermedad sistémica, es decir que afecta todo el cuerpo. Las personas que sufren de sinusitis pueden sentirse mal en general, y una de sus principales quejas suele ser la fatiga o un malestar extremo.

Cuando tiene la cabeza tapada y pesada por la congestión todo el tiempo, además de un dolor de cabeza fuertísimo que no se le quita con nada, es natural que se sienta exhausta, opina el Dr. Chester. También las personas con síntomas leves de sinusitis llegan a sentirse bastante cansadas. Un estudio de investigación realizado en los consultorios de dos otolaringólogos en Boston, Massachusetts, comparó la salud general de las personas con sinusitis crónica con la de la población en conjunto. Se encontró que la sinusitis crónica debilita mucho más que la angina, la insuficiencia cardíaca por congestión venosa, la enfermedad obstructiva pulmonar crónica y el dolor crónico de espalda o ciática. Las personas con sinusitis crónica mencionan un nivel sumamente alto de intenso dolor corporal, así como de limitaciones físicas y de una disminución en la energía que afecta sus actividades cotidianas. Si usted tiene fatiga crónica y sinusitis, los siguientes consejos le servirán para mantener despejados sus senos nasales, lo cual puede acarrear la ventaja adicional de disminuir su fatiga crónica.

- Evite el alcohol. Sobre todo la cerveza y el vino contienen sulfitos y otras sustancias que tienden a agravar los problemas de los senos nasales al provocar una reacción alérgica. El alcohol en general puede deshidratarla y tapar sus senos nasales, advierte el Dr. Chester.

- También evite la leche y el trigo. La leche y en menor medida los productos de trigo a menudo provocan reacciones alérgicas en las mujeres con fatiga crónica y problemas en los senos nasales, según el Dr. Chester.

- Vaporícese los senos nasales. Respirar aire seco le congestiona los senos nasales de la peor forma. Los tratamientos nasales tradicionales que se aplican cuatro veces al día, como respirar de 5 a 10 minutos el vapor que sale de una olla de agua caliente, encogen y humedecen las membranas nasales, dice el Dr. Chester. Pero tenga cuidado de no quemarse, manteniendo su cara a una distancia prudente del vapor caliente.

- Mójese la nariz. Los rocíos nasales de solución salina a menudo son útiles para humedecer las membranas nasales secas e inflamadas y a veces pueden tener un efecto descongestionante. Rocíe su nariz cuatro veces al día, sugiere el Dr. Chester. Si su nariz se siente hinchada, pruebe un rocío descongestionante, sugiere el experto.

Precaución: Los rocíos descongestionantes deben aplicarse un máximo de tres veces al día durante tres días, pues de otro modo puede terminar más congestionada que antes, afirma el Dr. Chester.

También le pueden servir los rocíos nasales con esteroides o antihistamínicos, pero tendrá que consultar a su médico primero, pues sólo se venden con receta médica.

estos nutrientes para aportarle energía, explica el experto, usted se sentirá cansada todo el tiempo. Así que a poner la mesa, pues a continuación le presentaremos el menú que conquista la fatiga crónica.

Comience su día con frutas y cereales. Un desayuno saludable es clave para cualquiera, y todavía más si usted sufre de fatiga crónica, afirma el Dr. Magaziner. No hacen falta unos panqueques (*hotcakes*) preparados de acuerdo con la receta de la abuelita; es más que suficiente un plato de avena de cocimiento rápido o que pueda prepararse en el horno de microondas y una manzana rebanada. La avena es una buena fuente de magnesio, un mineral que el cuerpo necesita para extraer energía de los alimentos. La carencia de magnesio se anuncia, entre otros síntomas, por la debilidad muscular.

Sírvase una sopita a la hora del almuerzo. Todas sabemos que la mejor sopa es la hecha en casa, pero si no tiene mucho tiempo compre sopas instantáneas con frijoles o cereales, como una sopa de chícharo (guisante) partido o de cebada, de esas que se venden en los supermercados y las tiendas de productos naturales. Los frijoles y los cereales le proporcionarán vitaminas del grupo B, las cuales reforzarán su sistema inmunitario, indica el Dr. Magaziner. Sólo agregue agua hirviendo a los ingredientes y deje reposar la mezcla unos minutos, según las instrucciones que vengan en el empaque.

Éntrele a los frijoles y cereales a la hora de cenar. Puede escoger el tipo de frijoles o cereales que desee, según el Dr. Magaziner. Las habas blancas (*lima beans*) o los garbanzos son buenas opciones, por ejemplo, así como el arroz o el cuscús.

"Semíllese". Las semillas de calabaza (pepitas) o de girasol le ofrecen cinc, un mineral que puede ayudar a restaurar su energía al fortalecer su sistema inmunitario y reducir el riesgo de una infección, explica el Dr. Magaziner. Lo bueno de las semillas es que no hace falta prepararlas. De hecho todos los frutos secos —como las almendras, las nueces o los cacahuates (maníes)— son una fuente confiable de cinc.

Emplee una enzima. La coenzima Q_{10} es un compuesto natural disponible en forma de suplemento en las tiendas de productos naturales. Treinta miligramos diarios bastan para mejorar la capacidad del cuerpo para aprovechar el oxígeno de manera eficaz, lo cual a fin de cuentas aumenta la energía, opina el Dr. Magaziner.

"Arránquese" a lo ácido. De acuerdo con el Dr. Magaziner, una dosis diaria de 300 miligramos de ácido málico, en forma de pastilla, ayuda a alimentar los ciclos corporales de producción de energía. El ácido málico se vende en las tiendas de productos naturales.

Vigorícese con vitaminas. Tome un suplemento polivitamínico y de minerales diariamente, asegurándose de que incluya 400 miligramos de magnesio y hasta 25 miligramos de cada una de las vitaminas del grupo B, recomienda el Dr. Magaziner. Su cuerpo necesita el magnesio para extraer energía de los alimentos. Por su parte, una carencia de vitaminas del grupo B, particularmente de la B_{12}, se ha ligado a la fatiga y la pérdida de la memoria, entre otros síntomas.

(*Nota:* Si usted tiene alguna afección del corazón o del riñón, consulte a su médico antes de tomar suplementos de magnesio. Además, una dosis diaria de suplementos de magnesio de 350 miligramos o más puede provocarles diarrea a algunas personas. Si este es su caso, disminuya la dosis hasta que desaparezcan los síntomas. Asimismo, una dosis diaria de más de 400 microgramos de ácido fólico sólo debe tomarse bajo la supervisión de un médico. En grandes cantidades, este nutriente puede encubrir los síntomas de una carencia de vitamina B_{12}).

Inhíbala ingiriendo una hierba india. La *gotu kola* es una hierba india sin cafeína cuyas propiedades estimulantes la convierten en un tratamiento eficaz contra la fatiga, en opinión del Dr. Stephen Sinatra, un cardiólogo de Manchester, Connecticut. Tome de 60 a 100 miligramos diarios en forma de cápsulas. Además de incrementar su energía, la *gotu kola* se encargará de levantarle el ánimo, ya que la fatiga puede conducir a la depresión.

Regálele regaliz a su cuerpo cansado. Muchas de las personas que padecen fatiga no producen una cantidad suficiente de la hormona adrenal. La raíz de regaliz (orozuz, *licorice*) es el equivalente herbario más parecido a dicha hormona que se puede comprar, según el Dr. Steven Margolis, un doctor en Medicina Familiar Alternativa de Sterling Heights, Michigan. Este experto recomienda tomar de 150 a 200 miligramos diarios en forma de cápsulas. Busque un producto estandarizado con un 12 por ciento de raíz de regaliz para asegurarse de que la dosis sea segura. La raíz de regaliz puede elevar la presión arterial, por lo cual no se debe de tomar en dosis elevadas. Por otra parte, si está fatigada es posible que un ligero empujoncito a su presión arterial sea justo lo que necesite.

También puede probar esta planta vigorizante. Tome 400 miligramos diarios de una mezcla de *ginseng* americano, asiático y siberiano.

"El *ginseng* les ha ayudado a muchos de mis pacientes mayores que sufren de fatiga", comenta el Dr. Sinatra.

Según el Dr. Margolis, los diversos tipos de *ginseng* atacan la fatiga causada por el estrés en distintos niveles, además de ayudar a mejorar la circulación. Por lo tanto, funcionan mejor en conjunto que de forma individual. La mezcla se obtiene en las tiendas de productos naturales.

Remedios respiratorios

En algunas personas se ha encontrado una relación entre la fatiga crónica y las alergias, particularmente al polvo, al moho y a las esporas de moho que aparecen en los conductos de calefacción no utilizados y en las casas que no cuentan con ventilación. Este problema se presenta particularmente durante los meses de invierno, cuando las ventanas permanecen cerradas todo el tiempo, indica el Dr. Magaziner, quien ofrece los siguientes consejos.

- De ser posible, instale un buen sistema de ventilación y buenos filtros de aire en su casa.

- Contrate a un técnico calificado para limpiar el sistema de calefacción y de ventilación cada año o dos. Y no olvide cambiar los filtros de aire de la caldera (*furnace*) una vez al mes, más o menos.

- De ser posible, e incluso durante el invierno, abra sus ventanas 1 pulgada (2.5 cm) si va a salir durante más o menos una hora, para permitirle la circulación al aire fresco.

Que no se le peguen las sábanas. Dormir demasiado puede aumentar su cansancio en lugar de disminuir la fatiga, advierte el Dr. Alexander C. Chester, profesor de Medicina en la Universidad de Georgetown en Washington, D. C. La mayoría de las personas necesitan dormir de siete a ocho horas cada noche, no más.

Si se siente cansada al despertar, dése un baño caliente en la bañadera (bañera, tina). Quizá la refresque más que una ducha, opina el Dr. Chester.

(*Nota:* La mayoría de los consejos generales mencionados en este capítulo pueden aplicarse de manera simultánea, como por ejemplo en el caso de recomendaciones en cuanto a la alimentación o el estilo de vida. Y cualquiera de los tratamientos con hierbas o suplementos puede utilizarse de acuerdo con lo señalado por los expertos. Sin embargo, ni nosotras ni nuestros expertos recomendamos que las diversas hierbas o suplementos se combinen. No se han estudiado a fondo las interacciones de distintas hierbas o suplementos para determinar si algunos de estos pueden ser dañinos cuando se utilizan en conjunto. Por lo tanto, es mejor que usted consulte al médico antes de combinar hierbas o suplementos para tratar este problema. Si no reconoce algún término mencionado aquí, vea el glosario en la página 623).

Inactividad

Medidas para echar a andar sus motores

Algunas mujeres piensan lo mismo del ejercicio que del sexo. Les parece importante y les gustaría hacerlo con más frecuencia, pero simplemente no tienen el tiempo necesario ni se proponen apartar un poco de tiempo para ello.

Realmente es una lástima, porque el ejercicio brinda muchísimos beneficios a la salud. Ayuda a mantener un peso saludable. Reduce los niveles de colesterol y presión arterial, lo cual a su vez disminuye el riesgo de contraer una enfermedad cardíaca. Incluso incrementa la resistencia a ciertos tipos de cáncer.

"El ejercicio literalmente le da más tiempo", afirma el Dr. Ralph Paffenbarger, profesor de la Universidad Stanford en Palo Alto, California. En los estudios que ha realizado, el Dr. Paffenbarger ha encontrado que por cada hora que usted dedica al ejercicio gana una hora de vida.

Sin embargo, si usted está acostumbrada a un estilo de vida inactivo es posible que incluso la promesa de vivir sanamente durante más tiempo no la motive lo suficiente como para tomar la decisión de activarse.

Como sea, siga leyendo y le diremos qué hacer para que su estilo de vida sedentario se vuelva cosa del pasado.

Conviértalo en una prioridad. "Dígase a sí misma que el ejercicio es importante —sugiere Ross Andersen, Ph.D., director de Ciencias del Ejercicio del Centro Johns Hopkins para el Manejo del Peso en Baltimore, Maryland—. Recuérdeselo todos los días, especialmente en esos momentos en que el resto de su vida parece confabularse para evitar que usted cumpla con su sesión de ejercicios".

A pesar de que el ejercicio es sumamente importante, casi nunca le ponemos un plazo, explica el Dr. Andersen. De esta forma resulta muy fácil dejarlo para después, a menos que exista el compromiso mental de hacerlo.

Concéntrese en cómo se siente, no en cómo se ve. Si sueña con alcanzar un físico parecido al de una supermodelo, lo más probable es que se lleve una gran decepción. La mayoría de las mujeres simplemente no pueden parecerse a Sofía Vergara o a Salma Hayek. "No está dentro de su conformación genética", señala el Dr. Andersen. Lo que sí está a su alcance es sentirse bien con respecto a sí misma y a su cuerpo. "Las mujeres me comentan que el ejercicio las hace más fuertes, les ayuda a dormir mejor y les da energía y la sensación de haber logrado algo —observa—. Es en eso en lo que quiero que se concentren". Todos estos cambios positivos se empiezan a notar a las pocas semanas de haber comenzado un programa de ejercicios y ayudan a las personas a apegarse a él.

Abajo la autocrítica, arriba una actitud positiva. "Las personas inventan términos horribles para describirse, como 'gorda' o 'repulsiva' —indica Michael Scholtz, director de buena forma física del Centro para Alimentación y Buena Forma Física de la Universidad Duke en Durham, Carolina del Norte—. Lo único que logran es castigarse a sí mismas". El Dr. Scholtz sugiere contrarrestar estas críticas mediante una afirmación positiva justo en el momento en que el mensaje negativo esté pasando por su cerebro. Por ejemplo, puede decirse a sí misma: "Soy una persona capaz que hace ejercicio todos los días y lo disfruta". Si bien no logrará un cambio automático en la imagen que tiene de sí misma, tomará conciencia de todos los pensamientos negativos que hay en su cabeza y se sentirá alentada a adoptar una actitud más positiva.

Inscríbase a una clase para principiantes. Estas clases le proporcionan la información que necesita para evitar lastimarse, así como el apoyo y el aliento que le hacen falta para persistir. "Estas clases son particularmente útiles para las mujeres que nunca han hecho ejercicio, que piensan que no pueden hacer ejercicio o que se sienten avergonzadas o cohibidas —afirma Christina Frederick, Ph.D., profesora de Psicología en la Universidad del Sur de Utah en Cedar City—. Para ellas, la clase correcta y el instructor correcto pueden resultar decisivos".

Reclute a una compañera. De esta forma, cuando llegue el día en que sería capaz de recurrir a cualquier pretexto para no hacer ejercicio, el simple hecho de saber que alguien la está esperando puede impulsarla a ponerse las sudaderas y los tenis, señala la Dra. Frederick.

Contrate a un entrenador personal, si su bolsillo se lo permite. Sobre todo si usted padece un problema de salud que le dificulta hacer ejercicio, un entrenador personal le ofrecerá orientación adaptada a su situación personal. "Encuentre a alguien cuya personalidad complemente la suya pero que también la rete a mejorar", aconseja la Dra. Frederick.

Cómo facilitar el asunto de activarse

A la hora de adaptar su rutina de ejercicios a sus necesidades, tenga presente que sus sesiones de ejercicios no deben complicarle la vida, además de ocupar el menor tiempo posible. Observe las siguientes indicaciones para crear una rutina a su medida.

Aparte cuando menos 30 minutos diarios para el ejercicio. Anótelo en su agenda, al igual que cualquier otra cita. Esta técnica reafirma la importancia del ejercicio, explica el Dr. Andersen. "Usted puede decirse a sí misma: 'No necesito sentir culpa. Estoy haciendo exactamente lo que había planeado hacer en este momento'".

De hecho su cuerpo le agradecerá la regularidad, agrega Scholtz. "Con el tiempo su reloj biológico se ajustará a su horario de ejercicios, de modo que su cuerpo esperará y deseará una dosis de ejercicio a cierta hora del día —dice—. Si se salta su sesión de ejercicios, usted sentirá un bajón en su energía".

Avíseles. Asegúrese de que los miembros de su familia, particularmente sus hijos, entiendan que usted no estará disponible durante sus sesiones fijas de ejercicio. Quizá sea una buena idea anotar su horario en un calendario pegado a la pared de la cocina. Así podrá evitar que de último minuto le pidan que los lleve a un partido de fútbol o una clase de danza.

Si se inscribe en un gimnasio, escoja uno que quede cerca de su casa o de su trabajo. Existe una mayor probabilidad de que se detenga en el gimnasio si pasa frente a él al ir o venir de su trabajo, señala Scholtz.

Si hace ejercicio en casa, invierta en cierto equipo básico. Esto incluye cosas como una colchoneta de hule espuma, una cuerda (reata, cordel) para saltar, un banco (*step*) para ejercicios aeróbicos, gomas (ligas) de resistencia para un entrenamiento ligero y un par de mancuernas.

Téngalos a la mano. Siempre lleve su ropa deportiva y un par de tenis en su carro. De esta forma podrá hacer ejercicio cada vez que se le presente la oportunidad.

Haga ejercicio a primera hora de la mañana. A esta hora es menos probable que la interrumpan. "He tenido la experiencia de que incluso las personas que dicen que no pueden hacer ejercicio por la mañana se adaptan después de unas cuantas semanas", indica Scholtz.

Concéntrese en la constancia, no en la intensidad. Cuando apenas esté empezando, su meta es hacer del ejercicio un hábito, afirma el Dr. Andersen. Por lo tanto, no se preocupe demasiado por lo rápido que esté caminando ni por la distancia que recorra, por ejemplo, siempre y cuando esté haciendo algo durante el período de tiempo que haya apartado para ello. Si quiere, podrá preocuparse más adelante por la velocidad y la distancia.

Divida su sesión de ejercicios de 30 minutos en cachitos de 5 a 10 minutos. "El tiempo es una barrera tan alta para el ejercicio que unos cuantos minutos de actividad aquí y allá a lo largo del día son una opción que realmente emociona a la gente —explica el Dr. Andersen—. Dicen: 'Eso sí lo puedo hacer'".

Busque la oportunidad de activarse, aunque sólo sea por cinco minutos. Por mucho que se esfuerce, de vez en cuando su sesión de ejercicios se verá desplazada por otras cosas. En lugar de sacrificarlos por completo, haga el ejercicio que pueda en el lugar que sea, recomienda Scholtz. "En el trabajo, use las escaleras en lugar del elevador o estaciónese más lejos del edificio en lugar de meterse al lugar más cercano que encuentre", sugiere.

Siga ejercitándose aunque sienta un dolor normal en los músculos. ¿Qué tanto es normal? Bueno, según Scholtz es natural que sienta cierta tensión y molestias en los músculos después de haber hecho ejercicio. Este tipo de dolor por lo general desaparece con el tiempo, conforme sus músculos se van adaptando a su rutina de ejercicios. Por el contrario, si el dolor la hace cojear o no permite que se levante por la mañana, se está excediendo y necesita bajarle un poco a la intensidad. (Para mayor información sobre cómo puede vencer el dolor muscular, vea la página 402).

Cómo mantenerse en movimiento

Bueno, ya apartó un tiempito de cada día para el ejercicio. Ahora la pregunta del millón es cómo ocupar ese tiempo exactamente. La respuesta depende sólo de usted, pero recuerde que la actividad que escoja puede incrementar su motivación o acabar con ella. Para que el ejercicio siga siendo una posibilidad real, además de divertido, siga los consejos de los expertos.

Defina lo que es ejercicio para usted. "Probablemente se le ocurrirá al menos una actividad física que disfruta hacer —afirma Scholtz—. Quizá no piense en esta actividad como ejercicio, pero la verdad es que sí lo es".

Pruebe diversas actividades hasta encontrar una que la atraiga. "Al hacer algo que disfruta se motivará para seguir haciéndolo —opina la Dra. Frederick—. Aunque no realice la actividad diariamente, probablemente le dedicará más horas a la semana que las personas que no disfrutan de sus sesiones de ejercicio".

Para encontrar una actividad que le agrade, hágase las siguientes preguntas: ¿qué me gustaba hacer cuando era más joven? ¿Qué deporte se me facilitaba? ¿Cuáles son las actividades que siempre he querido hacer? ¿Baile de salón, quizá? ¿Patinaje en línea (patinaje en navaja, *inline skating*)? ¿Bucear?

Planee unas vacaciones activas. Conozca París o Roma a pie, recorra el estado de Vermont en bicicleta, parando en pequeñas pensiones (*bed and breakfasts*), o trabaje de voluntaria durante una semana con alguna organización de servicios ambientales o comunitarios.

(*Nota:* Si no reconoce algún término en este capítulo, vea el glosario en la página 623).

Infecciones de las vías urinarias

Alivio para el ardor

Cada año alrededor de la tercera semana de septiembre, de forma tan predecible como el cambio de color del follaje, algunas maestras del estado de Maine se presentan en mi consulta con infecciones de las vías urinarias", platica la Dra. Brenda Sexton, directora de la clínica Medicina Interna para Mujeres en Yarmouth, Maine.

La causa, según la Dra. Sexton, es la mañana típica de una maestra de escuela: una taza de café en su casa, una rápida visita al baño antes de que suene la campana y ninguna otra oportunidad para ir nuevamente al baño hasta la hora del almuerzo. Y después de este tampoco puede ir al baño durante varias horas, hasta que los niños se vayan a casa. Para evitar la incomodidad de una vejiga llena, las maestras prefieren evitar el agua.

"Incluso 8 onzas (240 ml) de agua se traducen en un desastre", indica la Dra. Sexton.

Después de unas cuantas semanas de una ingestión limitada de agua y visitas poco frecuentes al baño, la urgente necesidad de orinar despierta a la maestra por la noche. Cuando va al baño siente un agudo dolor y ardor, acompañados de la sensación de no haber vaciado su vejiga por completo. De acuerdo con la Dra. Sexton, se trata de los síntomas típicos de una infección de las vías urinarias (o *UTI* por sus siglas en inglés).

La constante necesidad de orinar así como el dolor y el ardor al orinar son las características clásicas de las UTI, según el Dr. Paul Nyirjesy, profesor de Obstetricia y Ginecología en la Universidad Temple de Filadelfia, Pensilvania.

Sin embargo, este problema no afecta únicamente a las maestras. Una de cada cinco mujeres contrae una UTI en algún momento de su vida, y son ocho veces más propensas a sufrirlas que los hombres. Si alguna vez se ha infectado es muy probable que el problema se repita. Casi siete

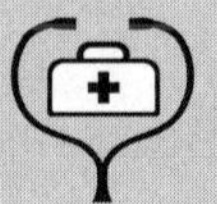

CUÁNDO CONSULTAR AL MÉDICO

Antes de tratar los síntomas de una posible infección de las vías urinarias (o *UTI* por sus siglas en inglés), haga una cita con su médico para confirmar que no se trate de vaginitis o de una enfermedad trasmitida por vía sexual, como la causada por un microorganismo llamado *Chlamydia*. Querrá estar segura de que el tratamiento al que va a someterse es el apropiado para su mal.

Si sus síntomas van acompañados de fiebre, escalofríos, náuseas, vómito, dolor en la parte superior de la espalda o sangre en la orina, comuníquese de inmediato con su doctor. Podría tratarse de un problema más grave. Siempre consulte al médico si tiene algún síntoma de una UTI y está embarazada, padece diabetes o sufre alguna otra enfermedad grave.

Si contrae más de dos infecciones de las vías urinarias (o lo que usted considere como tales) dentro de un período de 6 meses, o más de tres en un año, también debe consultar a un médico.

millones de consultas médicas al año se deben a las UTI. De hecho se trata del motivo más frecuente después del resfriado (catarro) y la gripe. La Asociación de Doctoras Médicas de los Estados Unidos calcula que los costos de tratamiento ascienden a un total de $1,000 millones de dólares al año.

La experiencia de la Dra. Sexton, quien atiende a mujeres con infecciones de las vías urinarias cada año durante la misma época, es ejemplo de sólo una de las condiciones clásicas que acarrean esta infección.

Las infecciones de las vías urinarias se producen cuando las bacterias se meten a la uretra, el pequeño conducto a través del cual la orina abandona el cuerpo, según explica el Dr. Richard J. Macchia, profesor de Urología en el Centro para Ciencias de la Salud de la Universidad Estatal de Nueva York en Brooklyn. A menudo son empujadas al interior de la uretra durante el coito. También se ha encontrado una conexión entre el uso de condones y diafragmas y un aumento en el número de infecciones de las vías urinarias.

Las mujeres también son especialmente vulnerables a las UTI justo antes de la menstruación, al parecer debido a los efectos de los cambios hormonales, así como durante la menopausia, cuando las paredes vaginales se adelgazan y se vuelven más susceptibles al ataque de las bacterias, según indica la Dra. Helene Leonetti, una obstetra y ginecóloga con consulta privada en Bethlehem, Pensilvania. Las UTI también son comunes durante las primeras semanas de tratos con un nuevo compañero sexual, aunque nadie sabe exactamente por qué (tal vez tenga algo que ver con la frecuencia de las relaciones sexuales).

Ciertas condiciones que pueden presentarse en cualquier época del año también la harán más propensa a sufrir estas infecciones. Si usted disminuye la cantidad de agua que toma y reduce el número de veces que va al baño, como las maestras observadas por la Dra. Sexton, estará acabando con uno de los medios dispuestos por la naturaleza para eliminar las bacterias de su organismo.

Auxilios antiinfecciosos

Si usted no tiene ningún otro problema de salud, una infección de las vías urinarias por lo general desaparece sola en tres a siete días, señala el Dr. Macchia. Sin embargo, la mayoría de las mujeres no quieren aguantar el dolor durante tanto tiempo, de modo que los médicos suelen recetar un tratamiento con antibióticos con una duración de tres a cinco días. Si por algún motivo no puede acudir al médico o busca alivio adicional al que los medicamentos le ofrecen, pruebe las siguientes prescripciones de la medicina de mamá.

Tome un vaso de agua cada hora durante ocho horas. Tomar mucha agua incrementa el flujo de la orina, explica la Dra. Kristene E. Whitmore, jefa de urología y directora del Centro para la Incontinencia del Hospital de Posgrado en Filadelfia, Pensilvania. De esta forma se eliminarán las bacterias que pretenden adherirse a las células que revisten su uretra.

"Vitamine" su vejiga. Una dosis diaria de 2,000 miligramos de vitamina C durante un máximo de tres días inhibe el crecimiento de las bacterias, opina el Dr. Macchia.

(*Nota:* Una cantidad mayor a 1,200 miligramos diarios de vitamina

C les provoca diarrea a algunas personas. Si le ocurre así, elija un suplemento con capa entérica, buscando alguno cuya etiqueta diga "*buffered*" o "*enteric-coated*").

Aproveche el arándano agrio. Tome tres vasos de 8 onzas cada uno de jugo de arándano agrio (*cranberry juice cocktail*) todos los días hasta que vuelva a orinar normalmente, sugiere el Dr. Macchia. Desde hace décadas, las mujeres y sus médicos han utilizado el jugo de arándano agrio para tratar las UTI. Antaño se pensaba que este remedio popular moderno impedía el crecimiento de las bacterias al acidificar la orina. No obstante, de acuerdo con diversos estudios actuales una sustancia contenida en el jugo del arándano agrio evita que las bacterias se peguen a las paredes de la uretra, ayudando así a controlar la infección.

(*Nota:* En opinión de algunos profesionales de la medicina, el jugo común de arándano agrio que se encuentra en el supermercado no funciona contra las UTI. Según ellos, su alto contenido de azúcar alimenta las bacterias causantes de las UTI y de hecho puede empeorar el problema. Recomiendan el jugo de arándano agrio sin edulcorantes o *unsweetened cranberry juice*, el cual se consigue en las tiendas de productos naturales).

Otra alternativa al jugo de arándano agrio son tres cápsulas de arándano agrio al día, sugiere la Dra. Leonetti. Las cápsulas de arándano agrio, que se venden en las tiendas de productos naturales, le proporcionan el efecto curativo del jugo de arándano agrio sin llenarla de azúcar.

Evite el café, el té, los refrescos (sodas) de cola, el alcohol, los cítricos y los jugos de cítricos. Todos estos alimentos y bebidas contienen ácidos que actúan como estimulantes, lo cual incrementa la frecuencia y la urgencia de orinar, según la Dra. Gretchen Lentz, profesora de Obstetricia y Ginecología en la Universidad de Washington en Seattle.

Recurra a un remojo remediador. Un baño de asiento herbario puede ayudarla a aliviar el ardor externo provocado por una UTI, además de acelerar su curación, según indica Feather Jones, una herbolaria de Boulder, Colorado. Recomienda usar gayuba (uvaduz, aguavilla, *uva ursi, bearberry*) y raíz de malvavisco (altea, *marshmallow root*) en polvo. Para preparar este remojo remediador, hierva 1 galón (3.8 litros) de agua y agregue un puñado de hojas de gayuba pulverizadas (aproximadamente 1 onza o 28 gramos). Deje la mezcla en infusión por 20 minutos y cuélela. Agregue una onza de raíz de malvavisco pulverizada. Pase la mezcla a un recipiente extendido grande, asegúrese de que la temperatura del agua sea cómoda y póngase a remojar en ella durante 20 minutos. Jones sugiere hacer esto una o dos veces al día durante varios días o más, según le haga falta.

"La gayuba es una hierba astringente, de modo que le ayudará a reducir la hinchazón, mientras que la raíz de malvavisco alivia los tejidos irritados", explica Jones.

Use esta hierba urinaria. "La vara de oro (solidago, vara de San José, plumero amarillo, *goldenrod*) es la hierba urinaria más importante de Europa", afirma Ed Smith, un herbolario de Williams, Oregon. Un té hecho con las puntas amarillas florecientes de esta hierba perenne es un antiséptico ligeramente astringente y muy seguro que acelera la curación de las vías urinarias inflamadas. Deje una cucharadita colmada (copeteada) de estas puntas en infusión de 5 a 10 minutos en una taza de agua caliente y cuele la mezcla. Tome de tres a cuatro tazas diarias de este suave té diurético hasta que desaparezcan sus síntomas. (Si acude a una tienda de productos naturales donde no hablan español, pida "*goldenrod tips*", o sea, las puntas de esta hierba).

Tome este trabalenguas herbario para terminar con la infección. La hierba *pipsissewa* aumenta el flujo de la orina y estimula la eliminación de los desechos de su cuerpo. Contiene unas sustancias llamadas hidroquinonas, las cuales desinfectan las vías urinarias. Por lo tanto, la hierba ayuda a eliminar las bacterias y a aliviar el dolor y la comezón.

Deje una cucharadita de hojas secas en infusión de 10 a 15 minutos en una taza de agua caliente y cuele la mezcla. Tome este té de tres a cuatro veces al día hasta que desaparezca la infección.

Mejórese con malvavisco. El té de malvavisco (atea, *marshmallow*) es una bebida espesa y algo babosa que funciona como demulcente y alivia la irritación de las vías urinarias, según afirma Lynn Newman, una herbolaria de Glen Head, Nueva York. Tanto las hojas como la raíz de esta hierba contienen mucílago, la sustancia que hace babosa a esta planta. La raíz, cuya composición incluye alrededor de un 35 por ciento de mucílago, es relativamente fácil de conseguir en los Estados Unidos. El malvavisco es muy útil sobre todo para los adultos mayores que padecen una inflamación crónica de las vías urinarias. Prepare una solución con una cucharadita de raíz de malvavisco pulverizada y una taza de agua fría y deje reposar esta mezcla durante toda la noche. Cuele la solución y tómesela de una a tres veces al día mientras dure la infección.

Use ropa interior de algodón. A las bacterias les encantan los ambientes húmedos y calientes. El algodón, un material fresco y absorbente, no permite que las bacterias se desarrollen. La ropa interior de algodón es particularmente útil cuando la infección produce molestias externas, tales como hinchazón, llagas o sequedad, según afirma Betsy Foxman, Ph.D., profesora adjunta de Epidemiología en la Universidad de Michigan en Ann Arbor.

Prescripciones preventivas

Una vez que sus vías urinarias estén libres de infecciones, observe las siguientes sugerencias de los expertos para mantenerlas así.

Siga con el arándano agrio. Siga tomando tres vasos de 8 onzas (240 ml) de jugo de arándano agrio (*cranberry juice cocktail*) todos los días, sobre todo si es propensa a sufrir UTI. Sabrá que está suficientemente hidratada cuando su orina sea transparente como el agua, no de color amarillo oscuro, indica el Dr. Macchia.

No se aguante. Vaya al baño siempre que necesite hacerlo, porque entre más orine, menos oportunidades de crecer y multiplicarse les brindará a las bacterias, afirma la Dra. Lentz. Trate de orinar cada tres o cuatro horas a lo largo del día.

Vacíese antes y después de tener relaciones. Orinar antes del coito significa que las bacterias no tendrán un lugar para crecer; orinar después del sexo eliminará las bacterias que se hayan metido a la uretra durante el coito, según dice la Dra. Lentz.

Olvídese de las pantimedias durante un mes. Es posible que sus UTI se deban al uso de pantimedias (medias) de nilón y ropa interior hecha de telas sintéticas, advierte la Dra. Foxman. Use mallas y ropa interior de algodón para evitar que las bacterias se instalen en su cuerpo. Si le vuelve a dar una infección, al menos sabrá que su ropa interior no es el problema.

Revise su método anticonceptivo. El uso de un diafragma como método para evitar el embarazo, ya sea con jalea espermicida o sin ella, se ha ligado a la aparición de las UTI. Por lo tanto, si usted es propensa a sufrir infecciones de la vejiga quizá debería de pensar en otro método anticonceptivo, como por ejemplo la capucha cervical (*cervical cap*), el dispositivo intrauterino (*intrauterine device*) o la píldora anticonceptiva, según dice la Dra. Lentz.

De acuerdo con la Dra. Foxman, también se ha observado una conexión entre el uso de condones y las UTI. Por supuesto no hay que dejar de protegerse con condones a la hora de tener relaciones sexuales. No obstante, si está contrayendo infecciones de las vías urinarias pruebe otro tipo de condón. Si suele utilizar condones tratados con espermicidas, por ejemplo, cámbielos por condones lubricados, recomienda la epidemióloga. Si ha estado usando un condón lubricado, pruebe uno que ofrezca otro tipo de lubricante.

(*Nota:* La mayoría de los consejos generales mencionados en este capítulo pueden aplicarse de manera simultánea, como por ejemplo en el caso de recomendaciones en cuanto a la alimentación o el estilo de vida. Y cualquiera de los tratamientos con hierbas o suplementos puede utilizarse de acuerdo con lo señalado por los expertos. Sin embargo, ni nosotras ni nuestros expertos recomendamos que las diversas hierbas o suplementos se combinen. No se han estudiado a fondo las interacciones de distintas hierbas o suplementos para determinar si algunos de estos pueden ser dañinos cuando se utilizan en conjunto. Por lo tanto, es mejor que usted consulte al médico antes de combinar hierbas o suplementos para tratar este problema. Si no reconoce algún término mencionado aquí, vea el glosario en la página 623).

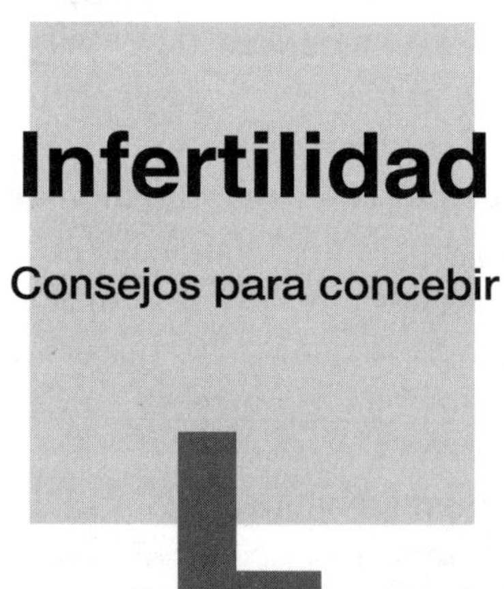

La mayoría de las mujeres lo dan por hecho. Algunas incluso viven la mayor parte de sus años fértiles tratando de evitarlo. Imagínese la ironía y la desesperación, la frustración y la sensación de pérdida que invaden a la mujer que finalmente decide tener hijos y simplemente no puede convertir su deseo en realidad.

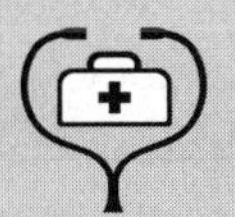

CUÁNDO CONSULTAR AL MÉDICO

Si usted tiene menos de 35 años de edad y no ha logrado embarazarse después de un año de tener relaciones sexuales sin usar ningún método anticonceptivo, consulte a su ginecólogo, recomienda la Dra. Jacqueline Gutman, profesora de Endocrinología de la Reproducción en la Universidad de Pensilvania en Filadelfia. Si tiene 35 años de edad o más, consulte a su médico al cabo de seis meses.

En términos estrictos se considera que una pareja es infértil cuando lleva un año o más tratando de concebir sin lograrlo. Así le ocurre a alrededor de una de cada seis parejas. Las causas del problema parecen dividirse por igual entre hombres y mujeres, según afirma el Dr. Marc Goldstein, director del Centro para la Medicina de la Reproducción Masculina del Hospital de Nueva York/Centro Médico Cornell en la ciudad de Nueva York.

A menudo es posible descubrir y corregir el problema. Las trompas de Falopio de la mujer pueden estar tapadas por tejido cicatrizal. O tal vez el hombre tenga venas varicosas o várices (llamadas varicocele) en el escroto, lo cual impide el flujo de la sangre y eleva la temperatura a niveles demasiado altos para la producción de espermas. Ambos problemas pueden corregirse por medio de una intervención quirúrgica.

No obstante, en ocasiones la causa de la infertilidad no es tan obvia y se relaciona, al parecer, con desequilibrios hormonales o metabólicos. Además, al envejecer una mujer, sus ovarios se hacen menos productivos. (Por el contrario, los hombres pueden llegar hasta los 65 años de edad siendo casi igual de fértiles, de acuerdo con el Dr. Goldstein).

Lo más estresante de la infertilidad es la incertidumbre que la acompaña. ¿Será por mí? ¿Será él? ¿No le habremos atinado al momento preciso? ¿Tendremos que empeñarnos más? ¿Será mejor dejar de esforzarnos? Pues ya no es necesario andar con juegos de adivinanzas de este tipo. La ciencia ha avanzado mucho en este campo. Si usted sospecha que existe algún problema, tanto usted como su pareja deben acudir al médico para que les revise sus sistemas de reproducción. Por otra parte, también hay muchas cosas que puede hacer por cuenta propia para aumentar la probabilidad de embarazarse. Y estas técnicas son las que exploraremos a continuación.

Estrategias de embarazo

Sin tomar en cuenta otros factores, de lo que sí puede estar segura es de que su probabilidad de embarazarse fácilmente aumentará entre más sana esté. Los expertos en fertilidad le tienen varias recomendaciones.

Tome un suplemento diario de ácido fólico. Un estudio realizado por investigadores de Budapest, Hungría, encontró que las mujeres participantes que diariamente tomaron suplementos prenatales con un contenido de 800 microgramos de ácido fólico se embarazaron un poco más rápido que las mujeres que no tomaron suplementos prenatales.

(*Nota:* Una dosis diaria de más de 400 microgramos de ácido fólico sólo debe tomarse bajo la supervisión de un médico. En grandes cantidades, este nutriente puede encubrir los síntomas de una carencia de vitamina B_{12}).

Utilice un unicornio. Si bien la hierba conocida como raíz de unicornio falso (*false unicorn root*) aún no se ha sometido a estudios científicos, muchos herbolarios consideran que se trata del *mejor* antídoto herbario contra la infertilidad. Se cree que la raíz de unicornio falso, que entraba en muchas fórmulas tradicionales para fomentar la fertilidad, contiene unos compuestos llamados saponinas esteroídicas. De acuerdo con los herbolarios, el efecto de normalización que esta hierba produce sobre las hormonas femeninas quizá se deba a estas sustancias. Tome de 5 a 15 gotas de tintura o hasta ½ taza de infusión de raíz de unicornio falso al día, en pequeños sorbos a lo largo de la jornada. Los herbolarios sugieren que la raíz de unicornio falso se incluya en fórmulas de fertilidad durante al menos tres a seis meses. Este producto se vende en las tiendas de productos naturales.

(*Nota:* Una tintura o *tincture* es un líquido herbario muy concentrado. Se prepara al remojar las hojas de una hierba en alcohol o glicerina —lo cual extrae sus propiedades medicinales— durante al menos seis semanas. Las tinturas se venden en las tiendas de productos naturales en botellitas pequeñas provistas de goteros para administrar las dosis. Asegúrese de guardarlas siempre fuera del alcance de los niños).

Puede probar este tónico herbario. Mezcle 1 onza (28 gramos) de cada una de las siguientes hierbas: fruta de perdiz (*partridge berry*) seca, raíz de unicornio falso, cohosh azul (caulófilo, *blue cohosh*) y mundillo (sauquillo, geldre, *cramp bark*). Agregue una cucharada de la mezcla a una taza de agua y póngala a hervir a fuego lento por unos 15 minutos. Tome una taza de este té al día, sugiere Cascade Anderson Geller, una herbolaria de Portland, Oregon.

La fruta de perdiz aún no se ha estudiado a fondo, pero los investigadores han reportado que contiene saponinas. Según los herbolarios, las saponinas se encargan de equilibrar las hormonas. Hace muchísimos años que las mujeres utilizan esta hierba a fin de prepararse para el embarazo. Por su parte, diversos estudios han demostrado que el mundillo contiene sustancias antiespasmódicas, lo cual de acuerdo con los herbolarios lo convierten en una hierba eficaz para prevenir los abortos espontáneos.

También puede probar esta hierba hormonal. El agnocasto (sauzgatillo, *chasteberry*, *Vitex agnuscastus*) actúa igual que la progesterona, pero con un efecto menos potente, según indica Liz Collins, N.D., una naturópata de Portland, Oregon. Al tomar esta hierba usted le está echando la mano a la progesterona y al estrógeno, las dos hormonas esenciales para la reproducción. Si la causa de su infertilidad es un desequilibrio entre el estrógeno y la progesterona, el agnocasto puede equilibrar la balanza lo suficiente como para aumentar su probabilidad de éxito.

Collins recomienda la dosis estándar de la hierba en cápsulas, o sea, entre 175 y 225 miligramos diarios.

Controle su consumo de cafeína. Quizá no tenga que renunciar al café para siempre. No obstante, un estudio realizado por investigadores de la Facultad de Higiene y Salud Pública de la Universidad Johns Hopkins en Baltimore, Maryland, observó que en las mujeres que consumen más de 300 miligramos de cafeína al día mediante el café, los refrescos (sodas) de cola o el té, la probabilidad de embarazarse en el transcurso de un año se reduce en un 26 por ciento en comparación con las mujeres que evitan esta sustancia. Así lo afirma Chris Meletis, N.D., un naturópata del Colegio Nacional de Medicina Naturopática en Portland, Oregon. Si usted quiere cuidar su consumo de cafeína, tenga presente que 6 onzas (180 ml) de café contienen 103 miligramos; 12 onzas (360 ml) de refresco de cola cuentan con 37 miligramos; y 6 onzas de té, con 36 miligramos.

Tómese su tiempo. La lubricación vaginal que acompaña la excitación sexual es ligeramente más alcalina que las secreciones vaginales normales.

De esta forma se produce un ambiente más hospitalario para el esperma durante el breve período que pasa en la vagina.

Asimismo, si bien no es necesario llegar al orgasmo para concebir, el clímax ayuda a desplazar el semen hacia arriba dentro del tracto reproductor femenino, según indica la Dra. Jacqueline Gutman, profesora de Endocrinología de la Reproducción en la Universidad de Pensilvania en Filadelfia.

Consejos para su cónyuge

Sólo se necesita un esperma para lograrlo. Sin embargo, la naturaleza exige el despliegue de millones de espermas y que la mayoría sean buenos candidatos para la paternidad. "Se trata de un trabajo en equipo —explica el Dr. Goldstein—. Los espermas en realidad viajan en manada y se ayudan mutuamente a abrir una brecha a través del moco cervical para penetrar el óvulo".

Para determinar la fertilidad de un hombre, su esperma se examina debajo del microscopio para calcular su cantidad, motilidad (habilidad para desplazarse a través del tracto reproductor femenino en ruta hacia el óvulo) y forma. La mayoría de los casos de infertilidad masculina se deben a una cuenta espermática baja de menos de 20 millones por mililitro, lo cual equivale a alrededor de un octavo de cucharadita. (La cuenta media es de 66 millones por mililitro, es decir, un promedio de 200 millones de espermas por eyaculación). Los espermas de mala calidad también pueden causar problemas, afirma el Dr. Goldstein. Para que un hombre se considere fértil, más del 50 por ciento de sus espermas tienen que nadar vigorosamente y en línea recta, además de poseer la forma adecuada. No deben estar apelmazados ni tener las colas chuecas, por ejemplo.

A veces los problemas espermáticos se deben a una infección oculta, como por ejemplo la que causa el microorganismo llamado *Chlamydia*. Afortunadamente existe un tratamiento para esta enfermedad trasmitida por vía sexual. (Es necesario que tanto usted como su pareja se atiendan). Ciertos fármacos vendidos con receta o problemas con la tiroides también pueden causar dificultades. A continuación mencionaremos algunas cosas que su compañero puede hacer para aumentar la probabilidad de que usted se embarace.

Pídale que use trusas tipo *boxer* y pantalones holgados. Cuando un hombre usa ropa interior apretada y pantalones entallados, sus testículos permanecen demasiado cerca del cuerpo y su temperatura aumenta. Cualquier cosa que caliente los testículos de un hombre puede bajar su cuenta espermática, según indica el Dr. Meletis. Diversos estudios han demostrado que la producción de espermas disminuye radicalmente en cuanto la temperatura aumenta a más de 96°F (35.5°C).

"Vitamínelo". Pídale a su pareja que diariamente tome de 1,000 a 2,000 miligramos de vitamina C, 400 unidades internacionales de vitamina E y 100 microgramos de selenio. Todos estos nutrientes ayudan a evitar deformaciones, apelmazamiento y muerte de los espermas, dice el Dr. Meletis.

(*Nota:* Una cantidad mayor a 1,200 miligramos diarios de vitamina C les provoca diarrea a algunas personas. Si esto le sucede a su marido, simplemente deberá disminuir la dosis a un nivel más tolerable).

Pídale que tome de 30 a 50 miligramos de cinc diariamente. El cinc es esencial para la reproducción masculina. Si el nivel de este mineral anda bajo, la producción de una hormona masculina llamada testosterona puede disminuir, lo cual a su vez llega a resultar en una cuenta espermática más baja, según afirma el Dr. Meletis.

Su pareja sólo debe tomar las cantidades recomendadas de cinc si se encuentra bajo supervisión médica. Un consumo exagerado de este mineral puede causar otro tipo de problemas.

Póngalo a probar el *pygeum*. El extracto de la corteza de este árbol africano es un tratamiento común para la próstata agrandada, pues se sabe que ayuda a aliviar algunos síntomas urinarios. Sin embargo, el *pygeum* también aumenta las secreciones de la próstata, lo cual mejora la composición del semen e incrementa la probabilidad de concebir, de acuerdo con Steven Rissman, N.D., un naturópata de American Whole-Health en Cherry Creek, Colorado.

La dosis recomendada es una cápsula de 100 a 200 miligramos al día.

Que aproveche un auxilio asiático. El *ginseng* asiático, también llamado *ginseng* chino, *ginseng* coreano o *Panax ginseng*, es un tónico chino tradicional para la virilidad. Diversos estudios realizados con animales han indicado que el *ginseng* posiblemente aumente la producción de testosterona, el tamaño de los testículos y la formación de espermas. Se consigue fácilmente en las tiendas de productos naturales. Su compañero debe tomar cápsulas que contengan de 100 a 200 miligramos de la hierba. Según indica el Dr. Rissman, su marido puede tomar esta cantidad tres veces al día.

Ayuda para ambos

Los siguientes consejos se dirigen tanto a los hombres como a las mujeres que desean alcanzar una fertilidad óptima.

Olvídense del tabaco. Sencillamente es contraproducente que usted o su pareja siga fumando mientras trata de embarazarse, indica la Dra. Gutman. Se ha encontrado que el tabaquismo reduce los niveles de estrógeno en la sangre de las mujeres, así como el movimiento de las trompas de Falopio, el cual facilita la unión entre el óvulo y el esperma. Además, el moco cervical de las fumadoras contiene nicotina, una sustancia tóxica para los espermas.

En el caso de los hombres, la costumbre de fumar cigarrillos está ligada a una cuenta espermática más baja y una menor motilidad de los espermas, así como a un mayor índice de espermas anormales, según explica el Dr. Meletis. (Para consejos sobre cómo pueden dejar de fumar, vea el capítulo "Tabaquismo" en la página 303).

Aguántense con el alcohol. Limiten su consumo de alcohol a tres copas por semana. Una copa equivale a una cerveza de 12 onzas (360 ml), a 5 onzas (150 ml) de vino o a un cóctel preparado con 1½ onzas (45 ml) de alcohol. Esta sugerencia se refiere tanto a usted como a su marido. Los expertos concuerdan en que el alcohol es una toxina tanto para el sistema reproductor masculino como para el femenino. Entre más alcohol consuman, menos posibilidades tendrán de convertirse en padres.

Procuren estar en un peso "productivo". De acuerdo con los expertos, la grasa corporal desempeña un papel importante con respecto a los niveles hormonales, particularmente en las mujeres pero también en el caso de los hombres. "Las mujeres delgadas cuentan con muy poco estrógeno como para embarazarse, y las con sobrepeso tienen demasiado", explica la Dra. Gutman. Las mujeres delgadas necesitan subir de peso lo suficiente como para ovular regularmente. "Tal vez no necesiten subir mucho, sólo unas 5 libras (2 kg), más o menos", opina la experta. Por su parte, las mujeres con sobrepeso no tienen que ponerse esbeltas, pero sí bajar lo suficiente como para quedar dentro de un rango del 30 por ciento arriba de su peso corporal ideal.

Los hombres delgados, sobre todo aquellos cuya alimentación no incluye grasas ni colesterol, pueden llegar a tener una cuenta espermática baja. "De hecho se necesita un poco de colesterol todos los días para producir hormonas, entre ellas la testosterona —señala el Dr. Goldstein—. Los hombres con mucho sobrepeso tienen altos niveles de estrógeno y a menudo presentan temperaturas muy altas en el área de los testículos, lo cual impide la producción de espermas". Perder un poco de peso puede ayudar a corregir el problema. De acuerdo con este especialista, también los hombres harían bien en mantenerse dentro de un rango del 30 por ciento arriba de su peso ideal.

Planeen tratar de concebir ya sea dos días antes de la ovulación o el mismo día de la ovulación. Son los mejores momentos del mes para hacer un bebé, según afirma el Dr. Allen Wilcox, Ph.D., un investigador del Instituto Nacional de Ciencias de la Salud Ambiental en Research Triangle Park, Carolina del Norte. De hecho la probabilidad de concebir es bastante buena hasta seis días antes de la ovulación, pero disminuye radicalmente una vez transcurridas 24 horas después de esta. "Uno de los motivos probables son los cambios que ocurren en el moco cervical después de la ovulación, ya que impiden el paso de los espermas hacia el interior del útero —explica—. Como sea es mejor no esperar hasta la ovulación, pues existe la posibilidad de que pierdan su oportunidad".

Para precisar el momento de la ovulación, hágase la prueba de orina que mide el nivel de la hormona luteinizante (*luteinizing hormone*), recomienda la Dra. Gutman. Esta prueba refleja un resultado positivo unas 24 horas antes de la ovulación. Las mujeres que tienen ciclos menstruales regulares de 28 días tienden a ovular de 10 a 14 días antes de la menstruación. Estas pruebas para determinar la ovulación se pueden comprar en las farmacias.

Eviten hacer el amor. Sí, leyó usted bien. Si su pareja tiene una cuenta espermática baja, absténganse de tener relaciones sexuales de 48 a 72 horas antes de tratar de concebir. La espera producirá una mayor concentración de espermas en el semen y tendrán una mayor probabilidad de éxito, según explica el Dr. Goldstein.

(*Nota:* La mayoría de los consejos generales mencionados en este capítulo pueden aplicarse de manera simultánea, como por ejemplo en el caso de recomendaciones en cuanto a la alimentación o el estilo de vida. Y cualquiera de los tratamientos con hierbas o suplementos puede utilizarse de acuerdo con lo señalado por los expertos. Sin embargo, ni nosotras ni nuestros expertos recomendamos que las diversas hierbas o suplementos se combinen. No se han estudiado a fondo las interacciones de distintas hierbas o suplementos para determinar si algunos de estos pueden ser dañinos cuando se utilizan en conjunto. Por lo tanto, es mejor que usted consulte al médico antes de combinar hierbas o suplementos para tratar este problema. Si no reconoce algún término mencionado aquí, vea el glosario en la página 623).

Menopausia

Cómo tener una transición tranquila

La menopausia no es una enfermedad, aunque a veces se le trate como tal. Al igual que la pubertad es una época de transición por la que todas las mujeres pasan tarde o temprano, les guste o no. La mayoría de las mujeres llegan a la menopausia (cuya definición oficial es un año sin menstruar) entre los 48 y los 52 años. Sin embargo, muchas de ellas empiezan a padecer los llamados síntomas perimenopáusicos varios años antes de esto, pues los cambios hormonales les producen síntomas como sofocos (bochornos, calentones), menstruaciones irregulares con sangrado a veces abundante y cambios de humor.

De acuerdo con los resultados de varias encuestas, para algunas mujeres la menopausia es una época particularmente difícil, mientras que a otras les resulta un paseo. La mayoría de las mujeres se ubican en algún punto entre los dos extremos, con síntomas molestos pero tolerables. "Las mujeres a quienes les han extirpado los ovarios quirúrgicamente o que llegan a la menopausia a una edad temprana (antes de los 50 años) son las que presentan la mayor probabilidad de padecer síntomas más fuertes", opina la Dra. June LaValleur, profesora de Obstetricia y Ginecología en la Facultad de Medicina de la Universidad de Minnesota en Minneapolis.

No hay forma de prevenir la menopausia. Ni siquiera las hormonas de reposición imitan el ciclo natural de su cuerpo de manera perfecta.

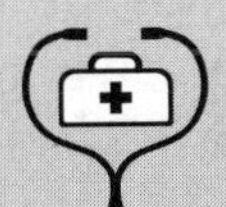

CUÁNDO CONSULTAR AL MÉDICO

Muchas mujeres presentan períodos irregulares conforme se acercan a la menopausia. En la mayoría de los casos no hay por qué preocuparse, según afirma la Dra. June LaValleur, profesora de Obstetricia y Ginecología en la Facultad de Medicina de la Universidad de Minnesota en Minneapolis. Sin embargo, sí debe acudir al médico si tiene períodos cada 21 días o menos, si presenta sangrado entre una menstruación y otra o si su sangrado menstrual es mucho más abundante que antes. También consulte a un médico si se siente excepcionalmente cansada. Los problemas de la tiroides aparecen con mayor frecuencia durante esta etapa de la vida.

Aunque su menopausia esté transcurriendo sin mayores problemas, acuda con su ginecólogo para recibir atención preventiva, aconseja la Dra. LaValleur. Esto incluye periódicas pruebas de Papanicolau, mamografías y exámenes para medir su nivel de colesterol, presión arterial y densidad ósea.

No obstante, independientemente de que opte por la terapia de reposición hormonal o por hacerse la macha y pasar la menopausia sin estos medicamentos, existen innumerables formas de minimizar el impacto de la menopausia sobre su mente y su cuerpo.

Sugerencias para sobrellevarla

Unos cuantos cambios en su alimentación y estilo de vida, además de ciertas hierbas, protegerán su salud durante la menopausia. Los expertos recomiendan las siguientes medidas de la medicina de mamá.

Consuma de 30 a 50 miligramos de isoflavonas al día. Las isoflavonas son unos compuestos de origen vegetal que producen un efecto similar al de la hormona estrógeno (aunque más débil). Se encuentran en los alimentos hechos a base de soya como el tofu, el *tempeh* y la leche de soya. Diversos estudios han demostrado que las mujeres que comen alrededor de 4 onzas (112 gramos) de alimentos de soya al día —cantidad que les proporciona de 30 a 50 miligramos de isoflavonas— tienen una menor probabilidad de presentar los molestos síntomas de la menopausia, como sofocos y sequedad vaginal, según indica James E. Williams, O.M.D., un doctor en medicina oriental del Centro de Medicina para Mujeres ubicado en San Diego, California.

Suminístrese semilla de lino. "La semilla de lino (linaza, *flaxseed*) contiene lignanos, unos compuestos vegetales que, al igual que las isoflavonas, operan en el cuerpo un efecto similar, aunque más débil, al del estrógeno", señala el Dr. Williams. Diversos estudios también han encontrado que los lignanos aparentemente brindan cierta protección contra el cáncer de mama y otros tipos de cáncer vinculados a las hormonas, agrega el Dr. Williams. Consuma alrededor de una cucharada de semilla de lino al día. Además de utilizarla para productos panificados, la puede espolvorear sobre alimentos cocidos, cereales o ensaladas.

Lo mejor es comprar la semilla de lino fresca y molerla usted misma (la encontrará en las tiendas de productos naturales). Consérvela en el refrigerador cuando no la esté usando, pues tiende a ponerse rancia muy pronto.

Piense en este grupo de plantas. Las plantas de la familia *Umbelliferae* —la cual incluye el hinojo, el perejil y el apio— contienen unos compuestos que desarrollan una actividad similar a la del estrógeno. "El hinojo es especialmente rico en fitoestrógenos", afirma Michael Murray, N.D., un naturópata de Bellevue, Washington. La raíz de hinojo es un bulbo grande de sabor delicado parecido al regaliz (orozuz, *licorice*); se puede rebanar para agregarse a las ensaladas o los sofritos, o bien para condimentar la sopa.

Tome vitaminas. Tome 1,000 miligramos de vitamina C y 50 miligramos de vitaminas del grupo B dos veces al día. (Asegúrese de que su suplemento de vitaminas del grupo B contenga ácido pantoténico, que en inglés se llama *panthothenic acid*). Estas vitaminas les ayudan a sus glándulas suprarrenales, una especie de pequeñas centrales de energía ubicadas encima de sus riñones, a seguir produciendo pequeñas cantidades de estrógeno, según lo indica Helen Healy, N.D., una naturópata de St. Paul, Minnesota. "Les recomiendo esto particularmente a las mujeres cuyas vidas son muy estresantes o que en el pasado tendían a llevar una vida agitada —explica—. Las reservas de energía de sus glándulas suprarrenales son menores".

(*Nota:* Una cantidad mayor a 1,200 miligramos diarios de vitamina C les provoca diarrea a algunas personas. Si así le ocurre a usted, simplemente disminuya la dosis de esta vitamina hasta que desaparezca la diarrea).

Además, tome 400 unidades internacionales de vitamina E diariamente. Los científicos aún no saben con exactitud cómo es que la vitamina E ayuda a aliviar los síntomas de la menopausia, pero este nutriente al parecer reduce los sofocos y la sequedad vaginal en algunas mujeres, según afirma el Dr. Murray.

En opinión de muchos expertos, se puede tomar esta dosis de vitamina E sin efectos secundarios. No obstante, si usted ha sufrido sangrados de cualquier tipo o un derrame cerebral, si está tomando anticoagulantes o tiene antecedentes familiares de derrame cerebral, sólo debe tomar suplementos de vitamina E bajo la supervisión de un médico. Es posible que las dosis elevadas de este nutriente interfieran con la absorción y el funcionamiento de la vitamina K, la cual interviene en la coagulación sanguínea.

Coma pequeñas cantidades de comida a intervalos de dos a tres horas. Para facilitarse la vida, divida su desayuno y almuerzo en dos partes cada uno y luego cene más o menos la misma cantidad. Al comer a lo largo de todo el día mantendrá un nivel normal de azúcar en la sangre y quizá hasta coma menos, porque nunca estará muriéndose de hambre, según explica Elaine Moquette-Magee, R.D., una experta en nutrición menopáusica. Ambos factores pueden ayudarla a evitar un aumento de peso durante la menopausia.

Minimice el malestar menopáusico. La cimifuga negra (cohosh negro, *black cohosh*) se ha utilizado desde hace mucho tiempo para aliviar las molestias de la menopausia, indica Willow Moore, D.C., N.D., una naturópata de Owings Mills, Maryland. Una buena dosis es 40 miligramos dos veces al día en forma de cápsulas. Probablemente no sentirá alivio hasta unas dos a cuatro semanas después de que empiece a tomarla. Debe seguir tomándola después de que haya terminado la menopausia, afirma la Dra. Moore, que recomienda tomar la hierba por períodos de seis meses alternados con descansos de un mes.

Aproveche este aliado asiático. El *dang gui* (*dong quai, Chinese angelica*) es otro suplemento completo excelente para los problemas de la menopausia. "En China y el Japón, muchas de las mujeres que toman una dosis diaria de angélica china desde el momento en que

¿Le conviene la terapia de reposición hormonal?

a medicina convencional considera que la menopausia es una enfermedad causada por una carencia de estrógeno, de la misma forma en que la diabetes se considera una enfermedad causada por una carencia de insulina", explica la naturópata Tori Hudson, N.D., profesora del Colegio Nacional de Medicina Naturopática en Portland, Oregon. Por lo tanto, de la misma forma en que los médicos sin pensarlo dos veces recetan insulina para tratar la diabetes, con igual facilidad muchos de ellos prescriben estrógeno y otras hormonas (tratamiento que se conoce como terapia de reposición hormonal o *HRT* por sus siglas en inglés) para proteger el corazón y los huesos. La HRT también sirve para aliviar los sofocos (bochornos, calentones) y otros síntomas de la menopausia, señala la Dra. Hudson.

"Sin embargo, la menopausia, a diferencia de la diabetes, no es una enfermedad ni algo que deba impedirse ni revertirse —afirma la Dra. Hudson—. Se trata de una etapa completamente normal de la vida. Todas las mujeres dejamos de menstruar. Es una parte normal del envejecimiento. Es cierto que algunas mujeres padecen problemas relacionados con la menopausia, pero debemos ser realistas para tratar estos problemas de la forma que mejor se adapte a cada mujer individual".

La HRT emplea hormonas femeninas ya sea sintéticas o na-

empiezan a menstruar hasta que pasan por la menopausia presentan un menor índice de problemas menstruales", comenta la Dra. Moore.

Según la Dra. Moore, se piensa que el *dang gui* es bueno para aliviar todo tipo de problemas femeninos, desde el síndrome premenstrual hasta las menstruaciones abundantes y los problemas menopáusicos. Para obtener los mejores resultados durante la menopausia, indica la experta,

turales, como el estrógeno (extraído de la orina de yeguas preñadas o de fuentes vegetales), para compensar el descenso normal en la producción de las mismas por parte de las mujeres de edad madura. Algunos herbolarios y muchos doctores médicos concuerdan en que la HRT puede ser la opción indicada para ciertas mujeres con síntomas menopáusicos fuertes o para aquellas que corren un alto riesgo de contraer enfermedades del corazón u osteoporosis.

Sin embargo, la HRT no necesariamente garantiza una menopausia desprovista de problemas. Más o menos una de cada tres mujeres que optan por este tratamiento lo abandonan antes de transcurrido un año debido a sus molestos efectos secundarios. El 50 por ciento de las mujeres que se someten a la HRT presentan algún problema, como sangrado menstrual, retención de líquidos, irritabilidad premenstrual, dolores (cólicos) menstruales y senos adoloridos. La HRT también puede provocar otros malestares, como dolores de cabeza, aumento de peso, depresión, sangrado uterino anormal y alteraciones en la piel y el cabello. El uso de estrógeno duplica la probabilidad de desarrollar una enfermedad de la vesícula biliar. Y muchos médicos les dicen a las mujeres que se olviden de la HRT si han sufrido cáncer de mama o tienen antecedentes familiares de esta enfermedad.

En resumen, algunas mujeres se sienten mejor y quizá hasta les vaya mejor con los efectos secundarios comunes de la menopausia que con los efectos secundarios de los fármacos utilizados para tratar la menopausia, advierte la Dra. Hudson.

Para determinar si la HRT le conviene o no, consulte a su médico.

siga las instrucciones de dosificación que aparezcan en la etiqueta del producto que compre. Por ejemplo, las instrucciones para el producto elaborado por la empresa *Gaia Herbs* señalan que se agreguen de 30 a 40 gotas a un poco de agua y que se tomen tres o cuatro veces al día entre las comidas.

Si sufre de sofocos, trátese con este trío herbario. "Mi propia recomendación estándar para los sofocos y otros síntomas de la menopausia es una combinación de tres hierbas tradicionales", dice el Dr. Andrew Weil, director del programa de Medicina Integral del Colegio de Medicina de la Universidad de Tucson en Arizona.

El Dr. Weil recomienda tomar una vez al día, al mediodía, un gotero de cada una de las siguientes tinturas herbarias: *dang gui*, agnocasto (sauzgatillo, *chasteberry*) y damiana. (Un gotero equivale aproximadamente a 15 gotas). Siga tomándolas hasta que cesen sus sofocos y luego vaya disminuyendo gradualmente la dosis hasta dejar de tomarlas.

Se dice que la damiana, un tónico del sistema nervioso, alivia la depresión y la ansiedad. El agnocasto llega a contrarrestar la eficacia de las píldoras anticonceptivas. No utilice el *dang gui* durante una menstruación, ya sea que esté manchando o tenga sangrado abundante, porque puede aumentar la pérdida de sangre.

(*Nota:* Una tintura o *tincture* es un líquido herbario muy concentrado. Se prepara al remojar las hojas de una hierba en alcohol o glicerina —lo cual extrae sus propiedades medicinales— durante al menos seis semanas. Las tinturas se venden en las tiendas de productos naturales en botellitas pequeñas provistas de goteros para administrar las dosis. Asegúrese de guardarlas siempre fuera del alcance de los niños).

Suspenda la sudoración con salvia. Los sofocos que la atacan mientras duerme se conocen como sudoraciones nocturnas y a veces van precedidas de sentimientos de terror o ansiedad. La salvia (*sage*) es famosa por su capacidad de reducir o incluso eliminar las sudoraciones nocturnas. Actúa rápido, en unas cuantas horas, y una sola taza de infusión de salvia puede prevenir la aparición de sudoraciones nocturnas hasta por dos días, de acuerdo con Susun S. Weed, una herbolaria de Woodstock, Nueva York. Es más, ya ha de tener un frasquito de salvia escondido por ahí en su especiero. Sólo asegúrese que todavía esté fresca y aromática antes de utilizarla con fines medicinales.

Para preparar una infusión de salvia, agregue 4 cucharadas colmadas (copeteadas) de salvia seca a una taza de agua caliente. Tápela bien y deje reposar la mezcla por cuatro horas o más.

Actívese "aeróbicamente" con regularidad. La duración y frecuencia de sus sesiones de ejercicio dependen de su condición física actual. Por ejemplo, si ha estado inactiva comience caminando a un ritmo cómodo por 15 minutos tres veces a la semana. Luego incremente el tiempo, la frecuencia y la intensidad de sus caminatas gradualmente, hasta que esté caminando de 20 a 60 minutos todos los días. Si quiere puede realizar otra actividad, como andar en bicicleta, nadar, remar o danza aeróbica, es decir, cualquier ejercicio que eleve su frecuencia cardíaca.

Los estudios demuestran que el ejercicio realizado con regularidad ayuda a combatir el aumento de peso, las enfermedades del corazón y la osteoporosis, todas ellas afecciones que las mujeres corren mayor riesgo de sufrir después de la menopausia, según afirma la Dra. Mona Shangold, directora del Centro para la Salud de las Mujeres y de Ginecología Deportiva en Filadelfia, Pensilvania. También es posible que mejore su estado anímico y que duerma mejor.

Levante pesas dos o tres veces por semana. Los ejercicios con pesas ayudan a prevenir la pérdida de masa muscular y la debilidad que resultan inevitables en las mujeres posmenopáusicas que llevan un estilo de vida sedentario, explica la Dra. Shangold. Puede usar mancuernas, barras con pesas o máquinas para levantar pesas. Todo depende de lo que le resulte más cómodo.

Si nunca ha levantado pesas, póngase en contacto con la YWCA o algún gimnasio de su localidad para que le recomienden a un instructor con mucha experiencia y pericia. Podrá enseñarle la forma y técnica apropiadas y luego supervisarla hasta que se convierta en toda una experta.

(*Nota:* La mayoría de los consejos generales mencionados en este capítulo pueden aplicarse de manera simultánea, como por ejemplo en el caso de recomendaciones en cuanto a la alimentación o el estilo de vida. Y cualquiera de los tratamientos con hierbas o suplementos puede utilizarse de acuerdo con lo señalado por los expertos. Sin embargo, ni nosotras ni nuestros expertos recomendamos que las diversas hierbas o suplementos se combinen. No se han estudiado a fondo las interacciones de distintas hierbas o suplementos para determinar si algunos de estos pueden ser dañinos cuando se utilizan en conjunto. Por lo tanto, es mejor que usted consulte al médico antes de combinar hierbas o suplementos para tratar este problema. Si no reconoce algún término mencionado aquí, vea el glosario en la página 623).

Molestias menstruales

Múltiples maneras de minimizar este mal

Si calculamos uno o dos días al mes, 12 meses al año, desde los 14 hasta más o menos los 50 años, y le restamos un descansito durante el embarazo, podemos sumar alrededor de 2 años ininterrumpidos de dolores (cólicos) menstruales para cuando una mujer llega al fin de su edad fértil. Si se le agregan otros síntomas, como el dolor de espalda, la retención de líquidos, las náuseas, la diarrea, la fatiga y los dolores de cabeza, lo que obtenemos es demasiado tiempo sintiéndose mal.

La mayoría de las mujeres presentan cierto malestar menstrual en algún momento de su vida. Las adolescentes mayores y las mujeres de más de 30 años son las que suelen padecer más dolor.

Los dolores menstruales y de cabeza, la diarrea y la fatiga son producto de unas sustancias químicas llamadas prostaglandinas que el cuerpo libera durante la menstruación. Por ejemplo, ciertas prostaglandinas contraen los vasos sanguíneos del útero, disminuyendo así el flujo de sangre hacia esta área. Esto produce un espasmo en el músculo uterino, que se tensa como un puño apretado. Las mujeres de mayor edad a veces presentan lo que se conoce como dolor menstrual causado por congestión; se piensa que este malestar se debe a un flujo deficiente de líquidos hacia la pelvis y por lo común va precedido por la retención premenstrual de líquidos, dolores de cabeza y dolor en los senos, según explica Mary Bove, N.D., una naturópata de Brattleboro, Vermont.

El ibuprofén, un fármaco de uso común para aliviar el malestar menstrual, actúa directamente sobre las prostaglandinas. "Este fármaco inhibe la producción de las prostaglandinas que provocan los dolores menstruales y funciona mejor si se empieza a tomar antes de que la prostaglandina específica que causa los espasmos uterinos se libere hacia el torrente sanguíneo", según indica la Dra. Robin Phillips, una doctora del departamento de ginecología del Centro Médico Mount Sinai en la

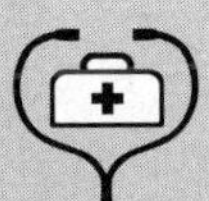

CUÁNDO CONSULTAR AL MÉDICO

Si usted presenta dolores (cólicos) menstruales intensos y sangrado abundante (que empape la toalla femenina o el tampón en una hora), recuéstese, según sugiere la Dra. Mary Lake Polan, Ph.D., profesora de Ginecología y Obstetricia de la Universidad Stanford en Palo Alto, California. Si el sangrado continúa con la misma intensidad por entre 12 y 24 horas, llame a su médico.

También debe ponerse en contacto con su doctor en las siguientes circunstancias, indica la Dra. Polan: si tiene un sangrado abundante, siente dolor y cólicos en la parte inferior del abdomen y cree que tal vez esté embarazada; si tiene un sangrado abundante y se siente débil y mareada; si es la primera vez que sufre dolores menstruales intensos o si por primera vez empieza a arrojar coágulos; si está tomando la píldora anticonceptiva y padece dolores menstruales severos; si tiene náuseas, dolor de cabeza, fiebre, diarrea y vómito además de dolores menstruales; o si sus dolores menstruales interfieren con sus actividades normales y no se alivian con medidas caseras, incluyendo dosis normales de aspirina o de ibuprofén.

ciudad de Nueva York. Si usted elige esta opción, la experta sugiere tomar 400 miligramos de ibuprofén justo antes o en el momento preciso de que comience el dolor y luego cada seis a ocho horas, con alimentos, durante el primer día o dos de su período. (*Nota:* Si usted tiene antecedentes de úlceras, la Dra. Phillips no recomienda el uso del ibuprofén).

Calmantes "conquistacólicos" naturales

Aparte del ibuprofén, hay muchas otras formas de vencer las molestias menstruales. A continuación compartiremos las tácticas más efectivas que brinda la medicina de mamá.

Alivie su dolor menstrual con hierbas. En particular hay dos hierbas de la familia Viburnum, el viburno (*black haw*) y el mundillo (sauquillo, geldre, *cramp bark*) que desde hace mucho tiempo se utilizan para relajar los músculos del útero y aliviar los dolores menstruales, según comenta la Dra. Bove. De hecho, el viburno funciona tan bien que a veces se emplea para ayudar a prevenir los abortos espontáneos. "Yo tiendo a usar ambas hierbas, de modo intercambiable o combinadas", afirma la experta.

Si sus dolores menstruales son leves, prepárese un té utilizando dos cucharaditas de viburno seco o de mundillo por cada taza de agua. Hierva la mezcla por 10 minutos, déjela enfriar, cuélela y tome hasta tres tazas al día. En caso de intensos dolores menstruales es posible que requiera un tratamiento más fuerte. Tome una cucharadita de la tintura de estas hierbas cada media hora durante dos o tres horas, recomienda la Dra. Bove. Es mejor no esperar a que el dolor llegue a su punto máximo antes de comenzar el tratamiento, agrega. "Las mujeres que padecen dolores menstruales regularmente pueden comenzar a tomar estas hierbas unos días antes de que llegue su menstruación". Debido a que estas hierbas (se venden en las tiendas de productos naturales) contienen un compuesto similar a la aspirina, las mujeres que son sensibles a la aspirina no deben tomarlas.

(*Nota:* Una tintura o *tincture* es un líquido herbario muy concentrado. Se prepara al remojar las hojas de una hierba en alcohol o glicerina —lo cual extrae sus propiedades medicinales— durante al menos seis semanas. Las tinturas se venden en las tiendas de productos naturales en botellitas pequeñas provistas de goteros para administrar las dosis. Asegúrese de guardarlas siempre fuera del alcance de los niños).

Tómese un té de jengibre. Esta especia picante posee diversas propiedades que la convierten en una buena opción para tratar los dolores menstruales: reduce la inflamación y los espasmos musculares, dilata los vasos sanguíneos y aumenta, por lo tanto, el flujo de la sangre, además de tener una cualidad cálida y vigorizante que ayuda a disipar la pereza, explica la Dra. Bove. Agregue de seis a ocho rebanadas delgadas o un par de cucharaditas de jengibre fresco rallado o molido a dos tazas de agua recién hervida y deje hervir la mezcla de 15 a 20 minutos a fuego lento. Cuele el té antes de tomárselo. "Puede agregar jengibre al té de mundillo para potenciar los efectos de este", agrega la naturópata.

Benefíciese con un baño. Llene su bañadera (bañera, tina) de agua tibia y agregue 5 gotas de cada uno de los siguientes aceites esenciales: bergamota (*bergamot*), manzanilla (*chamomile*) y romero (*rosemary*), así como 10 gotas de aceite de prímula (primavera) nocturna (*evening primrose*). Luego sumérjase en la bañadera, agregándole agua caliente según sea necesario para mantener el agua tibia, sugiere la Dra. Bove. "Estos aceites tienen propiedades que alivian la tensión y relajan los músculos", indica.

Domínelos con los dedos. Los puntos mediante los cuales la tradicional digitopuntura china alivia los dolores menstruales se encuentran a la mitad del pliegue en el punto de unión de la pierna con el tronco, explica Michael Reed Gach, Ph.D., director y fundador del Instituto de Digitopuntura en Berkeley, California. Puede presionar estos puntos con las puntas de los dedos o estimularlos uno a la vez. Para ello coloque el puño izquierdo sobre los puntos del lado izquierdo y el puño derecho sobre los puntos del lado derecho y acuéstese boca abajo sin despegar los puños, usando el peso de su cuerpo para ejercer presión. Encuentre una posición cómoda que le permita relajarse durante al menos dos minutos, indica el Dr. Gach.

Combátalos con caminatas. Caminar estimula la región pélvica y hace que los líquidos fluyan más libremente por esta parte del cuerpo, lo cual disminuye la congestión pélvica, afirma la Dra. Bove. "Les digo a las mujeres que procuren abrir la pelvis, dejando que sus caderas guíen su paso al caminar y que sus caderas y brazos se columpien libremente, para que todo su cuerpo tenga oportunidad de estirarse". Una caminata diaria de unos 20 minutos reducirá la probabilidad de que le den dolores menstruales, disminuirá su intensidad si ya los tiene y le levantará el ánimo, opina la experta.

Tome mucha agua. Nadie sabe por qué, pero "se ha comprobado científicamente que una mayor hidratación alivia los dolores menstruales —indica la Dra. Phillips—. "Si una mujer por casualidad se encuentra hospitalizada al comenzar su período y se incrementa el flujo de líquido a través de su catéter intravenoso, sus dolores menstruales disminuyen. Yo les digo a las mujeres con dolores menstruales que tomen la mayor cantidad posible de agua hasta que desaparezcan sus dolores y que luego reduzcan la cantidad. Me han comentado que funciona". Esta medida resulta particularmente útil durante el verano, afirma la ginecóloga, pues es más probable que las mujeres estén ligeramente deshidratadas durante esta época.

Cambios clave para prevenir las molestias

Para la prevención a largo plazo de los malestares menstruales hace falta realizar algunos cambios alimenticios. Los médicos ofrecen las siguientes recomendaciones.

"Desgrásese". Reduzca su consumo de carnes, de productos lácteos como la mantequilla, el queso con grasa y la leche entera y de yemas de huevo. La grasa saturada de estos alimentos contiene un tipo de prostaglandina que provoca contracciones musculares. Por lo tanto es una buena idea reducir el consumo de grasa de estas fuentes.

Coma más pescado y semillas crudas. Las semillas de lino (linaza, *flaxseed*), de girasol, de sésamo (ajonjolí) y de calabaza (pepitas), así como ciertos tipos de pescado como la trucha, la caballa (macarela, escombro, *mackerel*) y el salmón, contienen dos tipos de ácidos grasos, el linoleico y el linolénico. Estos ácidos grasos ayudan a relajar los músculos, explica la Dra. Bove.

También puede probar el aceite de prímula (primavera) nocturna o el aceite de uva espina (*black currant*) en forma de cápsulas. Según la Dra. Bove, ambos tipos de aceite también contienen los ácidos linoleico y linolénico. La naturópata receta dosis de 1,000 a 3,000 miligramos diarios, de acuerdo con la intensidad de los síntomas. Asegúrese de tomar los suplementos todos los días, junto con alimentos, por entre tres y seis meses. Ambos suplementos se obtienen en las tiendas de productos naturales.

Mímese con minerales. El magnesio y el calcio juegan un papel importante en la conservación de un tono muscular normal. Consuma de 500 a 600 miligramos de cada uno. De acuerdo con la Dra. Bove, si se obtiene una cantidad suficiente de ambos minerales, ayudan a relajar los músculos y por ende a disminuir la intensidad de los dolores menstruales. "A mí me gusta usar cantidades iguales de ambos, en forma de suplementos líquidos o con capa entérica (busque suplementos que digan "*buffered*" o "*enteric-coated*" en la etiqueta), los cuales parecen surtir efecto en los músculos de forma más rápida que las tabletas —afirma—. Les digo a las mujeres que prueben estos suplementos diarios y otros cambios dietéticos durante tres meses por lo menos, porque a menudo se lleva algo de tiempo para que la mejoría se note".

Tomar magnesio y calcio sólo cuando se sienten dolores menstruales probablemente no sirva de nada, agrega la Dra. Adriane Fugh-Berman, presidenta de la Red Nacional para la Salud de la Mujer. "Necesita tomarlos durante todo el mes".

(*Nota:* Si usted tiene alguna afección del corazón o del riñón, consulte a su médico antes de tomar suplementos de magnesio. Además, una dosis diaria de suplementos de magnesio de 350 miligramos o más puede provocarles diarrea a algunas personas. Si este es su caso, disminuya la dosis hasta que desaparezcan los síntomas).

También tome vitaminas. Las vitaminas del grupo B, sobre todo la B$_6$, son importantes porque le ayudan a su cuerpo a metabolizar las hormonas. La Dra. Fugh-Berman recomienda tomar un suplemento diario de 50 miligramos de una fórmula de vitaminas del complejo B durante todo el mes.

Además, agregue vitamina E a su alimentación. En diversos estudios clínicos se demostró que una dosis diaria de 150 unidades internacionales (UI) de vitamina E durante 10 días antes de la menstruación así como los primeros cuatro del ciclo menstrual ayudó a aliviar el malestar menstrual a más tardar después de dos ciclos menstruales en aproximadamente el 70 por ciento de las mujeres que probaron el tratamiento.

Según la Dra. Bove, la vitamina E al parecer también alivia el sangrado abundante. "Para empezar receto una dosis de 800 UI al día, que luego aumento a 1,200 UI antes de que comience la menstruación. Luego les pido a las mujeres que tomen de 1,200 a 1,600 UI durante los días de sangrado abundante y después disminuyo la dosis conforme disminuya el sangrado". Normalmente, según indica la experta, las mujeres "ya no presentan días de sangrado abundante al cabo del segundo o tercer ciclo".

Antes de tomar cantidades mayores de 600 UI, consulte a su médico, agrega la naturópata.

Considere la vitamina A. Algunos doctores ponen a las mujeres con sangrado menstrual abundante a tomar cantidades adicionales de vitamina A durante varios meses para ver si su sangrado se aligera. "Yo no recomendaría la vitamina A sola, pero quizá sí recetaría una cantidad mayor a la Cantidad Diaria Recomendada de 5,000 UI a través de un buen suplemento polivitamínico o incluso un suplemento vitamínico prenatal", afirma la Dra. Bove. Un estudio de investigación encontró que la sangre de 71 mujeres con sangrado abundante presentaba niveles significativamente más bajos de vitamina A que la de mujeres con menstruaciones normales. Cuando aquellas tomaron 25,000 unidades internacionales de vitamina A dos veces al día por 15 días, en más del 90 por ciento la pérdida de sangre volvió a ser normal o disminuyó. "Optaría por aplicar no más de 25,000 unidades internacionales al día", agrega la naturópata.

(*Nota:* Cualquier suplemento de vitamina A de más de 15,000 UI al día sólo debe tomarse bajo la supervisión de un médico. Las mujeres embarazadas sólo deben tomar las vitaminas prenatales recetadas por su médico y evitar los suplementos de vitamina A por completo).

(*Nota:* La mayoría de los consejos generales mencionados en este capítulo pueden aplicarse de manera simultánea, como por ejemplo en el caso de recomendaciones en cuanto a la alimentación o el estilo de vida. Y cualquiera de los tratamientos con hierbas o suplementos puede utilizarse de acuerdo con lo señalado por los expertos. Sin embargo, ni nosotras ni nuestros expertos recomendamos que las diversas hierbas o suplementos se combinen. No se han estudiado a fondo las interacciones de distintas hierbas o suplementos para determinar si algunos de estos pueden ser dañinos cuando se utilizan en conjunto. Por lo tanto, es mejor que usted consulte al médico antes de combinar hierbas o suplementos para tratar este problema. Si no reconoce algún término mencionado aquí, vea el glosario en la página 623).

Prevención del cáncer

Puntos de partida que protegen

Probablemente sea lo último en lo que cualquier mujer desee pensar. Sin embargo, todas lo hacemos de vez en cuando, sobre todo cuando alguien a quien conocemos se enferma de cáncer. Entonces todas nos preguntamos: ¿habrá un cáncer creciendo silenciosamente en alguna parte de *mi* cuerpo?

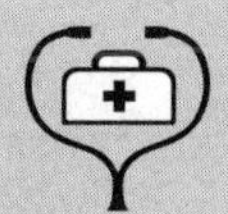

CUÁNDO CONSULTAR AL MÉDICO

El cáncer y sus síntomas adoptan diversas formas. La Sociedad Estadounidense contra el Cáncer recomienda acudir a un médico lo más pronto posible si presenta cualquiera de los siguientes síntomas: tos persistente, flemas con sangre, dolor de pecho, neumonía o bronquitis recurrentes; sangrado del recto o una alteración en el funcionamiento del intestino; aparición de una bolita, engrosamiento, hoyuelo o irritación en un seno, o bien dolor en el pezón o escurrimiento de líquido por el mismo; nódulos linfáticos crecidos, comezón, fiebre, sudoración nocturna, anemia y pérdida de peso; fatiga, infecciones repetidas, cardenales (moretones, magulladuras) y sangrado nasal frecuentes; dolor o hinchazón abdominales o ictericia; dolores de cabeza, náuseas y vómito; pérdida de la visión o la audición; dificultad para hablar o tragar; un cambio en la forma, el color o el tamaño de un lunar.

¿Y de verdad será tan malo preocuparnos por el cáncer si esta preocupación nos lleva a tomar medidas para evitarlo o prevenir una recaída?

De hecho, los tres tipos de cáncer —de pulmón, mama y colon— que ocasionan el mayor número de muertes entre las mujeres pueden evitarse, en la mayoría de los casos. "Las personas necesitan darse cuenta de que el cáncer es una enfermedad que puede prevenirse, al igual que las del corazón —indica Graham Colditz, Dr. P.H., profesor de Medicina en la Facultad de Medicina de Harvard—. Casi las dos terceras partes de las muertes ocasionadas por cáncer en los Estados Unidos se relacionan con el tabaquismo, la alimentación y la falta de ejercicio. Si las personas se limitaran a aplicar a sus propias vidas los conocimientos con los que actualmente contamos acerca de la prevención del cáncer, el índice de esta enfermedad disminuiría de manera considerable".

Aparentemente algunas personas están confundidas con respecto a las mejores formas de prevenir el cáncer. ¿Está bien comer una zanahoria aunque no proceda de un cultivo orgánico? ¿Es preciso tomar sólo agua embotellada? ¿Y qué sucede con cosas como el té verde o el *ginseng*?

"La verdad es que, si bien estas cosas tal vez demuestren ser útiles algún día, existen otras mucho más prosaicas con respecto a las cuales ya se ha demostrado que ayudan a prevenir el cáncer", afirma el Dr. Colditz. Por lo tanto, a continuación le señalaremos lo que todas las mujeres debemos hacer todo el tiempo, según los expertos, para disminuir nuestro riesgo de contraer cáncer.

Estrategias específicas para evitarlo

Termine con el tabaquismo. Aunque parezca obvio, si fuma debe dejar de hacerlo. El hábito de fumar cigarrillos es la causa de casi todos los casos de cáncer de pulmón, el tipo de cáncer que actualmente ocasiona el mayor número de muertes entre mujeres. También se ha vinculado directamente a una tercera parte de los demás tipos de cáncer, entre ellos los de garganta, boca, cuello del útero, colon, vejiga, riñón y páncreas, explica Peggy O'Hara, Ph.D., profesora de Epidemiología y Salud Pública en la Universidad de Miami en Florida. Una vez que deje de fumar, su riesgo de contraer muchos de estos tipos de cáncer comienza a disminuir, hasta que al cabo de entre 10 y 15 años puede compararse con la situación de una persona que nunca ha fumado.

La mejor época para quitarse el vicio es durante la primera mitad de su ciclo menstrual. Durante esta fase, el alto nivel de hormonas femeninas puede contrapesar los síntomas de abstención como la irritabilidad y la depresión, según la Dra. O'Hara.

Ahora bien, sabemos que no es nada fácil soltar el cigarrillo o cualquier otro tipo de tabaco. Podrá encontrar sugerencias acerca de cómo dejar de fumar en el capítulo "Tabaquismo" en la página 303. Si bien ese capítulo corresponde a la sección sobre hombres de este libro, los consejos que ahí se dan también le servirán a usted.

Una copita al día, nada más. "Tomar más incrementa el riesgo de contraer cáncer de esófago y posiblemente de mama", afirma el Dr. Colditz. Por cierto, una copa equivale a 12 onzas (360 ml) de cerveza, 5 onzas (150 ml) de vino o un cóctel preparado con 1½ onzas (45 ml) de alcohol.

Mantenga un peso saludable. Si usted rebasa su peso ideal en un 35 por ciento o más está incrementando su riesgo de contraer cáncer de mama, cuello del útero, endometrio, útero y ovarios, advierte el Dr. Colditz. Por ejemplo, si el peso ideal de una mujer es 135 libras (61 kg), un sobrepeso de 47 libras (21 kg) —para un total de 182 libras (83 kg)— la coloca en la zona de peligro. Si bien existen diversas fórmulas complicadas para calcular el peso ideal, algunos expertos utilizan una bastante sencilla para ver si alguien se encuentra cerca del mismo: si usted mide 5 pies (1.52 m) de estatura, debe pesar 100 libras (45.4 kg). Si es más alta, agregue 5 libras (2.3 kg) por cada pulgada (2.54 cm) adicional de estatura. Finalmente, si es de complexión robusta súmele un 10 por ciento más al resultado, o bien réstele un 10 por ciento si es de complexión delgada. En la página 560 podrá encontrar consejos específicos para adelgazar.

Ejercítese durante por lo menos 30 minutos diarios. "Incluso una actividad moderada como caminar rápido, realizada durante un total de tres horas a la semana, reducirá considerablemente su riesgo de contraer cáncer —indica el Dr. Colditz—.Trate de hacer media hora de ejercicio casi todos los días". Las mujeres más activas, es decir, las que salen a correr por un total de cinco horas o más a la semana, probablemente disminuyan su riesgo a menos de la mitad, agrega el experto.

"El ejercicio también reduce el tiempo que la materia fecal tarda en pasar por el intestino, por lo que se acorta el tiempo que los carcinógenos potenciales contenidos en el excremento permanecen en contacto con aquel", explica el Dr. David P. Rose, D.Sc., Ph.D., jefe de la división de Nutrición y Endocrinología en la Fundación Estadounidense para la Salud de Valhalla, Nueva York.

Además, el ejercicio reduce el nivel de insulina "y existen algunas pruebas de acuerdo con las cuales un alto nivel de insulina promueve el crecimiento de tumores", señala el Dr. Colditz. En el caso del cáncer de mama, el ejercicio puede modificar el nivel de algunas hormonas, como el estrógeno, de forma que contribuyan menos al desarrollo del cáncer.

Identifique los materiales peligrosos a los que está expuesta en el trabajo y aprenda a manejarlos de forma segura. Si usted es una estilista, ensambladora de aparatos electrónicos o técnica de radiología, por ejemplo, o si está expuesta a pegamentos, solventes, pinturas, materiales radioactivos, aserrín, pesticidas u otras sustancias químicas, averigüe el nombre y la composición química de todas las sustancias potencialmente peligrosas con las que trabaja, recomienda el Dr. Colditz. "Obtenga una copia de la 'Hoja de Datos de Seguridad de Materiales' (*Material Safety Data Sheet*) para todos los materiales que maneje y léela", sugiere el experto. Por ley, su jefe (patrón) está obligado a proporcionarle esta información. Utilice el equipo de protección personal adecuado en caso de que sea necesario. Insista en que su ambiente de trabajo esté diseñado y ventilado de la mejor manera posible para prevenir su exposición a sustancias tóxicas.

Defensas dietéticas

La buena nutrición es indispensable para protegerse contra el cáncer. De hecho, ciertos alimentos contienen nutrientes y otros compuestos que al parecer reducen el riesgo de contraer esta enfermedad. De acuerdo con los resultados obtenidos hasta la fecha por diversos estudios, los expertos le ofrecen las siguientes sugerencias para que usted cree su propio plan alimenticio diseñado especialmente para evitar el cáncer.

Valore las verduras. Todos los días deberá comer una o dos tazas de verduras de hojas de color verde oscuro. La col rizada, las espinacas, las hojas de mostaza, las hojas de remolacha (betabel) y la lechuga romana (orejona) son las mejores fuentes de folato, una vitamina B que ayuda a proteger las células de los daños genéticos ocasionados por sustancias químicas y los virus que producen cáncer. Puede preparar estas verduras cocidas ligeramente al vapor o fritas con cebolla y cocidas con un poco de caldo; por último, rocíelas con un poco de aceite de oliva y semillas de sésamo (ajonjolí).

Combátalo con carotenoides. Coma al menos media taza de frutas o verduras anaranjadas cada dos días para incrementar su consumo de carotenoides. Puede obtener estos compuestos, que prometen aportar mucho a la lucha contra el cáncer, de las siguientes fuentes: zanahoria, batata dulce (camote, *yam, sweet potato*) y calabaza (calabaza de Castilla). Diversos estudios indican que los carotenoides posiblemente retarden el desarrollo de lesiones precancerosas e incluso reviertan los cambios precancerosos en las células. Puede agregar zanahoria rallada a una salsa de tomate (jitomate) o al pan de carne, servir un puré de batata dulce o unas batatas dulces preparadas a la francesa en el horno, o bien hornear un pastel (pay, *pie*) de calabaza bajo en grasa con leche descremada evaporada.

Coma más crucíferas. Entre las verduras crucíferas se encuentran el brócoli, los repollitos (coles) de Bruselas, los brotes (germinados), el repollo (col) y la coliflor. Coma alguna verdura de esta familia al menos cada dos días. Todas contienen compuestos que estimulan la producción de unas enzimas que bloquean el desarrollo del cáncer. Disfrute, por ejemplo, una ensalada de repollo (*coleslaw*) baja en grasa o un plato de brócoli al vapor en salsa de ajo.

Termínese el tomate. El tomate (jitomate) es rico en licopeno, un miembro de la familia de los carotenoides que posee propiedades similares para combatir el cáncer. De acuerdo con los resultados obtenidos por un grupo de investigadores italianos, las personas que comen un mínimo de siete raciones de tomate a la semana presentan un 60 por ciento menos probabilidades de desarrollar cáncer de estómago, colon y recto que quienes no pasan de dos raciones a la semana. Si el tomate no es de su agrado, pruebe la toronja (pomelo) sangría o el pimiento (ají, pimiento morrón) rojo. Ambos contienen abundantes cantidades de licopeno.

Métale diente a un diente una vez por semana. Diversos estudios indican que el ajo disminuye la probabilidad de desarrollar cáncer. De acuerdo con una de estas investigaciones, las mujeres que comen ajo al menos una vez a la semana reducen su riesgo de contraer cáncer de colon en un 33 por ciento en comparación con las mujeres que nunca lo comen. (Para evitar el aliento a ajo, vea la página 413).

Cambie la carne de res por pescado y mariscos. El pescado y los mariscos son ricos en ácidos grasos omega-3. Estudios clínicos y epidemiológicos han demostrado que estos ácidos grasos reducen el índice de tumores en el colon y los senos. Y ya que está en eso, sustituya otra poca de carne por verduras. Las verduras también proporcionan una saludable dosis de compuestos que combaten el cáncer, como genisteína y otras isoflavonas.

Controle el cáncer al controlar su consumo de carne. Disminuya su consumo de carne roja a una sola ración por mes. Un grupo de investigadores de la Universidad de Harvard demostró que el riesgo de sufrir cáncer de colon se reduce a la mitad si el consumo de carne roja se reduce a una ración por mes, en comparación con el peligro que corren las mujeres que consumen carne de res, puerco o cordero diariamente.

Sustituya las grasas saturadas, como la mantequilla y la manteca de cerdo, por aceite de oliva. Los científicos aún no han logrado establecer un vínculo definitivo entre una alimentación alta en grasa y el cáncer. No obstante, saben que al aumentar el consumo de grasa monoinsaturada, como el aceite de oliva, y reducir el de grasa saturada, la mujer se protege contra el cáncer de mama, según afirma el Dr. Colditz.

Tome vitaminas. Tome un suplemento polivitamínico diario que contenga entre 500 y 1,000 miligramos de vitamina C, de 200 a 400 unidades internacionales de vitamina E y 800 microgramos de ácido fólico (la forma de folato que aparece en los suplementos), además de otros nutrientes esenciales. "Creo que las mujeres necesitan esta protección adicional contra el cáncer aunque su alimentación sea saludable", opina el Dr. Rose. Ahora bien, una dosis diaria de más de 400 microgramos de ácido fólico sólo debe tomarse bajo la supervisión de un médico. En grandes cantidades, este nutriente puede encubrir los síntomas de una carencia de vitamina B_{12}.

(*Nota:* Si no reconoce algún término en este capítulo, vea el glosario en la página 623).

Resfriado y gripe

Cómo ganarles a los gérmenes y vencer los virus

Si pensamos en los cientos de virus del refriado (catarro) y de la gripe que están repartidos por todas partes, es realmente asombroso que no nos la pasemos tosiendo y estornudando todo el tiempo. Por suerte, un sistema inmunitario sano les impide el paso a la mayoría de estos invasores microscópicos antes de que puedan reproducirse miles de millones de veces en nuestras narices, gargantas y pulmones. De hecho, hay dos formas principales en que usted puede prevenir los resfriados y todo lo que los acompaña, como la nariz tapada, los estornudos, la garganta irritada y la fiebre: haciendo todo lo posible para fortalecer su sistema inmunitario y evitando los gérmenes.

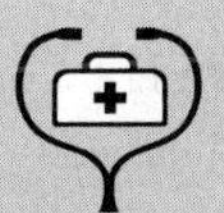

Ambas tácticas también disminuirán la probabilidad de que le dé gripe y sufra su fiebre más alta, dolores y achaques musculares, así como esa fatiga que nos hace sentir como si estuviéramos arrastrando el alma.

La temporada clásica para los resfriados y las gripes es el invierno, según indica el Dr. Keiji Fukuda, jefe de la sección de Epidemiología de los Centros para el Control y la Prevención de las Enfermedades en Atlanta, Georgia. "Durante los meses de clima frío, las personas permanecen en sitios cerrados, de modo que un niño enfermo en una guardería o un adulto que estornuda en el trabajo tiene la oportunidad de infectar a muchos más", explica.

De hecho no es necesario ser el blanco directo de un estornudo o un ataque de tos para contraer un resfriado o una gripe, señala el Dr. Michael Fleming, un médico familiar con consulta privada en Shreveport, Louisiana. Es más, ni siquiera hace falta estar cerca cuando ocurre. "Lo único que necesita hacer es tocar algo, como la perilla de una puerta, un teléfono o una mano, que una persona enferma haya tocado o sobre los cuales haya tosido o estornudado, incluso hasta 24 horas después, y luego tocarse la cara, la nariz o la boca", indica el Dr. Fleming. La mayoría de los virus del resfriado y de la gripe se trasmiten de esta forma.

Los antibióticos no ayudan para aliviar un resfriado leve o una gripe. Este tipo de medicamentos sólo actúan contra las bacterias, no los virus. "Por eso es tan importante tener un sistema inmunitario fuerte —afirma la Dra. Anne Davis, profesora de Medicina Clínica en la Universidad de

Nueva York de la ciudad de Nueva York—. Si usted está sana puede albergar el virus del resfriado o de la gripe sin padecer los síntomas, pero cuando su resistencia anda baja es más probable que se enferme".

Consejos para la campaña contra los catarros y la guerra contra la gripe

A continuación ofrecemos múltiples medidas de la medicina de mamá para arrasar con los maleantes microscópicos que causan el resfriado y la gripe.

Si está cansada, métase a la cama. "Los virus de la gripe a menudo causan un malestar que afecta todo el cuerpo. Si usted sigue con su ritmo de actividad normal cuando tiene gripe, incluyendo el ejercicio intenso, es posible que sus síntomas empeoren y se creen las condiciones necesarias para infecciones bacterianas colaterales como neumonía. Además, puede ser que le entre una fatiga que le dure varias semanas", advierte David C. Nieman, D.P.H., profesor en la Universidad Estatal de los Apalaches en Boone, Carolina del Norte.

"Dos días enteros en cama no son demasiado cuando la gripe realmente se suelta", opina el Dr. Fleming. Si no le es posible descansar tanto, al menos duerma ocho horas y aplace cualquier cosa que pueda esperar. Dése hasta dos semanas para ir regresando poco a poco a su rutina normal, aunque comience a sentirse mejor más rápido.

Si sólo tiene una rinitis catarral aguda quizá no sienta la necesidad de guardar reposo, señala el Dr. Nieman. (La rinitis catarral aguda, un tipo de resfriado, hace que la nariz se inflame, se tape y produzca secreciones amarillentas o blancas). De hecho, un poco de ejercicio leve puede ayudar a resolver los síntomas de la rinitis catarral aguda al incrementar el número de glóbulos blancos que circulan por todo su cuerpo, encargados de combatir los virus.

Tome té, consomé de pollo, limonada caliente y otros líquidos calientes. "Independientemente de que esté luchando contra el virus del resfriado o de la gripe, los líquidos ayudan a mantener el moco lo suficientemente delgado para expulsarlo tosiendo o sonándose la nariz. El moco grueso atrapado promueve infecciones bacterianas secundarias, como la neumonía", indica la Dra. Davis. Además, la sudoración provocada por la fiebre puede secar su cuerpo, deshidratándola y haciendo que

   La medicina de mamá para mamá misma

la fiebre le suba aún más, agrega la experta. Por lo tanto, se trata de ahogar el resfriado *y* la fiebre al mismo tiempo. Y los líquidos calientes son mejores para aliviar la congestión que los fríos.

Ataque los achaques y neutralice las náuseas con jengibre. Al jengibre se le conoce principalmente por su capacidad para asentar el estómago y aliviar los achaques, cualidades que lo convierten en el remedio ideal contra un resfriado o una gripe acompañada de náuseas, según indica Nan Kathryn Fuchs, Ph.D., una nutrióloga con consulta privada en Sebastopol, California. Para preparar el té, ponga una taza de agua y una cucharadita de jengibre fresco rallado a hervir a fuego lento por 10 minutos en una olla tapada. Luego cuele el té y tómeselo. El té de jengibre se puede tomar hasta cuatro veces al día.

Agarre astrágalo o emplee equinacia. Se ha comprobado que el astrágalo (*astragalus*) —una popular hierba china— y la equinacia (equiseto, *echinacea*) poseen propiedades antivirales y refuerzan el sistema inmunitario, según indica la Dra. Fuchs. Al primer indicio de enfermedad, tome una dosis de tintura de astrágalo o equinacia. Repítala cada una o dos horas durante el primer día y luego tres veces al día hasta tres días después de que sus síntomas hayan desaparecido, recomienda la experta. Ambas hierbas se venden en las tiendas de productos naturales. Con respecto a la dosis, siga las instrucciones que aparezcan en la etiqueta del producto.

(*Nota:* Una tintura o *tincture* es un líquido herbario muy concentrado. Se prepara al remojar las hojas de una hierba en alcohol o glicerina —lo cual extrae sus propiedades medicinales— durante al menos seis semanas. Las tinturas se venden en las tiendas de productos naturales en botellitas pequeñas provistas de goteros para administrar las dosis. Asegúrese de guardarlas siempre fuera del alcance de los niños).

Opte por otra combinación curativa. Combinar la equinacia con el hidraste (sello dorado, acónito americano, *goldenseal*) también puede dar muy buenos resultados. La equinacia se encarga de estimular la producción de células asesinas naturales, un tipo de glóbulo blanco que combate las infecciones virales. Por su parte, el hidraste estimula la actividad de los glóbulos blancos y contiene compuestos antivirales y antibacterianos, principalmente berberina. Complementa bien a la equinacia porque disminuye la inflamación y la producción de moco.

Cuando los síntomas la ataquen, tome una cápsula de 300 miligramos de cada una de estas hierbas cada dos a cuatro horas durante los primeros dos o tres días, sugiere Kristy Fassler, N.D., una naturópata de Portsmouth, Nueva Hampshire. Continúe con la misma dosis de ambas hierbas tres veces al día hasta que los síntomas desaparezcan por completo.

Sánese con salvia. Hace algunos años, varios de los herbolarios más destacados del país estaban conversando acerca de su oficio cuando de repente tocaron el tema de los remedios para el resfriado (catarro) común. Un hecho interesante es que ni la equinacia ni el hidraste lograron la mayoría de votos. ¿Cuál fue la hierba ganadora? La salvia (*sage*).

"La salvia es antiséptica y astringente", explica Cascade Anderson Geller, una herbolaria de Portland, Oregon. Por lo tanto, ayuda a combatir las infecciones y al mismo tiempo resuelve problemas como el goteo postnasal. Para tomarla, deje una cucharadita de hojas secas de salvia medicinal (que se consigue en las tiendas de productos naturales) en infusión en ½ taza de agua y cuélela. Tómesela poco a poco, porque es fuerte y amarga. La dosis recomendada es ½ taza de té dos veces al día entre comidas. El té la hará sentirse mejor, pero no querrá exponerse al efecto secante de la salvia por más que uno o dos días, opina Geller.

Dése duchas o baños frecuentes con agua caliente. La humedad combate la congestión, señala el Dr. Fleming. También puede mantener encendido el humidificador al 60 por ciento o más en su dormitorio (recámara) mientras dure la enfermedad. "Se sentirá más cómoda y respirará con más facilidad", comenta el médico.

Duerma semisentada. Los estornudos, la tos y la congestión a menudo empeoran durante la noche, advierte la Dra. Davis. Sobre todo si tiene goteo postnasal, duerma sentada o apoye su cabeza sobre un mayor número de almohadas para que le resulte más fácil respirar.

Duplique su consumo de vitamina C en cuanto aparezcan los primeros síntomas. Un estudio encontró que las personas que toman 1,000 miligramos de vitamina C dos veces al día tienen un menor flujo nasal y los resfriados les duran menos que a las personas que no toman cantidades adicionales de vitamina C.

Si ya está tomando de 500 a 1,000 miligramos de vitamina C al día, incremente la cantidad a no más de 2,000 miligramos al primer indicio de enfermedad. Siga tomando la dosis mayor por varios días cuando ya se sienta mejor, recomienda la Dra. Fuchs.

UNA SUPERSOPA DE JENGIBRE Y AJO

¿Está convencida de que el caldo de pollo es el remedio culinario más seguro contra el resfriado (catarro)? Entonces no ha probado la sopa de jengibre y ajo de esta doctora. "Tanto el jengibre como el ajo fortalecen el sistema inmunitario muchísimo —dice Mary Bove, N.D., una naturópata de Brattleboro, Vermont—. Y el ajo es simplemente maravilloso para los resfriados". Los brotes de frijoles *mung* se agregan para proporcionar una dosis adicional de folato, potasio y magnesio, nutrientes que aseguran una buena salud. A continuación la receta con la que la Dra. Bove alivia los resfriados.

4	**tazas de consomé de pollo**
½	**taza de ajo fresco finamente picado**
½	**taza de jengibre fresco finamente rebanado**
½	**taza de brotes (germinados) de frijoles (habichuelas)** ***mung***

Vierta el consomé en una cacerola grande y caliéntelo a fuego mediano-alto.

En una sartén mediana, sofría (saltee) el ajo y el jengibre por unos 3 ó 4 minutos o hasta que estén suaves. Agrégueselos al consomé. Incorpore los brotes y deje hervir el consomé a fuego lento por 2 ó 3 minutos o hasta que esté bien caliente. Guarde la sopa que le sobre en el refrigerador para "tratamientos" posteriores.

(*Nota:* Una dosis más alta de vitamina C les provoca diarrea a algunas personas. Si así le ocurre a usted, simplemente disminuya la dosis a 1,200 miligramos o menos al día).

Agarre la "A". La vitamina A es conocida como la vitamina antiinfecciosa. Combate los virus y las bacterias al mantener sanas las células de las vías respiratorias y proporcionar anticuerpos y linfocitos que se encargan de destruir los malévolos microorganismos que causan los resfriados.

En cuanto empiece a sentir los primeros síntomas de un resfriado o una gripe, tome 100,000 unidades internacionales (UI) de vitamina A al día por tres días, sugiere la Dra. Fassler. Luego disminuya la dosis a 25,000 UI durante una semana o hasta que los síntomas desaparezcan. Sin embargo, la naturópata advierte que se trata de dosis muy·elevadas, por lo que deberá consultar primero a su médico.

Consuma cinc. Un grupo de investigadores de la Fundación Clínica de Cleveland en Cleveland, Ohio, encontraron que a las personas que comienzan a tomar pastillas de gluconato de cinc (*zinc gluconate*) durante las primeras 24 horas después de empezar a notar los síntomas de un resfriado, el resfriado sólo les dura 4.4 días en promedio, es decir, unos 3 días menos de lo normal. También presentan menos tos, dolores de cabeza, ronquera, congestión nasal y goteo de lo normal.

"Los científicos creen que el cinc ayuda a prevenir la reproducción viral o quizá evite que los virus penetren a las células", indica el Dr. Michael Macknin, el responsable del estudio. Las pastillas que se estudiaron contenían gluconato de cinc. En teoría, los edulcorantes de las pastillas se ligarían con otras formas de cinc, volviéndolas inactivas.

Las pastillas de gluconato de cinc se venden en las tiendas de productos naturales y algunas farmacias. Observe la dosis recomendada en la etiqueta del producto.

Acciones antigérmenes

Para reducir el número de resfriados o gripes que vaya a padecer, necesita evitar los gérmenes en lo posible y combatirlos cuando se haya expuesto a ellos.

Lávese las manos con frecuencia a lo largo del día. Este detalle es muy importante, sobre todo si está cerca de niños enfermos, señala la Dra. Davis. Es muy fácil pasar los virus del resfriado o de la gripe de las manos a su cara, ojos, boca o nariz.

Desinfecte su casa. Esta medida evita que la infección se trasmita. Rocíe las perillas de las puertas, los teléfonos y las llaves (grifos, canillas, pilas) del lavamanos del baño y del fregadero (lavaplatos) con algún desinfectante como *Lysol*, asegurándose de dejarlo el tiempo que se indique en las instrucciones, recomienda la Dra. Davis.

Tápese la boca. Cúbrase la boca y la nariz cuando estornude. No sólo es cuestión de buenos modales, pues un estornudo muy intenso puede impulsar los virus hasta una distancia de 10 pies (3 m).

Húyale al humo. No fume ni se meta a carros, restaurantes u otros lugares cerrados llenos de humo. El humo del cigarrillo daña gran parte de las defensas respiratorias del cuerpo que normalmente actúan contra los virus del resfriado y la gripe, explica la Dra. Davis.

(*Nota:* La mayoría de los consejos generales mencionados en este capítulo pueden aplicarse de manera simultánea, como por ejemplo en el caso de recomendaciones en cuanto a la alimentación o el estilo de vida. Y cualquiera de los tratamientos con hierbas o suplementos puede utilizarse de acuerdo con lo señalado por los expertos. Sin embargo, ni nosotras ni nuestros expertos recomendamos que las diversas hierbas o suplementos se combinen. No se han estudiado a fondo las interacciones de distintas hierbas o suplementos para determinar si algunos de estos pueden ser dañinos cuando se utilizan en conjunto. Por lo tanto, es mejor que usted consulte al médico antes de combinar hierbas o suplementos para tratar este problema. Si no reconoce algún término mencionado aquí, vea el glosario en la página 623).

Senos adoloridos

Cómo disminuir el dolor y minimizar las molestias

Para la mayoría de las mujeres que menstrúan, las molestias en los senos van y vienen con cada ciclo mensual. Cuando los niveles de la hormona femenina estrógeno están en su punto máximo, lo cual ocurre justo antes de la menstruación y durante esta, los senos se le pueden hinchar y empezar a doler. Tal vez sienta como si le estuvieran jalando el cuello y la espalda y duelen con el menor

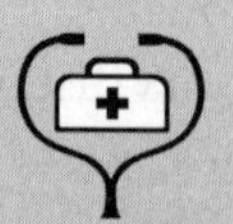

CUÁNDO CONSULTAR AL MÉDICO

Si usted efectúa los cambios recomendados a su alimentación y estilo de vida por tres meses y le siguen doliendo los senos, o bien si le empiezan a doler y se hinchan en el transcurso de uno o dos días, consulte a su médico, aconseja el Dr. David P. Rose, D.Sc., Ph.D., jefe de la división de Nutrición y Endocrinología en la Fundación Estadounidense para la Salud de Valhalla, Nueva York. Quizá tenga un problema hormonal que requiera tratamiento médico. También consulte a su doctor si sus senos le empiezan a doler después de empezar a tomar píldoras anticonceptivas o la terapia de reposición hormonal. Quizá su médico necesite ajustar la dosis o recetarle un fármaco diferente. Y consulte a su doctor, por supuesto, si nota cualquier cosa fuera de lo normal durante su autoexamen mensual de los senos.

brinco o roce. De esta forma, correr, saltar o incluso rodar en la cama a veces se convierte en un verdadero tormento. "Algunas mujeres exigen cirugía para reducir el tamaño de sus senos simplemente por el dolor tan intenso que sienten", afirma el Dr. Bernard Ginsberg, un médico con consulta privada en Santa Mónica, California.

Las molestias en los senos generalmente se presentan justo antes de la menstruación, cuando las hormonas estimulan la retención de líquidos en el tejido mamario, según explica el Dr. David P. Rose, D.Sc., Ph.D., jefe de la división de Nutrición y Endocrinología en la Fundación Estadounidense para la Salud de Valhalla, Nueva York. Amamantar también puede producir dolor.

Las mujeres a veces vacilan en buscar tratamiento para las molestias en los senos porque temen lo peor. No obstante, de acuerdo con los médicos es bastante normal que se den cambios premenstruales en los senos, como hinchazón o la formación de bolitas. Además, el riesgo de desarrollar cáncer de mama no aumenta por el simple hecho de tener bolitas en los senos, indica el Dr. Ginsberg.

Por lo tanto, si usted se queja de senos adoloridos, debe saber que sí puede hacer algo al respecto. Los expertos recomiendan lo siguiente.

Acciones que alivian

Cuando los senos le duelen, lo que quiere es sentirse lo más cómoda posible lo más pronto posible. Los siguientes remedios le proporcionarán un alivio rápido y efectivo.

Atiéndase con agua. Póngase a remojar en una bañadera (bañera, tina) llena de agua agradablemente caliente durante al menos 20 minutos. "Acuéstese en la bañadera de manera qué su pecho esté sumergido", sugiere Rosalind Benedet, R.N., una enfermera especializada en la salud de los senos en el Centro Médico California Pacific de San Francisco. El agua alivia el dolor de senos y relaja todo su cuerpo.

El frío también funciona. Como una alternativa al calor, aplíquese una compresa fría a los senos adoloridos por un máximo de 20 minutos cada vez que necesite alivio. Utilice hielo triturado o una bolsa de chícharos (guisantes, arvejas) congelados, pues ambos se adaptarán a la forma de sus senos, explica Benedet. Y recuerde envolver el hielo o la bolsa de chícharos con una toalla para que el frío no le lastime la piel.

Venza las bolitas con aceite. El aceite de prímula (primavera) nocturna (*evening primrose*) es un antiinflamatorio que alivia el dolor y ayuda a encoger las bolitas que se forman en los senos, indica Jill Stansbury, N.D., una naturópata de Portland, Oregon. Para encoger esas bolitas inofensivas pero molestas, la Dra. Stansbury sugiere tomar una o dos cápsulas (de 500 mg o bien de 1,000 mg; ella prefiere las de 1,000 mg) de aceite de prímula nocturna tres veces al día por varios meses.

Recétese ricino. Los herbolarios recomiendan las compresas de aceite de ricino (*castor oil*) para disminuir el dolor y la inflamación de los senos que tienden a formar bolitas. Desde hace cientos de años, el aceite de ricino se emplea como remedio externo para las llagas y los abscesos en la India, Egipto y China.

Para hacer una compresa de aceite de ricino, rocíe 2 onzas (60 ml) de aceite de ricino sobre una franela lo suficientemente ancha y larga para cubrirle ambos senos, recomiendan los herbolarios; si lo prefiere, puede frotarse los senos directamente con el aceite. Tápese con envoltura autoadherente de plástico y una toalla delgada. Mantenga la compresa caliente con un cojín eléctrico puesto en la temperatura baja o con una bolsa de agua caliente. Abríguese con una bata calientita o métase a la cama y tápese bien para que la envoltura no se mueva, sugiere la Dra. Stansbury. Esta envoltura aliviará sus senos por medio del calor por unos 45 minutos, según ella.

Puede aplicar esta compresa para aliviar el dolor de senos una vez por semana o con mayor frecuencia, según le haga falta.

Apoye su hígado. "En mi consulta, he observado que los problemas de los senos a menudo indican un mal funcionamiento del hígado", advierte la Dra. Stansbury. De acuerdo con los herbolarios, las mismas raíces amargas que estimulan la digestión y apoyan el funcionamiento del hígado pueden aliviar el dolor y la formación de bolitas en los senos al normalizar los niveles de hormonas que circulan por el cuerpo. "Cuando el hígado trabaja correctamente, retira hormonas del torrente sanguíneo para que puedan ser eliminadas", explica la Dra. Stansbury.

Puede ayudar a su hígado con el siguiente té: combine partes iguales de raíz de diente de léon (amargón, *dandelion root*), raíz de bardana (cadillo, *burdock root*), raíz de mahonia (*Oregon grape root*) y raíz de lengua de vaca (*yellow dock root*). Para darle sabor agregue partes iguales de regaliz (orozuz, *licorice*), semillas de hinojo (*fennel seed*), cáscara seca de naranja (china) orgánica, raíz de jengibre seca y rajas (ramas) de canela en trozos. (En esta receta, una parte puede equivaler una cucharadita de cada hierba). Para preparar el té, hierva una cucharadita de la mezcla herbaria a fuego lento en una taza de agua por 15 minutos. Cuélelo y disfrute tres o más tazas diarias, sugiere la Dra. Stansbury.

Utilice una talla más grande de sostén (brasier) mientras los senos le duelan. Escoja uno que le dé buen apoyo a sus senos pero que no le apriete al grado de llegar a ser incómodo, sugiere Benedet. "Quizá su mejor opción sea un sostén deportivo con una banda elástica ancha —indica—. No obstante, cada mujer es diferente, así que pruébese diversos tipos de sostén hasta que encuentre el que más le acomode".

También es una buena idea salir a comprar un sostén cuando sus senos estén muy hinchados. Al medirse el sostén, camine por los probadores para asegurarse de que le dé apoyo y se sienta cómoda al moverse.

Defensas dietéticas

El que sienta o no molestias en los senos depende hasta cierto punto de sus hábitos alimenticios. Algunos alimentos pueden prevenir el dolor de los senos, mientras que otros lo empeoran. Para una alimentación amable con sus senos pruebe los *tips* que le damos a continuación.

Tome un suplemento diario de vitamina E. Los doctores aún no saben por qué, pero la vitamina E parece ayudarles a algunas mujeres con dolor de senos. Así lo indica Michael DiPalma, N.D., un naturópata con consulta privada en Newtown, Pensilvania. Primero les receta a sus pacientes una dosis de 400 unidades internacionales (UI) de vitamina E al día, cantidad que luego va incrementando en 100 UI mensuales hasta que las mujeres se sienten mejor. El Dr. DiPalma a veces receta hasta 1,600 UI al día, pero no más de eso. Muchas de las mujeres que requieren una dosis tan alta pueden empezar a disminuirla después de unos cuantos meses sin que les regresen los síntomas.

(*Nota:* Si piensa tomar más de 600 UI de vitamina E al día, deberá consultar primero a su médico).

Consuma al menos 30 gramos de fibra al día. Ambos tipos de fibra, la soluble y la insoluble, ayudan a eliminar el estrógeno excedente de su cuerpo. De tal forma se evita que la hormona estimule el tejido mamario y produzca molestias, explica el Dr. Rose. Por desgracia, la mayoría de las mujeres consumen menos de la mitad de la cantidad de fibra recomendada por el Dr. Rose. Para aumentar su consumo de fibra, coma muchos cereales integrales, frijoles (habichuelas), frutas y verduras. Media taza de cebada cocida contiene casi tres gramos de fibra, por ejemplo. Media taza de habas blancas (*lima beans*) hervidas proporciona más de seis gramos. Y un cuarto de taza de higos secos suministra más de cuatro gramos de fibra.

Tome al menos ocho vasos de 8 onzas (240 ml) de agua al día. Paradójicamente, entre más agua tome menos probabilidad habrá de que se le hinchen los senos antes de su período. El agua ayuda a eliminar la sal de su cuerpo y usted retiene menos líquidos, indica Benedet.

Limite su consumo de sal. La sal hace que todo su cuerpo retenga líquidos, también sus senos, los cuales pueden hincharse hasta parecer unos globos de agua. "A muchas mujeres se les antojan las papitas fritas y los pepinillos justo antes de su menstruación —señala Benedet—. No obstante, estos alimentos sólo empeoran las cosas". Si teme no poder resistirse a comerlos ni los meta a su casa, aconseja el Dr. DiPalma.

Dígale *ciao* a la cafeína por un rato. La cafeína, que se encuentra en el café, el té negro, los refrescos (sodas) de cola y el chocolate, parece incrementar la sensibilidad del tejido mamario al estrógeno. Si bien aún se sostiene cierta controversia al respecto, algunas mujeres han encontrado que el dolor disminuye al eliminar las fuentes de cafeína de su alimentación por uno o dos meses. En un estudio realizado por el Colegio de Medicina Humana de la Universidad Estatal de Michigan en East Lansing, se encontró que las mujeres que consumen más de 500 miligramos de cafeína al día (la cantidad contenida en alrededor de cuatro tazas de café) corren un riesgo dos veces mayor de presentar dolor y bolitas en los senos en comparación con aquellas que se abstienen. Las mujeres que eliminan la cafeína de su alimentación observan una reducción del 60 al 65 por ciento en sus síntomas.

Vea si el dolor de sus senos disminuye durante un mes de abstenerse de consumir cafeína. "Algunas mujeres pueden volver a tomar una taza al día sin problemas —afirma el Dr. DiPalma—. Es posible que otras sólo necesiten abstenerse de consumir cafeína durante la segunda mitad de sus ciclos menstruales".

"Si usted toma mucho café, quizá lo único que necesite para acabar con el dolor de sus senos es reducir o eliminar su consumo de cafeína", agrega Benedet.

Cómo cuidar la salud de sus senos a la larga

Para disminuir el dolor de los senos o incluso deshacerse de él para siempre, es posible que algunas mujeres tengan que ir más allá de la buena nutrición y analizar ciertos aspectos de su estilo de vida. "Quizá tenga que hacer algunos cambios, pero una vez que lo logre todo su cuerpo se sentirá mejor, no sólo sus senos", afirma Benedet. Las tácticas siguientes le ayudarán a tener unos senos sanos y libres de dolor.

Mantenga un peso saludable. Si usted anda cargando demasiada grasa corporal, es posible que el nivel de estrógeno que circula por su cuerpo sea más alto de lo que le conviene. "En las mujeres, la grasa corporal actúa como una glándula adicional —explica el Dr. Rose—. Produce y almacena estrógeno, el cual estimula el tejido mamario". Además, los estudios de investigación han demostrado que existe un vínculo entre el aumento de peso después de la menopausia y un mayor riesgo de contraer cáncer de mama.

Si bien existen diversas fórmulas complejas para calcular su peso ideal, algunos expertos utilizan una fórmula sencilla que le servirá para averiguar si se encuentra cerca de ese peso ideal: si mide 5 pies (1.52 m) de estatura, debe pesar 100 libras (45.4 kg). Si es más alta, agregue 5 libras (2.3 kg) por cada pulgada (2.45 cm) adicional de estatura. Luego súmele un 10 por ciento al resultado si es de complexión robusta, o bien réstele un 10 por ciento si es de complexión delgada. (Para mayor información sobre cómo bajar de peso, vea el capítulo "Sobrepeso" en la página 560).

Haga ejercicio durante al menos 30 minutos al día. De acuerdo con el Dr. Rose, las mujeres que hacen algún tipo de ejercicio aeróbico con regularidad (el que eleva la frecuencia cardíaca y acelera la respiración) tienen una menor probabilidad de presentar síntomas premenstruales, incluyendo el dolor de senos.

Si el ejercicio parece empeorar el dolor premenstrual de sus senos, realice algún tipo de actividad de bajo impacto hasta que se sienta mejor. Sus síntomas se pueden agravar sobre todo si corre, indica Benedet. En cambio salga a nadar, a caminar o a andar en bicicleta.

(*Nota:* La mayoría de los consejos generales mencionados en este capítulo pueden aplicarse de manera simultánea, como por ejemplo en el caso de recomendaciones en cuanto a la alimentación o el estilo de vida. Y cualquiera de los tratamientos con hierbas o suplementos puede utilizarse de acuerdo con lo señalado por los expertos. Sin embargo, ni nosotras ni nuestros expertos recomendamos que las diversas hierbas o suplementos se combinen. No se han estudiado a fondo las interacciones de distintas hierbas o suplementos para determinar si algunos de estos pueden ser dañinos cuando se utilizan en conjunto. Por lo tanto, es mejor que usted consulte al médico antes de combinar hierbas o suplementos para tratar este problema. Si no reconoce algún término mencionado aquí, vea el glosario en la página 623).

Sobrepeso

Estrategias para la esbeltez

Cada año, más de la mitad de la población de los Estados Unidos se pone a dieta o se esfuerza por no recuperar las libras (o los kilitos) que ya perdió. Las batallas contra el peso son interminables para un número exagerado de mujeres. ¿Por qué bajar de peso nos cuesta tanto trabajo?

"Creo que se debe a que buscamos una solución rápida en lugar de una cura a largo plazo —opina Cheryl Norton, Ed.D., profesora de Estudios de Desempeño Humano, Deportes y Ocio en la Universidad Estatal Metropolitana de Denver, Colorado—. Una vez que el estadounidense común pasa de los 20 años, empieza a aumentar alrededor de una libra (0.45 kg) al año por llevar un estilo de vida sedentario. Por lo tanto prueba todo tipo de dietas e incluso se queda sin comer varios días con tal de bajar rápido de peso". Claro, los kilitos de más desaparecen. . . por un rato. Pero inevitablemente terminan por regresar.

Si usted tiene sobrepeso, es indiscutible que se hará muchísimo bien si trata de bajar a un peso más saludable, apropiado para su edad y complexión física, según lo indica el Dr. G. Michael Steelman, un médico de Oklahoma City, Oklahoma. Para calcular su peso saludable, el Dr. Steelman recomienda la siguiente fórmula: comience con alrededor de 100 libras (45.4 kg) si mide 5 pies (1.52 m) o más. Si rebasa esta estatura, agregue 5 libras (2.3 kg) por cada pulgada (2.54 cm) adicional. Finalmente súmele un 10 por ciento al resultado si es de complexión robusta, o bien réstele un 10 por ciento si es de complexión delgada.

Si usted quiere adelgazar de forma prudente y permanente, sólo existe una "receta mágica" que funciona: debe quemar más calorías de las que consuma. Lo podrá lograr mediante una alimentación saludable y haciendo ejercicio con regularidad.

Otro punto que debe tomar en cuenta es que lo más saludable —y realista— es proponerse perder no más de 2 libras (1 kg) a la semana. Si

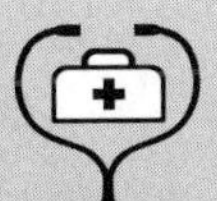

Si usted pesa un 20 por ciento o más por arriba de su peso ideal, su riesgo de desarrollar problemas de la salud como enfermedades del corazón, diabetes y ciertos tipos de cáncer es mayor al promedio. Consulte a su médico para que le haga un examen general y le ayude a diseñar un programa de manejo de peso que le funcione.

baja más que eso, su metabolismo (el mecanismo con el que su cuerpo quema las calorías) se hará más lento para conservar su energía. "De esta forma su cuerpo se protege contra la inanición", explica el Dra. Norton. La pérdida de peso irá siendo cada vez menor y usted lo recuperará con gran facilidad.

Además, le conviene empezar su programa para bajar de peso en la primavera o el verano. Es natural comer más durante los meses de otoño e invierno, cuando el clima se torna frío, y esta circunstancia mina sus posibilidades de éxito desde el principio. Por el contrario, el clima cálido la alienta a salir de casa y ponerse activa. Por último, si va a utilizar una pesa (báscula) para vigilar su avance, pésese a la misma hora todos los días. Su peso varía a lo largo de cada período de 24 horas. Si un día se sube a la pesa por la mañana y al día siguiente lo hace por la noche, puede quedarse con una idea incorrecta (y muy desalentadora) del avance logrado.

Cómo comer para perder

El pez muere por su propia boca y nosotras engordamos por la misma vía. Por lo tanto, para adelgazar lo primero que nos toca es cuidar lo que comemos. A continuación los expertos comparten sus sugerencias al respecto.

Mida sus raciones. "Muchas mujeres disminuyen muchísimo su consumo de grasa dietética, pero lo sobrecompensan con raciones demasiado abundantes de alimentos bajos en grasa o sin grasa —indica el Dr.

Steelman—. Muchos de estos alimentos contienen un número bastante grande de calorías".

Favorezca la fibra. La mayoría de los expertos en pérdida de peso concuerdan en que si una persona quiere bajar de peso debe comer más alimentos ricos en fibra, como frutas, verduras, frijoles (habichuelas), papas y cereales integrales. Los alimentos ricos en fibra ocupan más espacio en el estómago que los alimentos cargados de grasa y tienden a ser bajos en grasa y calorías.

Sin embargo, los alimentos ricos en fibra hacen más que tan sólo acallar los rugidos del estómago. La fibra también puede hacer que disminuya ligeramente el número de calorías que su cuerpo absorbe de los alimentos diariamente.

Además, la fibra estabiliza el nivel de glucosa o azúcar en la sangre, la principal fuente de combustible del cuerpo, según explica Dana Myatt, N.D., una naturópata de Phoenix, Arizona. Algunas personas producen una cantidad de insulina más alta que la normal. En respuesta a este nivel anormalmente alto de insulina, la hormona que controla la velocidad a la cual las células absorben el azúcar en la sangre, el cuerpo fabrica más células adiposas (las encargadas de almacenar la grasa) de lo normal. Entre mayor sea el número de células adiposas que tenga, más lento se volverá su metabolismo y mayor será su probabilidad de aumentar de peso. Los alimentos ricos en fibra al parecer no estimulan la producción de insulina en la misma medida que los alimentos preparados con harina blanca, como el pan blanco y los productos horneados.

Divida y vencerá. Divida sus tres comidas diarias en cinco o seis "minicomidas". Al comer comidas más pequeñas con mayor frecuencia, evitará el hambre y no comerá en exceso cuando se siente a la mesa a comer, afirma el Dr. Steelman.

Desayune todas las mañanas. El desayuno echa a andar su metabolismo y hace que las calorías se quemen de manera eficiente a lo largo del día, dice el Dr. Steelman. Además, si se llena a primera hora de la mañana es menos probable que haga una comilona a la hora del almuerzo o la cena.

Para desayunar, opte por alimentos saludables como el pan tostado con mermelada, el yogur sin grasa o bajo en grasa o el requesón bajo en grasa con fruta. Los alimentos ricos en grasa o en azúcar, como los *donuts* (donas) y los *Danish*, hacen que el nivel de azúcar en la sangre se monte en la montaña rusa. Este efecto le abre el apetito y le provoca un antojo incontrolable por comer azúcar, según el Dr. Steelman.

Abastézcase para apaciguar su apetito. Siempre debe traer meriendas (botanas, refrigerios, tentempiés) saludables como frutas secas, latas de una sola ración de jugo de verduras y barras de *granola* bajas en grasa en su cartera (bolsa), portafolios o carro. Estos alimentos son antídotos excelentes para combatir los antojos entre comidas. Satisfacen el hambre sin proporcionar muchas calorías ni grasa, según señala Ingrid Lofgren, R.D., una dietista del Centro Médico de la Universidad de Massachusetts en Worcester.

Cene al menos tres horas antes de acostarse. Las experiencias de sus pacientes le han permitido al Dr. Steelman llegar a la conclusión de que a las personas que consumen la mayor parte de sus calorías cerca de la hora de acostarse les cuesta más trabajo bajar de peso. La culpa la tiene el metabolismo: se hace más lento por la noche y el cuerpo almacena la grasa con mayor facilidad.

Si usted no puede evitar comer menos de tres horas antes de decir "buenas noches", opte por alimentos como frutas, verduras, cereales integrales y proteínas magras como los productos lácteos sin grasa o bajos en grasa. Todos estos alimentos suministran la mayor cantidad de vitaminas y minerales a cambio de un reducido número de calorías, explica el Dr. Steelman.

Condimente su comida con pimienta de Cayena. Agregue una pizca de pimienta de Cayena (también conocida como pimienta roja) o de salsa de chile picante (como salsa *Tabasco*) a su comida varias veces al día, sugiere la Dra. Myatt. De acuerdo con la naturópata, el principio activo de la pimienta de Cayena, la capsaicina, estimula la producción de saliva, amilasa salival (una enzima que interviene en la digestión del almidón) y ácido clorhídrico, lo que mejora el proceso de digestión. "Las personas con una digestión lenta tienden a aumentar de peso. Las de digestión eficiente tienden a mantener un peso normal", dice.

La capsaicina también puede acelerar el metabolismo. En un estudio de investigación realizado por el Instituto Politécnico de Oxford en Inglaterra, un grupo de personas que estaban a dieta le agregaron una cucharadita de salsa de pimienta roja y una cucharadita de mostaza a cada comida y elevaron su tasa metabólica hasta en un 25 por ciento.

Tómese su tecito. Acompañe la comida con una taza de té verde dos o tres veces al día, recomienda la Dra. Myatt. El té verde contiene cafeína, un estimulante que acelera el metabolismo, así como teobromina, un compuesto similar a la cafeína. Según el tiempo que lo deje en infusión, una taza de té verde puede contener de 40 a 100 miligramos de cafeína, es decir, incluso llega a igualar la cantidad que se encuentra en una taza de café. Por lo tanto, si por algún otro motivo quiere disminuir su consumo de cafeína, no vaya a beber más que dos o tres tazas de este té.

Por otra parte, el té verde contiene algo que no se halla en el café. Es rico en vitamina C y flavonoides, dos compuestos que poseen un potente efecto antioxidante. Estos nutrientes protectores ayudan a disminuir el riesgo de desarrollar enfermedades como las cardíacas y el cáncer, particularmente de colon. Asimismo promueven la pérdida de peso debido a su efecto termogénico, el cual acelera el metabolismo, según explica la Dra. Myatt.

El té verde se vende en las tiendas de productos naturales y algunos supermercados. Viene como hojas de té sueltas y secas así como en bolsas de té, las cuales a algunas personas se les hacen más fáciles de usar, indica la naturópata. También se vende en forma de cápsulas. Normalmente la dosis recomendada son dos cápsulas tres veces al día, señala la Dra. Myatt, pero ella prefiere el té porque "se obtienen muchos más antioxidantes de una taza que de una pastilla".

Beba este brebaje para bajar. Las bayas de esquizandra (*Schisandra berries*), lo cual significa "semilla de cinco sabores" en chino, crecen en las partes más remotas del mundo. Por su parte, la goma guggulu (*gum guggul*) se extrae de una planta emparentada con la mirra, y el fuco (*bladderwrack*) es un tipo de alga marina café. Al combinar estos ingredientes exóticos con algunas hierbas más conocidas se obtiene un remedio que "ayuda a bajar de peso suavemente al mejorar el metabolismo", dice David Winston, un herbolario de Washington, Nueva Jersey. Mezcle las siguientes tinturas o extractos (todas se obtienen en las tiendas de productos naturales) en un frasco de 8 onzas (240 ml) o más grande: 1 onza (30 ml) de ortiga (*nettle*), 1 onza de hojas de diente de león (amargón, *dandelion*), 1 onza de fuco, 2 onzas (60 ml) de goma guggulu y 2 onzas de baya de esquizandra china. Tome de ½ a 1 cucharadita tres veces al día. Sin embargo, tápese la nariz, pues este brebaje no tiene ni buen olor ni sabor, advierte Winston.

El fuco es un remedio popular contra el sobrepeso. La esquizandrina, el principio activo de la baya de esquizandra, estimula el metabolismo suavemente. El diente de león lo emplean los herbolarios para aumentar la secreción de bilis por parte del hígado, ya que esta sustancia ayuda a descomponer las grasas de los alimentos. La ortiga es rica en minerales que sirven para asegurarle una buena salud en general mientras pierde peso, afirma Winston. Y la goma guggulu ayuda a normalizar el funcionamiento de la tiroides, la cual a veces presenta trastornos en las personas con sobrepeso.

(*Nota:* Una tintura o *tincture* es un líquido herbario muy concentrado. Se prepara al remojar las hojas de una hierba en alcohol o glicerina —lo cual extrae sus propiedades medicinales— durante al menos seis semanas. Las tinturas se venden en las tiendas de productos naturales en botellitas pequeñas provistas de goteros para administrar las dosis. Asegúrese de guardarlas siempre fuera del alcance de los niños).

Ahora vamos a darles candela a las calorías

El ejercicio es un componente esencial de la ecuación para perder peso. Recuerde que para adelgazar hace falta que queme más calorías de las que consuma. Y la mejor manera de quemar más calorías es haciendo ejercicio con regularidad. Para aumentar la actividad física en su vida, pruebe las siguientes recomendaciones.

Acuda a un arsenal aeróbico. Realice al menos 30 minutos de ejercicio aeróbico de cinco a siete días a la semana, sugiere el Dr. Steelman. *Aeróbico* no necesariamente significa seguirle los movimientos a una instructora de aeróbicos en una clase que parece durar una eternidad. Se refiere a cualquier actividad que la haga respirar más rápido y que acelere los latidos de su corazón, como caminar, correr o andar en bicicleta.

Es sumamente importante que escoja una actividad aeróbica que disfrute. Entre más le guste lo que está haciendo, más querrá seguir haciéndolo, señala el Dr. Steelman.

Póngase las pilas y pruebe las pesas. Sí, sí, ya sabemos que usted no quiere lucir como esas mujeronas fisiculturistas. De hecho no se trata de eso, pues esas mujeres se ven así porque se entrenan ocho horas al día y llevan una dieta estricta altísima en proteínas, además de que muchas de ellas toman esteroides. La mujer común que levanta pesas nunca obtendrá un cuerpo de fisiculturista. Lo que sí puede incrementar es su tono muscular. En vista de que los músculos queman más calorías que la grasa, su metabolismo se acelerará. Y se mantendrá elevado, ya sea que esté activa o reposando. En vez de un cuerpo de fisiculturista tendrá un cuerpo tonificado, atractivo y sobre todo femenino.

Puede combinar el levantamiento de pesas con el ejercicio aeróbico los días que haga ejercicio, o bien hacer ejercicio aeróbico un día y levantamiento de pesas al siguiente. Sólo asegúrese de no sustituir el ejercicio aeróbico por pesas más de tres días a la semana, agrega el Dr. Steelman.

Aproveche los momentos para moverse. Encuentre la forma de incrementar su actividad física a lo largo del día. Si camina a su trabajo, por ejemplo, agréguele una cuadra a su ruta. Quemará 10 calorías más al día, lo cual equivale a más o menos 3,500 calorías al año, es decir, el número de calorías que contiene una libra (0.45 kg) de grasa, afirma la Dra. Norton. Algunas otras posibilidades son: subir por las escaleras en lugar de tomar el elevador, salir a caminar a la hora del almuerzo y estacionar su carro al fondo del estacionamiento cuando vaya al supermercado.

(*Nota:* Si no reconoce algún término en este capítulo, vea el glosario en la página 623).

Vaginitis

Maneras de mantener el malestar al mínimo

"Vaginitis" es un término general que se utiliza para describir cualquier tipo de inflamación de la vagina. En general, la picazón (comezón), el ardor y el flujo que caracterizan la vaginitis encuentran su origen en alguna de las siguientes tres causas: infección, irritación u hormonas.

Las infecciones causadas por levaduras son una forma de vaginitis.

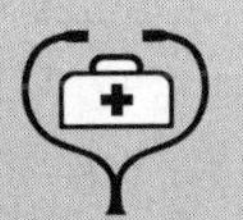

CUÁNDO CONSULTAR AL MÉDICO

Si usted tiene vaginitis y sus síntomas no mejoran después de dos o tres días de tratamiento, consulte a la persona que le esté dando atención médica para descartar la posibilidad de que esté sufriendo una afección médica más seria, como una enfermedad pélvica inflamatoria, según recomienda el Dr. Paul Nyirjesy, profesor de Obstetricia y Ginecología en la Universidad Temple de Filadelfia, Pensilvania.

(Para mayor información sobre la candidiasis vaginal, vea la página 464). Otra es la tricomoniasis, una inflamación causada por un protozoario que invade las vías genitourinarias tanto de las mujeres como de los hombres. La tricomoniasis se trasmite sexualmente y provoca picazón, ardor y un flujo anormal con olor a pescado.

El tipo más común de vaginitis es la vaginosis bacteriana, una infección ligada a menudo a las relaciones sexuales, pero no provocada por ellas. Al igual que la tricomoniasis, la vaginosis bacteriana se caracteriza por un flujo anormal, muchas veces amarillento, con olor a pescado, que suele intensificarse después del coito. En raras ocasiones esta infección también causa picazón, dolor y ardor, según señala el Dr. Paul Nyirjesy, profesor de Obstetricia y Ginecología en la Universidad Temple de Filadelfia, Pensilvania.

Por lo que respecta a los irritantes, ciertas sustancias químicas o de otro tipo contenidas en los lavados vaginales, los baños de burbujas, los jabones e incluso el semen pueden molestar a la vagina y hacerla vulnerable a la vaginitis, de acuerdo con la Dra. Helene Leonetti, una obstetra y ginecóloga con consulta privada en Bethlehem, Pensilvania.

La vaginitis puede atormentar a una mujer cualquier día del año. No obstante, las mujeres tienden a padecer sus síntomas con mayor frecuencia en las épocas de cambios hormonales: antes de la menstruación, durante el embarazo o después de la menopausia, cuando la pérdida de estrógeno hace a las paredes vaginales más delgadas y susceptibles de sufrir infecciones, según explica la Dra. Leonetti.

Si usted cree que tal vez tenga vaginitis, consulte a su médico de inmediato, sobre todo si es sexualmente activa. Si bien la tricomoniasis rara vez conduce a enfermedades más graves, sí puede aumentar el riesgo de la mujer de contraer otras enfermedades trasmitidas por vía sexual. Por su parte, si no recibe el tratamiento adecuado la vaginosis bacteriana puede producir infecciones de las vías urinarias superiores, enfermedad pélvica inflamatoria, partos prematuros en el caso de mujeres embarazadas o bien infecciones posthisterectomía, advierte el Dr. Nyirjesy. Para tratar la vaginitis, los médicos suelen recetar antibióticos o cremas vaginales, las cuales pueden aliviar la irritación en dos o tres días y previenen complicaciones posteriores.

Consejos curativos

Después de que haya consultado a un doctor y tenga en su poder la receta médica, pruebe los siguientes remedios de la medicina de mamá. Quizá le ayuden a aliviar la picazón y las molestias con mayor rapidez.

Vénzala con vitaminas y minerales. Independientemente de que en su caso la vaginitis haya sido causada por bacterias, levaduras o cambios hormonales, un suplemento provisto de un potente arsenal de vitaminas y minerales puede ayudar a acortar la duración de la infección y disminuir su intensidad, afirma Pamela Jeanne, N.D., una naturópata de Gresham, Oregon.

Entre las vitaminas y minerales más eficaces para ello se encuentran las vitaminas A, C y E, el betacaroteno y el cinc. Si se toman juntos pueden ayudar a reducir el dolor y la inflamación que acompañan la vaginitis, indica la Dra. Jeanne.

La vitamina A es famosa por su capacidad de combatir las infecciones; además, mantendrá en buen estado de salud a los tejidos vaginales. Refuerza el sistema inmunitario, estimula el crecimiento de tejido vaginal sano, fortalece las membranas celulares y protege la vagina de infecciones posteriores, según la experta. No obstante, asimismo presenta ciertas desventajas, advierte la Dra. Jeanne. Cuando se toma en exceso puede afectar el hígado; si las mujeres embarazadas ingieren altas dosis de esta vitamina por períodos prolongados existe la posibilidad de que sus bebés nazcan con defectos de nacimiento.

Como alternativa se ofrece el betacaroteno. Este nutriente ayuda a aumentar la producción de vitamina A en su cuerpo, pero a diferencia de lo que sucede con la vitamina A es posible tomar altas dosis de betacaroteno sin tener que preocuparse por efectos secundarios.

Si tiene vaginitis puede tomar de 5,000 a 10,000 unidades internacionales (UI) de vitamina A diariamente si no está embarazada, si no está tratando de concebir y si está usando un método anticonceptivo confiable, aconseja la Dra. Jeanne. La alternativa sería tomar 100,000 UI de betacaroteno al día, indica. No obstante, tendrá que hablar con su médico antes de tomar una dosis tan alta de betacaroteno.

De forma similar a la vitamina A, la vitamina C refuerza su sistema inmunitario y así aumenta la capacidad de su cuerpo para luchar contra la infección. Ayuda a disminuir la inflamación y fortalece las paredes de los vasos capilares así como las membranas mucosas que revisten su vagina, lo cual les permite rechazar la infección, afirma la Dra. Jeanne. "Asegúrese de que su suplemento de vitamina C contenga bioflavonoides o escaramujos", señala. Los bioflavonoides son unas sustancias naturales que se encuentran en ciertas frutas, como la cereza. De acuerdo con la Dra. Jeanne, evitan que las células vaginales infectadas liberen histaminas, unas sustancias químicas propias del sistema inmunitario que causan la inflamación. Los escaramujos (*rosehips*) se obtienen de la rosa y son ricas en vitamina C. Los suplementos de vitamina C con estos componentes lo indicarán en la etiqueta.

Tome 2,000 miligramos diarios de vitamina C para mantener la salud de su vagina, sugiere la Dra. Jeanne. Por su parte, si usted padece infecciones vaginales crónicas, tome de 3,000 a 4,000 miligramos de vitamina C al día por dos semanas, hasta que sus síntomas mejoren.

El principal nutriente para las mujeres durante y después de la menopausia debe ser la vitamina E, afirma la Dra. Jeanne. Una vez que la menopausia ha empezado, los niveles de estrógeno descienden y se mantienen bajos, lo cual conduce a irritación, inflamación y otros problemas vaginales asociados con un bajo nivel de estrógeno. En opinión de la Dra. Jeanne, la vitamina E puede reducir este riesgo al fortalecer las membranas de las células que revisten su vagina. Entre más fuertes sean estas membranas, menos probable es que sufran la invasión y los estragos de las bacterias.

Si su médico lo aprueba, puede tomar entre 400 y 800 UI de vitamina E al día, indica la Dra. Jeanne. En ocasiones se recomiendan dosis más altas, dependiendo del estado particular en que se encuentre.

El mineral cinc es otro gran agente curativo que además la protegerá contra las infecciones vaginales. El cinc apoya su sistema inmunitario para que su propio cuerpo combata la infección. Es vital para la producción de colágeno, el tejido conjuntivo que contribuye a la curación de las heridas y crea piel nueva.

Si ya tiene una infección, tome de 30 a 60 miligramos de cinc al día en dosis divididas, recomienda la Dra. Jeanne. El cinc puede producir malestares estomacales, así que quizá sea una buena idea tomar una dosis parcial con cada comida. Sin embargo, no debe tomar cinc si tiene ciertos problemas de salud. Por lo tanto, consulte a su médico antes de empezar a ingerir esta dosis.

Consuélese con consuelda. Sin importar su causa, un episodio activo de vaginitis produce ardor y picazón. Se nota sobre todo al ir al baño, cuando la orina hace contacto con la piel ulcerada. Hacen

Remedios homeopáticos para la vaginitis

Los remedios homeopáticos son eficaces para aliviar las infecciones vaginales, según afirma Judyth Reichenberg-Ullman, N.D., una naturópata del Centro de Medicina Homeopática del Noroeste en Edmonds, Washington.

Los remedios homeopáticos —ampliamente disponibles en las tiendas de productos naturales en forma de tabletas, pildoritas o gránulos (chochitos)— se basan en una dosis muy diluida de sustancias que de otra forma provocarían los mismos síntomas que usted está presentando. El remedio se receta de acuerdo con la constelación particular de síntomas que usted esté sufriendo. La Dra. Reichenberg-Ullman sugiere los siguientes.

- *Caladium*, para infecciones vaginales en las que la picazón (comezón) es el síntoma principal

falta otros tratamientos o medicamentos para atacar la causa del problema directamente, pero mientras surten efecto la hierba llamada consuelda (*comfrey*) puede ser muy reconfortante y aliviar sus síntomas, según Virginia Frazer, N.D., una naturópata de Kennewick, Washington.

La hoja de consuelda posee propiedades antiinflamatorias. Si bien es cierto que no es capaz de curar la infección, enjuagarse el área vaginal con té de consuelda alivia los tejidos inflamados. Prepare un té de doble potencia con dos cucharadas colmadas (copeteadas) de hojas secas de consuelda en una taza de agua hirviendo. Tápela y deje la mezcla en infusión por 10 minutos. Finalmente cuele el té, deje que se enfríe y úselo para llenar un atomizador de plástico.

Tenga el atomizador a la mano cuando vaya de visita al baño, recomienda la Dra. Frazer, y rocíe sus genitales abundantemente para

- *Mercurius solubilis* o *Mercurius vivus*, para infecciones en las que se presenta un flujo desagradable acompañado de llagas o dolor

- *Apis* (o abeja melífera), para las infecciones vaginales acompañadas principalmente de hinchazón, pero también de enrojecimiento y dolor en el área genital

- *Kreosotum*, para la vaginitis caracterizada por un intenso ardor, llagas y abrasiones en el área genital

Tome una dosis 6X del remedio señalado para los síntomas que más se parezcan a los suyos hasta tres veces al día, indica la Dra. Reichenberg-Ullman. (La notación 6X es una medida estándar de la homeopatía que se refiere a la potencia del remedio; aparece impresa en la etiqueta).

Comience a tomar el remedio al primer indicio de síntomas como flujo vaginal, dolor, picazón e hinchazón, y deje de tomarlo en cuanto mejoren sus síntomas. "Si no mejoran después de tres dosis, cambie de remedio", aconseja la Dra. Reichenberg-Ullman.

aliviar el ardor. Utilícelo de esta forma, para aplicaciones tópicas, durante 3 a 5 días y según le haga falta.

Evite los baños de burbujas. Los jabones a menudo contienen sustancias químicas irritantes que pueden provocar una reacción alérgica que favorece la vaginitis, afirma la Dra. Leonetti. Por motivos similares, mientras tenga vaginitis no es buena idea utilizar lavados vaginales comerciales, rocíos para la higiene femenina ni pantiprotectores perfumados. Deje que el interior de su vagina se limpie solito, aconseja la ginecóloga.

Dése un tiempito. Según la Dra. Leonetti, una vaginitis recurrente al parecer se relaciona con el estrés, el cual parece bajar las defensas del sistema inmunitario y a menudo provoca antojos de alimentos azucarados y procesados. En opinión de algunos expertos, estos alimentos pueden producir desequilibrios bacterianos y así contribuir a la vaginitis.

"Asegúrese de dormir lo suficiente y de no comer chatarra —recomienda la Dra. Leonetti—. Concéntrese en comer muchas frutas y verduras. Evite los refrescos (sodas) de cola y otras bebidas cafeinadas, las cuales actúan como estimulantes. Y antes que nada trate de relajarse". La Dra. Leonetti sugiere que escoja la técnica que mejor le funcione, como por ejemplo respirar profundamente, escuchar música o sólo tomarse un descansito de cinco minutos.

(*Nota:* La mayoría de los consejos generales mencionados en este capítulo pueden aplicarse de manera simultánea, como por ejemplo en el caso de recomendaciones en cuanto a la alimentación o el estilo de vida. Y cualquiera de los tratamientos con hierbas o suplementos puede utilizarse de acuerdo con lo señalado por los expertos. Sin embargo, ni nosotras ni nuestros expertos recomendamos que las diversas hierbas o suplementos se combinen. No se han estudiado a fondo las interacciones de distintas hierbas o suplementos para determinar si algunos de estos pueden ser dañinos cuando se utilizan en conjunto. Por lo tanto, es mejor que usted consulte al médico antes de combinar hierbas o suplementos para tratar este problema. Si no reconoce algún término mencionado aquí, vea el glosario en la página 623).

Venas varicosas

Cómo educar sus venas para que sean "buenas"

¡Ah, llegó el verano! Las plantas florecen, el cielo está azul y la playa nos llama. Y usted se encuentra buscando desesperadamente en el clóset alguna prenda que le tape las piernas y le permita esconder esas venas azules poco atractivas que preferiría no revelar al resto del mundo.

Si esta situación le suena familiar, usted es una de millones de mujeres con venas varicosas (várices). Las venas varicosas son dos veces más comunes en las mujeres que en los hombres y se pueden deber al embarazo, la obesidad, el hecho de permanecer de pie por períodos prolongados o una desafortunada herencia genética. Cualquiera que sea el catalizador, la raíz de la causa es siempre la misma: unas venas y válvulas que no saben portarse bien.

Una vena de la pierna se hace varicosa cuando las válvulas en su interior dejan de funcionar correctamente, o bien cuando la pared de la vena se debilita y se vuelve incapaz de aguantar la sangre bombeada de regreso al corazón. Si las válvulas no cierran como es debido, parte de la sangre se encharca en las venas y el efecto de la gravedad la lleva otra vez para abajo. La presión se acumula y las venas se empiezan a estirar y a torcer. ¿Cuál es el resultado? Esas venas moradas torcidas por cuya culpa el verano, con su uniforme casi obligado de *shorts* y traje de baño, se convierte en la estación más odiada por muchas mujeres.

Las venas varicosas rara vez implican un problema serio, según afirma el Dr. Howard C. Baron, profesor de Cirugía en la Facultad de Medicina de la Universidad de Nueva York en la ciudad de Nueva York. Si bien es posible que al final del día le duelan las piernas, los síntomas de las venas varicosas a menudo son leves o incluso inexistentes. Sin embargo, estas venas tienden a sobresalir más con el tiempo, así que entre más pronto entre en acción para impedir su avance, mejor.

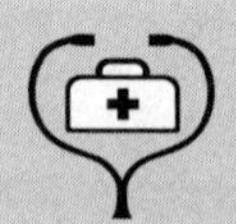

Si usted tiene venas varicosas y llega a sentir que le falta el aliento o percibe dolor en el pecho, consulte a su médico de inmediato. En casos graves se forman coágulos sanguíneos en la vena, los cuales pueden terminan por alojarse en los pulmones. Si le duele la pierna o la tiene roja, hinchada o caliente, consulte a un médico, pues se trata de los síntomas de una inflamación venosa. También es posible que tenga un coágulo sanguíneo, una complicación de las venas varicosas.

Asimismo debe consultar a su médico si la piel que rodea una vena varicosa, sobre todo en el tobillo, se torna de color café violáceo, le da comezón y se está descamando. Todos estos síntomas posiblemente indiquen una úlcera varicosa. Si accidentalmente se corta la piel que recubre una vena varicosa, consulte a su médico.

Armas antivárices

Si usted ya tiene venas varicosas, la medicina de mamá le ayudará a minimizar los síntomas y a mejorar la apariencia de sus venas.

Combátalas con castaña de la India. La hierba conocida como castaña de la India (*horse chestnut*) contiene escina, un compuesto que estrecha las venas. "Nosotros lo consideramos un venotónico —afirma Mark Stengler, N.D., un naturópata de Oceanside, California—. Un venotónico es una sustancia herbaria que aumenta la contracción de las fibras elásticas en la pared de la vena. Por lo general, las venas varicosas han perdido su elasticidad y se cuelgan. Esta sustancia las tonifica". Tome 45 gotas de la tintura de esta hierba tres veces al día, mezcladas con 2 cucharadas de agua caliente para que le sepa mejor. La encontrará en las tiendas de productos naturales.

(*Nota:* Una tintura o *tincture* es un líquido herbario muy concentrado. Se prepara al remojar las hojas de una hierba en alcohol o glicerina —lo cual extrae sus propiedades medicinales— durante al menos seis semanas. Las tinturas se venden en las tiendas de productos naturales en botellitas pequeñas provistas de goteros para administrar las dosis. Asegúrese de guardarlas siempre fuera del alcance de los niños).

Apriete sus venas con este astringente. El hamamelis (hamamélide de Virginia, *witch hazel*) es una hierba astringente que ayuda a estrechar las paredes de las venas. Se consigue en forma líquida casi en cualquier supermercado o farmacia. Humedezca un hisopo (escobilla, cotonete, *cotton swab*) de algodón con agua de hamamelis y frótesela sobre las venas varicosas dos veces al día, sugiere el Dr. Stengler.

Recurra al rusco. En Europa, esta hierba se utiliza ampliamente para las venas varicosas y las hemorroides (almorranas).

El principio activo del rusco (jusbarba, *butcher's broom*) es la ruscogenina. De acuerdo con el Dr. Stengler, esta sustancia produce un efecto antiinflamatorio y vasoconstrictor (es decir, estrecha las venas). Tome 300 miligramos de un extracto estandarizado que contenga un 10 por ciento de ruscogenina (*ruscogenin*) a la hora del desayuno, el almuerzo y la cena. Puede prolongar el tratamiento por alrededor de 3 meses o de forma indefinida, si así lo desea.

Benefíciese con una baya. El mirtillo (*bilberry*) es una baya europea que "ayuda a estabilizar el tejido conjuntivo que envuelve la vena para que no esté tan flojo", indica el Dr. Stengler. De esta forma se evita que la sangre se encharque en la vena. Tome tres veces al día una cápsula de 80 miligramos de un extracto estandarizado de mirtillo que contenga un 25 por ciento de antocianósidos (*antocyanosides*), los principios activos de la baya. Este remedio se puede tomar por períodos prolongados.

Fortalezca sus venas. Los bioflavonoides lo lograrán por usted. Estos compuestos naturales se encuentran en la cereza, el arándano y la zarzamora, y según el Dr. Stephen Sinatra, un cardiólogo de Manchester, Connecticut, "ayudan a proteger (. . .) las paredes vasculares". Dos bioflavonoides que al parecer fomentan la salud vascular son la semilla de uva (*grapeseed*) y el picnogenol (*pycnogenol*). Si usted tiene venas varicosas, tome entre 200 y 300 miligramos diarios de extracto de semilla de uva o picnogenol con los alimentos durante al menos seis meses, sugiere el Dr. Sinatra. Si sus molestias disminuyen, puede seguir tomando el suplemento indefinidamente.

Levante las patas. Eleve las piernas al mismo nivel o por encima del nivel de su corazón por al menos 20 minutos tres o cuatro veces al día. Unas cuantas almohadas le servirán para elevar sus piernas a la altura correcta. De esta forma se drenará la sangre encharcada en sus venas, explica el Dr. J. A. Olivencia, director médico del Centro para Venas de Iowa en West Des Moines. Si su trabajo le exige permanecer de pie todo el santo día, eleve las piernas por al menos 30 minutos en cuanto llegue a casa, sugiere el Dr. Olivencia.

Cuando no tenga las piernas elevadas y necesite sentarse, mantenga las plantas de ambos pies apoyadas en el piso. La costumbre de cruzar las piernas ejerce presión sobre sus venas y termina por bloquear el flujo de la sangre por sus piernas. Cinco minutos de tener las piernas cruzadas probablemente no le harán daño a la larga, pero mantenerlas así por 25 minutos o más sí puede causarle problemas.

Póngaselas antes de levantarse. Si utiliza pantimedias con compresión (*compression hose*) o pantimedias con soporte (*support panty hose*), póngaselas antes de salir de la cama. (Para que esto funcione, necesitará ducharse por la noche en lugar de por la mañana). Una vez que se levante, la gravedad jala la sangre de regreso a través de las válvulas venosas de sus piernas, explica el Dr. John Mauriello, director médico de la Clínica para Venas de Charlotte en Carolina del Norte. En este caso, la sangre se encharca en sus venas y hace que se hinchen.

Evite las tobimedias y las medias (calcetines) que le lleguen a las rodillas. Estas prendas normalmente cuentan con bandas elásticas que le aprietan las piernas debajo de las rodillas e imprimen marcas duraderas en la piel. "Si usted tiene venas varicosas, las tobimedias y las medias provistas de apretadas bandas elásticas harán que sus venas se hinchen y se estiren todavía más", advierte el Dr. Mauriello.

Utilice tenis o zapatos de tacón bajo con la mayor frecuencia posible. Los tacones altos pueden agravar las venas varicosas. "Cuando usted se pone zapatos de tacón alto deja de usar el músculo de la pantorrilla —señala el Dr. Mauriello—. Y el músculo de la pantorrilla es el que empuja la sangre hacia arriba, hacia la parte central de su cuerpo".

Dúchese poco tiempo y con agua tibia o fría. Si comienza su día duchándose media hora con agua caliente, sus venas se dilatarán aún más. Ya que sus venas permanecen debajo del nivel de su corazón mientras se ducha, la sangre se encharca; además, el agua caliente las dilata, explica el Dr. Olivencia.

Pautas para prevenirlas

Independientemente de que cualquiera de los factores de riesgo para desarollar venas varicosas sean o no aplicables en su caso, puede tomar medidas para detener el desarrollo de este problema. Los doctores recomiendan las siguientes estrategias preventivas.

Mantenga un peso saludable. Un exceso de libras o kilos somete sus venas a un esfuerzo adicional y hace que se estiren o incluso sufran un colapso, explica la Dra. Dee Anna Glaser, profesora adjunta de Dermatología y Medicina Interna en la Universidad de St. Louis, Missouri.

Si bien existen diversas fórmulas complejas para calcular su peso ideal, también hay una fórmula sencilla que algunos expertos utilizan para saber si una persona se encuentra cerca del mismo: si usted mide 5 pies (1.52 m), debería pesar 100 libras (45.4 kg). Si es más alta, agregue 5 libras (2.3 kg) por cada pulgada (2.54 cm) adicional de estatura. Luego súmele un 10 por ciento al resultado si es de complexión robusta, o réstele un 10 por ciento si es de complexión delgada. (Para mayor información acerca de cómo perder peso, vea la página 560).

Haga ejercicio durante por lo menos 30 minutos al día. Las actividades físicas como caminar, andar en bicicleta y correr fortalecen los músculos de sus pantorrillas y hacen que la sangre encharcada vuelva a circular, señala la Dra. Glaser.

Estire los músculos de sus pantorrillas cuando esté sentada por períodos prolongados. Este ejercicio sencillo se puede hacer prácticamente donde sea: empuje un pie hacia abajo por uno o dos segundos, como si estuviera pisando el acelerador de su carro, y luego jálelo hacia arriba. Repita el movimiento cada hora por varios minutos, para contraer el músculo de su pantorrilla. "Cada vez que contrae el músculo de la pantorrilla, está empujando la sangre de su pierna hacia la parte central de su cuerpo", explica la Dra. Glaser.

Cuando realice viajes largos en carro, mueva sus piernas lo más posible. Trate de mover los dedos de sus pies, flexione los pies, haga girar sus tobillos o doble y extienda sus rodillas. Según la Dra. Glaser, este tipo de movimientos ayudan a la circulación de la sangre.

Use pantimedias con compresión. Si hay antecedentes de venas varicosas en su familia, utilice medias con compresión desde el inicio de su embarazo hasta que cumpla los nueve meses o hasta que su obstetra le indique lo contrario. Las pantimedias con compresión ejercen presión sobre las venas de las piernas y evitan que se dilaten, lo cual les permite a las válvulas venosas trabajar de manera más eficiente. Póngase las pantimedias a primera hora de la mañana y no se las quite hasta que se vaya a acostar, aconseja el Dr. Olivencia. Estas pantimedias se venden sin receta en las farmacias y las tiendas de artículos médicos. Algunas están diseñadas específicamente para usarse durante el embarazo.

Consuma al menos 25 gramos diarios (la Cantidad Diaria Recomendada) de fibra. Una alimentación rica en fibra, en la que destaquen los cereales integrales, las frutas y las verduras, ayuda a prevenir el estreñimiento al facilitar el paso del excremento. Si usted necesita hacer esfuerzo para evacuar, genera presión sobre su abdomen, lo cual puede bloquear el flujo de sangre hacia sus piernas. Con el tiempo esta presión puede debilitar las paredes de las venas de sus piernas, según indica el Dr. Mauriello.

Media taza de los sabrosos frijoles (habichuelas) *Great Northern* proporcionan más de 6 gramos de fibra. Algunos cereales para desayunar también son buenas fuentes de fibra. Por ejemplo, cada ración de 1 onza (28 gramos) de *100% Bran* contiene más de 8 gramos, mientras que la misma cantidad de *All-Bran* contiene 10 gramos.

Tome 500 miligramos de vitamina C dos veces al día. Su cuerpo utiliza la vitamina C para construir colágeno y elastina, los tejidos conjuntivos que ayudan a fortalecer las paredes venosas, explica el Dr. Mauriello. Debido a que es un antioxidante, la vitamina C también protege sus venas contra los radicales libres, o sea, las moléculas inestables que se dan de forma natural en su cuerpo y que dañan sus células y tejidos.

Tome *gotu kola*. Esta hierba al parecer fortalece la capa de tejido que envuelve las venas, reduce la formación del tejido cicatrizal que pudiera taparlas y mejora el flujo de la sangre a través de las extremidades afectadas. Por lo tanto, es muy útil como medida preventiva. Roberta Bourgon, N.D., una naturópata de Billings, Montana, recomienda tomar de 60 a 120 miligramos diarios en forma de cápsulas.

   La medicina de mamá para mamá misma

(*Nota:* La mayoría de los consejos generales mencionados en este capítulo pueden aplicarse de manera simultánea, como por ejemplo en el caso de recomendaciones en cuanto a la alimentación o el estilo de vida. Y cualquiera de los tratamientos con hierbas o suplementos puede utilizarse de acuerdo con lo señalado por los expertos. Sin embargo, ni nosotras ni nuestros expertos recomendamos que las diversas hierbas o suplementos se combinen. No se han estudiado a fondo las interacciones de distintas hierbas o suplementos para determinar si algunos de estos pueden ser dañinos cuando se utilizan en conjunto. Por lo tanto, es mejor que usted consulte al médico antes de combinar hierbas o suplementos para tratar este problema. Si no reconoce algún término mencionado aquí, vea el glosario en la página 623).

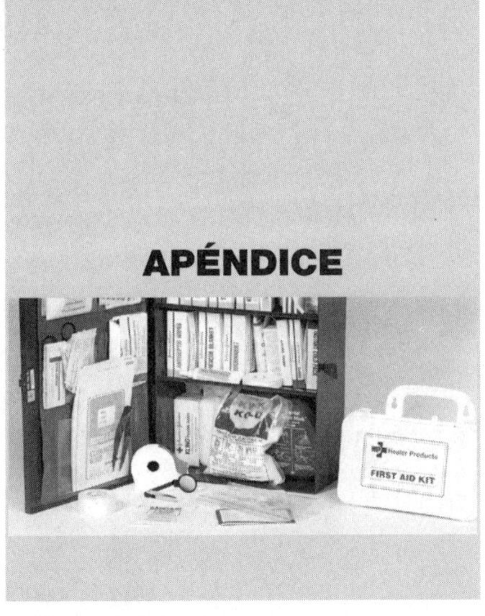

Primeros auxilios

Técnicas básicas que salvan vidas

Cuando se trata de emergencias, mucha gente piensa que la persona que tienen al lado les podrá ayudar o que de algún lado saldrá un doctor. No se arriesgue. Es mejor que esté preparada —*muy* preparada, mejor dicho— cuando peligre la vida de una amistad, un pariente, un niño o incluso un completo extraño.

Una de las cosas más importantes que debe saber es cómo ponerse en contacto con los servicios médicos locales de emergencia, según afirma el Dr. Jedd Roe, profesor de Medicina de Urgencia en la Universidad de Colorado en Denver. En la mayoría de las comunidades —pero no todas— el número telefónico de emergencia es el 911. Si no es así en su comunidad, vea las primeras páginas de su directorio telefónico para averiguar cuál es. En una situación de gravedad, lo mejor que puede hacer es llamar, antes que nada, al servicio local de emergencia, aconseja el Dr. Roe.

Dos consideraciones importantes

En este capítulo le enseñaremos cinco técnicas capaces de salvar vidas que todas las personas deben saber realizar correctamente. Pero antes debemos tratar dos puntos importantes.

La primera es que no basta con saber qué hay que hacer. También debe saber cómo hacerlo correctamente. Técnicas como la respiración de salvamento y la resucitación cardiopulmonar (o *CPR* por sus siglas en inglés) no se aprenden de leer un libro. Tome una clase de primeros auxilios y CPR en un hospital o centro comunitario de su localidad, recomienda el Dr. Paul Matera, profesor de Servicios de Urgencia en el Hospital Providence de Washington, D. C. Ahí le enseñarán la forma correcta de realizar las técnicas que salvan vidas a las cuales nos referiremos en varias ocasiones en los capítulos siguientes de esta sección de primeros auxilios de emergencia. Lo que le ofrecemos aquí es sólo un breve repaso pensado para quienes ya conocen las técnicas. La información que proporcionamos es sólo para adultos; los niños y los bebés requieren procedimientos diferentes. (Vea "Primeros auxilios para niños" en la página 590).

El segundo punto importante a considerar a la hora de dar primeros auxilios es cómo evitar la trasmisión de enfermedades. Si bien lo más probable es que le estará ayudando a un miembro de su familia o a un amigo, también es posible que se encuentre en una situación en la cual tenga que ayudar a un extraño. Existen varias formas sencillas de disminuir el riesgo de contraer una enfermedad. Trate de no entrar en contacto con los líquidos corporales de la víctima, como su sangre o saliva. Utilice guantes desechables de látex y coloque varias capas de tela limpia entre usted y los líquidos corporales de la víctima. Pídale a esta que utilice sus propias manos para detener el sangrado. Debe contar con una careta o guarda para realizar la respiración de salvamento y la CPR. También proteja sus ojos. Si tiene anteojos (espejuelos) o lentes para el sol, úselos o pida unos prestados. Lave sus manos muy bien después de haber dado primeros auxilios, aunque haya usado guantes. En caso de que a pesar de sus precauciones haya entrado en contacto con los líquidos corporales de la víctima, infórmeselo a su doctor. Los guantes desechables se consiguen en las farmacias y las caretas (*face mask*), en las tiendas de artículos médicos.

Si se presenta una emergencia en algún lugar público, como un restaurante o un campo deportivo, y usted decide prestar su ayuda, pídale al gerente u oficial de seguridad que le proporcione un botiquín de primeros auxilios. Por lo general se requiere que todo lugar público cuente con botiquines de primeros auxilios que contengan un "botiquín de precaución universal" dotado de guantes, protección para los ojos y caretas, según indica el Dr. Matera.

Cinco técnicas imprescindibles

Las siguientes técnicas ayudarán a evitar que usted o alguien a quien ama pase a engrosar las estadísticas trágicas. Sólo recuerde: siempre que sea posible, llame al 911 antes de tomar cualquiera de estas medidas.

Posición de choque

Después de sufrir un fuerte traumatismo emocional o físico, una persona puede entrar en estado de choque (shock). Quizá esté despierta, pero parece confundida, aletargada o temblorosa, posiblemente con la piel pálida, fría y húmeda. Este estado se da porque el sistema circulatorio no le está suministrando al cuerpo una cantidad suficiente de sangre rica en oxígeno. Colocar a la persona en la posición de choque ayuda a restaurar su circulación, según indica el Dr. Roe.

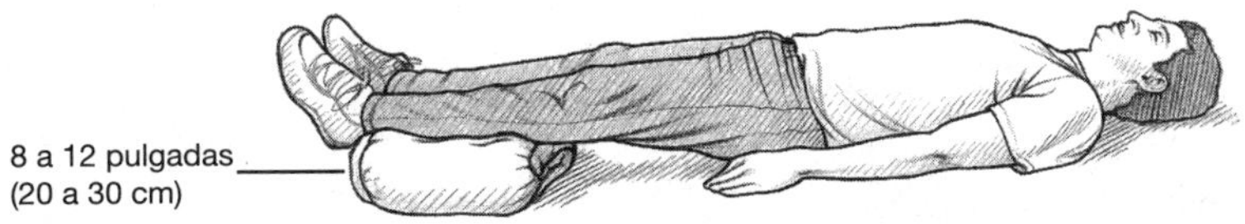

Acueste a la víctima boca arriba. Si está absolutamente segura de que no se ha lesionado la cabeza, el cuello o la columna y de que no tiene fracturas en las piernas o las caderas, eleve los pies de la víctima a una altura de 8 a 12 pulgadas (20 a 30 cm) del piso. Si no cuenta con la certeza absoluta de que la víctima no tiene lesiones en la cabeza, el cuello, la columna o las piernas, manténgala acostada en el piso sin elevarle los pies. En cualquiera de los dos casos, cubra a la víctima con una cobija (frazada, manta, frisa) si tiene frío.

Posición de recuperación

Si la víctima está respirando y tiene pulso pero no responde o está vomitando, colóquela en la posición de recuperación sobre su lado izquierdo, sugiere el Dr. Roe. Si sospecha que puede haber una lesión en la columna, no mueva a la persona. La posición de recuperación evitará que se atragante o que inhale su vómito en caso de que llegue a vomitar.

Acueste a la víctima boca arriba y arrodíllese a su lado izquierdo. Doble el brazo izquierdo de la víctima en el codo de modo que

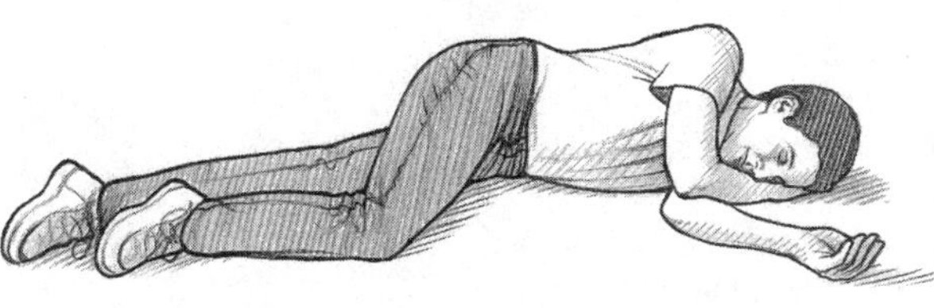

la parte superior de su brazo quede junto a su cabeza. Coloque el dorso de la mano derecha de la víctima en su mejilla izquierda y deténgala ahí. Doble la pierna derecha de la víctima haciendo presión con la mano detrás de su rodilla derecha, y ruede a la víctima hacia usted. En la posición final, la cabeza de la víctima quedará apoyada sobre su mano derecha y su pierna derecha estará doblada para evitar que ruede.

Respiración de salvamento

En la respiración de salvamento, usted le ayuda a respirar a alguien que ha dejado de hacerlo. Por lo común hace falta aplicar esta técnica después de algún tipo de traumatismo, como una caída grave, una convulsión o un accidente, mientras el corazón aún esté latiendo. "La mayoría de las veces la persona despertará después de unas cuantas respiraciones y comenzará a respirar por su propia cuenta. Sólo se tiene que respirar por ellos hasta que la respiración espontánea se restablezca", dice el Dr. Matera.

Si la víctima no está respirando, hágala girar con cuidado hasta que quede boca arriba, manteniendo su cabeza y espalda en línea recta. A veces lo único que se necesita para restaurar la respiración de una persona es volver a abrir sus vías respiratorias inclinándole la cabeza y levantándole la barbilla. Arrodíllese junto al paciente, coloque la palma de su mano sobre su frente y empuje con la mano para que incline la cabeza hacia atrás. Enganche la parte huesuda de su barbilla con los dedos de la otra mano y levántele la barbilla hacia arriba.

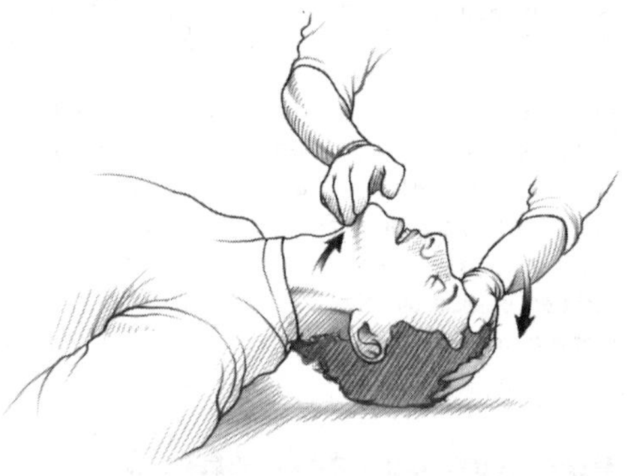

Si sospecha que la víctima ha sufrido una lesión en el cuello o la columna, utilice esta técnica en vez de la de arriba para restaurar la respiración. Coloque sus manos a ambos lados de la cabeza de la víctima, detrás de los ángulos de su mandíbula inferior, y mueva la mandíbula al frente sin inclinar la cabeza hacia atrás.

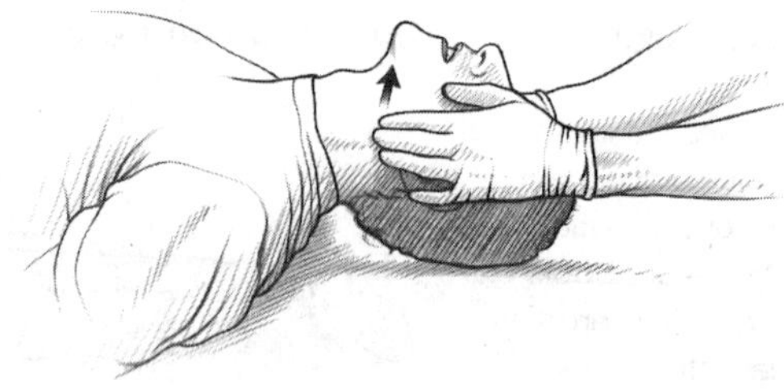

Tómese de tres a cinco segundos
para verificar si la víctima está respirando. Coloque su oído sobre su
boca y nariz y escuche o trate de
percibir si está respirando. Observe
el pecho de la víctima para ver si
sube y baja. Si está respirando y no
hay lesiones en la columna, coloque
a la víctima en la posición de recuperación.

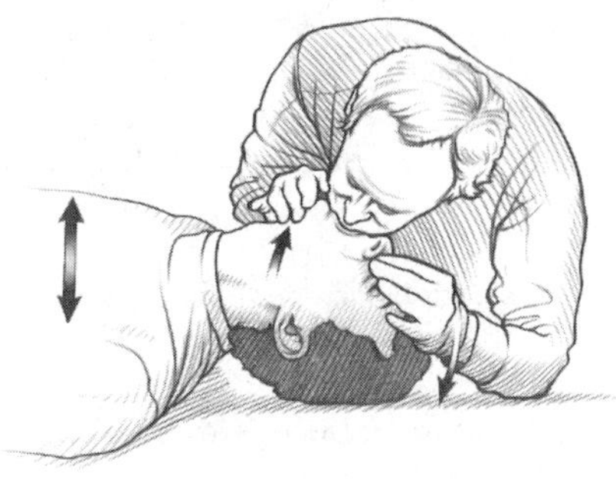

Si la víctima no está respirando,
comience con la respiración de salva-
mento. Mantenga la cabeza de la víctima inclinada hacia atrás y
pellízquele la nariz para tenerla cerrada. Coloque sus labios sobre
la boca de la víctima de manera que queden bien sellados. (Si está
usando una careta o una guarda, debe estar familiarizada con su
uso). Déle dos respiraciones lentas y profundas. Cada una deberá
durar uno o dos segundos. Verifique que el pecho se levante con
cada respiración. Si la primera respiración no entra, vuelva a inclinar la cabeza e inténtelo de nuevo.

Cómo verificar si hay pulso carotídeo

Para ver si debe realizar la CPR después de restaurar la respiración,
verifique si hay pulso. A muchas personas se les facilita encontrar las arterias carótidas, por lo que son un buen lugar para buscar el pulso. Por
otra parte, las carótidas también son las arterias principales más cercanas
al músculo del corazón. "Si la carótida tiene pulso, puede estar casi segura de que el corazón está bombeando algo de sangre", dice el Dr.
Matera. Si encuentra el pulso, continúe con la respiración de salvamento
hasta que la persona comience a respirar por sí misma.

Si no encuentra el pulso, significa que el corazón no está haciendo
su trabajo de bombear la sangre. Entonces empiece con la CPR, indica
el Dr. Matera. No cometa el error fatídico de sólo escuchar los latidos
del corazón en el pecho, advierte. Una persona puede tener latidos sin
tener pulso. "En ciertas situaciones de choque (shock), es posible que
el corazón esté latiendo sin bombear sangre —señala el experto . En
sentido estricto es posible que el corazón esté latiendo e incluso con-
trayéndose, pero tal vez no haya sangre disponible para bombear".
Busque el pulso para asegurarse de que se esté bombeando sangre a
través del cuerpo de la persona.

Después de dos respiraciones profundas, verifique si la víctima tiene pulso. Encuentre la manzana de Adán de la víctima y deslice sus dedos hacia abajo por el lado del cuello más cerca de usted. Deberá encontrar el pulso conforme se vaya acercando a la altura del ángulo de la mandíbula. Use sus dedos, no el pulgar, para ver si se percibe un pulso en la arteria carótida. Deberá llevarle de 5 a 10 segundos.

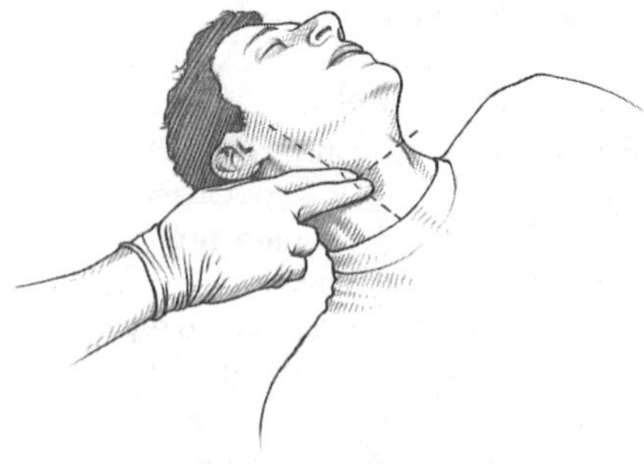

Si hay pulso pero la víctima no está respirando, aplíquele una respiración lenta cada cinco a seis segundos. Cada 10 a 12 respiraciones, verifique si hay pulso. En caso de que sí lo haya, continúe con el ciclo de respirar y verificar si hay pulso hasta que llegue ayuda, hasta que la víctima comience a respirar por sí misma o hasta que el pulso desaparezca.

Resucitación cardiopulmonar

Por cualquier razón —un infarto, un accidente, la pérdida de sangre— el corazón de una persona puede dejar de bombear y la persona ya no respira. La resucitación cardiopulmonar (CPR) es una técnica manual que hace que el corazón vuelva a bombear y pone los pulmones a funcionar. Usted suministra las respiraciones y sus manos bombean el corazón. Sin esta ayuda los órganos principales del cuerpo, entre ellos el corazón y el cerebro, moririrían al cabo de unos minutos por no recibir sangre oxigenada y nutritiva. "Al suministrar las respiraciones debe ver que el pecho se levante. Al realizar las compresiones debe detectar un pulso. Entonces sabrá que lo está haciendo bien", agrega el Dr. Matera. (Vea las ilustraciones A, B y C).

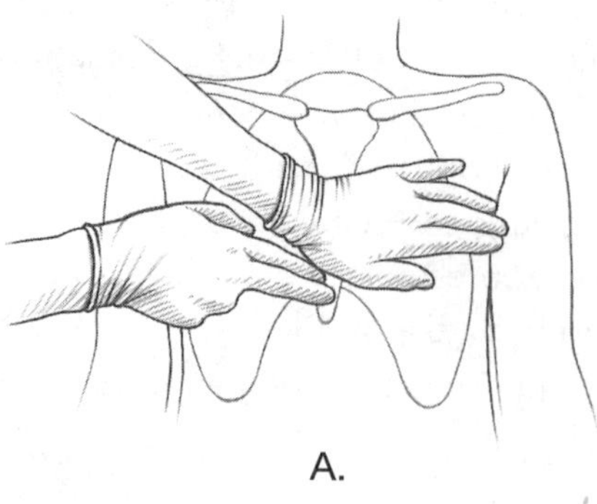

A.

Si la víctima no tiene pulso, empiece a realizarle la CPR. Sus manos deben estar en la posición correcta. Deslice los dedos de la mano que esté más cerca de los pies de la víctima hacia arriba por su caja torácica y encuentre la muesca en la parte inferior de su esternón. Coloque su dedo medio sobre la muesca y su dedo índice al lado. Apoye la base (pulpejo) de su otra mano junto al dedo índice.

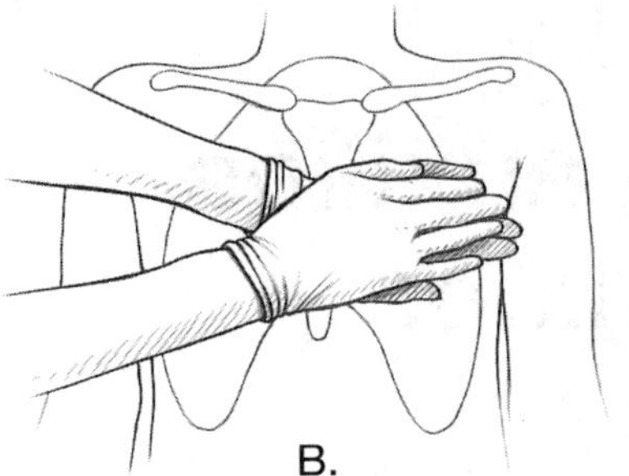

Quite la mano que está sobre la muesca y póngala encima de la que tiene colocada sobre el pecho de la víctima. No apoye sus dedos sobre el pecho de la víctima. Utilice la base de la mano que quedó abajo para aplicar presión sobre el pecho de la víctima.

B.

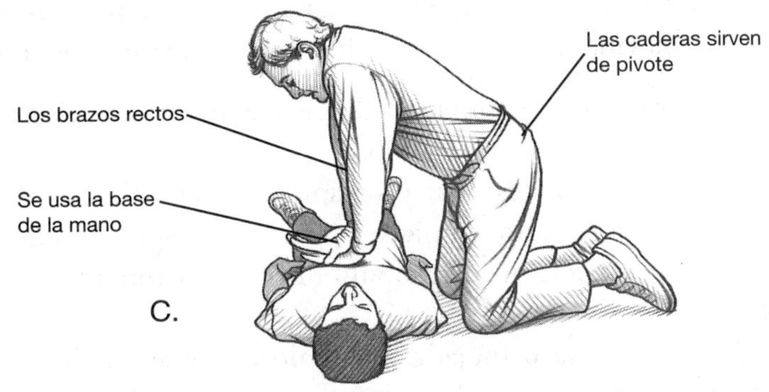

Sus hombros deben estar directamente encima de sus manos. Mantenga los brazos estirados y los codos trabados. Empuje hacia abajo con toda la parte superior de su cuerpo, usando sus caderas como pivote. No se mueva hacia adelante y atrás desde las rodillas; en cambio, desplácese verticalmente hacia arriba y abajo, como un pistón. En cada compresión debe oprimir el pecho de la víctima unas 2 pulgadas (5 cm). Mantenga un ritmo constante y no se detenga entre una compresión y otra. Comprima el pecho de la víctima 15 veces. Luego déle dos respiraciones profundas. Realice tres ciclos más de 15 compresiones y dos respiraciones. Asegúrese de que haga las compresiones rápidamente para que en un minuto haya realizado un total de más o menos 80 compresiones.

Luego verifique si la víctima tiene pulso. Si todavía no lo tiene, continúe con cuatro ciclos de 15 compresiones, dos respiraciones y verificación de pulso hasta que llegue ayuda, la víctima se reanime o usted esté demasiado agotada como para continuar. Si la víctima recupera el pulso, regrese a la respiración de salvamento.

Primeros auxilios para niños

Ahogamiento

Si su hijo o hija se sumergió en el agua y ya no respira, usted aún podrá salvarle la vida si actúa de inmediato. Ahora le diremos cómo.

1. Pida ayuda y rescate para un niño ahogado a un servicio de urgencias médicas.
2. Revise sus signos vitales: sus vías respiratorias, respiración y circulación. De ser necesario, empiece a hacerle la respiración de salvamento o la resucitación cardiopulmonar, si ha tomado clases en esto.
3. Quítele la ropa fría o mojada y cúbralo con una cobija (frazada, manta, frisa), abrigo o cualquier otra prenda, para evitar que le dé hipotermia.
4. Al reanimarse, es posible que el niño tosa y tenga problemas para respirar. Trate de calmarlo y tranquilizarlo mientras espera a que llegue la ayuda médica.
5. Las personas que casi se han ahogado siempre deben someterse a una revisión médica, porque pueden desarrollar complicaciones pulmonares a causa del accidente.

Atragantamiento

Si un trozo de alimento, un poco de líquido o algún objeto no comestible se introduce a las vías respiratorias de su hijo o hija, automáticamente empezará a toser para expulsar lo que le está causando la obstrucción. La sensación de atragantamiento quizá sea espantosa para el niño, pero mientras pueda hablar, respirar o toser con fuerza probablemente será capaz de arrojar el objeto por sí solo.

Sin embargo, usted debe intervenir si su hijo parece estar en peligro. Actúe de inmediato si sufre convulsiones o pierde el conocimiento. También debe actuar con rapidez si no puede respirar, llorar, hablar o toser con fuerza o si tiene la cara pálida o azulosa. La maniobra de Heimlich, aplicada correctamente, puede salvarle la vida.

Usted o alguien más debe solicitar ayuda de emergencia lo antes posible, pero no espere a que llegue la ambulancia para realizar la maniobra de Heimlich.

Maniobra de Heimlich para un bebé

Utilice este método para restablecer la respiración de un bebé hasta la edad de un año.

1. Coloque al bebé boca abajo sobre su antebrazo, con la cabeza del lado de la palma de su mano. Sostenga la mandíbula del bebé con el pulgar y el índice. Descanse el antebrazo sobre su muslo. Baje el brazo un poco, de modo que la cabeza del pequeño quede más abajo que el resto de su cuerpo (ilustración A).
2. Aplique cuatro golpes fuertes en la espalda del bebé entre los omóplatos, utilizando la base (pulpejo) de su mano (ilustración B).

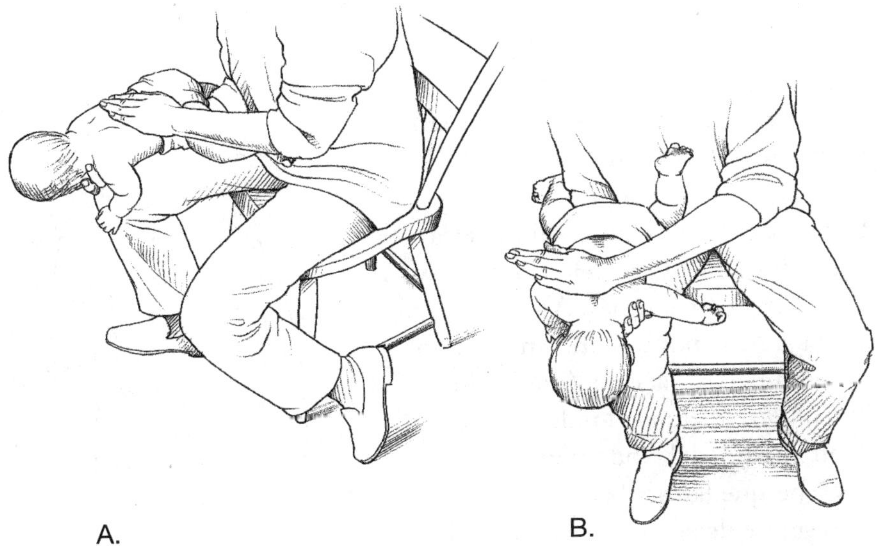

A.

B.

3. Voltee al bebé de modo que quede boca arriba. Colóquelo sobre su regazo o sobre una superficie firme, con la cabeza más baja que el pecho.

4. Ponga los dedos índice y medio sobre el esternón (hueso del pecho) del bebé, justo debajo de sus tetillas y arriba del hueco en el extremo inferior del esternón (ilustración C).

5. Oprima el pecho cuatro veces en rápida sucesión, hundiéndolo a una profundidad de $\frac{1}{2}$ ó 1 pulgada (1.2 ó 2.5 cm) cada vez. Cada opresión representa un intento por despejar las vías respiratorias al forzar aire a través de la tráquea (ilustración C).

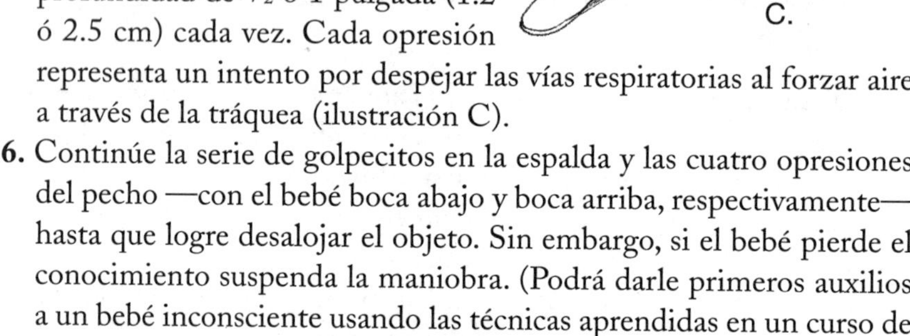

6. Continúe la serie de golpecitos en la espalda y las cuatro opresiones del pecho —con el bebé boca abajo y boca arriba, respectivamente— hasta que logre desalojar el objeto. Sin embargo, si el bebé pierde el conocimiento suspenda la maniobra. (Podrá darle primeros auxilios a un bebé inconsciente usando las técnicas aprendidas en un curso de primeros auxilios).

7. Busque atención médica aunque el bebé empiece a respirar normalmente.

Maniobra de Heimlich para un niño mayor de un año

1. Párese o póngase de rodillas detrás de su hijo o hija y rodéele la cintura con los brazos (ilustración A).

2. Haga un puño con una mano y cúbralo con la otra (ilustración B). Coloque el lado del pulgar de su puño en medio del abdomen de su hijo. Debe quedar arriba de su ombligo y bastante debajo de su esternón (hueso del pecho) (ilustración C).

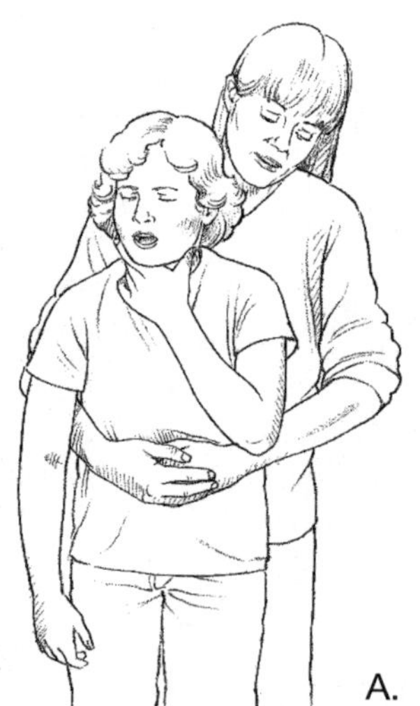

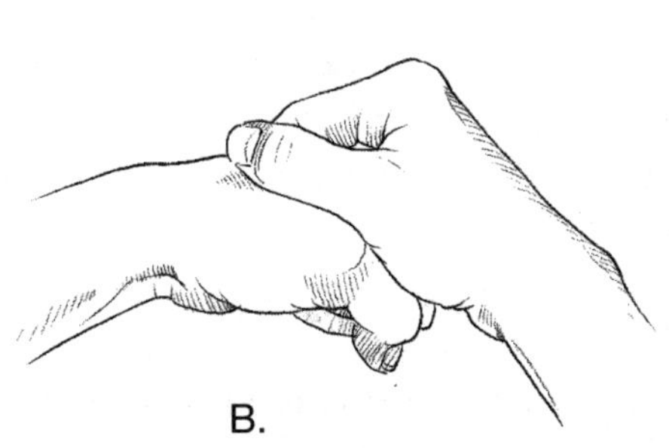

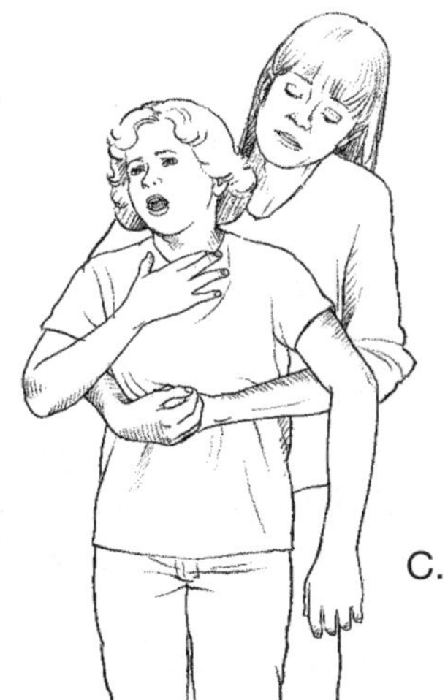

B.

C.

3. Con los codos separados de su cuerpo, oprima el abdomen del niño cuatro veces en rápida sucesión hacia dentro y arriba (ilustracion D).
4. Repita este procedimiento hasta que el objeto salga disparado de su garganta y se despejen sus vías respiratorias. Suspenda el procedimiento si el niño pierde el conocimiento. (Podrá darle primeros auxilios a una víctima inconsciente usando las técnicas aprendidas en un curso de primeros auxilios).
5. Busque atención médica aunque el niño empiece a respirar normalmente.

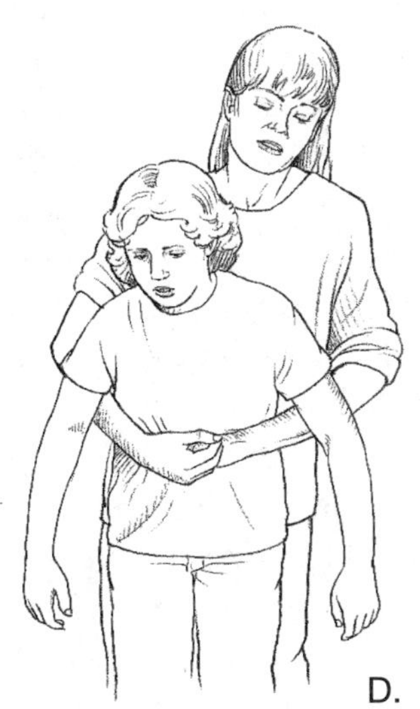

D.

Choque eléctrico

Las heridas producidas por electricidad son más leves si su hijo o hija sólo entró en contacto brevemente con una corriente de bajo voltaje, pero el choque de alto voltaje provocado por una corriente eléctrica principal o la caída de un relámpago pueden causar lesiones devastadoras:

quemaduras graves, daños internos y externos, paro cardíaco y respiratorio, daño neurológico y en ocasiones la muerte. Si su hijo sufrió un choque eléctrico, tome las siguientes medidas.

1. Revise para ver si todavía está en contacto con la corriente eléctrica. De ser así no lo toque, ni siquiera con una rama, un palo de madera o un palo de escoba. La corriente de alto voltaje posiblemente pueda conducirse por la madera.
2. Corte la corriente en el interruptor de la pared o la caja de circuitos.
3. Revise los signos vitales de su hijo: las vías respiratorias, la respiración y la circulación. En caso de que sea necesario empiece a practicarle la resucitación cardiopulmonar, si sabe cómo hacerlo.
4. Llame al servicio médico de emergencia.

Congelación

Una lesión causada por congelación (*frostbite*) ocurre cuando el frío intenso y la acción del viento congelan los tejidos del cuerpo. Puede ser tan extensa que penetra la piel y todo lo que hay debajo de ella, incluyendo la sangre y los huesos. Cualquier parte del cuerpo puede ser afectada por la congelación, pero por lo general ataca las partes expuestas de la cara, los dedos de las manos y los pies, los lóbulos de las orejas y la nariz. La piel congelada se ve cérea y está entumecida; cuando se descongela puede ampollarse, hincharse y tornarse roja, azul o morada.

A veces es difícil juzgar la gravedad del daño por congelación. Para mayor seguridad, empiece a dar el tratamiento de primeros auxilios cuando sospeche que su hijo *puede* haber sufrido congelación, y luego llévelo con un médico lo más pronto posible. Aquí está lo que debe hacer.

1. Saque a su hijo o hija del frío.
2. Quítele cualquier prenda apretada o mojada y sustitúyala con ropa seca.
3. Caliente la zona afectada con calor húmedo durante al menos 30 minutos. Sumerja el miembro congelado en agua un poco más caliente que la temperatura corporal de 98.6°F (37°C). Acelere el proceso de calentamiento haciendo circular el agua con su mano.

Aplique compresas húmedas en las zonas que no puedan ser sumergidas en agua, como las mejillas y la nariz.

4. Lo más probable es que el calentamiento sea doloroso. Su hijo experimentará una sensación de quemadura, hinchazón y cambios de color en la piel. Cuando esta recupere su color normal y ya no esté entumecida se habrá descongelado.

5. Una vez que la piel se haya descongelado, aplique un vendaje estéril seco. Si están afectados los dedos, corte pedazos de vendaje del rollo y colóquelos entre cada dedo antes de vendarlos todos juntos. Utilice el mismo procedimiento si se congelaron los dedos de los pies.

6. Mueva las zonas descongeladas lo menos posible.

7. Evite la recongelación tapando las zonas recién descongeladas.

8. No descongele una zona congelada si no le es posible mantenerla descongelada.

9. No use calor directo —como un radiador, la calefacción del automóvil, una fogata de campamento o un cojín eléctrico— para descongelar la zona afectada.

10. No masajee la zona congelada ni la frote con nieve.

11. No toque las ampollas en la piel congelada.

Convulsiones sin fiebre

Durante una convulsión (también conocida como ataque), un niño pierde el conocimiento por breve tiempo. Una convulsión puede estar acompañada por una caída; salivación o expulsión de espuma por la boca; fuertes espasmos involuntarios de los músculos; pérdida de control del esfínter o la vejiga y un momentáneo paro respiratorio. En algunos casos no hay movimientos convulsivos, pero el niño palidece y no tiene fuerzas.

Las convulsiones están relacionadas con muchas afecciones médicas. Sin embargo, si su hijo o hija no tiene antecedentes de convulsiones y de repente experimenta ataques múltiples, es posible que haya ingerido algún veneno. Llame al Centro para el Control del Envenenamiento (*Poison Control Center*) de su localidad. (Normalmente este número se encuentra entre los teléfonos de emergencia en las primeras páginas de su directorio telefónico local. Si no existe este tipo de centro cerca de usted, comuníquese con su médico, al departamento de urgencias de un hospital o al servicio médico de urgencias/*Emergency Medical Service* y siga las instrucciones que le den).

Si bien las convulsiones llegan a ser una experiencia aterradora para los padres, por lo general duran poco, de 30 a 45 segundos. Una vez que la convulsión haya empezado no hay forma de pararla. Lo mejor es conseguir ayuda médica y concentrarse en evitar que el niño se lastime él mismo. Hay varias cosas que usted puede hacer para proteger a su hijo o hija cuando le dé una convulsión.

1. Colóquelo en el piso en un área segura. Retire cualquier objeto punzante o duro.
2. Protéjale la cabeza colocando cojines a su alrededor.
3. Aflójele el cuello de la camisa, el pantalón, el cinturón (correa) o cualquier otra prenda apretada.
4. Voltee a su hijo hacia su lado izquierdo para mantener despejadas sus vías respiratorias.
5. No trate de sujetarlo durante la convulsión ni intente introducir nada entre sus dientes.
6. Cuando recobre el conocimiento es posible que caiga en un sueño profundo. Se trata de una reacción típica. No trate de despertarlo.
7. No le dé nada de comer ni de beber hasta que se encuentre totalmente despierto y alerta.

Envenenamiento

Si usted sospecha que su hijo o hija ha ingerido, inhalado, tocado o bien se ha inyectado algún tipo de veneno, es importante conservar la calma para evitar que el pequeño se alarme. Interróguelo tranquilamente acerca de lo que tomó y hace cuánto tiempo lo hizo. (Necesitará saberlo para poder reaccionar apropiadamente).

Mantenga al niño lo más tranquilo posible mientras hace lo siguiente:

1. Mire dentro de su boca para ver si masticó píldoras venenosas o mordió una planta venenosa; retire cualquier residuo que permanezca en su boca.
2. Su hijo debe permanecer con usted mientras vaya al teléfono a pedir ayuda.

3. Si ingirió un producto o un medicamento venenoso, tenga el envase al hablar por teléfono. Llame al Centro para el Control del Envenenamiento (*Poison Control Center*) de su localidad. (Normalmente este número se encuentra entre los teléfonos de emergencia en las primeras páginas de su directorio telefónico local. Si no existe este tipo de centro cerca de usted, comuníquese con su médico, al departamento de urgencias de un hospital o al servicio médico de urgencias/*Emergency Medical Service* y siga las instrucciones que le den). La persona que la atienda probablemente le pedirá que le lea la información sobre el producto que viene en el envase.

4. Proporcione datos específicos en cuanto a la edad y el peso del niño y describa el producto o la sustancia que ingirió. También trate de calcular la cantidad que tomó y la hora exacta en que sucedió.

5. Cuando le den las instrucciones por teléfono, sígalas con exactitud. Nunca le dé al niño ningún remedio contra el envenenamiento (ni siquiera jarabe de ipecacuana) sin antes haber obtenido asesoría médica.

Hemorragias

Si su hijo o hija se perfora o daña una arteria, un chorro de sangre de vivo color rojo brotará de su cuerpo con cada latido de su corazón. Una hemorragia arterial puede ser mortal.

Una fuerte hemorragia venosa por lo general ofrece menos peligro y se distingue porque la sangre fluye en lugar de salir a chorros.

Si su pequeño está sangrando profusamente —ya sea de una arteria o de una vena— siga estos pasos cuanto antes.

1. Calme y tranquilice a la víctima. La presencia de sangre puede inspirar mucho miedo.

2. Localice el origen de la hemorragia.

3. Lávese las manos.

4. Póngase guantes estériles, si es que los tiene. Retire todas las basurillas sueltas al interior de la herida.

5. Con un vendaje o un trapo limpio, aplique presión directamente sobre la herida para detener la hemorragia. La presión directa casi siempre es lo más indicado en caso de una hemorragia abundante; sin embargo, no la aplique cuando se trata de una lesión en el ojo, si hay un objeto incrustado en la lesión ni en una lesión de la cabeza, si existe la posibilidad de una fractura del cráneo.

6. Eleve la parte que está sangrando arriba del nivel del corazón de la víctima, siempre y cuando no sospeche que pueda haber una fractura del hueso y la elevación no intensifique el dolor que la víctima está sintiendo.

7. Si la hemorragia no para o si necesita sus manos para otra cosa, aplique un vendaje a presión (*pressure bandage*). Simplemente se trata de un vendaje o una tira larga de tela que se ata firmemente sobre la herida. (El vendaje a presión debe estar lo bastante apretado como para mantener la presión sobre la herida, pero no tanto que corte la circulación).

8. Si la hemorragia no se detiene después de 15 minutos de presión directa o si la herida es demasiado extensa como para cubrirla de manera eficaz, utilice la técnica del control de hemorragias a través de puntos de presión, aplicando presión a una arteria principal (si ha aprendido a hacerlo en un curso de primeros auxilios).

9. Si la hemorragia se detiene con la presión directa pero vuelve a empezar, aplique presión nuevamente.

10. Si la hemorragia es fuerte, tome las medidas indicadas para prevenir un choque (shock) mientras espera a que llegue la ayuda médica. Recueste a la víctima boca arriba, eleve sus pies de 8 a 12 pulgadas (20 a 30 cm) y cúbrala con un abrigo o una cobija (frazada, manta, frisa). No la coloque en posición de choque si sospecha que pueda haber una herida de la cabeza, el cuello, la espalda o la pierna o si la postura incomoda a la víctima.

11. Si la hemorragia no es fuerte, lave la herida con agua y jabón. Enjuáguela bien y cúbrala con un vendaje estéril o un trapo limpio. Después aplique presión directa por varios minutos para controlar la hemorragia.

Heridas en el ojo

Si su hijo o hija tiene una pestaña o una partícula de polvo en el ojo, lo más probable es que se la pueda quitar parpadeando o que sus lágrimas expulsen el pequeño objeto. Pero si sufrió una lesión más grave su vista puede estar en peligro.

Tenga mucho cuidado de no tocarle el ojo. Aunque el niño tenga productos químicos o un cuerpo extraño en el ojo, quizá no pueda ayudarle de inmediato, y si lo intenta podría empeorar la lesión. Además, sin duda su hijo se resistirá a sus intentos de ayudarle.

La lesión de un ojo requiere atención médica experta. Por lo tanto, el papel que le corresponde a usted es asegurar que el ojo esté protegido lo mejor posible hasta que llegue la ayuda. Los siguientes pasos le permitirán hacer frente a tres tipos comunes de heridas en el ojo: un objeto extraño en el ojo, un objeto extraño incrustado en el ojo y la exposición a sustancias químicas.

Un objeto extraño en el ojo

Si el cuerpo extraño parece haber lesionado el ojo de gravedad, comuníquese al servicio de emergencia.

1. Mientras espera a que llegue la ayuda, incline la cabeza de su hijo o hija de manera que el ojo lesionado quede hacia abajo. Enjuague el ojo desde su comisura interior con una solución salina estéril, si la tiene. (Si no la tiene, utilice agua de la llave/grifo/canilla/pila).
2. Trate de mantener abierto el párpado de su hijo para asegurarse de lavarle el ojo bien. Siga lavándole el ojo de 15 a 30 minutos o hasta que llegue la ayuda médica.
3. No presione ni talle el ojo.
4. No intente extraer el objeto con sus dedos, un hisopo (escobilla, cotonete, *cotton swab*) ni ninguna otra cosa.

Un objeto extraño incrustado en el ojo

Llame al servicio médico de emergencia aunque el objeto sea pequeño.

1. Deje el objeto en paz. No lo toque ni permita que nada lo presione.
2. Si es grande, coloque una taza o cono sobre el ojo lesionado y péguela a la cara con cinta adhesiva. Cubra el ojo no lastimado con un parche o un vendaje estéril.

3. Si el objeto es pequeño, cubra ambos ojos con parches para los ojos o vendajes estériles.

4. Trate de calmar y tranquilizar a su hijo o hija.

Exposición del ojo a sustancias químicas

1. Llame al servicio de emergencia y después intente de identificar la sustancia química de que se trata. Obtendrá consejos más específicos —los cuales dependen del tipo de sustancia química a la cual se haya expuesto su hijo— comunicándose al Centro para el Control del Envenenamiento (*Poison Control Center*) de su localidad. (Normalmente este número se encuentra entre los teléfonos de emergencia en las primeras páginas de su directorio telefónico local).

2. No presione ni talle el ojo ni permita que el niño lo haga.

3. Incline la cabeza de su hijo o hija de manera que el ojo lesionado quede hacia abajo. Enjuáguelo con agua fresca desde la comisura interior del ojo. Continúe haciéndolo de 15 a 30 minutos o hasta que llegue la ayuda. (Tal vez tenga que abrir el ojo a la fuerza para lavarlo bien).

4. Si ambos ojos están afectados, realice este procedimiento en la ducha (regadera).

5. Aunque sólo un ojo esté afectado, cubra los dos con un vendaje estéril al terminar el proceso de lavado. Manténgalos cubiertos hasta que llegue la ayuda.

Heridas en la cabeza

Un niño activo puede recibir un buen golpe en la cabeza a la hora de correr, trepar o jugar, pero si se levanta y se echa a correr nuevamente después del golpe es poco probable que se haya lastimado mucho. Como sea, es importante que usted lo observe con atención durante las siguientes 24 horas, ya que los síntomas de una herida grave en la cabeza pueden tardar en manifestarse. Siempre consulte a su médico, aunque sea por teléfono, si el niño perdió el conocimiento aunque sea por un momento a causa de un golpe. En el caso de los bebés, consulte al doctor por cualquier herida en la cabeza excepto las muy menores.

Fíjese en síntomas como vómito abundante o repetido, comportamiento aturdido o confuso, mayor irritabilidad, inquietud, un cambio de personalidad o somnolencia en horas en que su hijo normalmente estaría bien despierto. De acuerdo con los doctores, también debe estar atenta por si le da un dolor de cabeza que no se alivia con remedios vendidos sin receta. Otros indicios de problemas son dificultades para hablar con claridad, rigidez del cuello, visión doble, dificultades para ver, pupilas de diferentes tamaños, debilidad en los miembros, derrame de líquido o sangre por la nariz o la boca o un ritmo de respiración más lento.

Si nota una lesión obvia, una abolladura o fractura en el cráneo del niño —y cierta hemorragia—, deberá entrar en acción de inmediato. Pero aunque no cuente con estas pruebas evidentes deberá tomar las siguientes precauciones *siempre* que sospeche que su hijo o hija ha sufrido una lesión grave en la cabeza.

1. Llame al servicio médico de emergencia.
2. Mientras espere la ambulancia no mueva al pequeño, a menos que sea absolutamente necesario.
3. No agite ni levante al niño.
4. No retire ningún objeto que tenga atorado en la herida o que sobresalga del cráneo o la cabeza.
5. Revise sus signos vitales: sus vías respiratorias, respiración y circulación. En caso de hacer falta déle respiración de salvamento, aplique la resucitación cardiopulmonar o controle las hemorragias.
6. Trate de mantener al niño tranquilo y quieto.
7. Si sospecha que su hijo o hija sufrió una fractura del cráneo, no aplique presión directa a ninguna herida sangrante en su cabeza.
8. Si su hijo vomita, inclínelo al frente y sosténgale la cabeza para que no se asfixie. No haga que se siente si sospecha que tiene el cuello lesionado. Sólo sosténgale la cabeza y el cuello y voltéelo hacia un lado.
9. Aplique hielo a las zonas inflamadas.

    (*Precaución:* El hielo debe estar envuelto con un trapo o una toalla y no aplicarse directamente a la piel, ya que puede producir congelación).
10. Si su hijo o hija se encuentra aturdido o inconsciente, dé por sentado que posiblemente haya sufrido una lesión de la columna.

Es esencial que no le mueva la cabeza ni el cuello. Coloque las manos a ambos lados de su cabeza y sosténgale el cuello y la cabeza en la posición en que los encontró. Si llegara a vomitar, voltéelo todo completo hacia un lado (con la cabeza y el cuello inmóviles) para evitar el ahogamiento y dejar que respire. Aparte de esto no debe mover al niño para nada. Espere a que llegue la ayuda médica.

Heridas en los dedos

Cuando un dedo de la mano o del pie está lesionado, puede amoratarse bajo la uña. Con frecuencia hay hinchazón y una leve hemorragia alrededor de la cutícula. Cuando hay una hemorragia bajo la uña, la punta del dedo del pie o de la mano se pondrá negra o azul oscura. La presión que esto ejerce contra la uña dolerá mucho.

Si su hijo o hija se lastimó un dedo de la mano o del pie, tome las siguientes medidas.

1. Llame al médico si la hinchazón le parece excesiva, si hay una cortada profunda, sangre bajo la uña o una hemorragia o si el dedo parece estar fracturado.

   (*Precaución:* No intente enderezar la parte lesionada).

2. Si la hinchazón y la hemorragia no son tan fuertes, lave la zona lesionada con agua y jabón y cúbrala con una tela estéril suave. Luego aplique hielo o remoje el dedo en agua fría para aliviar el dolor y reducir la hinchazón al mínimo.

3. Cubra con una tela estéril suave.

4. Si nota que aumenta el dolor, la hinchazón o el enrojecimiento, si empieza a formarse pus o si se presenta fiebre dentro de un plazo de 72 horas después de que ocurrió la herida, avise al médico de inmediato. Probablemente haya una infección.

Mordeduras de serpiente

A pesar de que hay muchas víboras en los Estados Unidos, sólo cuatro especies son venenosas: la víbora cobriza, la serpiente de cascabel, el mocasín de agua y el coralillo. La mayoría de las mordeduras de serpientes venenosas requieren tratamiento inmediato con antivenina (*antivenin*), disponible en la sala de urgencias de los hospitales en los lugares donde hay serpientes venenosas. Si no está segura de si la víbora era venenosa, llame al Centro para el Control del Envenenamiento (*Poison Control Center*) de su localidad (normalmente este número se encuentra entre los teléfonos de emergencia en las primeras páginas de su directorio telefónico local) o lleve al niño inmediatamente a ver al médico.

Mientras tanto, usted puede tomar varias medidas en lo que llega al hospital o espera a que se presente la ambulancia.

1. Mantenga quieto al niño. Si se está moviendo mucho, el veneno penetrará en su organismo y se repartirá por su cuerpo más pronto.
2. Lave la herida, pero no aplique hielo ni compresas frías. No corte la herida ni trate de succionar el veneno. Sirve muy poco, más bien nada.
3. Si la mordedura se dio en un brazo o una pierna, entablille el miembro amarrándole una chaqueta (chamarra) o las correas de una mochila. Lo importante es que el miembro se mantenga inmóvil.
4. Coloque la parte mordida debajo del nivel del corazón.
5. Aplique un vendaje de constricción (*constricting band*), si sabe hacerlo. (Se enseña en los cursos de primeros auxilios).

    (*Precaución:* No utilice un torniquete, porque corta la circulación por completo).
6. Si la víbora está muerta, llévela a la consulta del doctor o a la sala de emergencia. El tratamiento que se le dé a la mordedura será más eficaz si el médico sabe exactamente de qué clase de serpiente se trata.

Quemaduras leves

Si una quemadura al parecer sólo es superficial (enrojecimiento de la piel y quizá una ampolla) y más pequeña que una moneda de 25 centavos, trátela como una quemadura leve y haga lo siguiente.

1. Enfríe la quemadura inmediatamente sumergiéndola en agua fría (no helada) o colocándola bajo el chorro del agua fría con poca presión durante por lo menos 10 minutos. Una toalla limpia, fría y mojada

también puede ayudar a reducir el dolor. Si se forma una ampolla, déjela en paz.

2. Seque la zona con suaves toquecitos de un trapo limpio (y estéril, de ser posible) y cúbrala con un vendaje estéril no adhesivo. Así ayudará a prevenir las infecciones.

(*Precaución:* Solicite atención médica en caso de cualquier quemadura que involucre las vías respiratorias del niño, sus ojos, cara, manos o genitales. Además, si una quemadura leve no se cura normalmente, comuníquese con el médico. Incluso en el caso de una quemadura leve debe asegurarse de que el niño esté al día con sus vacunas antitetánicas).

Quemaduras graves

Una quemadura grave puede ser causada por la exposición prolongada a calor intenso, fuego, electricidad, productos químicos o líquidos hirviendo. Destruye todas las capas de la piel y a veces afecta los tejidos adiposo y muscular subyacentes. El niño necesitará tratamiento médico de emergencia. Llame una ambulancia y tome las siguientes medidas en lo que espera a que llegue la ayuda.

1. Revise los signos vitales del niño: sus vías respiratorias, respiración y circulación. Inicie la respiración de salvamento, la resucitación cardiopulmonar o el control de hemorragias, según sea necesario.
2. Tranquilice y calme a su hijo.
3. Trátelo como si se encontrara en estado de choque (shock). Acuéstelo y eleve sus pies de 8 a 12 pulgadas (20 a 30 cm). Si cree que tiene lestionada la cabeza, el cuello, la espalda o la pierna, limítese a tenerlo calmado y cómodo.
4. No haga nada más para tratar una quemadura grave. No le dé nada de comer o beber ni le aplique nunca compresas frías, cremas, ungüentos, aerosoles ni aceites. El intento de quitar las ampollas o la piel muerta puede causar graves complicaciones.

Sofocación y problemas respiratorios

Si su hijo tiene graves problemas para respirar puede deberse a varias causas, como lesiones, una enfermedad repentina o un problema oculto de la salud. Usted debe hacer lo siguiente.

1. Llame al servicio médico de emergencia.
2. Afloje la ropa apretada.
3. En lo que espera a que llegue la ayuda, no mueva al niño ni lo coloque en una posición que parezca incómoda.
4. No ponga una almohada bajo la cabeza del niño, ya que puede bloquear sus vías respiratorias.
5. No le dé nada de beber ni de comer.
6. Esté lo más calmada y tranquilazadora posible. La preocupación puede empeorar el problema.
7. Si su hijo o hija está soñoliento o deja de resollar no vaya a pensar que su condición ha mejorado, pues tal vez esté empeorando. Si ya llamó al servicio médico de emergencia, la ayuda deberá llegar pronto.

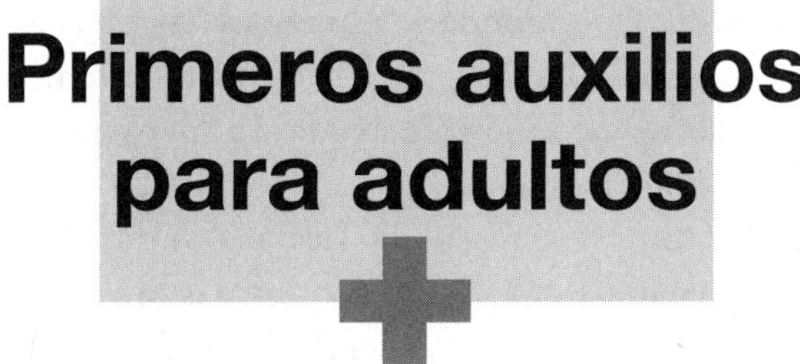

Primeros auxilios para adultos

Ahogamiento

Cómo salvarse a sí misma

1. Mantenga la calma. Si entra en pánico y empieza a agitar los brazos y las piernas en el agua, lo único que logrará es agotarse, lo cual aumentará la probabilidad de que se ahogue. Necesita conservar su energía. Entre más energía gaste entregándose al pánico, más se agotará y menos podrá ayudarse a sí misma.
2. Flote en posición vertical sin gastar mucha energía. Vea a su alrededor y ubíquese. Determine a qué distancia se encuentra de la tierra, cómo

puede pedir ayuda y cuántas personas están cerca. Averigüe cuál es la mejor manera de salir de la situación.

3. **Infle su ropa.** La ropa es un excelente dispositivo de flotación cuando no se cuenta con un chaleco salvavidas. Mientras sigue flotando, fájese la blusa o la chaqueta (chamarra) o átese los faldones de la camisa. Desabroche el botón del cuello e inhale profundamente. Incline la cabeza al frente, sumergiéndola en el agua, jale la camisa o chaqueta hacia su cara y sople al interior de la prenda. Tanto su cara como su camisa deberán estar bajo el agua al hacerlo. Una vez que haya inflado la prenda, mantenga el frente de la camisa o la chaqueta bajo el agua y sostenga el cuello para mantenerlo cerrado. El aire atrapado en su interior la ayudará a flotar. Después de un rato, es posible que el aire se escape al exterior de la camisa. Si esto ocurre, sólo repita el proceso.

4. **No se quite la ropa de invierno.** Si hace frío, no cometa el error de pensar que la ropa gruesa de invierno hará que se hunda con mayor facilidad. La ropa de invierno puede ayudarla a flotar y retardará que le dé hipotermia en el agua fría. Póngase a flotar boca arriba sobre el agua, extienda los brazos y las piernas y utilice un movimiento como de aleteo para irse acercando a algún punto seguro. El aire dentro de la ropa le ayudará a mantenerse en la superficie del agua.

5. **Si el agua está fría, empiece a nadar hacia la tierra.** Cuando hace frío existe el peligro adicional de la hipotermia. Sin embargo, emplee brazadas tranquilas y suaves para llegar. Nade al frente, pero conserve su energía utilizando brazadas de pecho o de costado. Si se cansa, flote un rato.

6. **Si se encuentra en medio de una corriente fuerte, déjese llevar.** No luche en su contra. Si la está alejando cada vez más de la tierra, nade en sentido diagonal a través de la corriente, pero no en su contra.

Cómo ayudar a alguien que se está ahogando

1. Encuentre un objeto —un palo ligero o una vara larga— que pueda utilizar para tratar de alcanzar a la víctima. Si la acompaña otra persona, pídale que la detenga del cinturón (correa) o de los pantalones para que usted no pierda el equilibrio. Y asegúrese de tener los pies bien plantados.

2. Si no encuentra un objeto que le permita acercarse a la víctima, tire (aviente) al agua algo que flote. Un garrafón vacío, un chaleco salvavidas, un cojín, un pedazo de madera. . . cualquier cosa que esté por ahí. Si tiene una cuerda a la mano, átela al objeto para que pueda jalarlo hacia usted o recuperarlo y repetir el intento las veces que haga falta.

3. Si no hay un palo u objeto que pueda aventar pero sí un bote de remos, una canoa o alguna otra embarcación, reme hacia la víctima. Si intenta esto debe tener en cuenta dos advertencias: utilice un chaleco salvavidas y trate de meter a la víctima por la parte trasera del bote (popa) y no por el costado, para evitar voltearse.

4. Tirarse al agua y nadar para salvar usted misma a la víctima debe ser el último recurso y sólo aplicarse en caso de que las otras tres técnicas sean realmente imposibles. Sin embargo, sólo inténtelo si es una nadadora capaz que ha recibido entrenamiento para salvar vidas dentro del agua. Si no cuenta con esta preparación, si no tiene el equipo adecuado para alcanzar a la víctima, tirarle algo o remar hacia ella o si usted se estaría poniendo en peligro al nadar para tratar de salvar a la persona que se está ahogando, consiga ayuda de terceros.

5. Si logra salvar a alguien que estaba a punto de ahogarse, es posible que necesite aplicar medidas de emergencia como la respiración de salvamento o la resucitación cardiopulmonar. (Para instrucciones detalladas e ilustradas, vea "Técnicas básicas que salvan vidas" en la página 583). Si la persona que rescató se estaba ahogando en agua fría, debe quitarle la ropa mojada y cubrirla con una cobija (frazada, manta, frisa) seca.

Atragantamiento

1. Llame al 911. Las vías respiratorias pueden estar obstruidas de manera total o parcial. Sin embargo, como en ambos casos peligra la vida es importante que consiga ayuda de inmediato.

2. Que trate de hablar. La persona que se está atragantando debe tratar de hablar. Si logra hablar o emitir el sonido que sea, significa que la obstrucción es parcial y que no se está asfixiando. En este caso debe toser para tratar de desatorar el pedazo de comida.

3. Resista el impulso natural de meter la mano —la suya o la de otra persona— a la boca de la víctima para tratar de sacar lo que se atoró. Nunca hay que meter los dedos a la garganta de una persona que esté

consciente, pues sólo se terminaría por empujar el objeto atorado aún más hacia dentro, dificultando el proceso de extracción.

4. Aprenda la maniobra de Heimlich. Todo el mundo debería de saber aplicar la maniobra de Heimlich tanto a sí misma como a otros. Las siguientes ilustraciones la muestran paso a paso.

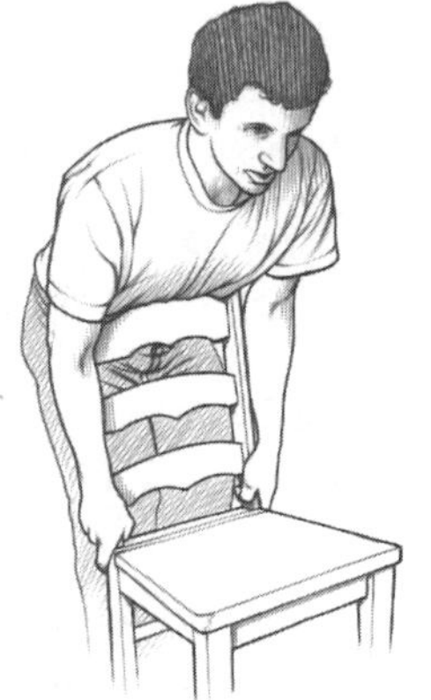

◄ Cómo autoaplicarse la maniobra de Heimlich

Si uno se encuentra solo y se está atragantando, debe pararse detrás del respaldo de una silla. Entonces debe inclinarse sobre la silla de modo que la parte superior del respaldo quede justo arriba de su ombligo. Debe apoyar las manos a ambos lados y jalarse con fuerza contra el respaldo. Quizá se tenga que realizar este movimiento cuatro o cinco veces para que el objeto salga.

Cómo aplicar la maniobra de ► Heimlich a otra persona

Si alguien se está atragantando, párese detrás de él y rodéele la cintura con los brazos. Haga un puño con una mano y póngalo justo arriba del ombligo de la persona afectada, con el lado del dedo pulgar hacia esta. Cubra el puño con su otra mano.

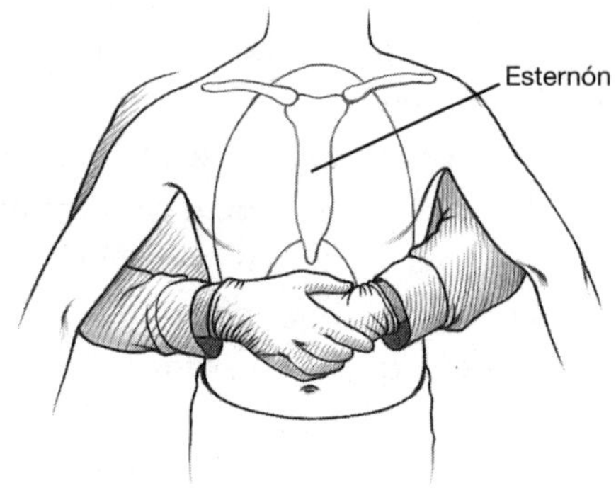

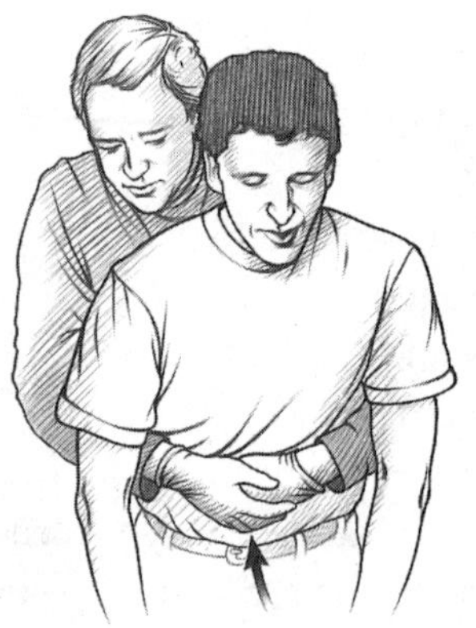

Oprima hacia adentro y arriba lo más fuerte que pueda. Posiblemente tenga que realizar este movimiento cuatro o cinco veces para desatorar el objeto.

5. Si no encuentra una silla con la que pueda aplicarse usted misma la maniobra de Heimlich, tire un objeto grande al piso. Servirá cualquier cosa que le permita hacer presión sobre sus músculos abdominales. Póngalo en el piso y déjese caer encima.

6. Si la persona que se está atragantando pierde el conocimiento, acuéstela en el piso y tómele el pulso. Si lo detecta, comience a darle respiración de salvamento, la cual se explica e ilustra en las páginas 586 y 587. Déle dos respiraciones completas.

7. Si la respiración no entra aplique golpes abdominales, los cuales se parecen a la maniobra de Heimlich. Siéntese a horcajadas sobre la víctima inconsciente, coloque una mano encima de la otra y ponga la palma de la mano de abajo justo arriba del ombligo de la persona. Sus dedos deben apuntar hacia la cabeza de la persona. Oprima de 6 a 10 veces con fuerza y hacia arriba, o sea, en dirección hacia la cara de la persona.

8. Revise para ver si el objeto se ha desatorado. Forme un gancho con dos dedos, introdúzcalos en la boca de la persona de un lado y páselos hasta el otro lado de su boca, como si la estuviera barriendo. Mantener los dedos en posición de gancho le permitirá extraer el objeto en lugar de introducirlo más profundamente en la garganta.

9. Si el objeto no se ha desatorado, verifique el pulso de la víctima y repita los pasos desde las dos respiraciones de salvamento. Si no hay pulso empiece con la resucitación cardiopulmonar, la cual se explica e ilustra en las páginas 588 y 589. En el momento en que la persona recobre el conocimiento, colóquela en la posición de recuperación (ilustrada en la página 585) hasta que llegue la asistencia médica.

Choque eléctrico

Cómo ayudarse a sí misma

Una descarga eléctrica no siempre es tan fuerte como para hacer perder el conocimiento, pero si lo puede ser como para producir una contracción involuntaria de los músculos. Si le ocurre así, quizá quede pegada a la fuente de electricidad aunque quiera soltar la mano.

Si tiene una mano libre, coja un objeto de madera, una revista o cualquier material no conductor y trate de zafar o golpear la otra mano hasta que suelte el cable. También puede dejarse caer hacia atrás para separar su mano de la fuente de electricidad.

Cómo ayudar a otra persona

1. Apague la corriente desconectando el aparato. Si no es posible, apague el interruptor del circuito o la caja de fusibles. Si no logra cortar la corriente de la línea externa, comuníquese a la compañía de luz o al servicio de emergencia 911 para ver si ellos pueden hacerlo.
2. Después de que haya desconectado la electricidad, llame al servicio de emergencia 911.
3. Antes de lanzarse a salvar a alguien que haya sufrido un choque eléctrico asegúrese de haber desconectado la corriente. De otro modo usted también puede convertirse en víctima. Si la persona se encuentra atrapada en un carro bajo un cable de alta tensión, dígale que se quede ahí hasta que haya desconectado la corriente. Si usted siente un cosquilleo en las piernas al acercarse a la víctima, deténgase. Esta sensación significa que está pisando tierra electrificada y que la corriente eléctrica está entrando a su cuerpo. Separe un pie del piso, dése la vuelta y salte sobre un solo pie hasta llegar a un lugar seguro.
4. No trate de mover un cable que tenga corriente, ni siquiera con objetos de madera como palos, mangos o ramas de árbol. Si el voltaje es lo suficientemente alto incluso estos objetos de madera pueden conducir la electricidad y usted se electrocutaría. Y nunca empuje un cable con un objeto de metal. Espere a que lleguen personas debidamente capacitadas para que ellas muevan los cables.
5. En cuanto sea seguro aproximarse a la víctima, revise su respiración y su pulso. Si no está respirando, aplíquele respiración de salvamento. Si no está respirando y tampoco tiene pulso, comience con la resucitación cardiopulmonar. (Para instrucciones detalladas e ilustradas, vea "Técnicas básicas que salvan vidas" en la página 583).
6. Deje a la víctima en paz. Una persona que ha sufrido un choque eléctrico también puede tener lesionada la columna. No mueva a la víctima a menos que sea absolutamente necesario para abrir sus vías respiratorias o darle respiración de salvamento. Déjela en la posición en que la haya encontrado y cúbrala con una chaqueta (chamarra) o cobija (frazada, manta, frisa) para mantenerla caliente hasta que llegue la asistencia médica.

7. Consiga atención médica de inmediato. Aunque la víctima se vea muy bien e incluso diga sentirse bien, la mayor parte de los daños causados por un choque eléctrico son internos. Podrá verse engañosamente normal después del choque, pero en realidad haber sufrido daños importantes en los nervios y los vasos sanguíneos así como los músculos.

Convulsiones

1. Si usted se encuentra cerca de una persona que se está convulsionando, rápidamente retire cualquier mueble, objeto filoso y demás artículos peligrosos. Quite cualquier cosa que pueda causarle una lesión.
2. Coloque una almohada o alguna otra cosa blanda debajo de la cabeza de la persona que se está convulsionando. Así le evitará lesiones en la cabeza durante la convulsión.
3. Una billetera (cartera) de hombre tiene el tamaño perfecto para evitar que la persona que se está convulsionando se muerda la lengua o se la trague. Si usted se encuentra cerca de una persona que está a punto de empezar a convulsionarse, saque las monedas de la billetera e insértesela entre los dientes para que la muerda. Si no cuenta con una billetera, utilice algo no filoso que sea lo bastante grande para que su ser querido no se lo pueda tragar. Tenga cuidado de no obstruirle el paso al aire. Colóquele la billetera de un lado de la boca, no se la meta completa. Si usa dentadura postiza, sáquesela. Si la persona ya se está convulsionando, no trate de meterle nada a la boca a la fuerza. Podría lastimarla y también lastimarse usted.
4. Déjela en paz. Aunque las convulsiones pueden parecer eternas, en realidad suelen durar entre 30 segundos y cinco minutos. Sea paciente y no entre en pánico. Las personas que tratan de sujetar a la víctima por lo común sólo terminan lastimándose y lastimando también a la persona que se está convulsionando. No trate de sacudir ni de despertar a la persona. Deje que la convulsión se pase solita.
5. Mientras dure la convulsión, coloque a la persona en la posición de recuperación sobre su costado izquierdo, si es que puede hacerlo sin lesionarla. Si no, espere a que termine la convulsión para cambiarla a esta postura. Asegúrese de que esté respirando y tenga pulso. Si no, llame al servicio de emergencia 911 y déle respiración de salvamento o aplíquele la resucitación cardiopulmonar, según sea necesario. Si está respirando y tiene pulso, manténgase atenta hasta que se haya

recuperado por completo. (Para información detallada sobre la posición de recuperación, la respiración de salvamento y la resucitación cardiopulmonar, vea "Técnicas básicas que salvan vidas" a partir de la página 583).

6. No se alarme. Una vez que salga de la convulsión, la víctima puede parecer aturdida, desorientada o incluso agresiva. No se preocupe. Tal reacción es normal y dura desde unos cuantos segundos hasta unos cuantos minutos. Sólo permanezca a su lado hasta que se recupere.

Desprendimiento de miembros

Antes que nada, llame al servicio de emergencia 911. Su ser querido puede morir desangrado en cinco minutos si la cortada le perforó una arteria principal. Incluso una amputación menos grave, como la de la punta de un dedo, puede causar complicaciones y ser muy dolorosa. Entre más rápido lleve a la persona a un hospital, mayor probabilidad habrá de que los doctores puedan volver a colocarle la parte desprendida.

Mientras espera a que llegue la ayuda de emergencia, haga lo siguiente en el orden que se indica.

1. Aplique presión directa sobre la herida con el objeto más limpio que tenga a la mano, como una camisa o una toalla. Esta presión directa sobre el muñón debe mantenerse hasta que lleguen al hospital. Así ayudará a detener el sangrado sin necesidad de hacerle un torniquete o de usar pinzas, recursos que a menudo producen más daño y son innecesarios si la ayuda viene en camino.

2. De ser posible, eleve el miembro lesionado arriba del nivel del corazón. La sangre fluye hacia abajo con la ayuda de la gravedad. Al elevar la parte lesionada por encima del nivel del corazón, usted retardará la pérdida de sangre.

3. Si el miembro está colgado o sólo parcialmente amputado, déjelo en paz. Si llegara a desprender un pedazo de tejido, le causaría más daño y dificultaría el que se lo coloquen otra vez. Aplique presión directa sobre el muñón y sostenga la otra parte lo mejor que pueda.

4. Remoje una gasa estéril con solución salina —de la que normalmente se usa para los lentes de contacto— y úsela para envolver la parte del cuerpo que se desprendió. Esto ayuda a que el tejido se mantenga húmedo y más sano. La solución salina es la mejor opción porque

contiene la misma cantidad de sal que los tejidos humanos, por lo que ayuda a mantener el equilibrio adecuado de sal y agua en las células. Si no cuenta con solución salina, coloque la parte del cuerpo que se desprendió sobre una gasa estéril seca y cúbrala con más gasa. Trate de evitar que entre en contacto con agua normal, pues el tejido podría absorberla, causando hinchazón y complicaciones.

5. Una vez que haya envuelto en gasa estéril remojada en solución salina la parte del cuerpo que se desprendió, colóquela en un recipiente hermético y póngala en una hielera con hielos. Debe estar fría, pero no la congele, ya que el hielo podría dañar los tejidos. Además, no permita que entre agua al recipiente. Si la parte desprendida se remoja en agua, los tejidos también pueden sufrir daños y es posible que se dificulte su colocación posterior.

6. Aunque le parezca imposible que la parte desprendida se vuelva a colocar, llévela al hospital. Es mejor llevar algo que ya no podrá colocarse que no llevar algo que quizá hubiera podido colocarse de nuevo.

7. Si su ser querido siente que está a punto de desmayarse, haga que se acueste con el muñón elevado y esperen a que llegue la ambulancia.

Envenenamiento

1. Si un ser querido suyo ha ingerido una sustancia venenosa, déle de beber medio vaso (4 onzas/120 ml) de leche o agua. El líquido eliminará la sustancia química de su boca y esófago, donde puede producir el mayor daño, y la enviará a su estómago. Sin embargo, no le dé mucho más que medio vaso. Si su estómago se inunda de líquidos se distenderá y expondrá una superficie aún mayor al veneno. Una vez que su ser querido se haya tomado la leche o el agua, llame al Centro para el Control del Envenenamiento (*Poison Control Center*) de su localidad. (Normalmente este número se encuentra entre los teléfonos de emergencia en las primeras páginas de su directorio telefónico local. Si no existe este tipo de centro cerca de usted, comuníquese con su médico, al departamento de urgencias de un hospital o al servicio médico de urgencias/*Emergency Medical Service* y siga las instrucciones que le den).

2. Si el problema es que su ser querido entró en contacto con una sustancia química, necesita quitársela del cuerpo o eliminarla de sus ojos lo antes posible. Si se trata de una sustancia química seca, sacúdala

antes de recurrir al agua. Si tiene acceso a una ducha (regadera), meta a la persona bajo el chorro del agua tibia y haga que se quede ahí de 15 a 20 minutos. Resulta más fácil y más eficaz eliminar la sustancia en una ducha que tratar de lavar a la persona en el lavamanos del baño o con un trapo. Si está cerca de una manguera o un rociador también los puede usar. Si la sustancia química se le metió a los ojos, dígale a su ser querido que dirija la mirada directamente hacia la salida del agua de la ducha y que parpadee bajo el chorro, también durante 15 a 20 minutos.

3. Cuando se entra en contacto con una sustancia química venenosa hay que quitarse toda la ropa, aunque se piense que no hubo contaminación. Lave la ropa de su ser querido de inmediato sin mezclarla con otras prendas.

4. Inhalar gases venenosos puede resultar tan peligroso como ingerir una sustancia química. Si su ser querido lo ha hecho, sáquelo a respirar aire fresco de inmediato.

5. Que no vomite. Muchas personas creen —erróneamente— que hay que provocarse el vómito después de ingerir un veneno. *Siempre* comuníquese primero con el centro para el control de venenos, para que ahí le den recomendaciones en cuanto al tratamiento indicado. Algunas sustancias no producen tanto daño si entran al estómago en pequeñas cantidades. No obstante, si bajan por el conducto equivocado y se meten a las vías respiratorias pueden volverse muy peligrosas. Cuando uno se provoca el vómito, aumenta la probabilidad de que la sustancia se introduzca al conducto equivocado.

6. En cuanto haya tomado estas medidas urgentes —diluir el veneno, enjuagar la piel o los ojos o respirar aire fresco— llame al centro local para el control de venenos. Tenga el recipiente de la sustancia venenosa a la mano. En el centro se le dirá cómo manejar la situación en casa o a qué autoridades llamar en caso de que sea necesario que su ser querido reciba atención médica. Luego alertarán al lugar adonde tienen que ir, les avisarán que van en camino y les explicarán cuál es el problema. También podrán decirle si debe inducir el vómito.

7. Esté preparada. Cuando llame al centro para el control de venenos, es posible que le indiquen que administre jarabe de ipecacuana (*ipecac syrup*) o carbón activado (*activated charcoal*). Por lo tanto es buena idea siempre tener estos productos a la mano para una emergencia. Úselos sólo de acuerdo con las instrucciones que le den.

Heridas abiertas

1. Antes que nada póngase un par de guantes de látex. Luego cubra la herida con una gasa estéril, o en su defecto con el pedazo de tela más limpio que pueda encontrar, y presione firmemente para tratar de detener la hemorragia. En el caso de una herida superficial mantenga la presión por 5 minutos; si se trata de una herida profunda, mantenga la presión de 15 a 20 minutos.

2. Es posible detener casi cualquier hemorragia si se aplica presión fuerte y directa y se eleva la herida arriba del nivel del corazón para disminuir la presión sobre la cortada. Si la cortada se sufrió en el brazo, hay que levantarlo arriba de la cabeza. Si está en la pierna, la persona debe acostarse y elevar los pies. Cuando el flujo de sangre se detiene, empieza el proceso de coagulación. La presión y la elevación le dan tiempo al cuerpo para hacer su trabajo.

3. Si hay una hemorragia importante o si la herida tiene una profundidad de media pulgada (1.2 cm) o más y por lo tanto puede requerir puntos (puntadas), déjele el trabajo de limpieza a los expertos. Aplique presión directa y una compresa de gasa estéril pegada con cinta adhesiva, eleve la parte afectada y lleve a la persona a una sala de urgencias.

Si se trata de una herida menor que probablemente no requiera puntadas, quítele la mugre y las basurillas con unas pinzas una vez que se haya detenido la hemorragia. Utilice pinzas estériles, como las de una navaja suiza flameadas con un cerillo o limpiadas con una bolita de algodón empapada en alcohol. Si la hemorragia comienza de nuevo, sólo aplique presión directa.

4. Una vez que haya sacado las basurillas, limpie la herida con agua oxigenada (peróxido de hidrógeno), jabón *pHisoHex* (un jabón antibacteriano para la piel) o una solución de povidona yodada (un microbicida antiséptico tópico), o simplemente con agua y jabón, lo cual funciona casi igual de bien que cualquier otra cosa. No limpie sólo la herida sino también la piel en un área de 4 pulgadas (10 cm) a la redonda, porque los gérmenes pueden desplazarse por la superficie de la piel.

5. Enjuáguela. Después de haber limpiado la herida, enjuague el jabón o la solución limpiadora con agua limpia. No utilice el agua de un lago o un arroyo de agua corriente, por muy limpia que se vea. Sólo use la más limpia de las aguas potables.

PRIMEROS AUXILIOS +

6. Deje que la superficie de la piel se seque completamente. Si lo tiene, aplique una pequeña cantidad de algún ungüento con triple antibiótico (bacitracina, neomicina y polimixina B), como por ejemplo *Neosporin* o *Mycitracin Plus*, a la herida. En el caso de una herida superficial, cúbrala con una venda adhesiva comercial. Si la herida tiene dos costados separados pero no es lo suficientemente profunda como para requerir puntos, utilice cinta adhesiva o vendas de mariposa (*butterfly bandages*) para cerrarla.

7. Una vez que la herida esté limpia y vendada, revísela cada dos días y vuelva a colocar una venda limpia. Revísela con mayor frecuencia si hay cualquier señal de infección. Si la venda se moja durante el baño, cámbiela. Para evitar que se moje, pegue un pedazo de envoltura autoadherente de plástico a la venda con cinta adhesiva antes de que la persona se meta a la ducha, o dígale que se bañe en la bañadera (bañera, tina).

Huesos fracturados

Antes que nada, la persona que se haya fracturado un hueso debe permanecer inmóvil para evitar que este se mueva hasta que llegue la asistencia médica. Andarlo moviendo daña el hueso más y también incrementa el riesgo de lastimar los vasos sanguíneos y nervios circundantes. Si usted sospecha que su ser querido sufrió una lesión en la cabeza, el cuello o la columna, no debe moverlo en lo absoluto. Pida una ambulancia de inmediato.

Siga estas sugerencias mientras espere a que llegue la asistencia médica.

1. No trate de volver a juntar los huesos. Cuando se mueve un hueso roto, sólo se incrementa el dolor y los daños. Déjele el trabajo de reparación a los médicos del hospital, sin importar qué tan grave se vea la fractura.

2. Véndelo con solución salina. Si el hueso fracturado perforó la piel, remoje una gasa estéril en solución salina, como la que se usa para los lentes de contacto. Coloque la gasa sobre el hueso y la piel lesionada. Si no tiene solución salina utilice una gasa estéril seca. No adhiera la gasa a la herida con ningún tipo de cinta; sólo colóquela sobre la parte lesionada. Después de que haya cubierto la herida, tenga paciencia y espere a que llegue la ambulancia. No mueva, entablille ni eleve una fractura expuesta.

3. Si se encuentra en el bosque o lejos de un hospital, puede hacer un entablillado para ayudar a que los huesos fracturados no se muevan en lo que consigue asistencia médica. El entablillado debe abarcar las áreas abajo y arriba de la fractura. Entablille el hueso tal y como lo encontró, sin importar lo despedazado que esté.

Es posible hacer un buen entablillado con diversos artículos comunes: cartón, una regla, ramas, revistas, una almohada o una frazada (cobija, manta, frisa) gruesa. Al entablillar la fractura sostenga el área lesionada con las manos. Puede usar trapos, corbatas, ropa desgarrada o cinturones (correas) para atar la tablilla a la parte lesionada. Asegúrese de que ningún nudo esté haciendo presión sobre la lesión. Ate la tablilla fijamente, pero no tan apretada que vaya a cortar la circulación.

Si el área más allá del entablillado se torna pálida, se entumece o palpita, afloje los amarres. Es posible que también tenga que aflojarlos si la parte lesionada se hincha después de haberla entablillado.

Si usted se encuentra sola y cree que se fracturó el antebrazo, entablílleselo usted misma sosteniendo el brazo roto cerca de su cuerpo. Doble el codo del brazo fracturado, apoye el antebrazo sobre su pecho y deténgaselo con la otra mano o brazo hasta que consiga asistencia médica.

4. Póngale hielo. Después de entablillar una fractura, póngale hielo o una compresa fría. Deje puesto el hielo de 20 a 30 minutos por vez, asegurándose de envolverlo con una toalla o trapo para evitar que la piel se congele. Aplique hielo al área varias veces durante las primeras 24 horas. El frío ayuda a que no se hinche tanto y también alivia el dolor un poco.

Cómo entablillar un tobillo ▶

Para una fractura de tobillo sin herida abierta, coloque una cobija (frazada, manta, frisa) gruesa debajo del pie y del tobillo. Envuelva el pie y el tobillo con la cobija sin apretar mucho, y amárrela con un trapo o cualquier otra cosa que sirva para mantenerla en su lugar, dejando expuestos los dedos del pie. Después de aplicar el entablillado, eleve el tobillo.

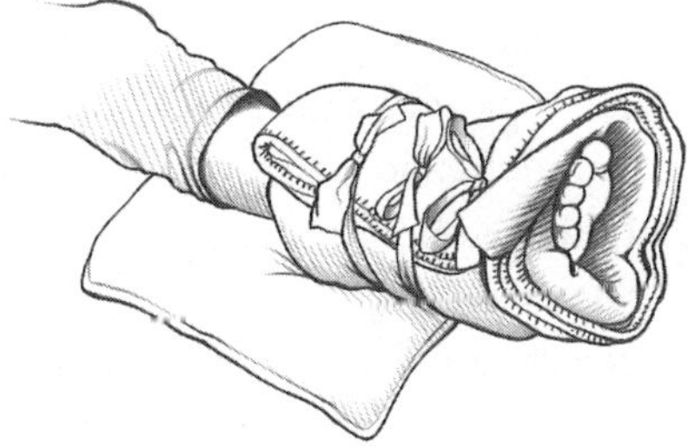

Cómo entablillar el antebrazo ▶

Para entablillar una fractura de antebrazo o de muñeca, coloque unas cuantas revistas o periódicos gruesos enrollados en forma de "U" debajo del antebrazo. Asegúrese de que el entablillado abarque desde el codo hasta la mano. Amárrelo firmemente con tiras de tela. Para hacer un cabestrillo, ate una chaqueta (chamarra), una camisa o alguna otra prenda o trapo alrededor del cuello.

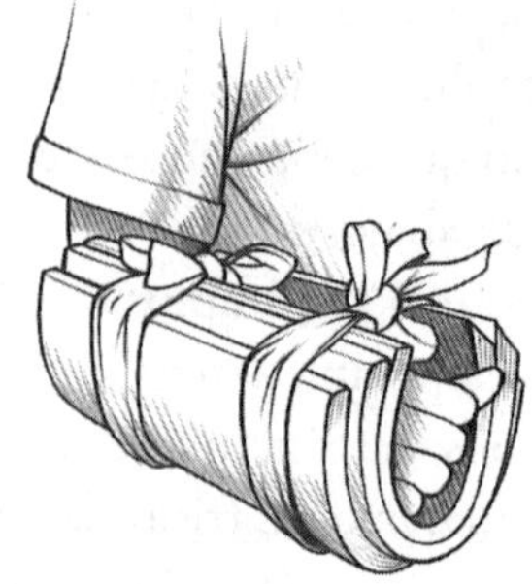

5. **Elévelo.** Si el hueso que usted sospecha que está fracturado es de la muñeca, la mano, un dedo de la mano, un dedo del pie, el pie o el tobillo, eleve el área de la fractura arriba del nivel del corazón. Si resulta más cómodo, la persona lesionada puede acostarse. Así se permite que la sangre no se estanque rápidamente en el área de la fractura y se disminuye la hinchazón. Los huesos más grandes, particularmente el fémur o la pelvis, no deben elevarse cuando se fracturan.

6. **Déle tratamiento si sufre un choque (shock).** Cuando una persona se fractura alguno de los huesos principales del cuerpo, como el fémur o la pelvis, puede sufrir un choque. (Para instrucciones acerca del tratamiento apropiado en caso de un choque, vea "Posición de choque" en la página 585).

Nariz fracturada

1. **Póngale hielo.** Una nariz fracturada se hincha rápidamente y comienza a sangrar. Una compresa de hielo o fría, envuelta o cubierta con una toalla para evitar que se congele la piel, ayudará a disminuir la hinchazón y detendrá la hemorragia.

2. **Detenga la hemorragia.** La hemorragia causada por una fractura de nariz debe recibir el mismo tratamiento que un hemorragia nasal cualquiera. La persona afectada debe sentarse bien e inclinar la cabeza un poco al frente para que la sangre salga por la nariz en lugar de fluir hacia la garganta. Luego se aplica presión cerrando las ventanas de la nariz con los dedos por unos cuantos minutos.

3. **Administre un calmante.** Un analgésico común vendido sin receta
ayudará a disminuir el dolor. Lo mejor es optar por productos que
contengan acetaminofén, como *Tylenol*. Los fármacos antiinflamatorios no esteroídicos, como el ibuprofén y la aspirina, dilatan los vasos
sanguíneos y aumentarían la hemorragia.

4. **Déle un descongestionante.** Un rocío nasal descongestionante ayudará a disminuir la congestión que puede presentarse después de una
fractura de nariz. Las tabletas o los rocíos nasales funcionan muy
bien, aunque algunos doctores aconsejan que los rocíos no se usen por
más que unos cuantos días, ya que pueden causar adicción.

5. **Más adelante puede utilizar remedios naturales.** Los remedios naturales sirven para acelerar el proceso de curación después de que la persona haya recibido el tratamiento adecuado para una nariz fracturada.
Algunos herbolarios recomiendan la hierba *gotu kola* para ayudar en la
curación de los cartílagos, los tendones y el tejido conjuntivo. Usted
puede administrar la hierba en forma de té o tintura. Deje una cucharada
de la hierba seca en infusión en una taza de agua hirviendo. Después de
fracturarse la nariz se pueden tomar de dos o tres tazas diarias de té de
gotu kola por varias semanas. Si prefiere la tintura, agregue de 20 a 30
gotas a un poco de agua y désela de beber a la persona afectada dos o tres
veces al día por varias semanas. La *gotu kola* se vende en las tiendas de
productos naturales.

La planta de árnica es otra buena opción para la convalecencia,
porque disminuye la hinchazón, el amoratamiento y el dolor. La persona
que se haya fracturado la nariz puede tomar dos o tres pildoritas (chochitos) de árnica 30C dos veces al día por cinco días. Si no tiene una
herida abierta también le puede aplicar crema o gel de árnica en la nariz.
Al igual que las pildoritas, la crema se puede usar según haga falta por
cinco días. El árnica está disponible en la mayoría de las tiendas de productos naturales y homeopáticas.

Quemaduras

Cada año alrededor de dos millones de personas radicadas en los Estados Unidos sufren una quemadura. Sin embargo, sólo el cinco por
ciento necesitan ser tratados en un hospital. Las pequeñas quemaduras

por calor causadas por llamas o cosas calientes por lo general no pasan de quemaduras de primer grado (las que se ven rojas) o leves quemaduras de segundo grado (en las que se forma una pequeña ampolla). Por lo tanto, usted puede tratarlas en casa.

Sin embargo, las quemaduras graves de segundo grado o las de tercer grado —en las que la piel generalmente se pone blanca con manchas rojas, se ve como si estuviera mojada o cubierta de cera y está muy ampollada o carbonizada— deben ser atendidas inmediatamente por un médico.

◀ La regla de los nueves

La "regla de los nueves" es una forma de calcular cuánto se quemó de la superficie del cuerpo. Esta regla divide al cuerpo en secciones y le asigna un valor porcentual a cada sección. Por ejemplo, en un adulto la cabeza y los brazos equivalen, cada uno, al nueve por ciento de la superficie total del cuerpo. Las partes anterior y posterior del torso y las piernas valen un 18 por ciento cada una.

También hace falta tratamiento médico si las quemaduras cubren más del 10 al 20 por ciento del cuerpo; si se quemaron la cara, las manos o los genitales; si se sufrieron quemaduras a causa de una sustancia química o la electricidad o si la quemadura se infecta y hay escalofríos y fiebre. Las señales de infección normalmente se presentan dos o tres días después e incluyen un mayor enrojecimiento o dolor, hinchazón, pus y rayas rojas que se extienden por las extremidades a partir de la quemadura.

Si usted o un ser querido ha sufrido una quemadura grave de segundo grado o una quemadura de tercer grado, eleve el área quemada y coloque a la víctima en la posición de choque (shock) mientras espera a que llegue la asistencia médica. (Para instrucciones ilustradas acerca de cómo colocar a alguien en esta posición, vea la página 585.) No toque ni trate de reventar las ampollas, ni tampoco desprenda la piel muerta.

Esto es lo que debe hacer en el caso de quemaduras menores.

1. Sumerja el área quemada en agua fría por cuando menos 15 minutos. No utilice el viejo remedio casero de ponerle hielo. El hielo puede dañar los tejidos porque en esencia hace que se congele la capa superior de la piel.

2. Deje intactas las ampollas. Las ampollas le brindan una capa de protección natural a los tejidos quemados. O sea, funcionan como un vendaje estéril. Siempre y cuando la piel quede intacta las bacterias no podrán pasar.

3. Cambie el vendaje y limpie la quemadura diariamente. Si la quemadura está ampollada o abierta, aplique un ungüento como *Polysporin* y cúbrala con una gasa estéril seca. Retire la gasa por lo menos una vez al día y limpie el área quemada cuidadosamente con jabón antibacteriano y agua. Vuelva a aplicar el ungüento a la quemadura y cubra la herida con una gasa nueva. Si la quemadura se va viendo mejor cada día, lo más probable es que todo vaya bien. Puede usar el ungüento en una pequeña zona ampollada, pero si las ampollas se extienden sobre un área más grande que una moneda de plata de dólar, un médico debe examinar la quemadura.

4. Pruebe el cinc. Este mineral ayuda a que sanen las heridas. Déle a su "paciente" 30 miligramos de un suplemento de cinc dos veces al día por 10 días. Sin embargo, primero obtenga la autorización de su médico. Una dosis mayor que 15 miligramos sólo debe administrarse bajo supervisión médica.

Glosario

Algunos de los términos usados en este libro no son muy comunes o se conocen bajo distintos nombres en diversas partes de América Latina. Por lo tanto, hemos preparado este glosario para ayudarle. Esperamos que le sea útil.

Aceite de *canola* Este aceite se extrae de la semilla de colza, la cual es baja en grasa saturada. Sinónimo: aceite de colza. En inglés: *canola oil*.

Agnocasto Durante muchos siglos se pensó que el principal efecto medicinal de esta hierba era suprimir el impulso sexual en la mujer. No obstante, de acuerdo con los herbolarios modernos no tiene ningún efecto sobre el deseo sexual de las mujeres y más bien sirve para tratar problemas menstruales. Sinónimo: sauzgatillo. En inglés: *chasteberry*. En latín: *Vitex agnus-castus*.

Agripalma Algunos han llegado a pensar que tiene el poder de alejar a los malos espíritus, pero hoy en día los herbolarios por lo general la utilizan para tratar los problemas menstruales o menopáusicos. En inglés: *motherwort*. En latín: *Leonurus cardiaca*.

Arándano Una baya azul, pariente del arándano agrio. En inglés: *blueberry*.

Arándano agrio Una baya roja de sabor agrio que se usa para elaborar postres y bebidas. Sinónimo: arándano rojo. En inglés: *cranberry*.

Avena sativa La avena ha sido un alimento básico en Europa del Norte desde hace miles de años. Sus tallos y cáscara eran un remedio común contra el insomnio. Los herbolarios actuales utilizan esta hierba para tratar problemas emocionales como la depresión o el estrés. En inglés: *oatstraw*. En latín: *Avena sativa*.

Baya de saúco Este fruto de un arbusto británico se utiliza como remedio contra los resfriados (catarros). En inglés: *elderberry*. En latín: *Sambucus canadensis*; *S. Nigra*.

Cacahuate	Este fruto seco proviene de una hierba leguminosa. Se come en varias formas, entre ellas crudos, tostados o en forma de crema. Sinónimos: cacahuete, maní. En inglés: *peanut*.
Cacerola	Una comida horneada en un recipiente hondo tipo cacerola. Sinónimo: guiso. En inglés: *casserole*. La misma palabra también se refiere a un recipiente metálico de forma cilíndrica que se usa para cocinar. Por lo general no es muy hondo y cuenta con un mango o dos asas. Sinónimo: cazuela. En inglés: *saucepan*.
Cantidad Diaria Recomendada	Se trata de la cantidad recomendada de un nutriente, trátese de un mineral, una vitamina u otro elemento dietético. Las Cantidades Diarias, conocidas en inglés como *Daily Values* o por las siglas *DV*, fueron fijadas por el Departamento de Agricultura de los Estados Unidos y la Dirección de Alimentación y Fármacos de los Estados Unidos. Se encuentran en las etiquetas de la mayoría de los productos alimenticios envasados en los Estados Unidos y corresponden a las necesidades nutritivas de los adultos a partir de los 18 años. Si usted desea averiguar las necesidades específicas de los niños, consulte a su pediatra o a un nutriólogo.
Cardo de leche	Hierba europea que desde tiempos antiguos se ha usado como remedio para los problemas del hígado. Sinónimo: cardo de María. En inglés: *milk thistle*. En latín: *Silybum marianum*.
Consuelda	Desde el primer siglo a. C. esta hierba se ha utilizado para sanar heridas. En inglés: *comfrey*. En latín: *Symphytum officinale*.
Equinacia	Hierba comúnmente utilizada para remediar los resfriados (catarros) y la gripe. Sinónimos: equinácea, equiseto. En inglés: *echinacea*. En latín: *Echinacea angustifolia* o *E. purpurea*.
Frijoles	Una de varias plantas con frutos en vaina del género *Phaselous*. Vienen en muchos colores: rojos, negros, blancos, etcétera. Sinónimos: alubias, arvejas, caraotas, fasoles, fríjoles, habas, habichuelas, judías, porotos, trijoles. En inglés: *beans*.
Fruto seco	Alimento común que generalmente consiste en una almendra comestible encerrada en una cáscara. Entre los ejemplos más comunes de este alimento están las avellanas, los cacahuates (maníes), los pistachos, las almendras y las nueces. Aunque muchas personas utilizan el término "nueces" para referirse a los frutos secos en general, en realidad "nuez" significa un tipo común de fruto seco en particular.

<table>
<tr><td>Galletas y galletitas</td><td>Tanto "galletas" como "galletitas" se usan en Latinoamérica para referirse a dos tipos de alimento. El primero es un barquillo delgado no dulce (y en muchos casos salado) hecho de trigo, que se come como merienda o para acompañar una sopa. El segundo es una especie de pastel (vea la definición de esta palabra en la página 626) pequeño, plano y dulce que normalmente se come como postre o merienda. En este libro, usamos "galleta" para describir los barquillos salados y "galletita" para los pastelitos pequeños y dulces. En inglés, la galleta se llama "cracker" y la galletita se llama "cookie".</td></tr>
<tr><td>Gayuba</td><td>Esta hierba originaria de Asia tradicionalmente (y también en la actualidad) se emplea para remediar los problemas urinarios. Sinónimos: uvaduz, aguavilla. En inglés: uva ursi, bearberry. En latín: Arctostaphylos uva-ursi.</td></tr>
<tr><td>Germen de trigo</td><td>Este embrión del grano de trigo se agrega al cereal como suplemento alimenticio. Se consigue en las tiendas de productos naturales. En inglés: wheat germ.</td></tr>
<tr><td>Ginseng</td><td>Esta hierba originaria de Asia se utiliza desde hace miles de años para combatir la fatiga y el estrés. En este libro se mencionan tres variedades distintas. La primera es el ginseng americano que los indios norteamericanos usaban para tratar los dolores de cabeza y los problemas menstruales. En inglés: American ginseng. En latín: Panax quinquefolium. La segunda variedad de esta planta es el ginseng asiático o coreano. En inglés: Asian ginseng o Korean ginseng. En latín: Panax ginseng. La tercera variedad —el ginseng siberiano— en realidad no es pariente de las dos primeras sino la raíz de una planta con propiedades medicinales parecidas. En inglés: Siberian ginseng. En latín: Eleutherococcus senticosus.</td></tr>
<tr><td>Haba</td><td>Frijol plano y oscuro de origen mediterráneo que se consigue en las tiendas de productos naturales. En inglés: fava bean.</td></tr>
<tr><td>Integral</td><td>Este término se refiere a la preparación de cereales (granos) como el arroz, el maíz, la avena o el trigo. En su estado natural, los cereales cuentan con una capa exterior muy nutritiva que aporta fibra dietética, carbohidratos complejos, vitaminas del complejo B, vitamina E, hierro, cinc y otros minerales. No obstante, para mejorar su presentación muchos fabricantes les quitan las capas exteriores a los cereales. La mayoría de los nutriólogos y médicos recomiendan que comamos cereales integrales (excepto en el caso del alforjón o trigo sarraceno) para aprovechar los nutrientes que aportan.</td></tr>
</table>

Estos productos se consiguen en algunos supermercados y en las tiendas de productos naturales. Entre los productos integrales más comunes están el arroz integral (*brown rice*), el pan integral (*whole-wheat bread* o *whole-grain bread*), la cebada integral (*whole-grain barley*) y la avena integral (*whole oats*).

Manzanilla Hay dos variedades de esta planta, la romana y la alemana (*Matricaria recutita*). En este libro, casi todos los consejos que recomiendan utilizar la manzanilla se refieren a la variedad romana, así que asegúrese de comprar esta cuando vaya a la tienda, no la variedad alemana. En inglés: *chamomile* o *Roman chamomile*. En latín: *Anthemis nobilis*.

Marrubio Esta hierba se usa para aliviar el dolor de garganta. En inglés: *horehound*. En latín: *Marrubium vulgare*.

Matricaria Los griegos ya conocían esta hierba, que actualmente se usa para las migrañas. Sinónimo: margaza. En inglés: *feverfew*. En latín: *Chrysantemum parthenium*; *Tanacetum parthenium*.

Merienda En este libro, esta palabra se refiere a un alimento que se ingiere entre las principales comidas del día, sin importar en qué consiste ni la hora. Sinónimos: bocadillo, bocadito, botana, refrigerio, tentempié. En inglés: *snack*.

Milenrama Esta hierba se ha usado tradicionalmente para las molestias menstruales y de la menopausia. Sinónimos: real de oro, alcaina, alcanforina. En inglés: *yarrow*. En latín: *Achillea millefolium*.

Millo Este cereal originario de África y Asia es rico en proteínas. En ambos continentes se come mucho, aunque en los Estados Unidos se usa principalmente como forraje para animales. No obstante, ha ido ganando en popularidad debido a su valor nutritivo. Se consigue en las tiendas de productos naturales. Sinónimo: mijo. En inglés: *millet*.

Mirtillo Esta baya europea parecida al arándano se utiliza para cuidar la vista. En inglés: *bilberry*. En latín: *Vaccinium myrtillus*.

Naturópata Un doctor o doctora que ejerce la naturopatía, un sistema de tratamiento médico basado en la medicina natural. La naturopatía incorpora diversos tipos de tratamientos naturales, entre ellos hierbas, alimentos, Ayurveda, homeopatía, hidroterapia, meditación y medicina china.

Pastel El significado de esta palabra varía según el país. En Puerto Rico, un pastel es un tipo de empanada que se sirve durante las fiestas navideñas. En otros países, un pastel es una masa de hojaldre horneada rellena de frutas en conserva. En este libro usamos la palabra para designar un postre horneado que por lo general se prepara con harina, mantequilla, edulcorante y huevos. Sinónimos: bizcocho, cake, panqué, queque, tarta. En inglés: *cake*.

Pay Una masa de hojaldre horneada rellena de frutas en conserva. Sinónimos: pai, pastel, tarta. En inglés: *pie*.

Pimiento Fruto de la planta *Capsicum*. Hay muchísimas variedades de esta hortaliza. Los picantes se conocen como chiles picantes en México y en otros países como pimientos o ajíes picantes. Por lo general en este libro les llamamos "chiles" a los picantes y "pimientos", "pimientos morrones" o "ajíes" a los que tienen forma de campana y no pican para nada. En inglés, estos últimos se llaman *bell peppers* o *sweet peppers*.

Plátano amarillo Esta fruta de cáscara amarilla tiene un sabor dulce. Sinónimos: banana, banano, cambur y guineo. No lo confunda con el plátano verde (plátano macho); si bien es su pariente, se trata de una fruta distinta.

Regaliz Esta hierba de origen chino tiene una raíz dulce que se usa para tratar problemas respiratorios y de la digestión. Sinónimo: orozuz. En inglés: *licorice*. En latín: *Glycyrrhiza glabra*.

Soya Un alimento derivado del frijol de soya que es alto en minerales y proteínas y una parte esencial de la alimentación asiática. Hoy en día se usa como alternativa vegetariana a la carne de res y también como terapia alimenticia para las mujeres menopáusicas. Se consigue en las tiendas de productos naturales y en algunos supermercados.

Tofu Este alimento con cierto parecido al queso se hace de la leche de soya cuajada. Es soso, pero cuando se cocina junto con otros alimentos adquiere el sabor de estos.

Top round El *round* es un corte estadounidense de carne de res que se saca de los cuartos (traseros) del animal. El *top round* pertenece a la parte superior del *round* y es más magro (bajo en grasa).

Toronja Esta fruta tropical de color amarillo es muy popular en los EE. UU. a la hora del desayuno. Sinónimos: pamplemusa, pomelo. En ingles: *grapefruit*.

Tiendas de productos naturales

Para ayudarla a conseguir los productos mencionados en este libro, hemos preparado esta lista de tiendas de habla hispana que venden algunos de estos. El hecho de que hayamos incluido una tienda en esta lista no significa que la estemos recomendando y por supuesto tampoco abarcamos todas las tiendas de productos naturales de habla hispana. Nuestra intención es darle un punto de partida para conseguir productos naturales. Si usted no encuentra en esta lista una tienda que le quede cerca, tiene la opción de escribir a alguno de estos lugares para que le envíen los productos que desea. Hemos señalado con un asterisco a las que surten pedidos internacionales. También puede buscar una tienda en su zona consultando su guía telefónica local bajo "productos naturales" o "*health food stores*".

ARIZONA

Yerbería San Francisco
6403 N. 59th Avenue
Glendale, AZ 85301

Yerbería San Francisco
5233 S. Central Avenue
Phoenix, AZ 85040

CALIFORNIA

Capitol Drugs, Inc.*
8578 Santa Monica Boulevard
West Hollywood, CA 90069

Cuevas Health Foods
429 S. Atlantic Boulevard
Los Ángeles, CA 90022

La Yerba Buena*
4223 E. Tulare Avenue
Fresno, CA 93702

Consejería de Salud Productos Naturales
2558 Mission Street
San Francisco, CA 94110

Centro Naturista Vida Sana
1403 E. 4th Street
Long Beach, CA 90802

Centro Naturista
7860 Paramount Boulevard
Pico Rivera, CA 90660

Franco's Naturista*
14925 S. Vermont Avenue
Gardena, CA 90247

Centro de Nutrición Naturista*
6111 Pacific Boulevard
Suite 201
Huntington Park, CA 90255

Centro de Salud Natural
111 W. Olive Drive #B
San Diego, CA 92173

COLORADO

Tienda Naturista
3158 W. Alameda Avenue
Denver, CO 80219

Centro de Nutrición y Terapias Naturales*
1764 Park Street
Hartford, CT 06105

Florida

Budget Pharmacy*
3001 NW 7th Street
Miami, FL 33125

Illinois

Vida Sana
4045 W. 26th Street
Chicago, IL 60623

Centro Naturista Nature's Herb
2426 S. Laramie Avenue
Cicero, IL 60804

Massachusetts

Centro de Nutrición y Terapias*
1789 Washington Street
Boston, MA 02118

Nueva Jersey

Centro Naturista Sisana
28 B Broadway
Passaic, NJ 07055

Revé Health Food Store
839 Elizabeth Avenue
Elizabeth, NJ 07201

Be-Vi Natural Food Center
4005 Bergenline Avenue
Union City, NJ 07087

Natural Health Center
92 Broadway
Newark, NJ 07104

Nueva York

Vida Natural*
79 Clinton Street
New York, NY 10002

Puerto Rico

El Lucero de Puerto Rico*
1160 Americo Miranda
San Juan, PR 00921

All Natural Plaza Health Food
370 Ave. 65th Inf.
Río Piedras, PR 00926

Centro Naturista Las Américas
634 Andalucía
Puerto Nuevo, PR 00920

Natucentro
92 Calle Giralda
Marginal Residencial Sultana
Mayagüez, PR 00680

Nutricentro Health Food*
965 de Infantería
Lajas, PR 00667

La Natura Health Food*
Calle 26 CC 16
Fajardo Gardens
Fajardo, PR 00738

Natural Center
Yauco Plaza #30
Yauco, PR 00698

Centro Natural Cayey*
54 Muñoz Rivera
Cayey, PR 00737

Texas

Naturaleza y Nutrición*
123 N. Marlborough Avenue
Dallas, TX 75208

Centro de Nutrición La Azteca
2019 N. Henderson Avenue
Dallas, TX 75206

Botánica del Barrio
3018 Guadalupe Street
San Antonio, TX 78207

Hierba Salud Internacional
9119 S. Gessner Drive
Houston, TX 77074

La Fe Curio and Herb Shop
1229 S. Staples Street
Corpus Christi, TX 78404

El Paso Health Food Center
2700 Montana Avenue
El Paso, TX 79903

Recursos de la salud

A continuación le ofrecemos una lista de diversas organizaciones que proveen información en español acerca de varios temas relacionados con la salud. Algunas proporcionan esta información por teléfono y otras le mandarán folletos gratuitos en español por correo si usted se los solicita por escrito.

Abuso

National Child Abuse Hotline
(Línea directa para reportar casos de maltrato de niños)
(800) 422-4453

National Domestic Violence Hotline
(Línea directa para obtener ayuda si su marido la golpea)
(800) 799-7233

Alimentación

American Dietetic Association
Consumer Nutrition Hotline
(Línea directa de información sobre nutrición de la Asociación Dietética de los Estados Unidos)
(800) 366-1655
Ofrece información en español sobre la nutrición y le busca nutriólogos registrados en todo el territorio de los Estados Unidos.

Cáncer

National Cancer Institute
(Instituto Nacional del Cáncer)
Cancer Information Service
Building 31, Room 10A03
31 Center Drive, MSC 2580
Bethesda, MD 20892
Provee folletos gratuitos, recomendaciones para mamografías y otra información general.

Why-Me National Breast Cancer
Organization ("¿Por qué a mí?"
Organización Nacional para el Cáncer de Mama)
212 West Van Buren Street
Chicago, IL 60607
Ofrece folletos gratuitos en español con información general sobre el cáncer de mama.

Cuidado Prenatal
National Hispanic Prenatal Care
Hotline (Línea Directa Hispana
para el Cuidado Prenatal)
(800) 504-7081
Horario: De lunes a viernes de
9:00 A.M. a 6:00 P.M. EST (hora
oficial del este de los EE. UU.)
Se contestan preguntas sobre el cuidado
prenatal.

Diabetes
American Diabetes Association
(Asociación Estadounidense de la
Diabetes)
Attn: Customer Service
1701 North Beauregard Street
Alexandria, VA 22314
(800) DIABETES
Ofrece folletos gratuitos en español sobre
la diabetes del tipo I y II, así como
información sobre nutrición para
diabéticos.

Dependencia de las drogas
National Clearinghouse for Alcohol
and Drug Information
(Centro Nacional de Intercambio
de Información sobre el Alcohol y
las Drogas)
P.O. Box 2345
Rockville, MD 20847-2345
Esta organización provee información
general sobre el abuso de las drogas y el
alcohol.

National Drug Information and
Treatment Referral Hotline
(Línea directa de información sobre
las drogas y de ayuda para conseguir
tratamientos para drogadictos)
(800) 662-4357

Envejecimiento
National Institute on Aging
Information Center
(Centro de Información del Instituto
Nacional del Envejecimiento)
P.O. Box 8057
Gaithersburg, MD 20898-8057
Envía folletos gratuitos sobre el proceso
del envejecimiento.

Osteoporosis
Osteoporosis and Related Bone
Diseases, National Resource Center
(Centro Nacional de Recursos para la
Osteoporosis y Otras Enfermedades
Óseas Relacionadas con la
Osteoporosis)
1232 22nd Street, NW
Washington, D. C. 20037-1292
Envía folletos sobre la osteoporosis y
otras enfermedades de los huesos.

Problemas de aprendizaje
Children and Adults with
Attention Deficit Disorder
(Niños y Adultos con Trastorno
de Déficit de Atención)
(C.H.A.D.D.)
8181 Professional Place
Suite 201
Landover, MD, 20785
(800) 233-4050
Ofrece publicaciones gratuitas en
español sobre este problema. Algunos de
sus representantes hablan español y
podrán aclarar sus dudas por teléfono.

National Information Center for
Children and Youth with Disabilities
(Centro Nacional de Información
para Niños y Jóvenes Discapacitados)
(NICHCY)
P.O. Box 1492
Washington, D. C. 20013-1492
(800) 695-0285
www.nichcy.org
*Provee información gratuita sobre las
discapacidades y asuntos afines. Si
navega a su sitio web, busque la frase
"Hablamos español", que estará resal-
tada. Haga clic en ella para obtener
información en español.*

Schwab Foundation for Learning
(Fundación Schwab para el
Aprendizaje)
1650 South Amphlett Boulevard,
Suite 300
San Mateo, CA 94402-2516
www.schwablearning.org
*Informa y orienta a los padres de
niños con problemas de aprendizaje.
También envían hojas informativas
sobre los problemas de aprendizaje. Si
usted navega a su sitio web, busque el
encabezado que dice "Español" en la
parte superior de la página inicial.
Haga clic en él para obtener
información en español.*

Salud Cardiovascular
American Heart Association
(Asociación Estadounidense del
Corazón)
National Center
7272 Greenville Avenue
Dallas, TX 75231-4596
*Brinda folletos gratuitos en español
sobre la nutrición, los ejercicios, fumar,
los derrames cerebrales y los ataques al
corazón.*

Salud Femenina (General)
National Latina Institute for
Reproductive Health
(Instituto Nacional para la Salud
Reproductora de la Mujer Latina)
1200 New York Avenue, Suite 300
Washington, D. C. 20036
*Ofrece información sobre temas
generales de la salud femenina y un
boletín bilingüe de la salud que se
publica cada tres meses.*

American College of Obstetricians
and Gynecologists Resource Center
(Centro de Recursos del Colegio
Estadounidense de Obstetras y
Ginecólogos)
P.O. Box 96920
Washington, D. C. 20090-6920
*Provee folletos gratuitos sobre temas
relacionados con la salud femenina,
como el embarazo y los anticonceptivos.*

Salud Mental y Emocional
National Mental Health Consumers'
Self-Help Clearinghouse
(Centro Nacional de Intercambio de
Información sobre la Salud Mental)
1211 Chestnut Street
Suite 1207
Philadelphia, PA 19107
*Proporciona información sobre
trastornos mentales.*

National Institute of Mental Health
(Instituto Nacional de Salud Mental)
6001 Executive Boulevard
RM. 8184, MSC 9663
Bethesda, MD 20892
*Envia folletos gratuitos sobre los
siguientes temas: depresión, ataques de
pánico, esquizofrenia y otros trastornos
mentales y emocionales.*

Sexualidad y Anticoncepción
Care Publications
(Publicaciones Care)
P.O. Box 405
12921 West U.S. Highway 42
Prospect, KY 40059-0405
(800) 238-4650
*Brinda dos publicaciones en español
sobre la sexualidad y los adolescentes.
Cada folleto cuesta dos dólares. Hay
que escribirles en inglés para pedírselos,
porque su personal no entiende español.*

National Alliance for Hispanic
Health (Alianza Nacional para la
Salud de los Hispanos)
1501 16th Street, NW
Washington, D. C. 20036
(202) 387-5000
(800) 504-7081
*Ofrece asesoría telefónica en español
sobre los siguientes temas: el embarazo,
el cuidado del bebé, el cuidado prenatal
y los anticonceptivos. También puede
pedirles folletos gratuitos en español
sobre el cuidado prenatal y la
planificación familiar.*

Office of Population Affairs
Clearinghouse
(Centro Nacional de Intercambio
de Información de la Oficina de
Asuntos de Población)
P.O. Box 30686
Bethesda, MD 20824-0686
(301) 654-6190
*Puede llamar para que le recomienden
clínicas locales de planificación familiar.
También ofrecen folletos gratuitos en
español sobre la anticoncepción, el
embarazo en adolescentes y la salud
reproductora.*

Planned Parenthood Federation of
America, Inc. (Federación
Estadounidense para la Planificación
Familiar)
810 Seventh Avenue
New York, NY 10019
www.plannedparenthood.org/espanol
*Ofrece folletos educativos gratuitos en
español sobre la sexualidad.*

SIDA y VIH
CDC National AIDS Hotline
(Línea Directa Nacional para el
SIDA del Centro para el Control de
las Enfermedades)
(800) 344-7432
Horario: De lunes a domingo de
8:00 A.M. a 2:00 A.M.
Se contestan preguntas sobre el SIDA.

American Red Cross, Hispanic
HIV/AIDS Education Program
(Programa de Educación para
Hispanos sobre el VIH/SIDA de la
Cruz Roja Estadounidense)
352 Church Avenue, SW
Roanoke, VA 24016
*Informa acerca de la comunicación
familiar en torno al SIDA y el VIH.*

Sobrepeso
www.keepkidshealthy.com
*Aunque no contiene información escrita
en español, este sitio sí ofrece un
calculador del índice de masa corporal
(BMI por sus siglas en inglés) para
niños. Sólo tiene que introducir en
los campos indicados la altura y el
peso de su hijo y hacer clic en "calculate"
(calcular).*

Temas Generales de Salud
National Alliance for Hispanic
Health (Alianza Nacional para la
Salud de los Hispanos)
1501 16th Street, NW
Washington, D. C. 20036
(800) 725-8312
www.hispanichealth.org
*Brinda información gratuita sobre
varios temas relacionados con la salud,
como el VIH/SIDA, el cáncer cervical y
el cáncer de mama.*

Boston Women's Health Book
Collective
Amigas latinas en Acción Pro-Salud
240 A Elm Street
Somerville, MA 02144
*Ofrece información sobre los anticon-
ceptivos, el SIDA, el uso de condones, la
nutrición y temas relacionados con la
salud femenina.*

Trastornos alimenticios
EDAP (Eating Disorders Awareness
and Prevention, Inc./Conciencia y
Prevención de Trastornos
Alimenticios)
603 Steward Street, Suite 803
Seattle, WA 98101
*Ofrecen cuatro folletos gratuitos en
español con información general sobre
trastornos alimenticios, consejos para
prevenirlos y cómo ayudar a una
persona que sufra alguno de ellos. Sólo
tiene que escribir y pedirlos.*

ANAD (National Association of
Anorexia Nervosa and Associated
Disorders/Asociación Nacional de la
Anorexia Nerviosa y Trastornos
Afines)
P.O. Box 7
Highland Park, IL 60035
*Ofrecen información en español que
incluye cómo conseguir a un terapeuta,
descripciones de los principales trastor-
nos alimenticios, sus síntomas y cómo
lidiar con una persona que sufra alguno
de ellos.*

**Fuentes de información en Internet
sobre temas de la salud**
www.healthfinder.gov/justforyou/
espanol/default.htm
*Después de entrar a este sitio hay que
seleccionar "español". Encontrará
información sobre el cáncer, la diabetes,
la salud infantil, noticias del gobierno
de los EE. UU. sobre temas relacionados con la salud y recursos para esta.*

www.todolatino.com/Health/
Resources
*Enlaces a sitios de Internet dedicados a
temas relacionados con la salud.*

www.graciasdoctor.com
*Información sobre la salud del Dr.
Elmer Emilio Huerta, un oncólogo de
Washington, D. C., y presentador del
programa radial internacional*
Cuidando su salud.

Índice de términos

Los números de páginas **en negritas** indican que el tema señalado se trata en su propio capítulo. Los números de páginas <u>subrayados</u> indican que el tema señalado se encuentra en una cajita. Los números de páginas *en cursivas* indican que hay una ilustración o ilustraciones del tema señalado en la página.

vitamina C, 480–81
vitaminas B, 480–81
cuándo consultar al médico, 163–64,
<u>479</u>
fumar como automedicación, 307
en niños o adolescentes, señales de,
<u>164–65</u>
síntomas, 478
Desayuno, para bajar de peso, 562–63
Descongestionante
descripción general, 4
efectos secundarios en niños, 138
para niños, <u>100</u>
menores de cinco años, 138
Deseo sexual inhibido, **222–26**
causas, 222
frecuencia de hacer el amor, <u>223</u>
ideas para inspirarlo, 222–26
abrojo, 225
damiana, 225
ejercicio, 224–25
hacer una cita, 222–23
madera de la potencia, 225–26
olores especiales, 224
pensar en forma positiva, 224
que sea prioridad, 223–24
Deshidratación
cómo evitar, 187
no tomar líquidos por causa de
incontinencia, 379
por vómitos, 183
Desprendimiento de miembros (primeros
auxilios), 612–13
Detención para menores, centros de, 50
Diabetes, **226–32**
afecciones relacionadas, 228
causas, 227–28
cómo controlarla con
aprender todo relacionado, 228–29
canela, 231–32
comida equilibrada, 229–30
cromo, 230
ejercicio, 229
ginseng, 230–31
Gymnema sylvestre, 231
melón amargo, 230
mirtillo, 232
cuándo consultar al médico, <u>227</u>
tipos principales
por grupo étnico, 228
tipo I, 226–28, 230–31
tipo II, 226–28, 230–31

Diario
de ejercicio, para fatiga crónica, 501
para incontinencia, 377–78
de sentimientos para depresión, 484
Diente de león
aliño para ensaladas (receta), 463
para bajar colesterol alto, 221
para prevenir cálculos renales, 205
para tratar
anemia, 463
estreñimiento, 497
funcionamiento del hígado, 556
Dientes
caries, **52–58**
problemas de mayores de edad, 415,
418
Dietas
evitar, para prevenir trastornos
alimenticios, 182
juicio sobre, 560
peligro de perder músculo, 277–78
Digestión, para mayores de edad, 417–19
Digitopuntura china, para tratar dolor
menstrual, 537
Digitoxina, falta de magnesio, 337
Digoxina, falta de magnesio, 337
Dilatadores nasales externos, 299
Dimetilaminoetanol (*DMAE* en inglés),
para mejorar la memoria, 436–37
Disciplina, asuntos de sexualidad, 153–54
Dispositivo bucal, para ronquidos, 302
Distracciones, cómo evitar, 388
Dolor
cálculos renales, 203–4
menstrual (*véase* Molestias
menstruales)
Dolor de espalda, **232–38**
causas, 233
cojín eléctrico, para tratar, 236
cómo aliviarlo, acostar en el piso, 234
compresa calmante (receta), <u>237</u>
cuándo consultar al médico, <u>233</u>
dolor de piernas, 234
Dolor de estómago
apendicitis, síntomas de, <u>69</u>
codeína, precauciones con, 69–70
cómo tratar con
acetaminofén pediátrico, 69
baños, 236
compresa caliente, 68
masajes, <u>70–71</u>
opciones herbarias, 73–74

G

HPV, entre adolescentes, 151
Huevos, para tratar mal de Parkinson,
     397
Humedad, ácaros del polvo, 102
Humos, ataques de asma por, 41–42

I

Ibuprofén
    descripción general, 4
    para tratar
        bursitis y tendinitis, 198
        flebitis, 368
        gota, 262
        molestias menstruales, 534–35
Iglesia
    consumo de drogas por adolescentes,
        82
    para mediar con bravucones, 51
Iglesias, impedir formación de pandillas,
    121
Ilusiones, de los niños, cómo apoyar,
    119
Imagen corporal distorsionada, 177,
    180
Impactación, por estreñimiento, 71–72
Impotencia, **271–75**
    causas, 271
    cómo prevenir con
        evitar estrés, 273
        ginkgo, 273–74
        ginseng, 274
        miura puama, 274
        palmera enana, 275
        vitamina E, 273
    cómo tratar con
        bajar de peso, 273
        dejar tabaquismo, 272
        evitar alcohol, 273
        hacerlo por la mañana, 272
        juegos eróticos, 272
    cuándo consultar al médico, <u>272</u>
Inactividad, **507–11**
    cómo activarse, 508–9
    cómo diseñar una rutina de ejercicios,
        509–11
Incontinencia, **373–80**
    cómo tratar con
        agrimonia, 376
        cola de caballo, 374
        contraer músculos pélvicos, 379
        ejercicio de Kegel, 373–75

ejercicio de micción controlada,
    375–76
espino, 377
evitar alcohol y cafeína, 378–79
kava kava, 378
llevar un diario, 377–78
pelusa de maíz, 376–77
precauciones con medicamentos,
    <u>376</u>
tomar líquidos, 378–79
cuándo consultar al médico, <u>374</u>
factores provocadores, 379
uso de productos absorbentes, 379
Independencia
adolescente, 129
para personas mayores de edad,
    442–44
Índice de masa corporal (*BMI* en inglés),
    155–56
Infecciones de las vías urinarias (*UTI* en
    inglés), **512–18**
causas, 513–14
cómo prevenir con
    arándano agrio, 517
    evitar pantimedias, 517
    revisar método anticonceptivo,
        517–18
cómo tratar con
    agua, 514
    arándano agrio, 515
    baño de asiento herbario,
        515–16
    evitar bebidas estimulantes, 515
    pipsissewa, 516
    ropa interior de algodón, 517
    vara de oro, 516
    vitamina C, 514
cuándo consultar al médico, <u>513</u>
Infertilidad, **518–26**
ayuda para ambos, 524–25
    bajar de peso, 524–25
    dejar de fumar, 524
    evitar alcohol, 524
causas, 519
consejos para el esposo, 522–23
    cinc, 523
    ginseng asiático, 523
    pygeum, 523
    ropa interior y pantalones holgados,
        522–23
    vitamina C, 523
cuándo consultar al médico, <u>519</u>

Nebrina. *Véase* Enebro
Neumonía, **408–14**
   antibióticos, precauciones con, <u>412</u>
   causas, 409–10
   cómo prevenir con
      ajo, 413
      caminar, 413
      cebolla, 413
      cinc, 411–12
      "sopa de la inmunidad,"
         412–13
      vacunas, 410–11
      vitamina C, 411
   cuándo consultar al médico, <u>409</u>
   relación con resfriado, 410
   síntomas, 408
Neutrogena Extra-Gentle Cleanser, para
      acné, 28–29
Nicoderm, 307
Nicorette, 307
Nicotina, parche de, <u>304</u>
Niñas
   acechadores, 67
   defensa personal, 49
   drogas y violaciones, 62, 78
   hombres mayores, 63
   perfeccionistas, 180, 182
   reglas dispares sobre citas, 61
   trastornos alimenticios, **176–82**
Niños
   características individuales, 144–45
   cómo prevenir caries, 56, 68
      meriendas, 56
   estreñimiento, consejos, 88–90
   habilidades sociales de los pequeños,
         167–68
   hábitos dentales, 53–56
      cómo supervisar, <u>57</u>
   temperatura del cuerpo, 93
Novios/novias, **58–67**. *Véase también*
         Sexo
Nutrición, **414–21**
   cambios con la edad, 414–15
   cómo estimular el gusto de sus
         parientes, 417–19
   necesidades de personas mayores,
         415–17
   para tratar
      artritis, 421
      enfermedades cardíacas, 420–21
      osteoporosis, 419
      pérdida de la memoria, 419

O

Obesidad, 154. *Véase también* Sobrepeso
   señales de, 156
Ojos. *Véase* Vista
Organizaciones
   antipandillas, 121
   apoyo para cuidadoras de ancianos,
         474
   programas de ejercicio, 160
Orozuz. *Véase* Regaliz
Ortiga
   para bajar de peso, 564–65
   cómo preparar té, 299–300
   para tratar
      problemas de la próstata, 292–93
      ronquidos, 299
Osteoartritis, 327
Osteoporosis, **422–29**
   por anorexia nerviosa, 181
   causas, 422
   cómo prevenir con
      alimentación, 419
      calcio, 423–24
      ejercicio, 426–28
      evitar cafeína, 428
      evitar sal, 429
      magnesio, 425
      precauciones con caídas, 428
      proteína, 428
      suplementos, 424
      vitamina D, 425–26
      vitamina K, 426
   cómo tratar con
      nutrición, 419
      vitamina D, 419
   cuándo consultar al médico, <u>423</u>
   fracturas por, 422

P

Padres de familia
   ejemplo de
      ejercicio, 160
      habilidades sociales, 167
   expectativas con adolescentes, 131
   juntas para prevenir consumo
         adolescente de drogas, 83
   malas notas por los hijos, 113
   red de mamás, 118
Pájaros, 103
Pajitas, para prevenir caries, 56, 68